· 传统医学师承人员出师和确有专长人员考核通关系列 ·

传统医学师承人员出师和确有专长人员考核拿分考典

传统医学师承人员出师和确有专长人员考核命题研究组　编

全国百佳图书出版单位
中国中医药出版社
· 北 京 ·

图书在版编目（CIP）数据

传统医学师承人员出师和确有专长人员考核拿分考典/传统医学师承人员出师和确有专长人员考核命题研究组编. —北京：中国中医药出版社，2022.3（2024.11重印）

传统医学师承人员出师和确有专长人员考核通关系列

ISBN 978 - 7 - 5132 - 7427 - 2

Ⅰ.①传… Ⅱ.①传… Ⅲ.①中医师 - 资格考试 - 自学参考资料

Ⅳ.①R2

中国版本图书馆 CIP 数据核字（2022）第 031948 号

中国中医药出版社出版

北京经济技术开发区科创十三街 31 号院二区 8 号楼

邮政编码　100176

传真　010 - 64405721

廊坊市祥丰印刷有限公司印刷

各地新华书店经销

开本 787 × 1092　1/16　印张 24　字数 672 千字

2022 年 3 月第 1 版　2024 年 11 月第 4 次印刷

书号　ISBN 978 - 7 - 5132 - 7427 - 2

定价　96.00 元

网址　www.cptcm.com

服 务 热 线　010 - 64405510

购 书 热 线　010 - 89535836

维 权 打 假　010 - 64405753

微信服务号　zgzyycbs

微商城网址　https://kdt.im/LIdUGr

官 方 微 博　http://e.weibo.com/cptcm

天猫旗舰店网址　https://zgzyycbs.tmall.com

如有印装质量问题请与本社出版部联系(010 - 64405510)

前　言

传统医学师承出师考核（以下简称出师考核）和传统医学医术确有专长考核（以下简称确有专长考核），是对传统医学师承和确有专长人员是否具有申请参加医师资格考试的资格评价和认定。

考核每年进行一次，其中，出师考核的具体时间由省级中医药管理部门确定；确有专长考核的具体时间由设区的市级卫生行政部门、中医药管理部门确定。一般考核工作开始前3个月在辖区内进行公告。

考核内容分为实践技能考试和综合笔试两部分。实践技能考试的内容包括中医基本操作与中医临床答辩；综合笔试包括中医基础理论、中医诊断学、中药学、方剂学、中医内科学、中医外科学、中医妇科学、中医儿科学、针灸学共9门学科的内容，采取闭卷考试，题目均为选择题，题型主要是A1、A2、A3、B1型题。

为更好地帮助广大考生顺利通过考核，中国中医药出版社组织了一批著名医学考试命题研究专家、医考培训讲师，根据《传统医学出师考核和确有专长考核大纲（试行）》的要求，精心研究历年考试命题规律及特点，编写了《传统医学师承人员出师和确有专长人员考核通关系列》丛书，包括《传统医学师承人员出师和确有专长人员考核拿分考典》《传统医学师承人员出师和确有专长人员考核表格速记》和《传统医学师承人员出师和确有专长人员考核考前冲刺2500题（精解）》。

本系列丛书紧扣大纲、重点突出、直击考点，编写团队拥有多年医考培训经验，在严格遵循并充分收集往届考生实战经验的基础上，其独创的记忆法深受学员好评。因此，本套丛书是传统医学师承人员和确有专长人员复习应考的必备辅导书。

最后，衷心祝愿广大考生在本书的帮助下顺利通过考试！

使用说明

　　传统医学师承人员出师考核和确有专长人员考核是国家制定的一项保障促进中医传承的重要政策，适用于以师承方式学习传统医学或者经多年传统医学临床实践医术确有专长、不具备医学专业学历的人员。

　　为更好地帮助广大考生顺利通过考试，本书作者对历年考试命题规律和高频考点进行深入研究，按照最新大纲精心编写本书。

　　本书内容涵盖考试大纲要求掌握的全部重要知识点，按照考试相关科目排列，且对近年考试所涉及的高频考点进行了重点总结并用彩色标出，对部分学科的易混淆知识点进行了对比总结，做到归纳扼要、条理清晰，便于考生记忆。此外，书中的每一章开头均设有章节提示，每一单元开头即写明本单元的复习要点，层次清楚，重点明确，便于考生从整体上把握知识框架，进行体系化复习。

　　本书能帮助考生加强对知识的整合，快速提分，顺利通过考试。

目　　录

实践技能部分

综合笔试部分·基础

综合笔试部分·临床

实践技能部分

第一章　基本操作

　　本章主要介绍中医诊断疾病的望闻问切四诊，拔罐的操作、作用、适用范围与注意事项，常用针灸腧穴的定位与主治，针灸急症的辨证要点、治法、处方与操作，针灸异常情况的处理，推拿基本手法、运动关节手法及小儿推拿手法的具体操作及临床应用等内容。

第一单元　望诊

　　本单元在复习时，一要记住望面色的影响因素，二要掌握诊察小儿指纹的具体操作，三要掌握如何观察舌象。

一、望面色的影响因素

1. 光线　在自然光线（日光）下进行，如无自然光线则在无色灯光下进行。
2. 昼夜　白昼面色光泽外映，黑夜面色隐约内含。
3. 情绪　喜而面赤，怒而面青，忧而色沉，思而面黄，悲而泽减，恐而面白。
4. 饮食　酒后则面红目赤；饱食则面荣润光泽；过饥则面泽减而少气。

二、诊察小儿指纹

1. 让家属抱小儿向光，医生用左手拇指和食指握住小儿食指末端，再以右手拇指的侧缘蘸少许清水，在小儿食指掌侧前缘从指尖向指根部推擦几次，用力要适中，使指纹显露。
2. 在三关的部位观察指纹的形色变化。

三、观察舌象

1. 一般先看舌尖，再看舌中、舌侧，最后看舌根部。
2. 先看舌体的色质，再看舌苔。
3. 如果一次望舌判断不清，可令患者休息3~5分钟后，重复望舌一次。
4. 当舌苔和舌体变化不一致时，应对二者的病因病机及相互关系进行综合分析。

第二单元　闻诊

　　本单元从咳嗽的声音、痰色、痰量辨证分析。

从咳声分辨病证的性质：

1. 咳声重浊沉闷而有力者，多为寒痰湿浊停聚于肺所致，属实证。
2. 咳声轻清低微而无力者，多因久病肺气虚损所致，属虚证。
3. 咳声不扬，痰稠色黄，不易咳出者，多因热邪犯肺所致，属热证。
4. 咳有白痰，量多易出者，多因痰湿阻肺所致，属实证。
5. 干咳无痰或少痰，多属燥邪犯肺或阴虚肺燥所致。

6. 咳声短促，呈阵发性、痉挛性，连续不断，咳后有鸡鸣样回声，并反复发作者，为顿咳（又称为百日咳），因风邪与痰热搏结所致，常见于小儿。

7. 咳声如犬吠，伴有声音嘶哑、吸气困难，是肺肾阴虚，疫毒攻喉所致，多见于白喉。

第三单元　问诊

本单元重点掌握问寒热、问饮食口味、问二便，因其在临床诊疗中意义重大。其余内容为次重点。

一、问寒热

寒热			临床表现	临床意义
恶寒发热			恶寒重发热轻	风寒表证，主外感风寒
			发热重恶寒轻	风热表证，主外感风热
			发热轻而恶风	伤风表证，主外感风邪
但寒不热			新病恶寒	实寒证
			久病畏寒	里虚寒证
但热不寒	壮热		高热持续不退，体温在39℃以上，不恶寒反恶热	里实热证
	潮热	日晡潮热	日晡申时（下午3～5时）热势较高	阳明腑实证
		午后潮热	午后发热明显，身热不扬	湿温潮热
		午后或夜间潮热	午后或入夜低热，或五心烦热，骨蒸发热	阴虚潮热
	微热		发热不高，体温一般在38℃以下，或仅自觉发热	气虚、阴虚、气郁证
寒热往来			恶寒与发热交替发作	半表半里证

二、问汗

汗证	临床表现	临床意义
自汗	醒时经常汗出，活动后更甚	气虚证和阳虚证
盗汗	睡则汗出，醒则汗止	阴虚证
绝汗	冷汗淋漓如水，伴面色苍白，肢冷脉微	亡阳
	汗热而黏如油，伴躁扰烦渴，脉细数疾	亡阴
战汗	先见恶寒战栗而后汗出	是疾病发展的转折点

三、问疼痛

1. 疼痛的性质

性质	临床表现	临床意义
冷痛	疼痛有冷感而喜暖	寒证
灼痛	疼痛有灼热感而喜凉	热证
走窜痛	疼痛部位游走不定，或走窜攻冲作痛	气滞证
	四肢关节疼痛游走不定	风胜行痹证

性质	临床表现	临床意义
固定痛	胸胁、脘腹等处固定作痛	血瘀证
	四肢关节固定作痛	寒湿、湿热阻滞或热壅血瘀
胀痛	时发时止，气泄得缓	气滞证
	头部胀痛或目胀而痛	肝阳上亢或肝火上炎
刺痛	疼痛如针刺	血瘀证
重痛	疼痛兼有沉重感	湿证；肝阳上亢，气血上壅
酸痛	疼痛兼有酸软感	湿证；肾虚骨髓失养；剧烈运动后肌肉疲劳
绞痛	疼痛剧烈如刀绞割	实证、寒证
空痛	疼痛兼有空虚感	气血精髓亏虚，脏腑经络失养，属虚证
隐痛	疼痛不甚剧烈，绵绵不休，但尚可忍耐	精血亏损或阳气不足，脏腑经络失养虚证
掣痛	抽掣牵引作痛，由一处连及他处疼痛	血虚经脉失养，或寒凝经脉阻滞

2. 疼痛的部位

部位	临床表现	临床意义
头痛	前额部疼痛连及眉棱骨	阳明经头痛
	头部两侧疼痛	少阳经头痛
	后头枕部疼痛连及项部	太阳经头痛
	颠顶痛	厥阴经头痛
胸痛	胸前"虚里"部位作痛，或心痛彻背，掣及左肩、左臂	病位在心
	胸膺作痛，伴咳嗽	病位在肺
胁痛	胁的一侧或两侧疼痛	与肝胆病变有密切关系
胃脘痛	进食后疼痛加剧	实证，因寒、热、食积、气滞和瘀血等致胃失和降所致
	进食后疼痛缓解	虚证，因胃阴虚或胃阳不足致胃失所养所致
腹痛	大腹痛	为脾胃及肝胆病变
	脐腹痛	为小肠和脾的病变
	小腹痛	为肾、大小肠、膀胱、女子胞宫的病变
	少腹痛	为肝经不畅或大肠的病变

四、问头身胸腹

1. 头晕胀痛，伴口苦易怒、舌红、脉弦数者，为肝火上炎所致。

2. 头晕而重，如物缠裹，伴痰多、苔腻者，为痰湿内阻所致。

3. 外伤后头晕刺痛者，属瘀血阻滞所致。

4. 头晕胀痛，头重脚轻，伴耳鸣目花、腰膝酸软、舌红少苔，每因恼怒而加剧者，为肝阳上亢证。

五、问耳目

1. 问耳

耳病	临床表现	临床意义
耳鸣	突发耳鸣，声大如雷，或如蛙叫，或如潮声，按之鸣声不减	肝胆火盛、痰火壅结、气血瘀阻、风邪上袭及药毒损伤耳窍，属实证
	渐觉耳鸣，声音细小，如闻蝉鸣，按之鸣声减轻或暂止	肾精亏虚、肝肾阴血亏虚、脾气亏虚等致耳窍失养，属虚证
耳聋	新病耳暴聋，如棉塞耳	外邪或肝胆之火循经上扰所致，属实证
	久病耳渐聋	精气虚衰、清窍失充所致，属虚证

2. 问目

（1）目眩，兼面赤、头胀、头痛、头重等，为风火上扰、痰湿上蒙、肝火上炎所致，属实证。

（2）目眩，伴神疲、气短或头晕、耳鸣等，为中气下陷、清阳不升，或肝肾不足、精血亏虚所致，属虚证。

六、问睡眠

睡眠	临床表现	临床意义	
失眠	伴心悸心烦、腰酸耳鸣	虚证	阴虚火旺
	伴多梦易醒、心悸、神疲、食少		心脾两虚
	伴多梦易惊、胆怯心悸		心虚胆怯
	伴心烦、口干、舌燥	实证	心火炽盛
	伴急躁易怒、头胀头晕		肝郁化火
	伴胸闷心烦、泛恶嗳气		痰热内扰
	伴嗳腐吞酸、脘腹胀满		食滞胃脘
嗜睡	困倦嗜睡，伴头目昏沉、脘痞肢重	痰湿困脾	
	饭后困倦嗜睡，伴纳呆腹胀、少气懒言	脾虚失运	

七、问饮食口味

1. 口渴与饮水

口渴与饮水	临床表现	临床意义
口渴多饮	大渴喜冷饮，伴壮热、大汗出	里热证
	口渴咽干，夜间尤甚，伴颧红盗汗、五心烦热	阴虚火旺证
	口渴多饮，伴多尿、多食易饥、体渐消瘦	消渴病
渴不多饮	口渴而不多饮，伴身热不扬、身重脘闷、苔黄腻	湿热证
	口渴饮水不多，伴身热夜甚、心烦不寐、舌红绛	热入营血证
	口渴喜热饮，饮水不多，或水入即吐	痰饮内停证
	口干，但欲漱水不欲咽，舌紫暗或有紫斑	瘀血内阻证

2. 食欲与食量

食欲与食量		临床表现	临床意义
食欲减退		新病食欲减退	邪气影响脾胃功能，正气抗邪的保护性反应
		久病食欲减退，伴食后腹胀，面黄肢倦	脾胃虚弱证
		食少纳呆，伴脘闷腹胀、身重、苔腻	湿盛困脾证
		纳呆少食，嗳腐食臭，脘腹胀闷	食滞胃肠证
厌食		厌食，兼嗳气酸腐、脘腹胀闷	食滞胃肠证
		厌食油腻，伴胁肋灼热胀痛	肝胆湿热证
		孕妇有厌食反应	妊娠后冲脉之气上逆，影响胃之和降，轻者为妊娠早期的生理现象
消谷善饥		兼口干渴、形体消瘦、大便秘结	胃火炽盛证
		形体反见消瘦，伴多饮、多尿	消渴病
饥不欲食		有饥饿感，但不想进食，或勉强进食，量亦很少	胃阴虚证，蛔虫内扰

3. 口味

口味	临床表现	临床意义
口淡	味觉减退，口中乏味，甚至无味	脾胃虚弱或寒湿困脾证
口甜	自觉口中有甜味	脾胃湿热证
口黏腻	自觉口中黏腻不爽	湿证、痰饮证和食滞胃肠证
口酸	自觉口中有酸味，或泛酸	食滞胃肠证或肝胃不和证
口涩	自觉口中有涩味，如食生柿子	燥证、热证
口苦	自觉口中有苦味	热证
口咸	自觉口中有咸味	肾虚、寒证

八、问二便

1. 大便

大便异常		临床表现	临床意义
便次异常	便秘	便秘，兼见腹胀满拒按、壮热、舌红	肠热腑实证
		便干，兼咽干、少苔	阴虚证
		便秘，兼畏寒喜热	阳虚寒凝证
		有便意，但临厕努挣难出，或大便难解，便后乏力	脾肺气虚证
	泄泻	腹痛泄泻，泻后痛减，便臭如败卵，兼嗳腐酸臭	伤食证
		泻下急迫，泻而不爽，色黄糜秽臭，伴肛门灼热	大肠湿热证
		腹痛作泻，泻后痛减，与情志有关	肝郁脾虚证
		五更腹痛泄泻，泻后则安	脾肾阳虚证
		便溏，兼纳少、腹胀	脾气虚证

续表

大便异常		临床表现	临床意义
便质异常		完谷不化	病久体弱见之，多为脾肾阳虚；新起者，多为食滞胃肠
	溏结不调	大便时干时稀	肝郁脾虚证
		大便先干后溏	脾虚证
	脓血便		肠道湿热证
	便血	血附在大便表面或于排便前后滴出，血色鲜红，为近血	病在大肠、肛门，属热证、实证，病较轻浅
		血色暗红或紫黑，或色黑如柏油状者，为远血	病在小肠和胃脘，病情深重，虚证居多
排便感异常		肛门灼热	大肠湿热下注，或大肠郁热下迫直肠
		里急后重	湿热内阻，肠道气滞
		肛门气坠	脾虚气陷证

2. 小便

小便异常		临床表现	临床意义
尿次异常	小便频数	新病小便频数，短赤而急迫	湿热蕴结膀胱，属实证
		久病小便频数，量多色清，夜间明显	肾阳不足，肾气不固，膀胱失约，属虚证
	癃闭	小便不畅，点滴而出者为癃；小便不通，点滴不出者为闭	肾阳气虚，气化不利，属虚证
			湿热下注，或瘀血、结石、败精阻滞，膀胱气化失司，尿路阻塞，属实证
尿量异常	尿量异常	小便清长、量多	阳虚不能蒸化水液，水津直趋膀胱，属虚证、寒证
		多尿、多饮而形体消瘦	消渴病
	尿量减少	小便短少而赤	热证
		小便量少，伴身体浮肿	脏腑功能失常，气化不利，水湿内停，属虚证或虚实夹杂证
排尿感异常		尿道涩痛	见于湿热下注所致的淋证
		尿后余沥	肾气虚弱
		小便失禁	属肾气不固证
		遗尿	属肾气不固证

第四单元　脉诊

本单元主要掌握寸口诊脉的选指、布指和运指。

寸口诊脉常用的指法

1. 选指　医生选用左手或右手的食指、中指和无名指三个手指指目，手指指端平齐，手指略呈弓形倾斜，与受诊者体表约呈45°角为宜。

2. 布指

（1）先用中指按在掌骨内侧的桡动脉处定关位，再用食指按在关前（腕侧）以定寸位，用无名指按在关后（肘侧）以定尺位。

（2）布指要依据患者高矮、手臂长短和医生的手指粗细，做适当疏密的调整。患者身高臂长，或医生的手指较细者，医生三指排布可稍疏松，反之则宜紧密。

（3）小儿一般多用拇指来一指定三关。

3. 运指

（1）举法：用轻指力按在寸口脉搏跳动部位以体察脉象的方法，又称浮取。

（2）按法：用重指力按至筋骨间以体察脉象的方法，又称沉取。

（3）寻法：医生指力不轻不重，按至肌肉，并调节适当指力，或前后左右推寻，以细细体察脉象的方法，又称中取。

（4）总按：三个手指同时用大小相等的指力诊脉的方法，是从总体辨别脉象。

（5）单按：用一个手指诊察寸关尺的某一部脉象的方法。主要用来重点判别各部脉象的形态特征。

第五单元　拔罐

本单元在复习时，一要掌握不同拔罐方法的具体操作，二要了解拔罐的作用和适用范围，三是掌握拔罐的注意事项。

一、拔罐法的概念

以罐为工具，利用燃烧、抽吸、挤压等方法排除罐内空气，造成负压，使之吸附于腧穴或相应体表，产生刺激，使被拔部位的皮肤充血、瘀血，以达到防治疾病目的的方法。

二、拔罐的方法

1. 留罐法

（1）将罐吸附在体表后，使罐吸拔留置于施术部位，留罐的时间一般为10～15分钟。

（2）一般疾病均可应用，而且单罐、多罐皆可应用。

2. 走罐法

（1）先在施术部位的皮肤或罐口上涂一层润滑油，再将罐拔住，医者用右手握住罐体，向上下或左右需要拔的部位往返推动，至所拔部位的皮肤红润、充血甚或瘀血时，将罐起下。

（2）适用于面积较大、肌肉丰厚部位，如脊背、腰臀、大腿等部位。

3. 闪罐法

（1）将罐拔住后，立即起下，反复多次，以皮肤潮红充血或瘀血为度。

（2）多用于局部皮肤麻木、疼痛或功能减退等疾患，尤其适用于不宜留罐的部位，如小儿、年轻女性的面部。

4. 刺血拔罐法

（1）将施术部位的皮肤消毒后，用三棱针点刺或皮肤针叩刺出血后，再将罐吸附于点刺的部位，使之出血，以加强刺血治疗的作用。一般刺血后拔罐留置10～15分钟。

（2）多用于热证、实证、瘀血证及某些皮肤病，如神经性皮炎、痤疮、丹毒、扭伤、乳痈等。

三、拔罐的作用和适用范围

1. 拔罐的作用　通经活络、行气活血、消肿止痛、祛风散寒等。

2. 适用范围　多用于风寒湿痹、腰背肩臂腿痛、关节痛、软组织闪挫扭伤、伤风感冒、腹痛、痛经、中风等。可用于防病保健、解除疲劳。

四、拔罐的注意事项

1. 体位　体位舒适，拔罐后不要移动体位。

2. 选罐　选择大小适宜的罐。

3. 拔罐　要选择适当体位和肌肉丰满的部位。操作时要做到动作稳、准、轻、快。同时拔多个罐时，罐间距离不宜太近。拔针罐时应避免碰压针柄。

4. 留罐　留罐过程中，若出现疼痛可减压放气或立即起罐。

5. 起罐　不可强拉或旋转罐具，以免引起疼痛或损伤。

6. 应急处理

（1）若烫伤或留罐时间太长而皮肤起水疱时，小的无须处理，仅敷以消毒纱布，防止擦破即可。

（2）水疱较大时，用消毒针将水放出，涂以烫伤油等，或用消毒纱布包敷，以防感染。

7. 禁忌证

（1）皮肤过敏、溃疡、水肿及心脏大血管分布部位，不宜拔罐。

（2）高热抽搐者，以及孕妇的腹部、腰骶部位，不宜拔罐。

（3）有自发性出血倾向的疾患及高热、抽搐等禁止拔罐。

第六单元　常用针灸腧穴

本单元主要掌握腧穴的定位、归经及主治。需注意腧穴的特殊主治。

一、手太阴肺经、穴

1. 列缺

【定位】在前臂，腕掌侧远端横纹上1.5寸，拇短伸肌腱和拇长展肌腱之间，拇长展肌腱沟的凹陷中。简便取穴法：两手虎口自然平直交叉，一手食指按在另一手桡骨茎突上，指尖下凹陷中是穴。

【主治】①咳嗽、气喘、咽喉肿痛等肺系病证；②头痛、齿痛、项强、口歪等头面部疾患；③手腕痛。

2. 少商

【定位】在手指，拇指末节桡侧，指甲根角侧上方0.1寸（指寸）。

【主治】①咽喉肿痛、鼻衄等肺系实热证；②高热，昏迷，癫狂；③指肿，麻木。

二、手阳明大肠经、穴

1. 商阳

【定位】在手指，食指末节桡侧，指甲根角侧上方0.1寸（指寸）。

【主治】①齿痛、咽喉肿痛等五官疾患；②热病、昏迷等热证、急症；③手指麻木。

2. 合谷

【定位】在手背，第2掌骨桡侧的中点处。

【主治】①头痛、目赤肿痛、鼻衄、齿痛、口歪、耳聋等头面五官诸疾；②发热恶寒等外感病证；③热病无汗或多汗；④经闭、滞产等妇产科病证；⑤上肢疼痛、不遂；⑥牙拔除术、甲状腺手术等口面五官及颈部手术针麻常用穴。

3. 曲池

【定位】在肘区，屈肘成直角，在尺泽与肱骨外上髁连线中点凹陷处。

【主治】①手臂痹痛、上肢不遂等上肢病证；②热病；③眩晕；④腹痛、吐泻等肠胃病证；⑤咽喉肿痛、齿痛、目赤肿痛等五官热性病证；⑥瘾疹、湿疹、瘰疬等皮外科疾患；⑦癫狂。

4. 肩髃

【定位】在三角肌区，肩峰外侧缘前端与肱骨大结节两骨间凹陷中。

【主治】①肩痛不举，上肢不遂；②瘰疬；③瘾疹。

5. 迎香

【定位】在面部，鼻翼外缘中点旁，鼻唇沟中。

【主治】①鼻塞，鼻衄，鼻渊；②口歪，面痒，面肿。

三、足阳明胃经、穴

1. 四白

【定位】在面部，眶下孔处。

【主治】①目赤肿痛，目翳，近视；②口歪，眼睑瞤动；③头痛，眩晕，面痛。

2. 地仓

【定位】在面部，口角旁约0.4寸（指寸）。

【主治】口歪、流涎、面痛等局部病证。

3. 下关

【定位】在面部，颧弓下缘中央与下颌切迹之间凹陷中。

【主治】①牙关不利、面痛、齿痛、口眼歪斜等面口病证；③耳聋、耳鸣、聤耳等耳疾。

4. 天枢

【定位】在腹部，横平脐中，前正中线旁开2寸。

【主治】①腹痛、腹胀、便秘、腹泻、痢疾等胃肠病证；②月经不调、痛经等妇科疾患。

5. 犊鼻

【定位】在膝前区，髌韧带外侧凹陷中。

【主治】①膝肿、疼痛、屈伸不利。②下肢痿痹。

6. 足三里

【定位】在小腿外侧，犊鼻下3寸，胫骨前嵴外一横指处，犊鼻与解溪连线上。

【主治】①胃痛、呕吐、噎膈、腹胀、腹泻、痢疾、便秘等胃肠病证；②下肢痿痹；③心悸、眩晕、癫狂等心、神志病；④乳痈、肠痈等外科疾患；⑤虚劳诸证，为强壮保健要穴。

四、足太阴脾经、穴

1. 三阴交

【定位】在小腿内侧，内踝尖上3寸，胫骨内侧缘后际。

【主治】①肠鸣腹胀、腹泻等脾胃病证；②月经不调、带下、阴挺、不孕、滞产等妇产科病证；③遗精、阳痿、遗尿等生殖泌尿系统疾患；④心悸，失眠，眩晕；⑤下肢痿痹；⑥湿疹，荨麻疹。

2. 阴陵泉

【定位】在小腿内侧，胫骨内侧髁下缘与胫骨内侧缘之间的凹陷中。

【主治】①腹胀、泄泻、水肿、黄疸等脾湿证；②小便不利、遗尿、癃闭等泌尿系统疾患；③膝痛、下肢痿痹等下肢病证；④阴部痛、痛经、带下、遗精等妇科和男科病证。

3. 血海

【定位】在股前区，髌底内侧端上2寸，股内侧肌隆起处。简便取穴法：患者屈膝，医者以左手掌心按于患者右膝髌骨上缘（或者右手掌心按于患者左膝髌骨上缘），第2～5指向上伸直，拇指约成45°斜置，拇指尖下是穴。

【主治】①月经不调，痛经，经闭，崩漏；②瘾疹，湿疹，丹毒，皮肤瘙痒。

五、手少阴心经、穴

1. 通里

【定位】在前臂前区，腕掌侧远端横纹上1寸，尺侧腕屈肌腱的桡侧缘。

【主治】①心悸、怔忡等心病；②舌强不语，暴喑；③腕臂痛。

2. 神门

【定位】在腕前区，腕掌侧远端横纹尺侧端，尺侧腕屈肌腱的桡侧凹陷处。

【主治】心痛、心烦、惊悸、怔忡、健忘、失眠、痴呆、癫狂痫等心与神志病证。

六、手太阳小肠经、穴

1. 后溪

【定位】在手内侧，第5掌指关节尺侧近端赤白肉际凹陷中。

【主治】①头项强痛、腰背痛、手指及肘臂挛痛等痛证；②癫狂痫。

2. 听宫

【定位】在面部，耳屏正中与下颌骨髁突之间的凹陷中。

【主治】①耳鸣、耳聋、聤耳等耳疾；②齿痛；③癫狂痫。

七、足太阳膀胱经、穴

1. 风门

【定位】在脊柱区，第2胸椎棘突下，后正中线旁开1.5寸。

【主治】①感冒、咳嗽、发热、头痛等外感病证；②项强，胸背痛。

2. 胃俞

【定位】在脊柱区，第12胸椎棘突下，后正中线旁开1.5寸。

【主治】胃脘痛、呕吐、腹胀、肠鸣等胃肠疾病。

3. 肾俞

【定位】在脊柱区，第2腰椎棘突下，后正中线旁开1.5寸。

【主治】①头晕、耳鸣、耳聋等肾虚病证；②遗尿、遗精、阳痿、早泄、不育等泌尿生殖系疾患；③月经不调、带下、不孕等妇科病证；④腰痛；⑤慢性腹泻。

4. 委中

【定位】在膝后区，腘横纹中点。

【主治】①腰背痛、下肢痿痹等腰及下肢病证；②腹痛、急性吐泻等急症；③丹毒，皮肤瘙痒，疔疮。

5. 秩边

【定位】在骶区，横平第4骶后孔，骶正中嵴旁开3寸。

【主治】①腰骶痛、下肢痿痹等腰及下肢病证；②小便不利，癃闭；③便秘，痔疾。

6. 承山

【定位】在小腿后区，腓肠肌两肌腹与肌腱交角处。

【主治】①腰腿拘急、疼痛；②痔疾，便秘。

7. 昆仑

【定位】在踝区，外踝尖与跟腱之间的凹陷中。

【主治】①后头痛，项强，腰骶疼痛，足踝肿痛；②癫痫；③滞产。

8. 至阴

【定位】在足趾，小趾末节外侧，趾甲根角侧后方0.1寸（指寸）。

【主治】①胎位不正，滞产；②头痛，目痛，鼻塞，鼻衄。

八、足少阴肾经、穴

1. 涌泉

【定位】在足底，屈足卷趾时足心最凹陷中。约当足底第2、3趾蹼缘与足跟连线的前1/3与后2/3交点凹陷中。

【主治】①昏厥、中暑、小儿惊风、癫狂痫、头痛、头晕、目眩、失眠等急症及神志病证；②咯血、咽喉肿痛、喉痹、失音等肺系病证；③大便难，小便不利；④奔豚气；⑤足心热。

2. 太溪

【定位】在踝区，内踝尖与跟腱之间的凹陷中。

【主治】①头痛、目眩、失眠、健忘、遗精、阳痿等肾虚证；②咽喉肿痛、齿痛、耳鸣、耳聋等阴虚性五官病证；③咳嗽、咯血、胸痛等肺系疾患；④消渴，小便频数，便秘；⑤腰脊痛，下肢厥冷，内踝肿痛；⑥月经不调。

九、手厥阴心包经、穴

内关

【定位】在前臂前区，腕掌侧远端横纹上2寸，掌长肌腱与桡侧腕屈肌腱之间。

【主治】①心痛、胸闷、心动过速或过缓等心系病证；②胃痛、呕吐、呃逆等胃腑病证；③中风，偏瘫，眩晕，偏头痛；④失眠、郁证、癫狂痫等神志病证；⑤肘臂挛痛。

十、手少阳三焦经、穴

1. 支沟

【定位】在前臂后区，腕背侧远端横纹上3寸，尺骨与桡骨间隙中点。

【主治】①便秘；②耳鸣，耳聋，暴喑；③胁肋疼痛。

2. 外关

【定位】在前臂后区，腕背侧远端横纹上2寸，尺骨与桡骨间隙中点。

【主治】①热病；②头痛、目赤肿痛、耳鸣、耳聋等头面五官病证；③胁肋痛；④上肢痿痹不遂。

3. 翳风

【定位】在颈部，耳垂后方，乳突下端前方凹陷中。

【主治】①耳鸣、耳聋等耳疾；②口歪、牙关紧闭、颊肿等面、口病证；③瘰疬。

4. 角孙

【定位】在头部，耳尖正对发际处。

【主治】①头痛，项强；②目赤肿痛，目翳；③齿痛，颊肿，痄腮。

十一、足少阳胆经、穴

1. 风池

【定位】在颈后区，枕骨之下，胸锁乳突肌上端与斜方肌上端之间的凹陷中。

【主治】①头痛、眩晕、中风、癫痫等内风所致的病证；②感冒、热病、口歪等外风所致的病证；③目赤肿痛、视物不明、鼻塞、鼽衄、咽痛等五官病证；④颈项强痛。

2. 环跳

【定位】在臀区，股骨大转子最凸点与骶管裂孔连线的外1/3与内2/3交点处。

【主治】①腰腿痛、下肢痿痹、半身不遂等腰腿疾患；②风疹。

3. 阳陵泉

【定位】在小腿外侧，腓骨小头前下方凹陷中。

【主治】①黄疸、胁痛、口苦、呕吐、吞酸等肝胆及胃病证；②膝肿痛，下肢痿痹、麻木；③小儿惊风。

4. 悬钟

【定位】在小腿外侧，外踝尖上3寸，腓骨前缘。

【主治】①痴呆、中风、半身不遂等髓海不足疾患；②颈项强痛，胸胁满痛，下肢痿痹，脚气。

十二、足厥阴肝经、穴

太冲

【定位】在足背，第1、2跖骨间，跖骨底结合部前方凹陷中，或触及动脉搏动。

【主治】①中风、癫狂痫、小儿惊风、头痛、眩晕、耳鸣、目赤肿痛、口歪、咽痛等肝经风热病证；②月经不调、痛经、经闭、崩漏、带下、难产等妇科病证；③黄疸、胁痛、腹胀、呕逆等肝胃病证；④癃闭，遗尿；⑤下肢痿痹，足跗肿痛。

十三、督脉经、穴

1. 腰阳关

【定位】在脊柱区，第4腰椎棘突下凹陷中，后正中线上。

【主治】①腰骶疼痛，下肢痿痹；②月经不调、赤白带下等妇科病证；③遗精、阳痿等男科病证。

2. 大椎

【定位】在脊柱区，第7颈椎棘突下凹陷中，后正中线上。

【主治】①疟疾、恶寒发热等外感病证；②骨蒸潮热；③癫狂痫证、小儿惊风等神志病证；④项强，脊痛；⑤风疹，痤疮。

3. 命门

【定位】在脊柱区，第2腰椎棘突下凹陷中，后正中线上。

【主治】①腰脊强痛，下肢痿痹；②月经不调、赤白带下、痛经、经闭、不孕等妇科病证；③遗精、阳痿、精冷不育、小便频数等男性肾阳不足病证；④小腹冷痛，腹泻。

4. 百会

【定位】在头部，前发际正中直上5寸。

【主治】①痴呆、中风、失语、癔症等神志病证；②头风、头痛、眩晕、耳鸣等头面病证；③脱肛、阴挺、胃下垂等气虚下陷证。

5. 神庭

【定位】在头部，前发际正中直上0.5寸。

【主治】①癫狂痫，不寐，惊悸；②头痛，眩晕，目赤，目翳，鼻渊，鼻衄。

6. 水沟

【定位】在面部，人中沟的上1/3与下2/3交点处。

【主治】①昏迷、晕厥、中风、休克等急症，为急救要穴之一；②癔症、癫狂痫、急慢惊风等神志病证；③鼻塞、面肿、口歪等面鼻口部病证；④闪挫腰痛。

7. 印堂

【定位】在头部，两眉毛内侧端中间的凹陷中。

【主治】①不寐、健忘、痴呆、痫病、小儿惊风；②头痛，眩晕，鼻渊，鼻衄，鼻鼽。

十四、任脉经、穴

1. 中极

【定位】在下腹部，脐中下4寸，前正中线上。

【主治】①遗尿、小便不利、癃闭等泌尿系病证；②遗精、阳痿、不育等男科病证；③月经不调、崩漏、阴挺、阴痒、不孕、产后恶露不止、带下等妇科病证。

2. 关元

【定位】在下腹部，脐中下 3 寸，前正中线上。

【主治】①中风脱证、虚劳冷惫、羸瘦无力等元气虚损病证；②少腹疼痛，疝气；③腹泻、痢疾、脱肛、便血等肠腑病证；④五淋、尿血、尿闭、尿频等泌尿系病证；⑤遗精、阳痿、早泄、白浊等男科病证；⑥月经不调、痛经、经闭、崩漏、带下、阴挺、恶露不尽、胞衣不下等妇科病证；⑦保健灸常用穴。

3. 气海

【定位】在下腹部，脐中下 1.5 寸，前正中线上。

【主治】①虚脱、形体羸瘦、脏气衰惫、乏力等气虚病证；②水谷不化、绕脐疼痛、腹泻、痢疾、便秘等肠腑病证；③小便不利、遗尿等泌尿系病证；④遗精、阳痿、疝气；⑤月经不调、痛经、经闭等妇科病证；⑥保健灸常用穴。

4. 神阙

【定位】在脐区，脐中央。

【主治】①虚脱、中风脱证等元阳暴脱证；②腹痛、腹胀、腹泻、痢疾、便秘等肠腑病证；③水肿，小便不利；④保健灸常用穴。

5. 中脘

【定位】在上腹部，脐中上 4 寸，前正中线上。

【主治】①胃痛、腹胀、纳呆、呕吐、吞酸、呃逆、小儿疳疾等脾胃病证；②黄疸；③癫狂痫、脏躁、失眠等神志病。

十五、常用奇穴

1. 太阳

【定位】在头部，当眉梢与目外眦之间，向后约一横指的凹陷处。

【主治】①头痛；②目疾；③面瘫，面痛。

2. 十宣

【定位】在手指，十指尖端，距指甲游离缘 0.1 寸（指寸），左右共 10 穴。

【主治】①昏迷；②癫痫；③高热，咽喉肿痛；④手指麻木。

第七单元　常见急症的针灸技术应用

　　本单元常见急症的治疗是重点掌握内容。治疗前须辨清证型，再明确急救方案。针灸治疗注意所选腧穴的合理补泻。此外应根据症状选取配穴，有效治疗。

一、晕厥

1. 辨证要点

（1）病因病机：体质虚弱或情志过激，气血运行失常。

（2）病位：在脑，与肝、心、脾关系密切。

（3）临床表现：①突然昏仆，兼面色苍白、四肢厥冷，舌淡，苔薄白，脉细缓无力者，为虚证；②素体健壮，偶因外伤、恼怒等致突然昏仆，兼呼吸急促、牙关紧闭，舌淡，苔薄白，脉沉弦者，为实证。

2. 治法　苏厥醒神。以督脉穴为主。

3. 处方

主穴：水沟、百会、内关、足三里。

配穴：虚证配气海、关元；实证配合谷、太冲。

4. 治疗操作　毫针虚补实泻法。

二、虚脱

1. 辨证要点

（1）大汗淋漓，汗清稀而凉，手足冷，舌质胖，脉细无力或芤大者，为亡阳。

（2）汗出黏而热，手足温，口渴，脉细数无力者，为亡阴。

（3）阴阳俱脱。

2. 治法　回阳固脱，苏厥救逆。以督脉、手厥阴经穴为主。

3. 处方

主穴：素髎、水沟、内关。

配穴：亡阳者配气海、关元、足三里；亡阴者配太溪、涌泉。昏迷者配中冲；肢冷脉微者配百会、神阙。

4. 治疗操作　素髎、水沟毫针泻法；内关毫针补法。

三、抽搐

1. 辨证要点

（1）病因：感受六淫疫毒、暴怒、头部外伤、药物中毒、失血伤津等。

（2）病机：各种内外因素，导致筋脉失养，热极生风或虚风内动，发为抽搐。

（3）病位：病位在脑，累及于肝。

（4）临床表现：四肢抽动，甚者伴有意识丧失，或伴有口噤不开、项背强直、角弓反张。

（5）辨证分型：①起病急骤，四肢抽搐，颈项强直，口噤不开，角弓反张，舌红苔黄，脉洪数者，为热极生风；②兼壮热烦躁，昏迷惊厥，喉间痰鸣，舌红，苔厚腻，脉滑数者，为痰热化风；③手足瘛疭，兼露睛、脉细无力者，为血虚生风。

2. 治法　息风止痉，清热开窍。以督脉经穴为主。

3. 处方

主穴：水沟、合谷、太冲、阳陵泉。

配穴：热极生风配曲池、大椎、中冲；痰热化风配内关、丰隆；血虚生风配血海、足三里。神昏不醒配十宣、涌泉。

4. 治疗操作　毫针泻法。大椎刺络拔罐，十宣、中冲可点刺出血。

四、痛经

1. 辨证要点

（1）病因病机：外邪客于胞宫，或情志不舒等，导致气血滞于胞宫，冲任瘀阻；②多种原因导致气血不足，冲任虚损，胞脉失于濡养。

（2）病位：在胞宫、冲任。与肝、肾关系密切。

（3）疼痛性质：①疼痛以绞痛、灼痛、刺痛为主，疼痛拒按，血色紫暗有块，块下痛缓者，为实证；②以隐痛、坠痛为主，喜按喜揉，量少色淡或色暗者，为虚证。

（4）辨证分型：①经前或经期小腹胀痛拒按，血色紫暗有块，伴有乳房胀痛，舌质紫暗或有瘀点，脉弦者，为气滞血瘀；②小腹冷痛拒按，得热痛减，面色青白，肢冷畏寒，舌暗苔白，脉沉紧者，为寒凝血瘀；③小腹隐痛喜按，面色无华，舌淡，脉细无力者，为气血虚弱；④经后小腹绵绵作痛，月经色暗量少伴腰骶酸痛、头晕耳鸣，舌淡红苔薄，脉沉细者，为肾气亏损。

2. 治法

（1）实证：行气活血，调经止痛。以任脉、足太阴经穴为主。

（2）虚证：调补气血，温养冲任。以任脉、足太阴、足阳明经穴为主。

3. 处方

（1）实证

主穴：中极、次髎、地机、三阴交。

配穴：气滞血瘀配太冲、血海；寒凝血瘀配关元、归来。

（2）虚证

主穴：关元、足三里、三阴交。

配穴：气血虚弱配气海、脾俞；肾气亏损配太溪、肾俞。

4. 治疗操作

（1）实证：毫针泻法，寒凝者加艾灸。

（2）虚证：毫针补法，可加灸。

五、心绞痛

1. 辨证要点

（1）病因病机：病因主要是寒邪内侵、情志失调、饮食不当、年老体虚。病机为各种外邪或脏腑内伤，导致心脉不通，或心脉失养，心络不畅。

（2）本病病位在心，与肝、肾、脾、胃有关。

（3）临床表现：以心前区突然发生的压榨性疼痛，伴心悸、胸闷、气短为特征。

（4）辨证分型：①七情诱发，胸闷，心前区压榨性疼痛，脉弦紧者，为气滞血瘀；②遇寒诱发，唇甲青紫，心痛如刺，心痛彻背，舌质紫暗，脉涩者，为寒邪凝滞；③胸中痞闷而痛，痛彻肩背，喘不得卧，喉中痰鸣，舌胖苔腻，脉滑者，为痰浊阻络；④面色苍白或表情淡漠，甚至心痛彻背，大汗淋漓，气促息微，四肢厥冷，唇甲青紫或淡白，舌淡红，苔薄白，脉沉细微者，为阳气虚衰。

2. 治法　通阳行气，活血止痛。以手厥阴、手少阴经穴为主。

3. 处方

主穴：内关、郄门、阴郄、膻中。

配穴：气滞血瘀配太冲、血海；寒邪凝滞配神阙、至阳；痰浊阻络配中脘、丰隆；阳气虚衰配心俞、至阳。

4. 治疗操作　毫针泻法。寒证、虚证加艾灸。

六、胆绞痛

1. 辨证要点

（1）病因病机：病因主要为情志不遂、饮食不节、蛔虫阻滞等。病机主要是各种因素导致胆腑气机壅阻，不通则痛。

（2）病位：病位在胆，与肝关系密切。

（3）临床表现：右上腹胁肋区绞痛，阵发性加剧，或痛无休止。

（4）辨证分型：①突然作痛，呈持续性并阵发性加剧，兼恶心呕吐，黄疸，舌苔黄腻，脉滑数者，为肝胆湿热；②胁肋胀痛，走窜不定，脉弦者为肝胆气滞；③突发剧烈绞痛，有钻顶感，呈阵发性，脉紧者，为蛔虫妄动。

2. 治法　疏肝利胆，行气止痛。以足少阳经穴、胆的俞募穴为主。

3. 处方

主穴：胆囊穴、阳陵泉、胆俞、日月。

配穴：肝胆气滞配太冲、丘墟；肝胆湿热配内庭、阴陵泉；蛔虫妄动配迎香透四白。

4. 治疗操作　毫针泻法。日月、胆俞注意针刺方向，勿深刺。

七、肾绞痛

1. 辨证要点

（1）病因病机：常与湿热之邪相关。湿热蕴结下焦，煎熬尿液成石，阻于水道，通降失利，导致肾绞痛发生。

（2）病位：病位在肾，与膀胱、脾关系密切。

（3）临床表现：剧烈腰部或侧腹部绞痛，或阴部急胀刺痛，多呈持续性或间歇性，或排尿困难，或淋沥中断，或出现血尿。

（4）辨证分型：①突发绞痛，疼痛从后腰肾区向腹部、同侧阴囊、大腿内侧放射，兼小便时有中断、尿血，舌红，苔黄腻，脉弦滑数者，为下焦湿热；②尿痛已久，兼排尿无力、小便断续，舌质淡，苔薄白，脉弦紧者，为肾气不足。

2. 治法　清利湿热，通淋止痛。以足太阴经穴与背俞穴为主。

3. 处方

主穴：肾俞、膀胱俞、中极、三阴交、阴陵泉。

配穴：下焦湿热配委阳、合谷；肾气不足配气海、关元。

4. 治疗操作　毫针泻法。

八、牙痛

1. 辨证要点

（1）病因病机：牙痛常与外感风热、胃肠积热或肾气亏虚等因素有关，常因遇冷、热、酸、甜等刺激时发作或加重。外邪与内热等因素均可伤及龈肉，发为牙痛。

（2）病位：在齿，肾主骨，齿为骨之余，手足阳明经分别入下上齿，故本病与胃、肾关系密切。

（3）辨证分型：①起病急，牙痛甚而龈肿，伴形寒身热，脉浮数者，为风火牙痛；②牙痛剧烈，齿龈红肿或出脓血，口臭口渴，便秘，舌红，苔黄燥，脉洪数者，为胃火牙痛；③起病较缓，牙痛隐作，时作时止，牙龈微红肿或见萎缩，齿浮动，舌红少苔，脉细数者，为虚火牙痛。

2. 治法　祛风泻火，通络止痛。以手、足阳明经穴为主。

3. 处方

主穴：合谷、颊车、下关。

配穴：风火牙痛配外关、风池；胃火牙痛配内庭、二间；虚火牙痛配太溪、行间。

4. 治疗操作　毫针泻法，或平补平泻。循经远取可左右交叉刺，合谷持续行针 1～2 分钟。虚火牙痛者，太溪可用补法。

九、高热

1. 辨证要点

（1）病因病机：高热常与外感风热、暑热或温邪疫毒等因素有关。各种邪毒侵犯机体，或导致肺失清肃，或内入气分，或内犯心包，或内入营血，郁而发热，引起高热之症。

（2）病位：病位在卫、气、营、血。

（3）临床表现：体温升高，超过39℃。

（4）辨证分型：①高热恶寒，兼咽干，舌红，苔黄，脉浮数者，为风热表证；②兼咳嗽，痰黄而稠，脉数者为肺热证；③高热汗出，兼烦渴引饮，舌红，脉洪数者，为气分热盛；④高热夜甚，兼斑疹隐隐，舌绛，甚则出现神昏谵语、抽搐者，为热入营血。

2. 治法　清泄热邪。以督脉和手阳明经穴、井穴为主。

3. 处方

主穴：大椎、曲池、合谷、外关、十二井穴。

配穴：风热表证配鱼际；肺热证者配少商、尺泽；气分热盛者配内庭；热入营血者配曲泽、委中、中冲、内关、十宣；神昏谵语配水沟；抽搐配阳陵泉、太冲。

4. 治疗操作　毫针泻法，大椎、十二井穴、十宣可点刺出血。

第八单元　针灸异常情况处理

本单元主要掌握晕针、滞针、弯针的处理方法。

一、晕针

1. 临床表现　患者突然出现精神疲倦，头晕目眩，面色苍白，四肢发冷，血压下降，脉沉细，甚则神志昏迷，仆倒在地，唇甲青紫，二便失禁，脉微细欲绝。

2. 处理

（1）立即停止针刺，将针全部起出。

（2）使患者平卧，注意保暖，轻者仰卧片刻，给饮温开水或糖水后，即可恢复正常。

（3）重者在上述处理基础上，可刺水沟、素髎、内关、足三里，灸百会、关元、气海等穴，即可恢复。若仍不省人事，呼吸细微，脉细弱者，应配合其他治疗或采取急救措施。

二、滞针

1. 临床表现　针在体内，捻转不动，提插、出针均感困难，若勉强捻转、提插时，患者痛不可忍。

2. 处理

（1）若因患者精神紧张，局部肌肉过度收缩造成者，嘱其不要紧张，使局部肌肉放松。

（2）医者在局部循按或叩弹针柄，或在附近再刺一针，以缓解肌肉的紧张。

（3）若因行针不当，或单向捻针而致者，可向相反方向将针捻回，并用刮柄、弹柄法，使缠绕的肌纤维回释，即可消除滞针。

三、弯针

1. 临床表现　针柄改变了进针或刺入留针时的方向和角度，提插、捻转及出针均感困难，而患者感到针刺部位疼痛。

2. 处理

（1）不得再行提插、捻转等手法。

（2）如针系轻微弯曲，应慢慢将针起出。

（3）若弯曲角度过大时，应顺着弯曲方向将针起出。

（4）若弯曲不止一处，须视针柄扭转倾斜的方向，顺势分段退出。

（5）若由患者移动体位所致，应使患者慢慢恢复原来体位，再将针缓缓起出，切忌强行拔针，以免将针断入体内。

四、断针

1. 临床表现　行针时或出针后发现针身折断，其断端部分针身露在皮肤上面，或断端全部没入皮肤之下。

2. 处理

（1）医者态度必须镇静，嘱患者切勿变动原有体位，以防断针向肌肉深部陷入。

（2）若残端部分针身显露于体外时，可用镊子将针起出。

（3）若断端与皮肤相平或稍凹陷于体内，可用左手拇、食两指垂直向下挤压针孔两旁，使断针暴露体外，右手持镊子将针取出。

（4）若断针完全深入皮下或肌肉深层时，应在 X 线下定位，手术取出。

五、血肿

1. 临床表现　针刺过程中或出针后针孔出血，针刺部位肿胀疼痛，继则皮肤呈现青紫色。

2. 处理

（1）微量的皮下出血而见局部小块青紫时，一般不必处理，可以自行消退。

（2）若局部肿胀疼痛较剧，青紫面积大且影响活动功能时，在 24 小时内先冷敷止血，24 小时之后再做热敷，或在局部轻轻揉按，以促使局部瘀血消散吸收。

六、创伤性气胸

1. 临床表现　轻者出现胸痛、胸闷、心慌、呼吸不畅；重者出现呼吸困难、唇甲发绀、出冷汗、烦躁、恐惧、血压下降等危急现象。X 线检查，可见肺组织压缩。

2. 处理

（1）应立即起针，并让患者采取半卧位休息，要求患者心情平静，切勿恐惧而反转体位。

（2）密切观察病情，随时对症处理，如给予镇咳、抗感染等治疗。

（3）一般漏气量少者，可自然吸收。

（4）对严重病例，如发现呼吸困难、发绀、休克等现象，需组织抢救，如胸腔排气、少量慢速输氧、抗休克等。

第九单元　推拿基本手法

> 本单元基本手法中每一手法的操作要点、注意事项均是重点掌握内容。

一、㨰法

1. 操作

㨰法	操作要点
侧㨰法	用手背近小指侧着力于治疗部位，以小指掌指关节背侧为支点，肘关节微屈并放松，靠前臂的旋转及腕关节的屈伸，使产生的力持续地作用在治疗部位上
立㨰法	用小指、无名指、中指背侧及其掌指关节着力于治疗部位，以小指掌指关节背侧为支点，肘关节伸直，靠前臂的旋转及腕关节的屈伸，使产生的力持续地作用在治疗部位上

2. 临床应用　颈、肩、腰、背及四肢肌肉较丰厚处。

二、一指禅推法

1. 操作

一指禅推法	操作要点
指端一指禅推法	以拇指指端着力于治疗部位，通过指间关节的屈伸和腕关节的摆动，使产生的力持续地作用在治疗部位上。操作时注意沉肩、垂肘、悬腕、掌虚、指实、紧推、慢移
偏锋一指禅推法	以拇指的偏锋着力于治疗部位，通过指间关节的屈伸和腕关节的摆动，使产生的力持续地作用在治疗部位上。操作时应注意沉肩、垂肘、指实、紧推、慢移
螺纹面一指禅推法	以拇指的螺纹面着力于治疗部位，通过指间关节的屈伸和腕关节的摆动，使产生的力持续地作用在治疗部位上。操作时应注意沉肩、垂肘、悬腕、掌虚、指实、紧推、慢移。本法亦可以用拇指的罗纹面着力于治疗部位，其余四指附于肢体的另一侧，通过指间关节的屈伸和腕关节的摆动，使产生的力持续地作用在治疗部位上
跪推法	以拇指指间关节的背侧着力于治疗部位，通过腕关节的摆动使产生的力持续地作用在治疗部位上

2. **临床应用** 可用于全身各部位。在颈、肩、四肢多用螺纹面或指端一指禅推法；在颜面多用偏锋一指禅推法；在腹部常采用跪推法。

三、揉法

1. 操作

揉法	操作要点
指揉法	用指端着力于治疗部位，做轻柔缓和的环旋活动
掌揉法	用掌着力于治疗部位，做轻柔缓和的环旋活动
鱼际揉法	用大鱼际或小鱼际着力于治疗部位，做轻柔缓和的环旋活动
掌根揉法	用掌根着力于治疗部位，做轻柔缓和的环旋活动；亦可双掌重叠，以掌根着力于治疗部位，左右方向地用力按揉
前臂揉法	用前臂的尺侧着力于治疗部位，用力做环旋揉动或左右揉动
肘揉法	用尺骨鹰嘴着力于治疗部位，用力做环旋揉动或左右揉动

2. **临床应用** 用于腹部有调理胃肠功能的作用。指揉法主要用于穴位；掌揉法主要用于腰背、腹部；鱼际揉法多用于头面部；掌根揉法、前臂揉法、肘揉法主要用于腰骶部。

四、摩法

1. 操作

摩法	操作要点
掌摩法	以掌置于腹部，做环形而有节律的抚摩，亦称摩腹。摩腹顺序：胃脘部→上腹→脐→小腹→右下腹→右上腹→左上腹→左下腹
指摩法	以食指、中指、无名指、小指指腹附着在治疗部位上，做环形而有节律的抚摩。本法用于面部、胸部或某些穴位

2. **临床应用** 掌摩法主要用于腹部，能调理胃肠功能。若顺时针作用于腹部有通腹作用；若逆时针作用于腹部有涩肠作用。

五、推法

1. 操作

推法	操作要点
掌推法	用掌着力于治疗部位上，进行单方向的直线推动。推动时应轻而不浮，重而不滞。本法多用于背部、胸腹部、季肋部、下肢部
指推法	用指着力于治疗部位上，进行单方向的直线推动。本法用于肌腱及腱鞘部位
拇指分推法	以两手拇指的桡侧置于前额部位，自前额正中线向两旁分推
十指分推法	十指微屈，自胸部正中线沿肋间隙向两侧分推，亦称开胸顺气
鱼际分推法	以两手拇指桡侧及大鱼际着力于腹部，自腹部正中线沿肋弓向两侧分推

2. **临床应用** 治疗经络闭阻引起的症状，如恶心、呕吐、咳嗽、腹胀；静脉曲张；瘀血肿痛。

六、擦法

1. 操作

擦法	操作要点
掌擦法	用掌着力于施治部位，做往返直线快速擦动。本法接触面积大，产热低且慢，主要用于腰骶、四肢、肩部

续表

擦法	操作要点
侧擦法	用手的尺侧着力于施治部位，做往返直线快速擦动。本法接触面积小，产热高且快，主要用于腰骶、肩背及四肢
鱼际擦法	用大鱼际着力于施治部位，做往返直线快速擦动。本法接触面积小，产热较快，主要用于上肢及颈肩部

2. 临床应用　寒性疾病。

七、捏法

1. 操作

捏法	操作要点
三指捏法	两手腕关节略背伸，拇指横抵于皮肤，食、中两指置于拇指前方的皮肤处，以三指捏拿肌肤，两手边捏边交替前进
二指捏法	两手腕关节略尺偏，食指中节桡侧横抵于皮肤，拇指置于食指前方的皮肤处，以拇指、食指捏拿皮肤，边捏边交替前进

2. 临床应用　捏脊可用于儿童、成人，有很好的调理胃肠功能、促进消化吸收、提高人体抵抗力的作用，并对失眠有一定效果。

八、拿法

1. 操作　拇指与其余四指对合呈钳形，施以夹力，以掌指关节的屈伸运动所产生的力，捏拿治疗部位，即捏而提起称为拿。

2. 临床应用　用于颈、肩、四肢等部位，是保健时常用的手法。

九、拍法

1. 操作　五指并拢且微屈，以前臂带动腕关节自由屈伸，指先落，腕后落；腕先抬，指后抬，虚掌拍打体表。

2. 临床应用　用于腰骶部、背部。作用于背部可祛痰止咳；作用于腰骶部可治疗部分腰痛、痛经等病证。

十、拨法

1. 操作

拨法	操作要点
拇指拨法	以拇指螺纹面按于施治部位，以上肢带动拇指，垂直于肌腱、肌腹、条索往返用力推动。本法用于肌腱、肌腹、腱鞘、神经干等部位。也可以两手拇指重叠进行操作
掌指拨法	以一手拇指指腹置于施治部位，另一手手掌置于该拇指之上，以掌发力，以拇指着力，垂直于肌腱、肌腹、条索往返推动。本法用于肌腱、肌腹、腱鞘等部位
肘拨法	以尺骨鹰嘴着力于施治部位，垂直于肌腹往返用力拨动。本法用于臀部环跳穴

2. 临床应用　本法缓解肌肉痉挛的作用很强。作用于神经干处，通过拨动神经干，可治肢体的麻木或疼痛。在保健中主要用于背部脊柱两侧，达到放松骶棘肌的目的。

第十单元　运动关节类手法

本单元运动关节类手法中每一手法的操作要点、注意事项均是重点掌握内容。

一、摇法

1. 操作

摇法	操作要点
颈部摇法	患者取坐位，颈部放松。医生站在患者的侧后方，一手扶住患者的后枕部，另一手托住患者下颌，做缓慢的环旋摇动，并使其摇动的范围逐渐加大。亦可用肘夹住患者的下颌，另一手托住患者的后枕部，做缓慢的环旋摇动
腰部摇法	患者坐于床边，一助手双手按压患者的大腿以固定。医生站于患者背后，双手从腋下穿过抱住患者，然后环旋摇动患者的腰部，并使其摇动的范围逐渐加大
肩部摇法	医生站于患者左后方，以腹部顶住患者背部，右手托住患者右肘，左手握住患者右手手指或右手的尺侧，使肩关节沿前下→前上→后上→后下→前下的方向摇动，并使其摇动的范围逐渐加大

2. 临床应用　颈椎病、落枕。

二、扳法

1. 操作

扳法	操作要点
颈椎定位旋转扳法	以棘突向右偏为例。患者取坐位，医生站于患者右后方，用左手拇指顶住偏歪棘突的右侧，先使患者头部前屈至要扳动椎骨的棘突开始运动时，再使患者头向左侧屈、面部向右旋转至最大限度，然后医生用右手托住患者下颌，待患者放松后，做一个有控制的、稍增大幅度的、瞬间的旋转扳动，同时左手拇指向左推按偏歪的棘突，听到弹响即表明复位。亦可用肘夹住患者下颌做此扳法
腰部侧扳法	患者取健侧卧位，健侧下肢伸直在下，患侧下肢屈曲在上，健侧上肢置于胸前，患侧上肢置于身后。医生站在患者腹侧，一手置于患侧肩前，另一上肢的前臂尺侧置于患者臀后。医生两手相对用力并逐渐加大患者腰部旋转角度，至最大限度时，瞬间用力，加大旋转的角度，听到弹响即表明复位

2. 临床应用

（1）颈椎病、落枕、寰枢椎半脱位、椎间关节紊乱症。

（2）胸胁屏伤、因胸椎椎间关节紊乱导致的消化系统及心血管疾病。

（3）腰椎间盘突出症、各种急慢性损伤导致腰椎椎间关节紊乱。

三、拔伸法

1. 操作

拔伸法	操作要点
颈部坐位拔伸法	患者取坐位。医生站在患者侧后方，腹部顶住患者的背部，用一手托住患者后枕部，用另一肘夹住患者下颌，缓慢、反复、向后上方拔伸患者颈部
颈部仰卧位拔伸法	患者取仰卧位。医生一手托患者后枕部，另一手置于患者下颌处，两手用力拔伸患者颈部
腰部拔伸法	患者取俯卧位。一助手固定患者肩部，医生双手托住患者的两个踝关节，两臂伸直，身体后仰，与助手相对用力，拔伸患者的腰部
肩部拔伸法	患者取坐位。医生站在患者患侧的前方，双手握住患者腕部（患者手掌朝里），逐渐向上拔伸患肢

2. 临床应用　颈部拔伸法用于颈部扭伤或落枕时出现的颈椎椎间关节紊乱。腰部拔伸法用于腰椎间盘突出症、退行性脊柱炎等。肩部拔伸法用于肩关节上举受限。

第十一单元　小儿推拿手法

　　本单元小儿推拿手法中每一手法的操作要点、注意事项均是重点掌握内容。严格按照手法要求的程序进行操作，不可动作过猛，以免伤及患儿。悉知各手法的临床应用，对症治疗。

一、推法

1. 操作

推法	操作要点
直推法	医者一手拇指自然伸直，以螺纹面或其桡侧缘着力，或食、中两指伸直，以螺纹面着力，腕部伸直，带动手指做单方向的直线推动。手法频率每分钟250~300次
旋推法	医生用拇指面在穴位上做顺时针方向的旋转推动。手法频率每分钟150~200次
分推法	以双手拇指螺纹面或其桡侧缘，或用双掌着力，附着在患儿所需治疗的穴位或部位上，用腕部或前臂发力，带动着力部位自穴位或部位的中间向两旁做直线推动。一般分推20~50次
合推法	以双手拇指螺纹面或双掌着力，附着在患儿所需治疗的穴位或部位的两旁，用肘臂发力，带动着力部位自两旁向中间做相对方向的直线或弧线推动

　　2. 临床应用　推法作用于线状穴位和面状穴位，多用于头面部、四肢部、脊柱部。

二、揉法

1. 操作

揉法	操作要点
指揉法	以拇指或中指的指面或指端，或食指、中指、无名指端着力于穴位做环旋揉动，使该处的皮下组织一起揉动。根据着力部位的不同，可分为拇指揉法、中指揉法、食指中指揉法和食指中指无名指三指揉法
掌揉法	以掌着力于穴位做环旋揉动，稍用力下压，腕部放松，以肘关节为支点，前臂做主动运动，带动腕部及着力部分连同前臂做轻柔和缓的、小幅度的、顺时针或逆时针方向的环旋揉动，使该处的皮下组织一起揉动
鱼际揉法	以大鱼际着力于穴位做环旋揉动，稍用力下压，腕部放松，前臂主动运动，通过腕关节带动着力部位在治疗部位上做轻柔和缓、小幅度、顺时针或逆时针方向的环旋揉动，使该处的皮下组织一起揉动

　　2. 临床应用　揉法在儿科推拿中主要用于点状穴位和面状穴位。拇指与中指揉法适用于全身各部位或穴位，食指中指揉法适用于肺俞、脾俞、胃俞、肾俞、天枢等穴，三指揉法适用于胸锁乳突肌及脐、双侧天枢穴等。鱼际揉法适用于头面部、胸腹部、胁肋部、四肢部。掌根揉法适用于腰背部、腹部及四肢部。

三、摩法

1. 操作

摩法	操作要点
掌摩法	指掌自然伸直，腕关节微背伸，用掌面着力，附着在患儿体表一定部位上，腕关节放松，前臂主动运动，通过腕关节连同着力部位做顺时针或逆时针方向的环形摩动。以掌置于腹部，做摩形而有节律的抚摩，称摩腹。顺序：胃脘部→上腹→脐→小腹→右下腹→右上腹→左上腹→左下腹
指摩法	以食指、中指、无名指、小指指面附着在治疗部位上，做环形而有节律的抚摩。操作时前臂主动运动，通过腕关节做顺时针或逆时针方向的环形摩动。本法用于面部、胸部或某些穴位

2. 临床应用　用于腹部。顺时针作用于腹部有通便作用；逆时针作用于腹部则有涩肠作用。

四、掐法

1. 操作

掐法	操作要点
双手掐法	以两手的拇食指相对用力，挤压治疗部位
单手掐法	以单手拇指指端掐按人体的穴位，如掐水沟

2. 临床应用　适用于头面部和手足部的穴位，用于急救、止痛、肢体麻木、腱鞘囊肿。

五、捏脊法

1. 操作

捏脊法	操作要点
二指捏	医生两手略尺偏，两手食指中节桡侧横抵于皮肤，拇指置于食指前方的皮肤处。两手指共同捏拿肌肤，边捏边交替捻动向前
三指捏	医生两手略背伸，两手拇指桡侧横抵于皮肤，食指、中指置于拇指前方的皮肤处。三手指共同捏拿肌肤，边捏边交替捻动向前

2. 临床应用　捏法作用于背部督脉则称为捏脊或捏积。捏脊有调理胃肠功能、促进消化吸收、提高人体抵抗力的作用，并对失眠有一定效果。捏脊方向一般为自下而上，从臀裂龟尾至颈部大椎穴。一般捏 3~5 遍，以皮肤微微发红为度。在捏最后一遍时，常常捏三下，向上提一次，称为"捏三提一"，目的在于加大刺激量。除捏督脉以外，还可捏两侧足太阳膀胱经。

六、运法

1. 操作　医生以一手托握住患儿手臂，使被操作的部位或穴位平坦向上，另一手以拇指或食指、中指的螺纹面着力，轻附着在治疗部位或穴位上，做由此穴向彼穴的弧形运动，或在穴周做周而复始的环形运动，频率为每分钟 60~120 次。

2. 临床应用　多用于弧线形穴位或圆形面状穴位。具有清热除烦、宽胸理气的作用，如运内八卦。

七、捣法

1. 操作　患儿坐位。医生以一手握持住患儿食指、中指、无名指、小指四指，使手掌向上，用另一手的中指指端或食指、中指屈曲后的第 1 指间关节突起部着力，其他手指屈曲相握，前臂主动运动，通过腕关节的屈伸运动，带动着力部位做有节奏的叩击，5~20 次即可。

2. 临床应用　适用于手部小天心穴及承浆穴。

八、黄蜂入洞

1. 操作　医者以左手扶患儿头部，右手食、中两指在患儿鼻孔下缘处揉 20~30 次。

2. 临床应用　外感风寒、发热无汗、急慢性鼻炎、鼻塞流涕、呼吸不畅等。

九、揉耳摇头

1. 操作　医者以两手拇、食指分别揉捏小儿双侧耳垂，然后用掌心捧住小儿头部轻轻摇动，揉耳垂 20~30 次，摇小儿头部 10~20 次。

2. 临床应用　惊风。

十、双凤展翅

1. 操作　医者用两手食、中指夹持住患儿两耳，向上提数次后，再用一手或两手拇指端按掐眉心、太阳、听会、水沟、承浆、颊车各穴，每穴按、掐各 3 次。

2. 临床应用　外感风寒、咳嗽多痰等。

十一、苍龙摆尾

1. 操作 医者以左手托患儿肘部，右手自总筋至肘部来回搓揉，再握住患儿食、中、无名、小指，并上提，左右摆动使患儿腕关节如摆尾之状。

2. 临床应用 胸闷发热、烦躁不安、大便秘结等。

十二、飞经走气

1. 操作 医者先以右手握住患儿四指，再用左手拇指与四指相对用力，从曲池起一捏一松至总筋穴处数次，然后医者再以拇、中两指相对用力分别按住患儿阴池、阳池两穴不动，最后医者以右手手掌推动患儿四指一握一伸，连续 20~30 次。

2. 临床应用 外感，咳嗽痰鸣。

十三、二龙戏珠

1. 操作 医者以左手持患儿之手，使其掌心向上，前臂伸直，医者以右手食中二指指面，自患儿总筋穴处，分别向前点按，一起一伏，直至曲池穴，为一次。一般操作 20~30 次。

2. 临床应用 小儿惊惕不安、惊风等。

十四、凤凰展翅

1. 操作 医者以两手食、中二指固定患儿之腕部，同时以拇指掐患儿之精宁、威灵穴，并上下摇动腕关节使其屈曲与背伸，如凤凰展翅之状 20~50 次。

2. 临床应用 痰食积聚、气吼痰喘、惊风等。

十五、赤凤点头

1. 操作 医者左手托患儿之肘，右手捏中指上下摇之，如赤凤点头之状，摇 20~30 次。

2. 临床应用 上肢麻木、心悸、胸满胀痛、气喘等。

十六、水底捞明月

1. 操作 医者以左手持患儿四指，右手食中指固定患儿拇指，然后医者以拇指自患儿小指尖推至小天心，再转入内劳宫为一次，推 30~50 次。

2. 临床应用 高热神昏、热入营血、烦躁不安、便秘等实热证。

十七、打马过天河

1. 操作 医者以左手捏住患儿四指，将掌心向上，用另一手拇指螺纹面运内劳宫穴，然后屈患儿四指向上，以左手握住，再以食、中指的指面自内关、间使、循天河水向上一起一落打至洪池为一次，操作 10~20 次。

2. 临床应用 高热烦躁、神错抽搐、上肢麻木等实热病证。

十八、开璇玑

1. 操作 医者先用两手拇指自患儿璇玑穴处，沿胸肋自上而下分推至季肋部，再从胸骨下端鸠尾穴，向下直推至脐，然后由脐向左、右推摩患儿腹部，最后从脐直推至小腹部，操作 50~100 次。

2. 临床应用 内寒束肺，食积不化引起的咳嗽气促、胸腹胀、腹痛、呕吐、外感发热、抽搐等。

十九、揉脐及龟尾并擦七节骨

1. 操作 患儿仰卧，医者一手揉脐，揉毕令患儿俯卧，一手拇指或中指点揉龟尾，另一手掌置于七节骨，自龟尾擦至七节骨为补，反之为泻，操作 40~50 次。

2. 临床应用 泄泻、痢疾、便秘、脱肛等。

第二章 临床答辩

本章主要涉及中医内科学中肺系、心系、脑系、脾胃、肝胆、肾系、气血津液、肢体经络病证，有机磷农药中毒，中医外科学中的肠痈，中医骨伤科学中的颈椎病，中医儿科学中的疖腮、急惊风、小儿泄泻，中医妇科学中的崩漏与绝经前后诸证等病症，医者首先应通过四诊合参做出正确的病证判断，再结合所学知识与临床经验施以内服、外治等对症治疗。学习与治疗过程中切忌死记硬背，需学会辨证论治。此外，应注意患者的预后及调护，以促进机体尽快康复。

第一单元 感冒

感冒的病因病机、诊断与类证鉴别及辨证论治均为重点掌握内容。

一、概述
感冒以鼻塞、流涕、喷嚏、咳嗽、头痛、恶寒、发热、脉浮等为特征。

二、病因病机
1. 病因　外感六淫、时行病毒。
2. 病机　卫表不和，肺失宣肃。

三、诊断与类证鉴别
1. 诊断要点　以卫表及鼻咽症状为主。
2. 需与风温早期相鉴别。

四、辨证论治
1. 辨证要点　首辨普通、时行感冒，次辨虚体、实体感冒，三辨风寒、风热、暑湿感冒。
2. 证治分类

（1）常人感冒

证型	主症	治法	方剂
风寒束表	恶寒重，发热轻，无汗头痛，肢节酸痛，鼻塞，咳嗽，舌苔薄白而润，脉浮或浮紧	辛温解表	荆防达表汤或荆防败毒散加减
风热犯表	身热较著，微恶风，汗泄不畅，面赤，咳嗽，痰黏或黄，流黄浊涕，舌苔薄白微黄，舌边尖红，脉浮数	辛凉解表	银翘散或葱豉桔梗汤加减
暑湿伤表	身热，微恶风，汗少，肢体酸重，头昏重胀痛，咳嗽痰黏，胸闷脘痞，小便短赤，舌苔薄黄而腻，脉濡数	清暑祛湿解表	新加香薷饮加减

（2）虚体感冒

证型	主症	治法	方剂
气虚感冒	恶寒较甚，发热，无汗，咳嗽痰白，咳痰无力，气短懒言，舌淡苔白，脉浮无力	益气解表	参苏饮加减
阴虚感冒	身热，微恶风寒，少汗，口干咽燥，干咳少痰，舌红少苔，脉细数	滋阴解表	加减葳蕤汤化裁

第二单元　咳嗽

> 咳嗽的病因病机与辨证论治均为重点掌握内容。

一、概述

咳嗽是指肺失宣降，肺气上逆作声，或伴咯吐痰液而言。

二、病因病机

1. 病因　外感六淫，内邪干肺。
2. 病机　邪犯于肺，肺气上逆。

三、辨证论治

1. 辨证要点　首辨外感、内伤，次辨虚实，再辨咳嗽及咳痰特点。
2. 证治分类

证型	主症	治法	方剂
风寒袭肺	咳嗽声重，气急，咽痒，痰稀色白，或见寒表证，脉浮或浮紧	疏风散寒，宣肺止咳	三拗汤合止嗽散加减
风热犯肺	咳嗽气粗，喉燥咽痛，痰稠或黄，或见风热表证，苔薄黄，脉浮数	疏风清热，宣肺止咳	桑菊饮加减
风燥伤肺	干咳，连声作呛，唇鼻干燥，无痰或痰黏难咳，或痰中带血，口干，舌红干而少津，苔薄白或薄黄，脉浮数	疏风清肺，润燥止咳	桑杏汤加减
痰湿蕴肺	咳声重浊，痰黏或稠，色白，胸闷脘痞，呕恶食少，大便时溏，舌苔白腻，脉濡滑	燥湿化痰，理气止咳	二陈平胃散合三子养亲汤加减
肝火犯肺	咳逆阵作，咳时面赤，咽干口苦，痰少质黏，胸胁胀痛，舌红苔薄黄少津，脉弦数	清肺泻肝，顺气降火	黛蛤散合加减泻白散加减
肺阴亏耗	干咳，咳声短促，痰少黏白，或痰中带血，或午后潮热，颧红，盗汗，舌红少苔，脉细数	滋阴润肺，化痰止咳	沙参麦冬汤加减

第三单元　喘证

> 喘证的概述、病因病机、类证鉴别及辨证论治均为重点掌握内容。

一、概述

喘证是以呼吸困难，甚至张口抬肩，鼻翼扇动，不能平卧为临床特征的病证。

二、病因病机

1. 病因　外邪侵袭、饮食不当、情志所伤、劳欲久病。
2. 病机　肺气上逆，肺失宣降；或气无所主，肾失摄纳。

三、诊断与类证鉴别

1. 诊断要点　以喘促短气，呼吸困难，甚至张口抬肩，鼻翼扇动，不能平卧，口唇发绀为特征。多有慢性咳嗽、哮病等病史，每遇外感及劳累而诱发。
2. 需与哮病、气短相鉴别。

四、辨证论治

1. 辨证要点

（1）实喘：呼吸深长有余，呼出为快，气粗声高。

（2）虚喘：呼吸短促难续，深吸为快，气怯声低。

2. 证治分类

证型	主症	治法	方剂	加减
风寒壅肺	喘息咳逆，气促，痰多稀薄带泡沫，色白质黏，头痛，恶寒，舌苔薄白而滑，脉浮紧	宣肺散寒	麻黄汤合华盖散加减	①表证明显＋桂枝；②寒痰较重＋细辛、生姜；③寒饮伏肺，复感客寒而发，用小青龙汤
表寒肺热	喘逆胸胀，息粗鼻扇，咳痰稠黏，形寒身热，口渴，舌苔薄白或罩黄，舌边红，脉浮数或滑	解表清里，化痰平喘	麻杏石甘汤加味	①表寒重＋桂枝；②痰热重，痰黄黏稠量多＋瓜蒌、贝母；③痰鸣息涌＋葶苈子、射干
痰浊阻肺	喘而胸满闷塞，甚则胸盈仰息，咳嗽，痰多黏腻色白，口黏不渴，舌苔白腻，脉滑或濡	祛痰降逆，宣肺平喘	二陈汤合三子养亲汤加减	①痰从寒化，色白清稀，畏寒＋干姜、细辛；②痰浊郁而化热，按痰热证治疗
肺气郁痹	喘促遇情志刺激而诱发，呼吸短促，胸闷胸痛，咽中如窒，喉中痰鸣不著。苔薄，脉弦	开郁降气平喘	五磨饮子加减	①肝郁气滞较著＋柴胡、郁金、青皮；②心悸、失眠＋百合、合欢皮、酸枣仁、远志；③气滞腹胀，大便秘结＋大黄
肺气虚耗	喘促短气，气怯声低，咳声低弱，面颧潮红，舌淡红，脉软弱或细数	补肺益气养阴	生脉散合补肺汤加减	①偏阴虚＋沙参、麦冬、玉竹、百合、诃子；②中气虚弱，肺脾同病，配补中益气汤
肾虚不纳	动则喘甚，呼多吸少，汗出肢冷，舌淡苔白或黑而润滑，脉微细；或见面红烦躁，口咽干燥，汗出如油，舌红少津，脉细数	补肾纳气	金匮肾气丸合参蛤散加减	①肾阴虚者用七味都气丸合生脉散加减；②喘息渐平，善后调理可服紫河车、胡桃肉

第四单元　肺胀

肺胀的病因病机、诊断与类证鉴别及辨证论治均为重点掌握内容。

一、概述

肺胀是多种慢性肺系疾患反复发作，迁延不愈，导致肺气胀满，不能敛降的一种病证。

二、病因病机

1. 病因　久病肺虚，感受外邪。

2. 病机　久病肺虚，六淫侵袭，以致痰饮瘀血，结于肺间。病理因素主要为痰浊、水饮与血瘀互结。

三、诊断与类证鉴别

1. 诊断要点 有慢性肺系疾病史。以胸部膨满，胸中憋闷，咳逆上气，痰多，喘息，甚则鼻扇气促，张口抬肩为主症，严重者可出现喘脱。常因外感诱发。

2. 需与哮病、喘证相鉴别。

四、辨证论治

1. 辨证要点 首辨标本虚实的主次；其次，偏实者分清痰浊、水饮、血瘀的偏盛，偏虚者区别气虚、阴虚，以及肺、心、肾、脾病变的主次。

2. 证治分类

证型	主症	治法	方剂	加减
痰浊壅肺	胸部膨满，憋闷如塞，短气喘息，咳嗽痰多，色白黏腻，脘痞纳少，舌暗苔浊腻，脉小滑	化痰降气，健脾益肺	苏子降气汤合三子养亲汤加减	①表寒里饮 + 麻黄、桂枝、细辛、干姜；②饮郁化热用小青龙加石膏汤；③痰浊夹瘀用涤痰汤 + 丹参、地龙、桃仁、红花、赤芍、水蛭等
痰热郁肺	胸部膨满，咳逆喘粗，烦躁，目胀睛突，痰黏稠难咯，身热，舌边尖红，苔黄腻，脉滑数	清肺化痰，降逆平喘	越婢加半夏汤或桑白皮汤加减	①痰热内盛 + 鱼腥草、金荞麦、瓜蒌皮、海蛤粉、大贝母、风化硝；②痰热壅肺，腑气不通 + 大黄、芒硝；③阴伤而痰量已少 + 沙参、麦冬等
痰蒙神窍	胸部膨满憋闷，神志恍惚，撮空理线，甚则昏迷，抽搐，咳痰不爽，舌暗红或淡紫，苔白腻或黄腻，脉细滑数	涤痰，开窍，息风	涤痰汤加减	①痰热内盛 + 葶苈子、天竺黄、竹沥；②肝风内动 + 钩藤、全蝎，另服羚羊角粉；③血瘀明显 + 丹参、红花、桃仁；④皮肤黏膜出血 + 水牛角、生地黄、丹皮、紫珠草等
阳虚水泛	胸部膨满憋闷，咳痰清稀，胸闷心悸。肢肿，怕冷，舌苔白滑，舌胖质暗，脉沉细	温肾健脾，化饮利水	真武汤合五苓散加减	①水肿势剧，上凌心肺 + 沉香、黑白丑、川椒目、葶苈子、万年青根；②血瘀甚，发绀明显 + 泽兰、红花、丹参、益母草、五加皮
肺肾气虚	胸部膨满，气短难续，甚则张口抬肩不能平卧，咳嗽，痰白如沫，腰膝酸软，舌淡或暗紫，脉沉细数无力，或有结代	补肺纳肾，降气平喘	平喘固本汤合补肺汤加减	①肺虚有寒 + 肉桂、干姜、钟乳石；②阴伤加麦冬、玉竹、生地黄；③气虚瘀阻 + 当归、丹参、苏木；④喘脱危象急用参附汤送服蛤蚧粉或黑锡丹；⑤稳定期可服皱肺丸

五、转归及预后

肺胀病程缠绵，反复发作，难期根治。尤其是老年患者，病后若不及时控制，极易发生变端。

第五单元　肺痨

肺痨的概述、病因病机、类证鉴别及辨证论治均为重点掌握内容。

一、概述

肺痨是具有传染性的慢性虚弱性疾患，以咳嗽、咯血、潮热、盗汗及逐渐消瘦为主要特征。

二、病因病机

1. 病因　感染痨虫、禀赋不足、酒色劳倦、病后失调、营养不良。

2. 病机　虚体虫侵，阴虚火旺。

三、诊断与类证鉴别

1. 诊断要点　有与肺痨患者的密切接触史。以咳嗽、咯血、潮热、盗汗及形体明显消瘦为主症。初期患者仅感疲劳乏力、干咳、食欲不振，逐渐消瘦。

2. 类证鉴别

（1）肺痨与虚劳

病名	相同点	不同点
肺痨	均为慢性虚弱性疾患	有传染特点，是慢性传染性疾患，有其发生发展及传变规律；病位在肺；病理主在阴虚
虚劳		内伤亏损引起，是多种慢性疾病虚损证候的总称；病位在五脏，以肾为主；病理为阴阳并重

（2）肺痨与肺痿

病名	相同点	不同点
肺痨	均为病位在肺的慢性虚弱性疾患	以咳嗽、咯血、潮热、盗汗为主
肺痿		以咳吐浊唾涎沫为主

四、辨证论治

1. 辨证要点　首辨病变之脏器，次辨虚损之性质，三辨夹火、夹痰、夹瘀。

2. 治疗原则　补虚培元，抗痨杀虫。

3. 证治分类

证型	主症	治法	方剂
肺阴亏损	干咳，咳声短促，痰黏带血，胸部隐痛，午后手足心热，或见盗汗，口干咽燥。舌苔薄白，舌边尖红，脉细数	滋阴润肺	月华丸加减
虚火灼肺	呛咳气急，痰少质黏，咯血，骨蒸颧红，五心烦热，盗汗，急躁易怒，男子遗精，女子月经不调，日益消瘦。舌干红，苔薄黄而剥，脉细数	滋阴降火	百合固金汤合秦艽鳖甲散加减

续表

证型	主症	治法	方剂
气阴耗伤	咳嗽无力，气短声低，痰稀色白量多，午后潮热，伴畏风，怕冷，自汗盗汗，纳少便溏，面白颧红。舌光淡，边有齿印，苔薄，脉细弱而数	益气养阴	保真汤或参苓白术散加减
阴阳虚损	咳逆喘息，少气，自汗盗汗，面浮肢肿，形寒肢冷，或五更泄泻，苔黄而剥，舌光淡隐紫，少津，脉微细而数	滋阴补阳	补天大造丸加减

第六单元　心悸

心悸的概述、病因病机及辨证论治均为重点掌握内容。

一、概述

心悸指患者自觉心中悸动、惊惕不安甚则不能自主的一种病证。轻者为惊悸，重者为怔忡。

二、病因病机

1. 病因　体虚劳倦、七情所伤、感受外邪、药食不当。

2. 病机　气血阴阳亏虚，心失所养，或邪扰心神，心神不宁。

三、辨证论治

1. 治疗原则　虚证宜补气、养血、滋阴、温阳；实证宜祛痰、化饮、清火、行瘀。

2. 证治分类

证型	主症	治法	方剂
心虚胆怯	心悸不宁，善惊易恐，坐卧不安，多梦易惊，苔薄白，脉细略数或细弦	镇惊定志，养心安神	安神定志丸加减
心血不足	心悸气短，头晕目眩，失眠健忘，面色无华，倦怠乏力，舌淡红，脉细弱	补血养心，益气安神	归脾汤加减
阴虚火旺	心悸易惊，心烦失眠，五心烦热，耳鸣腰酸，舌红少苔，脉细数	滋阴清火，养心安神	天王补心丹合朱砂安神丸加减
心阳不振	心悸不安，胸闷气短，面色苍白，形寒肢冷，舌淡苔白，脉虚弱或沉细无力	温补心阳，安神定悸	桂枝甘草龙骨牡蛎汤合参附汤加减
水饮凌心	心悸眩晕，胸闷痞满，渴不欲饮，肢肿尿少，形寒肢冷，舌淡胖苔白滑，脉弦滑或沉细而滑	振奋心阳，化气行水，宁心安神	苓桂术甘汤加减
瘀阻心脉	心悸不安，胸闷不舒，心痛如刺，舌质紫暗或有瘀斑，脉涩或结或代	活血化瘀，理气通络	桃仁红花煎合桂枝甘草龙骨牡蛎汤

第七单元　胸痹

胸痹的病因病机、诊断与类证鉴别及辨证论治均为重点掌握内容。

一、概述

胸痹指以胸部闷痛，甚则胸痛彻背，喘息不得卧为主的一种疾病。

二、病因病机

1. 病因　寒邪内侵、饮食失调、情志失节、劳倦内伤、年迈体虚。
2. 病机　心脉痹阻。

三、诊断与类证鉴别

1. 诊断要点　以胸部闷痛为主。多见膻中或心前区憋闷疼痛，甚则痛引左肩背、咽喉、胃脘部、左上臂内侧等部位，呈反复发作性，一般几秒到几十分钟。常因劳累、抑郁恼怒、多饮暴食或气候变化等诱发。
2. 本病需与胃痛、真心痛相鉴别。

四、辨证论治

1. 辨证要点　首辨病情轻重，次辨标本虚实。
2. 证治分类

证型	主症	治法	方剂	加减
心血瘀阻	心胸刺痛，痛有定处，入夜为甚，甚则心痛彻背，背痛彻心，伴胸闷，日久不愈，舌紫暗有瘀斑，苔薄，脉弦涩	活血化瘀，通脉止痛	血府逐瘀汤加减	①瘀血痹阻重+乳香、没药等；②血瘀气滞并重+沉香、檀香等；③气虚血瘀用人参养营汤合桃红四物汤加减；④猝然心痛用复方丹参滴丸、速效救心丸等
气滞心胸	心胸满闷，隐痛阵发，时欲太息，遇情志不遂易诱发或加重，或兼脘腹胀闷，嗳气则舒，苔薄或薄腻，脉细弦	疏肝理气，活血通络	柴胡疏肝散加减	①胸闷心痛明显可合用失笑散；②气郁化热，心烦易怒，口干便秘，用丹栀逍遥散；③便秘严重+当归芦荟丸
痰浊闭阻	胸闷重而心痛微，痰多，形体肥胖，阴雨天易发作或加重，纳呆便溏，咯吐痰涎，舌胖大边有齿痕，苔浊腻或白滑，脉滑	通阳泄浊，豁痰宣痹	瓜蒌薤白半夏汤合涤痰汤加减	①痰浊郁而化热，用黄连温胆汤+郁金；②痰热兼郁火+海浮石、海蛤壳、栀子、天竺黄、竹沥；③大便干结+桃仁、大黄
寒凝心脉	猝然心痛如绞，心痛彻背，喘不得卧，遇寒而发或加重，形寒肢冷，心悸，面色苍白，苔薄白，脉沉紧或沉细	辛温散寒，宣通心阳	枳实薤白桂枝汤合当归四逆汤加减	①阴寒极盛之胸痹重症予乌头赤石脂丸+荜茇、高良姜、细辛等；②痛剧而肢冷汗出，含化苏合香丸或麝香保心丸
气阴两虚	心胸隐痛，时作时休，心悸气短，面色㿠白，易汗出，舌淡红，舌体胖边有齿痕，苔薄白，脉虚细缓或结代	益气养阴，活血通脉	生脉散合人参养荣汤加减	①兼气滞血瘀+川芎、郁金；②兼痰浊之象可合茯苓、白术、白蔻仁；③兼心脾两虚可合茯苓、茯神、远志、半夏曲、柏子仁、酸枣仁
心肾阳虚	心悸而痛，胸闷自汗，面色㿠白，神倦怯寒，四肢欠温或肿胀，舌淡胖边有齿痕，苔白或腻，脉沉细迟	温补阳气，振奋心阳	参附汤合右归饮加减	①肾阳虚衰，水饮上凌心肺用真武汤+黄芪、防己等；②阳虚欲脱厥逆用四逆加人参汤或参附注射液加入5%葡萄糖注射液中静滴

第八单元　不寐

不寐的病因病机、诊断及辨证论治均为重点掌握内容。

一、概述

　　不寐主要表现为睡眠时间、深度的不足，轻者入睡困难，或寐而不酣，时寐时醒，或醒后不能再寐，重则彻夜不寐，常影响人们的正常工作、生活、学习和健康。

二、病因病机

　　1. 病因　饮食不节、情志失常、劳倦思虑过度、病后、年迈体虚。

　　2. 病机　阳盛阴衰，阴阳失交。

三、诊断

　　轻者入寐困难或寐而易醒，醒后不寐，连续 3 周以上；重者彻夜难寐，常伴头痛、头晕、多梦等症。

四、辨证论治

　　1. 辨证要点

　　（1）虚证：体质瘦弱，面色无华，神疲懒言，心悸健忘。

　　（2）实证：心烦易怒，口苦咽干，便秘溲赤。

　　2. 证治分类

证型	主症	治法	方剂
肝火扰心	不寐多梦，急躁易怒，伴头晕头胀，目赤耳鸣，口干而苦，舌红苔黄，脉弦而数	疏肝泻火，镇心安神	龙胆泻肝汤加减
痰热扰心	心烦不寐，胸闷脘痞，泛恶嗳气，伴口苦，头重，目眩，舌偏红，苔黄腻，脉滑数	清化痰热，和中安神	黄连温胆汤加减
心脾两虚	不易入睡，多梦易醒，心悸健忘，神疲食少，伴头晕目眩，四肢倦怠，腹胀便溏，面色少华，舌淡苔薄，脉细无力	补益心脾，养血安神	归脾汤加减
心肾不交	心烦不寐，入睡困难，心悸多梦，伴头晕耳鸣，腰膝酸软，潮热盗汗，五心烦热，咽干少津，男子遗精，女子月经不调，舌红少苔，脉细数	滋阴降火，交通心肾	六味地黄丸合交泰丸加减
心胆气虚	虚烦不寐，触事易惊，终日惕惕，胆怯心悸，伴气短自汗，倦怠乏力，舌淡，脉弦细	益气镇惊，安神定志	安神定志丸合酸枣仁汤加减

第九单元　胃痛

胃痛的病因病机、诊断与类证鉴别及辨证论治均为重点掌握内容。

一、概述

　　胃痛是以上腹胃脘近心窝处疼痛为主症的病证。

二、病因病机

　　1. 病因　外邪犯胃、饮食伤胃、情志不畅、脾胃素虚。

2. 病机 胃气阻滞，胃失和降，不通则痛。

三、诊断与类证鉴别

1. 诊断要点 以上腹近心窝处胃脘部发生疼痛为特征，常伴食欲不振、恶心呕吐、嘈杂泛酸、嗳气吞腐等。多有反复发作史。可由劳累、暴饮暴食、饥饿等诱发。

2. 本病需与真心痛相鉴别。

四、辨证论治

1. 辨证要点 辨虚实寒热，在气在血。

2. 治疗原则 理气和胃止痛。

3. 证治分类

证型	主症	治法	方剂
寒邪客胃	胃痛暴作，恶寒喜暖，得温痛减，遇寒加重，口淡不渴，或喜热饮，舌淡苔薄白，脉弦紧	温胃散寒，行气止痛	良附丸加减
饮食伤胃	胃脘胀痛拒按，呕吐不消化食物，其味腐臭，吐后痛减，不思饮食，大便不爽，得矢气及便后稍舒，舌苔厚腻，脉滑	消食导滞，和胃止痛	保和丸加减
肝气犯胃	胃脘胀痛，痛连两胁，遇烦恼则痛作或痛甚，嗳气、矢气则痛舒，胸闷嗳气，喜长叹息，大便不畅，舌苔多薄白，脉弦	疏肝解郁，理气止痛	柴胡疏肝散加减
湿热中阻	胃脘疼痛，痛势急迫，脘闷灼热，口干口苦，口渴而不欲饮，纳呆恶心，小便色黄，大便不畅，舌红，苔黄腻，脉滑数	清化湿热，理气和胃	清中汤加减
瘀血停胃	胃脘刺痛，痛有定处，食后加剧，入夜尤甚，或吐血黑便，舌紫暗或有瘀斑，脉涩	化瘀通络，理气和胃	失笑散合丹参饮加减
胃阴亏耗	胃脘隐隐灼痛，饥不欲食，口燥咽干，五心烦热，消瘦乏力，口渴思饮，大便干结，舌红少津，脉细数	养阴益胃，和中止痛	一贯煎合芍药甘草汤加减
脾胃虚寒	胃痛隐隐，喜温喜按，空腹痛甚，得食则缓，神疲纳呆，四肢倦怠，手足不温，便溏，舌淡苔白，脉虚弱或迟缓	温中健脾，和胃止痛	黄芪建中汤加减

第十单元 腹痛

腹痛的病因病机、诊断与类证鉴别及辨证论治均为重点掌握内容。

一、概述

腹痛是以胃脘以下、耻骨毛际以上的部位发生疼痛为主症的病证。

二、病因病机

1. 病因 外感时邪、饮食不节、情志失调、素体阳虚、跌仆损伤、络脉瘀阻、腹部手术。

2. 病机 脏腑气机阻滞，气血运行不畅，经脉痹阻，"不通则痛"，或脏腑经络失养，"不荣则痛"。

三、诊断与类证鉴别

1. 诊断要点 以胃脘以下、耻骨毛际以上部位的疼痛为主症。

2. 需与胃痛相鉴别。

四、辨证论治

1. 辨证要点　首辨腹痛之缓急，次辨腹痛性质，再辨腹痛部位。
2. 治疗原则　以"通"立法。
3. 证治分类

证型	主症	治法	方剂
寒邪内阻	腹痛拘急，遇寒痛甚，得温痛减，口淡不渴，形寒肢冷，小便清长，大便清稀或秘结，舌淡苔白腻，脉沉紧	散寒温里，理气止痛	良附丸合正气天香散加减
湿热壅滞	腹痛拒按，烦渴引饮，大便秘结，或溏滞不爽，潮热汗出，小便短黄，舌红，苔黄燥或黄腻，脉滑数	泄热通腑，行气导滞	大承气汤加减
肝郁气滞	腹痛胀闷，痛无定处，痛引少腹，或痛窜两胁，时作时止，得嗳气或矢气则舒，遇忧思恼怒则剧，舌淡红，苔薄白，脉弦	疏肝解郁，理气止痛	柴胡疏肝散加减
瘀血内停	腹痛较剧，痛如针刺，痛处固定，经久不愈，舌紫暗，脉细涩	活血化瘀，和络止痛	少腹逐瘀汤加减
中虚脏寒	腹痛绵绵，时作时止，喜温喜按，形寒肢冷，神疲乏力，气短懒言，纳呆，面色无华，便溏，舌淡苔薄白，脉沉细	温中补虚，缓急止痛	小建中汤加减

第十一单元　泄泻

泄泻的病因病机、诊断与类证鉴别及辨证论治均为重点掌握内容。

一、概述

泄泻是以排便次数增多，粪质稀溏或完谷不化，甚至泻出如水样为主症的病证。

二、病因病机

1. 病因　感受外邪、饮食所伤、情志失调、禀赋不足、病后体虚。
2. 病机　脾虚湿盛，肠道功能失司。

三、诊断与类证鉴别

1. 诊断要点　以大便粪质稀溏为主要依据，或完谷不化，或粪如水样，大便次数增多，每日三五次以至十数次以上。
2. 本病需与痢疾相鉴别。

四、辨证论治

1. 辨证要点　首辨暴泻与久泻，次辨泻下之物，再辨脏腑定位。
2. 治疗原则　运脾化湿。
3. 证治分类

证型	主症	治法	方剂
寒湿内盛	泄泻清稀，甚则如水样，脘闷食少，腹痛肠鸣，或兼外感风寒，舌苔白或白腻，脉濡缓	芳香化湿，解表散寒	藿香正气散加减
湿热伤中	泄泻腹痛，泻下急迫，或泻而不爽，粪色黄褐，味臭秽，肛门灼热，舌红苔黄腻，脉滑数或濡数	清热燥湿，分利止泻	葛根芩连汤加减

证型	主症	治法	方剂
食滞肠胃	腹痛肠鸣，泻下粪臭如败卵，泻后痛减，脘腹胀满，嗳腐酸臭，舌苔厚腻，脉滑实	消食导滞，和中止泻	保和丸加减
脾胃虚弱	大便时溏时泻，食少，食后脘闷不舒，面色萎黄，神疲倦怠，舌淡苔白，脉细弱	健脾益气，化湿止泻	参苓白术散加减
肝气乘脾	腹痛而泻，腹中雷鸣，矢气频作，每因抑郁恼怒而作，素有胸胁胀闷，舌淡红，脉弦	抑肝扶脾	痛泻要方加减
肾阳虚衰	黎明前脐腹作痛，肠鸣即泻，完谷不化，腹部喜暖，泻后则安，舌淡苔白，脉沉细	温肾健脾，固涩止泻	四神丸加减

第十二单元　痢疾

首先要熟悉痢疾的诊断要点，"里急后重""泻下赤白脓血便"等为解题的关键。

一、概述

痢疾是以大便次数增多、腹痛、里急后重、痢下赤白黏冻为主症的病证，是夏秋季常见的肠道传染病。

二、病因病机

1. 常见病因　外感时邪疫毒、饮食不节、脾胃虚弱。

2. 病机　邪客肠腑，气血壅滞，肠道传化失司，脂膜血络受伤，腐败化为脓血而成痢。

三、诊断要点

1. 以腹痛、里急后重、大便次数增多、泻下赤白脓血便为主症。

2. 急性痢疾起病急骤，病程短，可伴恶寒、发热等；慢性痢疾起病缓慢，反复发作，迁延不愈。

3. 多有饮食不洁史。

四、辨证论治

1. 辨证要点　应首辨久暴，察虚实主次，其次识寒热偏重，再辨伤气、伤血。

2. 治疗原则及治疗宜忌　热痢清之，寒痢温之，初痢实则通之，久痢虚则补之，寒热交错者清温并用，虚实夹杂者攻补兼施。忌过早补涩，忌峻下攻伐，忌分利小便。

3. 证治分类

证型	主症	治法	方剂
湿热痢	腹部疼痛，里急后重，痢下赤白脓血，黏稠如胶冻，腥臭，肛门灼热，小便短赤，舌苔黄腻，脉滑数	清肠化湿，调气和血	芍药汤加减
疫毒痢	起病急骤，壮热口渴，头痛烦躁，恶心呕吐，大便频频，痢下鲜紫脓血，腹痛剧烈，甚者神昏惊厥，舌质红绛，舌苔黄燥，脉滑数或微欲绝	清热解毒，凉血除积	白头翁汤加减
寒湿痢	腹痛拘急，里急后重，痢下赤白黏冻，白多赤少，或为纯白冻，口淡乏味，头身困重，舌质或淡，舌苔白腻，脉濡缓	温中燥湿，调气和血	不换金正气散加减

续表

证型	主症	治法	方剂
阴虚痢	痢下赤白，日久不愈，脓血黏稠，或下鲜血，脐下灼痛，虚坐努责，心烦口干，舌红绛少津，苔腻或花剥，脉细数	养阴和营，清肠化湿	驻车丸加减
虚寒痢	腹部隐痛，缠绵不已，喜按喜温，痢下赤白清稀、无腥臭，或为白冻，甚则滑脱不禁，肛门坠胀，便后更甚，形寒畏冷，四肢不温，腰膝酸软，舌淡苔薄白，脉沉细而弱	温补脾肾，收涩固脱	桃花汤合真人养脏汤
休息痢	下痢时发时止，迁延不愈，常因饮食不当、受凉、劳累而发，发时大便次数增多，夹有赤白黏冻，腹胀食少，舌质淡苔腻，脉濡软或虚数	温中清肠，调气化滞	连理汤加减

第十三单元　胁痛

胁痛的病因病机与辨证论治均为重点掌握内容。

一、概述

胁痛是指以一侧或两侧胁肋部疼痛为主要表现的病证。

二、病因病机

1. 病因　情志不遂、跌仆损伤、饮食所伤、外感湿热、劳欲久病。

2. 病机　肝络失和。

三、辨证论治

1. 辨证要点　首辨在气在血，次辨胁痛属虚属实。

2. 治疗原则　疏肝和络止痛。

3. 证治分类

证型	主症	治法	方剂
肝郁气滞	胁肋胀痛，走窜不定，甚则引及胸背肩臂，疼痛每因情志变化而增减，舌苔薄白，脉弦	疏肝理气	柴胡疏肝散加减
肝胆湿热	胁肋重着或灼热疼痛，口苦口黏，胸闷纳呆，恶心呕吐，身目发黄，舌红苔黄腻，脉弦滑数	清热利湿	龙胆泻肝汤加减
瘀血阻络	胁肋刺痛，痛有定处，痛处拒按，舌质紫暗，脉沉涩	祛瘀通络	血府逐瘀汤或复元活血汤加减
肝络失养	胁肋隐痛，悠悠不休，遇劳加重，舌红少苔，脉细弦而数	养阴柔肝	一贯煎加减

第十四单元　黄疸

黄疸的病因病机、诊断及辨证论治均为重点掌握内容。

一、概述

黄疸是以目黄、身黄、小便黄为主症的一种病证。目睛黄染尤为重要特征。

二、病因病机

1. 病因　外感湿热疫毒、内伤饮食劳倦、病后续发。

2. 病机　湿邪壅阻中焦，脾胃失健，肝气疏泄不利，致胆汁输泄失常，胆液不循常道，外溢肌肤，下注膀胱。

三、诊断

1. 目黄、肤黄、小便黄，其中目睛黄染为重要特征。

2. 常有外感湿热疫毒，内伤酒食不节，或有胁痛、癥积等病史。

四、辨证论治

1. 辨证要点　首辨阳黄、阴黄；次辨阳黄湿热之轻重、胆腑郁热及疫毒炽盛；三辨阴黄之病因；四辨黄疸病势轻重。

2. 治疗原则　化湿邪，利小便。

3. 证治分类

证型	主症	治法	方剂
热重于湿	身目俱黄，黄色鲜明，发热口渴，口干而苦，恶心呕吐，便结溲赤，舌苔黄腻，脉弦数	清热通腑，利湿退黄	茵陈蒿汤加减
湿重于热	身目俱黄，黄色不甚鲜明，头重身困，胸脘痞满，恶心呕吐，腹胀或便溏，舌苔厚腻微黄，脉濡数或濡缓	利湿化浊运脾，佐以清热	茵陈五苓散合甘露消毒丹加减
胆腑郁热	身目发黄，黄色鲜明，上腹、右胁胀闷疼痛，身热不退，口苦咽干，尿赤便秘，苔黄舌红，脉弦滑数	疏肝泄热，利胆退黄	大柴胡汤加减
疫毒炽盛（急黄）	发病急骤，黄疸迅速加深，其色如金，皮肤瘙痒，高热口渴，神昏谵语，烦躁抽搐，舌红绛，苔黄燥，脉弦滑或数	清热解毒，凉血开窍	千金犀角散加味
寒湿阻遏	身目俱黄，黄色晦暗，或如烟熏，脘腹痞胀，纳谷减少，大便不实，舌淡苔腻，脉濡缓或沉迟	温中化湿，健脾和胃	茵陈术附汤加减
脾虚湿滞	面目及肌肤淡黄，甚则晦暗不泽，肢软乏力，心悸气短，大便溏薄，舌质淡苔薄，脉濡细	健脾养血，利湿退黄	黄芪建中汤加减

4. 黄疸消退后的调治

证型	治法	方剂
湿热留恋	清利湿热	茵陈四苓散加减
肝脾不调	调和肝脾，理气助运	柴胡疏肝饮或归芍六君子汤加减
气滞血瘀	疏肝理气，活血化瘀	逍遥散合鳖甲煎丸

第十五单元　积聚

积聚的概述、病因病机、类证鉴别及辨证论治均为重点掌握内容。

一、概述

积属有形，结块固定不移，痛有定处，病在血分，是为脏病；聚属无形，包块聚散无常，痛无定处，病在气分，是为腑病。

二、病因病机

1. **病因**　情志失调、饮食所伤、外邪侵袭、病后所致。
2. **病机**　气机阻滞，瘀血内结。

三、诊断与类证鉴别

1. **诊断要点**　腹腔内有可扪及的包块。常有腹部胀闷或疼痛不适等症。常有情志失调、饮食不节、感受寒邪或黄疸、胁痛、虫毒、久疟、久泻、久痢等病史。

2. **与痞满鉴别**

病名	相同点	不同点
积聚	均可因情志失调而致气滞痰阻，出现胀满	腹内结块，或痛或胀，不仅有自觉症状，而且有结块可扪及
痞满		脘腹部痞塞胀满，系自觉症状，而无块状物可扪及

四、辨证论治

1. **辨证要点**　首辨在气在血，次辨积块的部位，再辨虚实偏重。
2. **治疗原则**　积证初期予消散；中期予消补兼施；后期予养正除积。
3. **证治分类**

（1）聚证

证型	主症	治法	方剂	加减
肝气郁结	腹中结块柔软，时聚时散，攻窜胀痛，脘胁胀闷不适，苔薄，脉弦	疏肝解郁，行气散结	逍遥散、木香顺气散加减	①胀痛甚＋川楝子、延胡索等；②兼瘀象＋延胡索、莪术；③寒湿中阻，腹胀，舌苔白腻＋苍术、厚朴、陈皮等
食滞痰阻	腹胀或痛，腹部时有条索状物聚起，按之胀痛更甚，便秘，纳呆，舌苔腻，脉弦滑	理气化痰，导滞散结	六磨汤加减	①蛔虫结聚，阻于肠道＋鹤虱、雷丸、使君子；②痰湿较重，兼食滞，腑气虽通，苔腻不化可用平胃散＋山楂、六曲

（2）积证

证型	主症	治法	方剂	加减
气滞血阻	腹部积块质软不坚，固定不移，胀痛不适，舌苔薄，脉弦	理气消积，活血散瘀	柴胡疏肝散合失笑散加减	①兼烦热口干，舌红，脉细弦＋丹皮、栀子、赤芍、黄芩；②腹中冷痛，畏寒喜温＋肉桂、吴茱萸
瘀血内结	腹部积块明显，固定不移，刺痛，纳少，面色晦暗，女子可见月事不下，舌有瘀斑，脉细涩	祛瘀软坚，佐以扶正健脾	膈下逐瘀汤合六君子汤加减	①积块疼痛＋五灵脂、延胡索、佛手；②痰瘀互结＋白芥子、半夏、苍术等
正虚瘀结	久病体弱，积块坚硬，隐痛或剧痛，肌肉瘦削，面色黧黑，舌淡紫，或光剥无苔，脉细数或弦细	补益气血，活血化瘀	八珍汤合化积丸加减	①阴伤较甚＋生地黄、北沙参、枸杞子、石斛；②牙龈出血，鼻衄＋栀子、丹皮、白茅根、茜草、三七等；③畏寒肢肿＋黄芪、附子、肉桂、泽泻等

第十六单元　头痛

> 头痛的病因病机、诊断与类证鉴别及辨证论治均为重点掌握内容。

一、概述

本单元讨论的头痛，是指因外感六淫、内伤杂病而引起的以头痛为主症的一类疾病。

二、病因病机

1. 病因　感受外邪、情志失调、先天不足或房事不节、饮食劳倦及体虚久病、头部外伤或久病入络。

2. 病机　外感头痛为外邪上扰清空，壅滞经络，络脉不通；内伤头痛为肝阳上扰，或瘀血阻络，或头目失荣。

三、诊断与类证鉴别

1. 诊断要点　以头部疼痛为主症。可为突然发作，或缓慢起病，或反复发作，时痛时止。持续时间可长可短，可数分钟、数小时或数天、数周，甚则长期疼痛不已。

2. 真头痛与一般头痛相鉴别。

四、辨证论治

1. 辨证要点　辨外感头痛与内伤头痛，辨头痛的经络归属。

2. 治疗原则

（1）外感头痛：主以疏风，兼以散寒、清热、祛湿。

（2）内伤头痛：虚者以滋阴养血、益肾填精为主；实证当平肝、化痰、行瘀；虚实夹杂者，酌情兼顾并治。

3. 证治分类

（1）外感头痛

证型	主症	治法	方剂
风寒头痛	头痛连及项背，常有拘急收紧感，或伴恶风畏寒，口不渴，苔薄白，脉浮紧	疏散风寒止痛	川芎茶调散加减
风热头痛	头痛而胀，发热或恶风，面红目赤，口渴喜饮，便秘溲赤，舌尖红苔薄黄，脉浮数	疏风清热和络	芎芷石膏汤加减
风湿头痛	头痛如裹，肢体困重，胸闷纳呆，大便或溏，苔白腻，脉濡	祛风胜湿通窍	羌活胜湿汤加减

（2）内伤头痛

证型	主症	治法	方剂
肝阳头痛	头昏胀痛，两侧为重，心烦易怒，口苦面红，或兼胁痛，舌红苔黄，脉弦数	平肝潜阳息风	天麻钩藤饮加减
血虚头痛	头痛隐隐，时时昏晕，心悸失眠，面色少华，神疲乏力，舌淡苔薄白，脉细弱	养血滋阴，和络止痛	加味四物汤加减
痰浊头痛	头痛昏蒙，胸脘满闷，纳呆呕恶，舌苔白腻，脉滑或弦滑	健脾燥湿，化痰降逆	半夏白术天麻汤加减
肾虚头痛	头痛且空，眩晕耳鸣，腰膝酸软，神疲乏力，滑精带下，舌红少苔，脉细无力	养阴补肾，填精生髓	大补元煎加减

续表

证型	主症	治法	方剂
瘀血头痛	头痛经久不愈，痛处固定，痛如锥刺，舌紫暗或有瘀斑，苔薄白，脉细或细涩	活血化瘀，通窍止痛	通窍活血汤加减

4. 引经药的选择　太阳头痛选羌活、蔓荆子、川芎；阳明头痛选葛根、白芷、知母；少阳头痛选柴胡、黄芩、川芎；厥阴头痛选吴茱萸、藁本等。

第十七单元　眩晕

眩晕的概述、病因病机、类证鉴别及辨证论治均为重点掌握内容。

一、概述

眩是指眼花或眼前发黑，晕是指头晕甚或感觉自身或外界景物旋转。二者常同时并见，故统称"眩晕"。

二、病因病机

1. 病因　情志不遂、年高肾亏、病后体虚、饮食不节、跌仆损伤。

2. 病机　脑髓空虚，清窍失养，或痰火上逆，扰动清窍。

三、诊断与类证鉴别

1. 诊断要点　头晕目眩，视物旋转，轻者闭目即止，重者如坐车船，甚则仆倒。多有情志不遂、年高体虚、饮食不节、跌仆损伤等病史。

2. 本病需与中风、厥证相鉴别。

四、辨证论治

1. 辨证要点　辨相关脏腑，辨标本虚实。

2. 治疗原则　补虚泻实，调整阴阳。

3. 证治分类

证型	主症	治法	方剂
肝阳上亢	眩晕耳鸣，头目胀痛，口苦，失眠多梦，遇烦劳郁怒加重，甚则仆倒，急躁易怒，舌红苔黄，脉弦或数	平肝潜阳，清火息风	天麻钩藤饮加减
气血亏虚	眩晕动则加剧，劳累即发，面色淡白，神疲乏力，倦怠懒言，唇甲不华，心悸少寐，纳少腹胀，舌淡苔薄白，脉细弱	补益气血，调养心脾	归脾汤加减
肾精不足	眩晕日久不愈，精神萎靡，腰酸膝软。或五心烦热，舌红少苔，脉细数；或形寒肢冷，舌淡嫩，苔白，脉弱尺甚	滋养肝肾，益精填髓	左归丸加减
痰湿中阻	眩晕，头重昏蒙，或伴视物旋转，胸闷恶心，呕吐痰涎，食少多寐，舌苔白腻，脉濡滑	化痰祛湿，健脾和胃	半夏白术天麻汤加减

第十八单元　中风

中风的概述、病因病机、类证鉴别及辨证论治均为重点掌握内容。

一、概述

中风是以猝然昏仆，不省人事，半身不遂，口眼歪斜，语言不利为主症的病证。

二、病因病机

1. 病因　内伤积损、劳欲过度、饮食不节、情志所伤、气虚邪中。

2. 病机　阴阳失调，气血逆乱，上犯于脑。

三、诊断与类证鉴别

1. 诊断要点　以突然昏仆、不省人事、半身不遂、偏身麻木、口眼歪斜、言语謇涩为主症。有眩晕等病史，有情志失调、饮食不当或劳累等诱因。

2. 本病需与痫病、厥证、痉证相鉴别。

四、辨证论治

1. 辨证要点　辨病期，辨中经络与中脏腑，中脏腑辨闭证与脱证，闭证辨阳闭与阴闭，辨病势顺逆。

2. 治疗原则　急性期以平肝息风、化痰祛瘀通络为主；恢复期及后遗症期，平肝息风、化痰祛瘀与滋养肝肾、益气养血并用。

3. 证治分类

（1）中经络

证型	主症	治法	方剂	加减
风痰入络	肌肤不仁，手足麻木，口眼歪斜，舌强语謇，甚则半身不遂，或兼手足拘挛，舌苔薄白，脉浮数	祛风化痰通络	真方白丸子加减	①语言不清＋菖蒲、远志；②痰瘀交阻＋丹参、桃仁、红花、赤芍等
风阳上扰	头晕头痛，耳鸣目眩，突发口眼歪斜，舌强语謇，甚则半身不遂，舌红苔黄，脉弦	平肝潜阳，活血通络	天麻钩藤饮加减	①夹痰浊＋胆南星、郁金；②头痛较重＋羚羊角、夏枯草；③腿足重滞＋杜仲、桑寄生
阴虚风动	头晕耳鸣，腰酸，突发口眼歪斜，言语不利，甚或半身不遂，舌红苔腻，脉弦细数	滋阴潜阳，息风通络	镇肝熄风汤加减	①痰热较重＋胆南星、竹沥、川贝母；②阴虚阳亢，肝火偏旺，心中烦热＋栀子、黄芩

（2）中脏腑

证型		主症	治法	方剂	加减
闭证	痰热腑实	头痛眩晕，心烦易怒，突发半身不遂，口舌歪斜，痰多而黏，伴腹胀，便秘，舌暗红苔黄腻，脉弦滑	通腑泄热，息风化痰	桃仁承气汤加减	①头痛，眩晕严重＋钩藤、菊花、珍珠母；②烦躁不安，彻夜不眠，口干，舌红＋生地黄、沙参、夜交藤

续表

证型		主症	治法	方剂	加减
闭证	痰火郁闭	突然昏仆，不省人事，牙关紧闭，大小便闭，肢体强痉，面赤身热，气粗口臭，躁扰不宁，苔黄腻，脉弦滑而数	息风清火，豁痰开窍	羚角钩藤汤加减。另可服至宝丹或安宫牛黄丸以清心开窍	①痰热阻于气道，喉间痰鸣辘辘+竹沥水、猴枣散；②肝火旺盛+龙胆草、栀子、夏枯草等；③腑实热结+生大黄、元明粉、枳实
	痰浊郁闭	突然昏仆，不省人事，牙关紧闭，两手握固，肢体强痉，二便闭，四肢不温，痰涎壅盛，苔白腻，脉沉滑缓	化痰息风，宣郁开窍	涤痰汤加减	①兼动风+天麻、钩藤以平息内风；②有化热之象+黄芩、黄连；③见戴阳证，宜急进参附汤、白通加猪胆汁汤
脱证	阴竭阳亡	突然昏仆，不省人事，目合口张，鼻鼾息微，手撒肢冷，二便自遗，肢体软瘫，舌痿，脉细弱或脉微欲绝	回阳救阴，益气固脱	参附汤合生脉散加味	①阴不恋阳，阳浮于外，津液不能内守，汗泄过多+龙骨、牡蛎；②阴精耗伤，舌干，脉微+玉竹、黄精

（3）恢复期

证型	主症	治法	方剂	加减
风痰瘀阻	口眼歪斜，舌强语謇或失语，半身不遂，肢体麻木，苔滑腻，舌暗紫，脉弦滑	搜风化痰，行瘀通络	解语丹加减	①痰热偏盛+瓜蒌、竹茹等；②兼肝阳上亢+钩藤、石决明、夏枯草；③咽干口燥+天花粉、天冬
气虚络瘀	肢体偏枯不用，肢软无力，面色萎黄，舌质淡紫或有瘀斑，苔薄白，脉细涩或细弱	益气养血，化瘀通络	补阳还五汤加减	①血虚甚+枸杞子、首乌藤；②肢冷，阳失温煦+桂枝；③腰膝酸软+川断、桑寄生、杜仲
肝肾亏虚	半身不遂，患肢僵硬，拘挛变形，舌强不语，或偏瘫，肢体肌肉萎缩，舌红脉细	滋养肝肾	左归丸合地黄饮子加减	①腰酸腿软较甚+杜仲、桑寄生、牛膝；②肾阳虚+巴戟天、肉苁蓉、附子、肉桂；③夹痰浊+菖蒲、远志、茯苓

第十九单元　水肿

水肿的病因病机、辨证论治为重点掌握内容。

一、概述

水肿为以头面、眼睑、四肢、腹背，甚至全身浮肿为特征的一类病证。

二、病因病机

1. 病因　外邪袭表、疮毒内犯、外感水湿、饮食不节、禀赋不足、久病劳倦。

2. 病机　肺失通调，脾失转输，肾失开合，三焦气化不利，水液泛滥肌肤。

三、诊断

水肿先从眼睑或下肢开始，继及四肢全身。轻者仅眼睑或足胫浮肿，重者全身皆肿，更甚者可见尿闭或尿少、恶心呕吐、抽搐、神昏谵语等危象。可有乳蛾、心悸、疮毒、紫癜以及久病体虚病史。

四、辨证论治

1. 辨证要点　首辨阳水、阴水；次辨病变之脏腑。

2. 治疗原则　发汗，利尿，泻下逐水。

3. 证治分类

证型	主症	治法	方剂
风水相搏	眼睑浮肿，继则四肢及全身皆肿，多恶寒发热，肢节酸楚，小便不利。偏风热者，伴咽喉肿痛，舌红，脉浮滑数；偏风寒者，兼恶寒，咳喘，舌苔薄白，脉浮滑或浮紧	疏风清热，宣肺行水	越婢加术汤加减
水湿浸渍	起病缓慢，病程较长，全身水肿，下肢明显，按之没指，小便短少，身体困重，胸闷，纳呆，泛恶，苔白腻，脉沉缓	运脾化湿，通阳利水	五皮饮合胃苓汤加减
湿热壅盛	遍体浮肿，皮肤绷急光亮，胸脘痞闷，烦热口渴，小便短赤，或大便干结，舌红，苔黄腻，脉沉数或濡数	分利湿热	疏凿饮子加减
湿毒浸淫	眼睑浮肿，延及全身，皮肤光亮，尿少色赤，身发疮痍，甚则溃烂，恶风发热，舌红苔薄黄，脉浮数或滑数	宣肺解毒，利湿消肿	麻黄连翘赤小豆汤合五味消毒饮加减
脾阳虚衰	身肿日久，腰以下为甚，按之凹陷不易恢复，纳减便溏，面色不华，神疲乏力，四肢倦怠，小便短少，舌淡，苔白腻或白滑，脉沉缓或沉弱	健脾温阳利水	实脾饮加减
肾阳衰微	水肿反复不已，面浮身肿，腰以下甚，按之凹陷不起，尿少或反多，腰酸冷痛，怯寒神疲，面色㿠白，甚者心悸胸闷，喘促难卧，腹大胀满，舌淡胖，苔白，脉沉细或沉迟无力	温肾助阳，化气行水	济生肾气丸合真武汤加减

第二十单元　淋证

淋证的概述、病因病机、类证鉴别及辨证论治均为重点掌握内容。

一、概述

淋证是指以小便频数短涩、淋沥刺痛，小腹拘急或痛引腰腹为主症的病证。

二、病因病机

1. 病因　外感湿热、饮食不节、情志失调、禀赋不足、劳伤久病。

2. 病机　湿热蕴结下焦，肾与膀胱气化不利。

三、诊断与类证鉴别

1. 诊断要点　以小便频数、淋沥涩痛，小腹拘急引痛为各种淋证的主症。病久或反复发作后，常伴低热、腰痛、小腹坠胀、疲劳等。每因疲劳、情志变化、不洁房事而诱发。

2. 血淋与尿血的鉴别

病名	相同点	不同点
血淋	小便出血，尿色红赤，甚至溺出纯血	溺血而痛
尿血		多无疼痛之感，虽亦间有轻微的胀痛或热痛，但终不若血淋的小便滴沥而疼痛难忍

四、辨证论治

1. 辨证要点　首辨六淋主症；次辨淋证虚实；最后辨明各淋证的转化与兼夹。

2. 治疗原则　实则清利，虚则补益。

3. 证治分类

证型	主症	治法	方剂
热淋	小便频数短涩，灼热刺痛，溺色黄赤，少腹拘急胀痛，或口苦，呕恶，或有腰痛拒按，或有便秘，苔黄腻，脉滑数	清热利湿通淋	八正散加减
血淋	小便热涩刺痛，尿色深红，或夹血块，疼痛满急加剧，或见心烦，舌尖红，苔黄，脉滑数	清热通淋，凉血止血	小蓟饮子加减
石淋	尿中夹砂石，排尿涩痛，或排尿时突然中断，尿道窘迫疼痛，少腹拘急，尿中带血，舌红，苔薄黄，脉弦或带数	清热利湿，排石通淋	石韦散加减
气淋	郁怒之后，小便涩滞，淋沥不宣，少腹胀满疼痛，苔薄白，脉弦	理气疏导，通淋利尿	沉香散加减
膏淋	小便混浊，乳白或如米泔水，或伴絮状凝块物，或混血块，尿道热涩疼痛，口干，苔黄腻，舌质红，脉濡数	清热利湿，分清泄浊	程氏萆薢分清饮加减
劳淋	小便淋沥不已，时作时止，遇劳即发，腰膝酸软，神疲乏力，病程缠绵，舌质淡，脉细弱	补脾益肾	无比山药丸加减

第二十一单元　消渴

消渴的病因病机、诊断与类证鉴别及辨证论治均为重点掌握内容。

一、概述

消渴是以多饮、多食、多尿、乏力、消瘦及尿有甜味为主症的一种病证。

二、病因病机

1. 病因　禀赋不足、饮食失节、情志失调、劳欲过度。

2. 病机　阴津亏损，燥热偏胜。

三、诊断与类证鉴别

1. 诊断要点　以口渴多饮、多食易饥、尿频量多、形体消瘦及尿有甜味为主症。有的患者"三多"症状不著，但若中年后发病，且嗜食膏粱厚味、醇酒炙煿，以及病久并发眩晕、肺痨、雀目、疮痈等病证者，应考虑消渴的可能性。家族史可供参考。

2. 本病需与口渴症、瘿病相鉴别。

四、辨证论治

1. 辨证要点　辨病位；辨标本；辨本症与并发症。

2. 治疗原则　清热润燥，养阴生津。

3. 证治分类

证型	主症	治法	方剂
肺热津伤	口渴多饮，口舌干燥，尿频量多，烦热多汗，舌边尖红，苔薄黄，脉洪数	清热润肺，生津止渴	消渴方加减
胃热炽盛	多食易饥，口渴，尿多，形体消瘦，大便干燥，苔黄，脉滑实有力	清胃泻火，养阴增液	玉女煎加减
胃阴亏虚	尿频量多，混浊如脂膏，或尿甜，腰膝酸软，乏力，头晕耳鸣，口干唇燥，皮肤干燥，瘙痒，舌红苔少，脉细数	滋阴固肾	六味地黄丸加减
阴阳两虚	小便频数，混浊如膏，甚至饮一溲一，面容憔悴，耳轮干枯，腰膝酸软，畏寒肢冷，阳痿或月经不调，舌苔淡白而干，脉沉细无力	滋阴温阳，补肾固涩	金匮肾气丸加减

五、转归和预后

消渴病常涉及多个脏腑，未及时医治以及病情严重的患者，常可并发肺痨、白内障、雀目、耳聋、疮疖痈肿、中风偏瘫、水肿等病证。

第二十二单元　痹证

痹证的病因病机、诊断与类证鉴别及辨证论治均为重点掌握内容。

一、概述

痹证是以肢体筋骨、关节、肌肉等处发生疼痛、重着、酸楚、麻木，或关节屈伸不利、僵硬、肿大、变形等为主要表现的一种疾病。

二、病因病机

1. 病因　正气不足，卫外不固；风寒湿热，外邪入侵。

2. 病机　邪气痹阻经脉，不通则痛。

三、诊断与类证鉴别

1. 诊断要点　以肢体关节、肌肉疼痛，屈伸不利，或疼痛游走不定，甚则关节剧痛、肿大、强硬、变形为主症。发病及病情的轻重常与劳累及天气变化有关。

2. 本病需与痿证相鉴别。

四、辨证论治

1. 辨证要点　首辨病邪，次辨虚实，再辨体质。

2. 治疗原则　祛邪通络。

3. 证治分类

证型	主症	治法	方剂	加减
行痹	肢体关节、肌肉疼痛酸楚，屈伸不利，疼痛呈游走性，初起可见表证，舌苔薄白，脉浮或浮缓	祛风通络，散寒除湿	防风汤加减	①腰背酸痛为主＋杜仲、桑寄生、淫羊藿、巴戟天、续断；②关节肿大，苔薄黄用桂枝芍药知母汤加减
痛痹	肢体关节疼痛，痛势较剧，部位固定，遇寒痛甚，得热痛缓，关节屈伸不利，舌质淡，舌苔薄白，脉弦紧	散寒通络，祛风除湿	乌头汤加减	关节发凉，疼痛剧烈，遇冷更甚＋附子、细辛、桂枝、干姜、全当归
着痹	肢体关节、肌肉酸楚、重着、疼痛，肿胀散漫，关节活动不利，肌肤麻木不仁，舌质淡，舌苔白腻，脉濡缓	除湿通络，祛风散寒	薏苡仁汤加减	①关节肿胀甚＋萆薢、五加皮；②肌肤麻木不仁＋海桐皮、豨莶草；③小便不利，浮肿＋茯苓、泽泻、车前子；④痰湿盛＋半夏、天南星；⑤久痹风、寒、湿偏盛不明显用蠲痹汤
风湿热痹	游走性关节疼痛，局部灼热红肿，得冷则舒，可有皮下结节或红斑，常伴发热、恶风等症，舌红，苔黄或黄腻，脉滑数或浮数	清热通络，祛风除湿	白虎加桂枝汤或宣痹汤加减	①皮肤有红斑＋丹皮、赤芍、生地黄、紫草；②关节红肿灼热，痛如刀割，筋脉拘急，入夜尤甚，壮热烦渴，可选五味消毒饮合犀黄丸。③热痹亦可由风寒湿郁久化热而成，邪初化热仍兼风寒湿邪，可用麻黄连翘赤小豆汤加味

续表

证型	主症	治法	方剂	加减
痰瘀痹阻	痹证日久,肌肉关节刺痛,固定不移,或关节僵硬变形,屈伸不利,有硬结、瘀斑、面色暗黧,或胸闷痰多,舌紫暗,苔白腻,脉弦涩	化痰行瘀,蠲痹通络	双合汤加减	①痰浊滞留,皮下有结节+胆南星、天竺黄;②瘀血明显+莪术、三七、土鳖虫;③痰瘀交结,疼痛不已+穿山甲、白花蛇、全蝎、蜈蚣、地龙;④痰瘀化热+黄柏、丹皮
肝肾亏虚	痹证日久,关节屈伸不利,肌肉瘦削,腰膝酸软,或畏寒肢冷、阳痿,遗精,或骨蒸劳热、心烦口干,舌淡红,苔薄白或少津,脉沉细弱或细数	培补肝肾,舒筋止痛	独活寄生汤加减	①肾气虚,腰膝酸软,乏力较著+鹿角霜、续断、狗脊;②阳虚,畏寒肢冷+附子、干姜、巴戟天,或合阳和汤;③肝肾阴亏,腰膝疼痛,低热心烦+龟甲、熟地黄、女贞子,或合河车大造丸加减;④心悸短气,舌淡脉结代,用炙甘草汤加减

第二十三单元　血证

重点是中医的分证论治,吐血、便血、尿血的出题率较高,其余内容也应熟悉。

一、概述

血证是指凡血液不循常道所形成的一类出血性疾患。

二、病因病机

1. 常见病因　感受外邪、情志过极、饮食不节、劳欲体虚、久病或热病。

2. 病机　火热熏灼,迫血妄行;气虚不摄,血溢脉外;瘀血阻络,血不循经。

三、诊断与类证鉴别

1. 咳血与吐血的鉴别

病名	相同点	不同点
咳血	血液均经口出	血由肺来,经气道随咳嗽而出,血色多为鲜红,常混有痰液,咳血之前多有咳嗽、胸闷、喉痒等症状,大量咳血后,可见痰中带血数天,大便一般不呈黑色
吐血		血自胃而来,经呕吐而出,血色紫暗,常夹有食物残渣,吐血之前多有胃脘不适或胃痛、恶心等症状,吐血之后无痰中带血,但大便多呈黑色

2. 便血之远血与近血的鉴别

(1) 远血:其病位在胃、小肠,血与粪便相混,血色如黑漆色或暗紫色。

(2) 近血:来自乙状结肠、直肠、肛门,血便分开,或是便外裹血,血色多鲜红或暗红。

四、辨证论治

1. 治疗原则　治火、治气、治血。

2. 证治分类

(1) 鼻衄

证型	主症	治法	方剂
热邪犯肺	鼻燥衄血,口干咽燥,或兼有身热、恶风、头痛等症,舌质红,苔薄,脉数	清泄肺热,凉血止血	桑菊饮加减

证型	主症	治法	方剂
胃热炽盛	鼻衄，或兼齿衄，血色鲜红，口渴欲饮，鼻干，口干臭秽，便秘，舌质红，苔黄，脉数	清胃泻火，凉血止血	玉女煎加减
肝火上炎	鼻衄，头痛，目眩，耳鸣，烦躁易怒，两目红赤，口苦，舌质红，脉弦数	清肝泻火，凉血止血	龙胆泻肝汤加减
气血亏虚	鼻衄，或兼齿衄、肌衄，神疲乏力，面色白，头晕，耳鸣，心悸，夜寐不宁，舌质淡，脉细无力	补气摄血	归脾汤加减

（2）齿衄

证型	主症	治法	方剂
胃火炽盛	齿衄，血色鲜红，齿龈红肿疼痛，头痛，口臭，舌质红，苔黄，脉洪数	清胃泻火，凉血止血	加味清胃散合泻心汤加减
阴虚火旺	齿衄，血色淡红，起病较缓，常因受热及烦劳而诱发，齿摇不坚，舌质红，苔少，脉细数	滋阴降火，凉血止血	六味地黄丸合茜根散加减

（3）咳血

证型	主症	治法	方剂
燥热伤肺	喉痒咳嗽，痰中带血，口干鼻燥，或有身热，舌质红，少津，苔薄黄，脉数	清热润肺，宁络止血	桑杏汤加减
肝火犯肺	咳嗽阵作，痰中带血或纯血鲜红，胸胁胀痛，烦躁易怒，口苦，舌质红，苔薄黄，脉弦数	清肝泻火，凉血止血	泻白散合黛蛤散加减
阴虚肺热	咳嗽痰少，痰中带血，或反复咳血，血色鲜红，口干咽燥，颧红，潮热盗汗，舌质红，脉细数	滋阴润肺，宁络止血	百合固金汤加减

（4）吐血

证型	主症	治法	方剂
胃热壅盛	脘腹胀闷，嘈杂不适，甚则作痛，吐血色红或紫暗，常夹有食物残渣，口臭，便秘，大便色黑，舌质红，苔黄腻，脉滑数	清胃泻火，化瘀止血	泻心汤合十灰散加减
肝火犯胃	吐血色红或紫暗，口苦胁痛，心烦易怒，寐少梦多，舌质红绛，脉弦数	泻肝清胃，凉血止血	龙胆泻肝汤加减
气虚血溢	吐血缠绵不止，时轻时重，血色暗淡，神疲乏力，心悸气短，面色苍白，舌质淡，脉细弱	健脾益气摄血	归脾汤加减

（5）便血

证型	主症	治法	方剂
肠道湿热	便血色红黏稠，大便不畅或稀溏，或有腹痛，口苦，舌质红，苔黄腻，脉濡数	清化湿热，凉血止血	地榆散合槐角丸加减
气虚不摄	便血色红或紫暗，食少，体倦，面色萎黄，心悸，少寐，舌质淡，脉细	益气摄血	归脾汤加减
脾胃虚寒	便血紫暗，甚则黑色，腹部隐痛，喜热饮，面色无华，神倦懒言，便溏，舌质淡，脉细	健脾温中，养血止血	黄土汤加减

（6）尿血

证型	主症	治法	方剂
下焦湿热	小便黄赤灼热，尿血鲜红，心烦口渴，面赤口疮，夜寐不安，舌质红，脉数	清热利湿，凉血止血	小蓟饮子加减
肾虚火旺	小便短赤带血，头晕耳鸣，神疲，颧红潮热，腰膝酸软，舌质红，脉细数	滋阴降火，凉血止血	知柏地黄丸加减
脾不统血	久病尿血，甚或兼见齿衄、肌衄、食少，体倦乏力，气短声低，面色无华，舌质淡，脉细弱	补中健脾，益气摄血	归脾汤加减
肾气不固	久病尿血，血色淡红，头晕耳鸣，精神困惫，腰脊酸痛，舌质淡，脉沉弱	补益肾气，固摄止血	无比山药丸加减

（7）紫斑

证型	主症	治法	方剂
血热妄行	皮肤出现青紫斑点或斑块，或伴有鼻衄、齿衄、便血、尿血，或有发热，口渴，便秘，舌质红，苔黄，脉弦数	清热解毒，凉血止血	十灰散加减
阴虚火旺	皮肤出现青紫斑点或斑块，时发时止，常伴鼻衄、齿衄或月经过多，颧红，心烦，口渴，手足心热，或有潮热，盗汗，舌质红，苔少，脉细数	滋阴降火，宁络止血	茜根散加减
气不摄血	反复发生肌衄，久病不愈，神疲乏力，头晕目眩，面色苍白或萎黄，食欲不振，舌质淡，脉细弱	补气摄血	归脾汤加减

第二十四单元　虚劳

> 重点掌握虚劳的病因病机及辨证论治，其余内容也应熟悉。

一、概述

虚劳是以五脏虚证为主要临床表现的多种慢性虚弱证候的总称。

二、病因病机

1. 病因　禀赋薄弱、烦劳过度、饮食不节、大病久病、误治失治。

2. 病机　虚劳的病损主要在五脏，尤以脾肾为主。

三、诊断与类证鉴别

1. 诊断要点

（1）多见形神衰败、大肉尽脱、食少厌食等症。

（2）具有引起虚劳的致病因素及较长的病史。

（3）排除类似病证。

2. 虚劳与其他疾病的鉴别

病名	相同点	不同点
虚劳	都有虚证表现	以一系列精气亏虚为特征
内科其他病证		以其病证的主要症状为突出表现，病变脏器单一

四、辨证论治

1. 辨证要点　首先辨别五脏气血阴阳亏虚。因病致虚、久虚不复者，应辨明原有疾病是否继续存在。

2. 治疗原则　以补益为基本原则。

3. 证治分类　以气、血、阴、阳为纲，五脏虚证为目，分类列述其证治。

（1）气虚

证型	主症	治法	方剂
肺气虚	咳嗽无力，痰液清稀，短气自汗，声音低怯，时寒时热，平素易于感冒，面白	补益肺气	补肺汤加减
心气虚	心悸，气短，劳则尤甚，神疲体倦	益气养心	七福饮加减
脾气虚	饮食减少，食后胃脘不舒，大便溏薄，面色萎黄	健脾益气	加味四君子汤
肾气虚	神疲乏力，腰膝酸软，小便频数而清，白带清稀，舌质淡，脉弱	益气补肾	大补元煎加减

（2）血虚

证型	主症	治法	方剂
心血虚	心悸怔忡，健忘，失眠，多梦	养血宁心	养心汤加减
肝血虚	头晕，目眩，胁痛，肢体麻木，或妇女月经不调甚则闭经，面色不华	补血养肝	四物汤加减

（3）阴虚

证型	主症	治法	方剂
肺阴虚	干咳，咽燥，甚或失音，咯血，潮热，盗汗，面色潮红	养阴润肺	沙参麦冬汤加减
心阴虚	心悸，失眠，烦躁，潮热，盗汗，或口舌生疮，面色潮红	滋阴养心	天王补心丹加减
脾胃阴虚	口干唇燥，不思饮食，大便燥结，甚则干呕、呃逆，面色潮红	养阴和胃	益胃汤加减
肝阴虚	头痛，眩晕，耳鸣，目干畏光，视物不明，急躁易怒，或肢体麻木，面潮红	滋养肝阴	补肝汤加减
肾阴虚	腰酸，遗精，两足痿弱，眩晕，耳鸣，甚则耳聋，口干，咽痛，颧红，舌红少津，脉沉细	滋补肾阴	左归丸加减

（4）阳虚

证型	主症	治法	方剂
心阳虚	心悸，自汗，神倦嗜卧，心胸憋闷疼痛，形寒肢冷，面色苍白	益气温阳	保元汤加减
脾阳虚	面色萎黄，食少，形寒，乏力，少气懒言，大便溏薄，肠鸣腹痛，每因受寒或饮食不慎而加剧	温中健脾	附子理中汤加减
肾阳虚	腰背酸痛，遗精，阳痿，多尿，畏寒肢冷，下利清谷或五更泻泄，舌质淡胖，有齿痕	温补肾阳	右归丸加减

五、转归预后

虚劳一般病程较长，短期不易康复。其转归及预后，与体质的强弱、脾肾的盛衰、能否解除致病原因，以及是否得到及时、正确的治疗、护理等因素有密切关系。

第二十五单元　有机磷农药中毒

重点是有机磷农药中毒的临床表现及治疗，其余内容也应熟悉。

一、病因与中毒机制

1. 病因　职业性中毒、生活性中毒。

2. 中毒机制　有机磷农药主要在肝脏代谢。有机磷农药进入人体后，导致体内胆碱能神经末梢释放的乙酰胆碱蓄积过多，作用于胆碱能受体，使其先过度兴奋，而后抑制，最终衰竭，从而产生一系列中毒症状。

二、临床表现

1. 毒蕈碱样表现　出现最早。

（1）腺体分泌增加。

（2）平滑肌痉挛。

（3）心脏抑制。

（4）瞳孔括约肌收缩。

2. 烟碱样表现　见于中、重度中毒。面部四肢甚至全身肌肉颤动，严重时出现肌肉强直性痉挛、抽搐，表现为牙关紧闭、颈项强直，伴有脉搏加速、血压升高、心律失常等，随后出现肌力减退、瘫痪，严重时可呼吸肌麻痹而出现周围性呼吸衰竭，部分患者出现意识障碍。

3. 中枢神经系统表现　常见头痛、头晕、步态不稳、共济失调等，病情严重者可出现烦躁、抽搐，甚至发生脑水肿，进入昏迷状态。

4. 其他

（1）局部皮损。

（2）迟发性脑病：发病后 2～3 天出现。

（3）中间综合征：少数患者于急性中毒发生 24 小时后，中毒症状缓解之后，出现肌肉无力。

三、诊断

1. 诊断要点

（1）病史：有机磷农药接触史。

（2）临床特点：呼出气、呕吐物有刺激性蒜臭味，出现毒蕈碱样症状、烟碱样症状及中枢神经系统症状。

（3）辅助检查：测定全血胆碱酯酶活力低于70%，为诊断有机磷农药中毒的特异性指标，常作为判断中毒程度、估计预后、评价疗效的重要依据。

2. 分级诊断

分级	临床特点	全血胆碱酯酶活力测定
轻度中毒	头痛、恶心呕吐、多汗、视物不清、乏力、瞳孔缩小等毒蕈碱样症状为主	70%～50%
中度中毒	轻度中毒表现＋肌肉颤动，瞳孔缩小呈针尖样，伴有呼吸困难、流涎、腹痛、腹泻、步态不稳，意识可清醒	50%～30%

分级	临床特点	全血胆碱酯酶活力测定
重度中毒	中度中毒表现＋脑水肿、肺水肿、呼吸麻痹等，表现为呼吸困难、发绀、大小便失禁、抽搐及昏迷	＜30％

四、治疗与预防

1. 一般处理　立即使患者脱离中毒现场，脱去被污染的衣物鞋袜及首饰、佩戴物，保持呼吸道通畅。

2. 清除毒物

（1）经皮肤、毛发中毒者用肥皂水或清水彻底清洗。

（2）经口中毒者立即刺激咽喉部催吐，并经胃管洗胃。

（3）敌百虫中毒禁用2％碳酸氢钠洗胃；内吸磷、对硫磷、甲拌磷、乐果等中毒禁用高锰酸钾溶液洗胃。

（4）洗胃后给予硫酸镁或硫酸钠经胃管或口服导泻。深昏迷患者禁用硫酸镁导泻。禁用油类导泻剂。

3. 应用特效解毒药物

（1）抗胆碱能药物：常用阿托品，以早期、足量、反复、持续快速阿托品化为原则，注意剂量个体化。治疗过程中患者出现瞳孔扩大、烦躁不安、神志不清、抽搐、尿潴留甚至昏迷，提示阿托品中毒。

（2）胆碱酯酶复能剂：常用碘解磷定、氯解磷定、双复磷等。胆碱酯酶复能剂应与阿托品联合应用，同时应用时应减少阿托品的剂量。

4. 对症治疗　针对呼吸抑制、心律失常、肺水肿、休克、脑水肿、抽搐等采取急救措施。必要时适量应用糖皮质激素，机械通气治疗。

5. 预防　以健康教育、科普宣传为主。对确诊患者，应尽早快速送诊，转送途中保持呼吸道通畅。

第二十六单元　肠痈

> 重点是肠痈的诊断与辨证论治，其余内容也应熟悉。

一、概述

肠痈是指发生于肠道的痈肿，属内痈范畴。

二、病因病机

饮食不节、饱食后急剧奔走，或跌仆损伤、寒温不适、情志所伤。

三、诊断要点

1. 临床表现

分期	临床表现
初期	转移性右下腹痛，疼痛呈持续性、进行性加重。右下腹痛
酿脓期	病情发展渐至化脓，腹痛加剧，右下腹明显压痛、反跳痛，局限性腹皮挛急，或右下腹可触及包块。伴壮热不退
溃脓期	腹痛扩展至全腹，腹皮挛急，全腹压痛、反跳痛，恶心呕吐，大便秘结

续表

分期	临床表现
变证	慢性肠痈，腹部包块，湿热黄疸，内外瘘形成

2. 实验室检查　白细胞计数及中性粒细胞比例增高。

四、辨证论治

证型	主症	治法	方剂
瘀滞	转移性右下腹痛，呈持续性、进行性加剧，右下腹局限性压痛或拒按，伴恶心纳差，苔白腻，脉弦滑	行气活血，通腑泄热	大黄牡丹汤合红藤煎剂加减
湿热	腹痛加剧，右下腹或全腹有压痛、反跳痛，腹皮挛急，右下腹可摸及包块，恶心呕吐，便秘，舌红苔黄腻，脉滑数	通腑泄热，解毒利湿透脓	复方大柴胡汤加减或大黄牡丹汤合红藤煎剂加减
热毒	腹痛剧烈，全腹有压痛、反跳痛，腹皮挛急，高热不退，汗出烦渴，恶心呕吐，腹胀便秘，舌红绛而干，苔黄糙，脉洪数	通腑排脓，养阴清热	大黄牡丹汤合透脓散加减

五、外治法

1. 无论脓已成或未成，均可以金黄散、玉露散或双柏散外敷右下腹；或用消炎散加黄酒或加醋调敷。如阑尾周围脓肿形成后，可先行脓肿穿刺抽脓，注入抗生素，用金黄膏或玉露膏外敷。

2. 大黄牡丹汤、复方大柴胡汤等煎剂 150～200mL，直肠内缓慢滴入。

第二十七单元　颈椎病

颈椎病是骨伤科常见的筋伤类型，颈椎病的概述、病因病机、诊断及治疗为重点掌握内容。

一、概述

1. 概念　颈椎病是以颈臂疼痛、麻木或眩晕为主要症状的病证。

2. 发病特点　中老年人常见，与颈部的长期劳累有很大关系。

二、病因病机

1. 病因

（1）内因：肝肾不足，颈脊筋骨痿软。

（2）外因：颈部外伤、劳损及外感风寒湿邪。

2. 病机　风寒湿阻、气滞血瘀、痰湿阻络、气血亏虚、肝肾不足。

三、诊断

1. 证型诊断

证型	主症
风寒湿阻	颈、肩、上肢疼痛麻木，以痛为主，头有沉重感，颈部僵硬，活动不利，恶寒畏风，舌淡红，苔薄白，脉弦紧
血瘀气滞	颈肩部、上肢刺痛，痛处固定，伴有肢体麻木，舌质暗，脉弦

证型	主症
痰湿阻络	头晕目眩，头重如裹，四肢麻木不仁，纳呆，舌暗红，苔厚腻，脉弦滑
气血亏虚	头晕目眩，面色苍白，心悸气短，四肢麻木，倦怠乏力，舌淡苔少，脉细弱
肝肾不足	眩晕头痛，耳鸣耳聋，失眠多梦，肢体麻木，面红目赤，舌红少津，脉弦

2. 分型诊断

（1）颈型：多见于青壮年。

1）症状：颈部酸、胀、痛不适。颈部活动受限或强迫体位，肩背部僵硬发板。

2）体征：颈部僵直，颈椎活动受限，椎旁肌、斜方肌、胸锁乳突肌有明显压痛，患椎棘突间亦有明显压痛。椎间孔挤压试验及臂丛神经牵拉试验均为阴性。

3）影像学检查：X线片显示颈椎生理弧度在病变节段中断，侧位X线片上出现椎体后缘一部分有重影，小关节也有重影，称双边双突。

（2）神经根型：好发于30岁以上患者，多见于颈5~6、颈6~7椎间。

1）症状：颈部单侧局限性痛，颈根部呈电击样向肩、上臂、前臂乃至手指放射。疼痛呈酸痛、灼痛或电击样痛，颈部后伸、咳嗽，或增加腹压时疼痛可加重。

2）体征：颈部活动受限、僵硬，颈椎横突尖前侧有放射性压痛，腱反射异常，肌力减弱。椎间孔挤压试验阳性，臂丛神经牵拉试验阳性。

3）影像学检查：①颈椎正侧位、斜位或侧位过伸、过屈位X线片：可显示椎体增生，钩椎关节增生，椎间隙变窄，颈椎生理曲度减小、消失或反角，轻度滑脱，项韧带钙化和椎间孔变小等改变。②CT、MRI检查。

4）神经肌电图检查。

（3）脊髓型：好发于40~60岁患者。

1）症状：早期双侧或单侧下肢发紧、无力、步态不稳或有踩棉花感；手部肌肉无力，发抖，活动不灵活，细小动作失灵。重症者可出现四肢瘫痪，小便潴留或失禁，卧床不起。

2）体征：四肢肌张力可增高，腱反射可亢进，Hoffman征、Babinski征等阳性，甚至踝阵挛和髌阵挛。浅反射多减退或消失，肛门反射常存在。

3）影像学检查：①X线检查：颈椎正侧及双斜位片可见颈椎曲度变直或向后成角，多节椎间隙狭窄，椎体后缘骨质增生，钩椎关节增生致椎间孔变窄，项韧带钙化。侧位片上椎管矢状径与椎体矢状径比值小于0.75，可认为有椎管狭窄。椎管正中矢状径数值多在13.0mm以下。也可行脊髓造影。②CT、MRI检查。

（4）椎动脉型：头颈旋转时引起眩晕发作是本病的最大特点。

1）症状：常有头痛、头晕，颈后伸或侧弯时眩晕加重，甚至猝倒，猝倒后颈部位置改变而立即清醒，可有耳鸣、眼花、记忆力下降。

2）体征：颈肌、斜方肌及胸锁乳突肌紧张、痉挛，病变椎体节段处棘旁可有压痛。颈部不敢活动。可有累及脊髓或神经根的相应体征。旋转试验可加重头晕、头痛。

3）影像学检查：①X线检查：侧位片可见椎间关节增生，椎间隙变窄，颈曲变直或反张，椎间节段失稳；正位片可见椎体棘突偏歪向一侧；斜位片可见钩椎关节增生，椎间孔变窄、变形。注意要常规摄张口位片，观察寰枢椎是否有移位。②椎动脉造影检查。

4）经颅多普勒检查。

5）脑血流图检查。

（5）交感型

1）症状：以交感神经兴奋的症状为主，如头痛或偏头痛，有时伴有恶心、呕吐；颈部疼痛，有支持不住头部重量的感觉；眼部的症状表现为视物模糊、视力下降等；常有耳鸣、听力减退或消失；还可有心前区痛、心律不齐等心血管症状。如为交感神经抑制症状，主要表现为头晕、眼花、血压下降及胃肠胀气等。

2）体征：头颈部转动时疼痛症状可明显加重。压迫患者不稳定椎节的棘突可诱发或加重交感神经症状。

3）影像学检查：①X线检查：颈椎退行性改变，颈椎屈、伸位有颈椎节段不稳，其中以颈3～4椎间不稳最常见。②CT、MRI检查。

（6）混合型：多见于中老年人，体力劳动者多见。

1）症状体征：同时具有两型或两型以上颈椎病的症状体征。

2）影像学检查：可见颈椎广泛骨质增生、椎间隙变窄、钩椎关节增生等。

四、鉴别诊断

1. 神经根型　应与尺神经炎、胸廓出口综合征、腕管综合征等疾病鉴别。

2. 脊髓型　应与脊髓肿瘤、脊髓空洞症等疾病鉴别。

3. 椎动脉型　应除外眼源性、耳源性眩晕及脑部肿瘤等疾病。

4. 交感型　应与冠状动脉供血不足、神经官能症等疾病鉴别。

五、治疗

1. 药物治疗

（1）证治分类

证型	治法	方剂
风寒湿阻	祛风除湿、温经通络	羌活胜湿汤加减
气滞血瘀	行气活血、化瘀通络	活血舒筋汤加减
痰湿阻络	除湿化痰、蠲痹通络	天麻钩藤饮加减
肝肾不足	补益肝肾、活血通络	六味地黄丸加减
气血亏虚	益气养血、活血通络	黄芪桂枝五物汤加减

（2）外用药物：选用具有活血化瘀、通络止痛、祛风散寒的中药外贴患处，如狗皮膏、麝香壮骨膏、风湿止痛膏等外贴。

2. 理筋手法　治疗时常可配合颈牵、理疗。

六、预防与调护

1. 伏案工作者，可做颈部的前屈后伸、左右旋转动作。

2. 应避免颈椎疲劳，改变长期睡高枕的习惯。注意肩颈部保暖。

3. 急性发作期应注意休息，也可用颈围或颈托固定1～2周；慢性期以锻炼为主。

4. 自我按摩。

第二十八单元　痄腮

痄腮为小儿常见传染病。重点掌握痄腮的概述、主要病因病机及辨证论治。

一、概述

痄腮是由腮腺炎时邪引起的一种急性传染病，以发热、耳下腮部漫肿疼痛为主要特征。西医称为流行性腮腺炎。

二、病因病机

1. **主要病因病机**　感受腮腺炎时邪，邪毒壅阻足少阳经脉，与气血相搏，凝滞于耳下腮部。

2. **变证病因病机**　邪陷厥阴，扰动肝风，蒙蔽心包，出现邪陷心肝变证。邪毒内传，引睾窜腹，出现毒窜睾腹变证。

三、辨证论治

证型	主症	治法	方剂
邪犯少阳	轻微发热恶寒，一侧或两侧耳下腮部漫肿疼痛，咀嚼不便，或有头痛，咽红，纳少，舌红，苔薄白，脉浮数	疏风清热，散结消肿	柴胡葛根汤加减
热毒壅盛	高热不退，耳下腮部肿痛，坚硬拒按，神昏嗜睡，头痛项强，呕吐，四肢抽搐，舌红苔黄，脉弦数	清热解毒，息风开窍	普济消毒饮加减
毒窜睾腹	腮部肿胀消退后，一侧或双侧睾丸肿胀疼痛，或少腹疼痛，痛时拒按，舌红苔黄，脉数	清肝泻火，活血止痛	龙胆泻肝汤加减

第二十九单元　急惊风

> 重点掌握急惊风的概述、病因病机及辨证论治。

一、概述

惊风以抽搐、昏迷为主症。

二、病因病机

（1）病因：外感时邪、内蕴湿热、暴受惊恐。

（2）病机：小儿外感时邪，易化热化火，火盛生痰，热盛生风，导致惊风发作；饮食不节或误食污染毒邪之物，滞于脾胃，痰浊内生，郁而化火，痰火内盛，蒙蔽心包，引动肝风；小儿多神气怯弱，暴受惊恐，惊则气乱，恐则气下，气机逆乱，引动肝风，而成惊厥。

三、急惊风四证

痰、热、惊、风。

四、辨证论治

1. **治疗原则**　清热、豁痰、镇惊、息风。

2. **证治分类**

证型	主症	治法	方剂
风热动风	发热，头痛，咳嗽，鼻塞流涕，咽红，烦躁、神昏、惊厥，舌苔薄黄，脉浮数	疏风清热，息风定惊	银翘散
气血两燔	壮热口渴，头痛剧烈，烦躁抽搐，舌质深红，苔黄糙，脉弦数有力。甚则高热不退，反复抽搐，神志昏迷	清气凉营，息风开窍	清瘟败毒饮加减
邪陷心肝	高热不退，烦躁口渴，谵语，神志昏迷，反复抽搐，两目上视，舌质红，苔黄腻，脉数	清心开窍，平肝息风	羚角钩藤汤加减
湿热疫毒	持续高热，频繁抽风，神志昏迷，谵语，腹痛呕吐，大便黏腻夹脓血，舌红苔黄腻，脉滑数	清热化湿，解毒息风	黄连解毒汤合白头翁汤加减
惊恐受风	惊惕不安，身体战栗，喜投母怀，夜间惊啼，甚至惊厥、抽风，大便色青，脉律不整，指纹紫滞	镇惊安神，平肝息风	琥珀抱龙丸加减

五、预防与调护

1. 预防

（1）加强锻炼；避免时邪感染。

（2）注意饮食卫生；避免跌仆惊骇。

（3）按时免疫接种。

（4）有高热惊厥史的患儿，在发热初期，及时给予解热降温药物，必要时加服抗惊厥药物。

（5）对于暑温、疫毒痢的患儿，要积极治疗原发病，防止惊厥反复发作。

2. 调护

（1）抽搐发作时，应将患儿平放，头侧位，并用纱布包裹压舌板，放于上下牙齿之间，以防咬舌。

（2）保持呼吸道通畅。

（3）保持室内安静。

（4）随时观察患儿面色、呼吸及脉搏变化。

第三十单元　小儿泄泻

重点掌握泄泻的概述、病因病机及辨证论治。

一、概述

2岁以下小儿发病率高，因婴幼儿脾常不足，易于感受外邪、伤于乳食，或脾肾气阳亏虚，均可导致脾病湿盛而发生泄泻。

二、病因病机

1. 病因　感受外邪、伤于饮食、脾胃虚弱。

2. 病机　脾胃运化失职，水谷不化，精微不布，合污而下，致成泄泻。

三、辨证论治

证型	主症	治法	方剂
伤食泻	脘腹胀满疼痛，痛则欲泻，泻后痛减，大便酸臭，嗳气酸馊，或恶心呕吐，不思乳食，舌质红，舌苔厚腻或微黄，脉滑实	运脾和胃，消食化滞	保和丸加减
风寒泻	泄泻清稀，有泡沫，臭气不甚，肠鸣腹痛，或兼恶寒发热，舌苔薄白，脉浮紧	疏风散寒，化湿和中	藿香正气散加减
湿热泻	泻下稀薄，或如水注，大便深黄臭秽，或见少许黏液，腹部时感疼痛，食欲缺乏，肢体倦怠，发热泛恶，口渴，小便短黄，舌质红，苔黄腻，脉滑数	清肠解热，化湿止泻	葛根黄芩黄连汤加减
脾虚泻	大便稀溏，食后作泻，色淡不臭，时轻时重，面色萎黄，神疲倦怠，舌淡苔薄，脉缓弱	健脾益气，助运止泻	参苓白术散加减
脾肾阳虚泻	久泻不止，食入即泻，便质清稀，完谷不化，精神萎靡，形寒肢冷，面色白，睡时露睛，舌淡，脉细弱	温补脾肾，固涩止泻	附子理中汤合四神丸加减
气阴两伤	泻下过度，质稀如水，精神委顿，目眶及囟门凹陷，啼哭无泪，口渴引饮，小便短小，唇红而干，舌红少苔，脉细数	健脾益气，酸甘敛阴	人参乌梅汤加减
阴竭阳脱	泻下不止，次频量多，精神萎靡，面色苍白，哭声微弱，啼哭无泪，尿少，四肢厥冷，舌淡无津，脉沉细欲绝	挽阴回阳，救逆固脱	生脉散合参附龙牡救逆汤加减

四、转化与预后

轻者治疗得当，预后良好；重者泻下过度，易见气阴两伤，甚至阴竭阳脱；久泻迁延不愈者，则易转为痢证。

第三十一单元　崩漏

本单元主要掌握崩漏的病因病机、治疗原则及辨证论治。

一、概述

崩漏是指经血非时暴下不止或淋漓不尽。

二、病因病机

1. 病因　常见病因为虚、热、瘀。

2. 病机　冲任损伤，不能制约经血。

三、辨证论治

1. 治疗原则　"急则治其标，缓则治其本"。灵活运用塞流、澄源、复旧。

2. 证治分类

（1）出血期

证型		主症	治法	方剂
脾虚		经血非时而下，量多如崩，或淋漓不断，色淡质稀，神疲体倦，气短懒言，不思饮食，四肢不温，或面浮肢肿，面色淡黄，舌淡胖，边有齿痕，苔白，脉沉弱	补气摄血，固冲止崩	固本止崩汤加减
肾虚	肾气虚	出血量多势急如崩，或淋漓日久不净，或由崩而淋，由淋而崩，反复发作，色淡红或淡暗，质清稀，面色晦暗，眼眶暗，小腹空坠，腰脊酸软，舌淡暗，苔白润，脉沉弱	补肾益气，固冲止血	加减苁蓉菟丝子丸+党参、黄芪、阿胶
	肾阳虚	经乱无期，出血量多或淋漓不尽，或停经数月后又暴下不止，血色淡红或淡暗质稀，面色晦暗，肢冷畏寒，腰膝酸软，小便清长，夜尿多，眼眶暗，舌淡暗，苔白润，脉沉细无力	温肾益气，固冲止血	右归丸+党参、黄芪、三七
	肾阴虚	经乱无期，出血量少淋漓累月不止，或停闭数月后又突然暴崩下血，经色鲜红，质稍稠，头晕耳鸣，腰膝酸软，五心烦热，夜寐不宁，舌红，少苔或有裂纹，脉细数	滋肾益阴，固冲止血	左归丸合二至丸或滋阴固气汤
血热	虚热	经来无期，量少淋漓不尽或量多势急，血色鲜红，面颊潮红，烦热少寐，咽干口燥，便干，舌红，少苔，脉细数	养阴清热，固冲止血	上下相资汤加减
	实热	经血非时而下，量多如崩，或淋漓不断，血色深红，质稠，心烦少寐，渴喜冷饮，头晕面赤，舌红，苔黄，脉滑数	清热凉血，固冲止血	清热固经汤加减
血瘀		经血非时而下，量多或少，淋漓不净，血色紫暗有块，小腹疼痛拒按，舌紫暗或有瘀点，脉涩	活血化瘀，固冲止血	逐瘀止血汤或将军斩关汤加减

（2）止血后：以复旧为主，结合澄源。

1）针对病因病机进行辨证论治澄源以复旧。

2）按年龄阶段论治。

3）按盈虚消长规律论治。

4）中西医结合论治。

5）手术治疗。

第三十二单元　绝经前后诸证

> 本单元主要掌握绝经前后诸证的病因病机及辨证论治。

一、概述

妇女在绝经前后出现烘热汗出、烦躁易怒、潮热面红等症状，称"绝经前后诸证"。

二、病因病机

肾阴阳平衡失调。

三、辨证论治

证型	主症	治法	方剂
肾阴虚	经断前后，头晕耳鸣，腰酸腿软，烘热汗出，五心烦热，失眠多梦，口燥咽干，或皮肤瘙痒，月经周期紊乱，量少或多，经色鲜红，舌红苔少，脉细数	滋养肾阴，佐以潜阳	左归丸合二至丸＋制首乌、龟甲
肾阳虚	经断前后，头晕耳鸣，腰痛如折，腹冷阴坠，形寒肢冷，小便频数或失禁，带下量多，月经不调，量多或少，色淡质稀，精神萎靡，面色晦暗，舌淡，边有齿痕，苔薄白，脉沉细弱	温肾扶阳	右归丸加减
肾阴阳俱虚	经断前后，月经紊乱，乍寒乍热，烘热汗出，头晕耳鸣，健忘，舌淡苔薄，脉沉弱	阴阳双补	二仙汤合二至丸加菟丝子、何首乌、龙骨、牡蛎

四、转归与预后

本病持续时间长短不一，该阶段若未重视并施以必要的改善措施，或因长期失治或误治等，易发生情志异常、心悸、心痛、贫血、骨质疏松症等疾患。

综合笔试部分·基础

第一章 中医基础理论

本章所涉及内容包括中医学理论体系的特点、精气学说、阴阳五行学说、藏象学说、气血津液学说、经络学说、病因病机学说、防治原则等，属于中医学理论体系框架中最基础、最常用板块，其内容覆盖面广，在中医学各学科均能体现，因此需要熟练掌握。

第一单元 中医学理论体系的主要特点

本单元在复习时一要记住整体观念和辨证论治，二要分清证、症、病的概念，三要理解同病异治和异病同治的实质。

一、整体观念

1. 概念 所谓整体，是指事物的统一性和完整性。这种内外环境的统一性和机体自身整体性的思想，即整体观念。

2. 内容

（1）人体是一个有机的整体：①五脏一体观（人体以五脏为中心）；②形神一体观。

（2）人与自然环境的统一性。

（3）人与社会环境的统一性。

二、辨证论治

1. 症、证、病的概念

（1）症：疾病的外在表现，即症状。

（2）证：机体在疾病发展过程中某一阶段的病理概括，包括病变的部位、原因、性质以及邪正关系等。

（3）病：即疾病，指人体因特定的致病因素、发病规律和病理演变导致的异常变化过程，具有特定的症状和体征。

2. 辨证与论治的概念

（1）辨证：把四诊（望、闻、问、切）所收集的资料、症状和体征，通过分析、综合，辨清疾病的病因、性质、部位，以及邪正之间的关系，从而概括、判断为某种性质证候的过程。

（2）论治：又称为"施治"，即根据辨证的结果，确定相应的治疗原则和方法。

（3）同病异治和异病同治（证同治亦同，证异治亦异）

1）同病异治：同一种疾病，因发病的时间、地区及患者机体的反应性不同，或处于不同的发展阶段，所表现的证不同，治法就各异。

2）异病同治：不同的疾病，在其发展过程中，出现了相同的病机，因而也可以采用同一种方法来治疗。

第二单元 精气学说

本单元重点掌握精气是构成宇宙的本原，精气是天地万物的中介。

一、精气学说的概念

1. 精的概念   精，首见于《老子》，指充塞于宇宙之中不断运动又无形可见的精微物质。

2. 气的概念   气是精的存在形态，指一切细微、精粹的物质，是生成宇宙万物的原始物质。精气是存在于宇宙之中运动不息的极精微的物质。

二、精气学说的基本内容

1. 精气是构成宇宙的本原   宇宙中的一切事物都是由精或气构成的，宇宙万物的生成皆为精或气自身运动的结果，精或气是构成天地万物包括人类的共同原始物质。

2. 精气的运动变化   精气的运动具有普遍性，升降与出入是精气运动的基本形式。自然界一切事物的变化，都是精气运动的反映和结果。

3. 精气是天地万物的中介   ①维系天地万物间的联系；②使万物相互作用和相互感应。

4. 天地精气化生为人   人是由天地精气结合而成，天地精气是构成人体的本原物质，人的生死过程即气的聚散过程。

三、精气学说在中医学中的应用

1. 对中医学精气生命理论构建的影响

（1）精，又称精气，指贮藏于脏腑之中有形的物质，包括遗传父母的先天之精和后天获得的水谷精气和清气。

（2）精气是生命之源，是构成人体和维持人体生命活动的基本物质。

2. 对中医学整体观念构建的影响

（1）精气是宇宙万物的构成本源，人类为自然万物之一，与自然万物有着共同的化生之源。

（2）运行于宇宙中的精气，充塞于各个有形物之间，具有传递信息的中介作用，使万物之间产生感应。

第三单元 阴阳学说

本单元重点掌握阴阳学说的基本内容。特别是对于阴阳的各种关系，应熟练把握。对于对立制约、互根互用、相互转化等关系的运用，要着重于对概念的理解。

一、阴阳学说的概念

1. 阴阳和阴阳学说的含义

（1）阴阳：对自然界相互关联的某些事物和现象对立双方属性的概括。

1）阳：剧烈运动的、外向的、上升的、温热的、明亮的，或属于功能方面的。

2）阴：相对静止的、内守的、下降的、寒冷的、晦暗的，或属于有形的器质方面的。

（2）阴阳学说：通过分析相关事物的阴阳属性及变化规律，从而把握自然界变化的本质和发生发展基本规律的学说。

2. 事物阴阳属性的绝对性和相对性

（1）阴阳之中复有阴阳：以昼夜分阴阳，则上午为阳中之阳，下午为阳中之阴，前半夜为阴中之阴，后半夜为阴中之阳。

（2）阴阳在一定条件下可以互相转化：属阴的寒证在一定条件下可转化为属阳的热证等。

二、阴阳学说的基本内容

1. 阴阳的对立制约　对立双方的相互斗争、相互制约和相互排斥。

（1）阴阳对立：自然界一切事物或现象都存在着相互对立的阴阳两个方面。如"左与右、动与静"等。

（2）阴阳制约：相互对立的阴阳双方多有相互抑制和约束的特性。如"动极者镇之以静，阴亢者胜之以阳"。

2. 阴阳的互根互用　对立的阴阳双方始终具有相互依存、相互为用的关系。

（1）阴阳互根：相互依存、互为根本。如果阴阳之间的互根关系遭到破坏，就会导致"孤阴不生，独阳不长"，甚则"阴阳离决，精气乃绝"。

（2）阴阳互用：相互资生、促进和助长。即"阴在内，阳之守也；阳在外，阴之使也"。

3. 阴阳交感互藏　阴阳二气的升降运动而引起的交感相错、相互作用。

（1）阴阳交感：阴阳二气在运动中相互感应而交合。如"天地氤氲，万物化醇，男女构精，万物化生"。

（2）阴阳互藏：相互对立的阴阳双方中的任何一方都蕴含着另一方。

4. 阴阳消长平衡　阴阳双方在彼此消长的运动过程中保持着动态平衡。基本形式：①此消彼长；②此长彼消；③皆消皆长。

5. 阴阳的相互转化　对立双方都能在一定条件下向其相反的方向转化。

三、阴阳学说在中医学中的应用

1. 在组织结构和生理功能方面的应用

（1）说明人体的组织结构

1）上下表里：上部为阳，下部为阴；体表属阳，体内属阴。

2）腹背四肢：背为阳，腹为阴；四肢外侧为阳，四肢内侧为阴。

3）脏腑：五脏属里为阴，六腑属表为阳。

4）表里组织：体表中之皮肤为阳，肌肉筋骨为阴。

5）五脏：心属阳中之阳，肺属阳中之阴，肝属阴中之阳，肾属阴中之阴，脾属阴中之至阴。

（2）说明人体的生理功能

1）说明机体的防御功能："阴者，藏精而起亟也；阳者，卫外而为固也"。

2）说明脏腑的功能活动：五脏主藏精气为阴，六腑消化、传导饮食水谷为阳。

2. 在病理方面的应用

（1）分析病因的阴阳属性：六淫邪气中，寒、湿、燥属阴，风、暑、火属阳。

（2）阴阳盛衰的病理表现：①阳胜则热；②阴胜则寒；③阴虚则热；④阳虚则寒；⑤阴阳互损及转化；⑥阴阳转化。

3. 在疾病诊断方面的应用

（1）以色泽的明暗分阴阳：鲜明者病在阳分，晦暗者病在阴分。

（2）以声息的动态分阴阳：语声高亢洪亮、多言而躁动者，多属实、属热，为阳；语声低微无力、少言而沉静者，多属虚、属寒，为阴。

（3）以脉象部位分阴阳，则寸为阳，尺为阴；以至数分阴阳，则数者为阳，迟者为阴；以形态分阴阳，则浮大洪滑为阳，沉小细涩为阴。

4. 在疾病治疗方面的应用

（1）确定治疗原则

证候表现	治疗原则	
阴阳偏盛	实则泻之（损其有余），即实热证则热者寒之、实寒证则寒者热之	
阴阳偏衰	虚则补之（补其不足）	阴偏衰："阴虚则热"，则壮水之主，以制阳光，即"阳病治阴"
		阳偏衰："阳虚则寒"，则益火之源，以消阴翳，即"阴病治阳"
阴阳互损	阳损及阴：以阳虚为主的阴阳两虚证，当补阳为主，兼以补阴	
	阴损及阳：以阴虚为主的阴阳两虚证，当补阴为主，兼以补阳	

（2）归纳药物的性能

1）四气：寒凉属阴，温热属阳。

2）五味：辛、甘、淡属阳，酸、苦、咸属阴。

3）升降浮沉：升浮属阳，沉降属阴。

第四单元　五行学说

　　本单元五行的特性、现象，五行归类及五行学说的基本内容是考试的常考点。应尤为注意五行之间的相生相克、制化胜复、相乘相侮及母子相及关系的应用。

一、五行学说的概念

五行与五行学说的含义

（1）五行的含义：木、火、土、金、水五类物质元素的运动。

（2）五行的特性：①木曰曲直，具有生长、升发、条达舒畅等作用；②火曰炎上，具有温热、上升的特性；③土爰稼穑，具有生化、承载、受纳等作用；④金曰从革，具有清洁、肃降、收敛等作用；⑤水曰润下，具有寒凉、滋润、向下运行等作用。

（3）事物与现象的五行归类

自然界						五行	人体					
五味	五色	五化	五气	五方	五季		五脏	五腑	五官	形体	情志	五声
酸	青	生	风	东	春	木	肝	胆	目	筋	怒	呼
苦	赤	长	暑	南	夏	火	心	小肠	舌	脉	喜	笑
甘	黄	化	湿	中	长夏	土	脾	胃	口	肉	思	歌
辛	白	收	燥	西	秋	金	肺	大肠	鼻	皮	悲	哭
咸	黑	藏	寒	北	冬	水	肾	膀胱	耳	骨	恐	呻

二、五行学说的基本内容

1. 五行相生与相克的概念和次序

（1）相生：五行之间有序的递相资生、促进的关系。木→火→土→金→水→木。

1）在五行相生关系中，任何一行都具有"生我"和"我生"两方面的关系。

2）《难经》将此关系比喻为母子关系："生我"者为母，"我生"者为子。

3）以火为例，木生火，火生土，故"生我"者为木，"我生"者为土，即木为火之"母"，土为火之"子"。

（2）相克：五行之间有序的递相克制、制约的关系。木→土→水→火→金→木。

1）在五行相克关系中，任何一行都具有"克我"和"我克"两方面的关系。

2）《内经》把相克关系称为"所胜""所不胜"关系："克我"者为"所不胜"，"我克"者为"所胜"。

3）以火为例，水克火，火克金，故"克我"者为水，"我克"者为金。

2. 五行制化的概念与规律

（1）概念：五行之间既相互资生，又相互制约，以维持平衡协调，推动事物间稳定而有序的变化和发展。

（2）规律：在相生中有克制，在克制中求发展。即木生火，火生土，而木又克土；火生土，土生金，而火又克金；土生金，金生水，而土又克水；金生水，水生木，而金又克木；水生木，木生火，而水又克火。

（3）制则生化：木能制土，火才能生化；火能制金，土才能生化；土能制水，金才能生化；金能制木，水才能生化；水能制火，木才能生化。

3. 五行相乘与相侮的概念和次序

（1）五行相乘

1）概念：五行中的一行对其所胜之行的过度制约和克制，即相克太过，又称"过克"。

2）次序：与相克的次序相同。木乘土，土乘水，水乘火，火乘金，金乘木。

3）原因：①五行中的某行过于亢盛，对其所胜行进行超过正常限度的克制，产生相乘，如"木旺乘土"；②五行中某一行过于虚弱，难以抵御其所不胜行正常限度的克制，产生相乘，如"土虚木乘"等。

（2）五行相侮

1）概念：五行中的一行对其所不胜之行的反向制约和克制，又称"反克"。

2）次序：木侮金，金侮火，火侮水，水侮土，土侮木。

3）原因：①五行中的某一行过于强盛，使原来克制它的一行不仅不能克制它，反而受到它的反向克制，产生相侮，如"木亢侮金"；②五行中某一行过于虚弱，不仅不能制约其所胜的一行，反而受到其所胜行的"反克"，产生相侮，如"木虚土侮等。

4. 五行的母子相及

（1）母病及子

1）概念：五行中的某一行异常，累及子行，导致母子两行皆异常。

2）原因：母行虚弱，引起子行亦不足，终致母子两行皆不足。

（2）子病及母

1）概念：五行中某一行异常，影响及母行，终致子母两行皆异常。

2）原因：①子病犯母（子母皆亢盛）；②子虚致母不足，子母俱不足；③子盗母气（子盛母衰）。

三、五行学说在中医学中的应用

1. 在生理方面的应用

（1）说明五脏的生理特点

1）肝属木，肝喜条达而恶抑郁。

2）心属火，心阳有温煦之功能，心火易于上炎。

3）脾属土，为气血生化之源。

4）肺属金，肺气具有清宣、肃降之功能。

5）肾属水，肾主水液的蒸化和排泄，并有藏精之功能。

（2）构建天人一体的五脏系统：构建了以五脏为中心的天人一体的五脏生理病理系统，

从而使人体内外环境联结成个密切相关的整体，相互收受通应。

（3）说明五脏之间的生理联系：①以五行相生说明五脏之间的资生关系；②以五行相克关系说明五脏之间的制约关系；③以五行的制化和胜复来说明五脏之间的自我调节。

2. 在病理方面的应用

（1）说明五脏疾病的发生：春季肝先受邪，夏季心先受邪，长夏脾先受邪，秋季肺先受邪，冬季肾先受邪。

（2）五脏病变的相互影响和传变：应用五行相生的母子关系和五行相克的乘侮关系，说明脏腑疾病相互影响的传变规律。

3. 在疾病诊断中的应用　依据五行属性归类和五行生克乘侮规律，以确定五脏病变的部位，并推断病情的轻重顺逆。如面见青色，喜食酸味，脉现弦象，可诊断为肝病；面色赤，口味苦，脉象洪，可诊断为心火亢盛等。

4. 在疾病治疗方面的应用

（1）指导脏腑用药：青色、酸味入肝；赤色、苦味入心；黄色、甘味入脾；白色、辛味入肺；黑色、咸味入肾。

（2）控制五脏疾病的传变："见肝之病，知肝传脾，当先实脾"。

（3）根据相生规律确定的治则治法

治则治法	适应证	临床表现
滋水涵木法	水不涵木证	头目眩晕，眼目干涩，颧红耳鸣，五心烦热，腰膝酸软，男子遗精，女子月经不调，舌红少苔，脉弦细而数
金水相生法	肺肾阴虚证	咳嗽气逆，干咳少痰或咳血，音哑，潮热盗汗，腰膝酸软，遗精，体瘦，口干，舌红少苔，脉细
培土生金法	肺脾气虚证	久咳，痰多清稀，食欲减退，大便溏薄，四肢无力，舌淡脉弱等
益火补土法	脾肾阳虚证	畏寒肢冷，腰膝冷痛，腹泻，完谷不化，或五更泄泻，舌淡胖，边有齿痕，苔白滑，脉沉无力等

（4）根据相克关系确定的治则治法

1）抑木扶土法：①木旺乘土证，以抑木为主，扶土为辅；②土虚木乘证，以扶土为主，抑木为辅。

2）培土制水法：健脾利水，适用于脾虚不运，水湿泛溢而致水肿胀满的证候。

3）佐金平木法：滋肺阴、清肝火，适用于肺阴不足，肝火上逆犯肺之证。

4）泻南补北法：泻心火、补肾水，适用于肾阴不足，心火偏旺，水火不济，心肾不交之证。

（5）指导针灸取穴：依据十二经脉及其"五输穴"的五行属性及其生克关系来进行选穴治疗等。

（6）指导情志疾病的治疗。

第五单元　五脏

　　本单元须掌握五脏的生理功能和特性及五脏之间的关系。五脏的关系之中，心肾、脾肺、肺肾、肝脾和肝肾的内容复习时应着重把握。另外，五脏与五体、五官九窍、五志、五神、五液和季节的关系应予注意。

一、五脏的生理功能与特性

（一）心的生理功能与特性

1. 心的生理功能

（1）主血脉

1）心主血：推动血液运行和心有生血的作用，即所谓"奉心化赤"。

2）心主脉：心气推动和调控心脏的搏动和脉的舒缩，使脉道通利，血流通畅。

（2）主神明：又称心藏神，即心有主宰生命活动和主宰意识、思维、情志等精神活动的功能。广义之神，指整个人体生命活动的主宰和总体现；狭义之神，指人的意识、思维、情志等精神活动。

2. 心的生理特性

（1）心为阳脏而主阳气：心之阳气能推动心脏搏动，温通全身血脉，兴奋精神，以使生机不息。

（2）心主通明：心脉以通畅为本，心神以清明为要。心脉畅通和心神清明，是心阳的温煦和推动作用与心阴的凉润和宁静作用相协调的结果。

（3）心气宜降：心火在心阴的作用下合而化为心气，下行以温肾，维持人体上下协调。

（二）肺的生理功能与特性

1. 肺的生理功能

（1）肺主气、司呼吸：肺主呼吸之气、主一身之气（宗气的生成、对全身气机的调节作用）。

（2）肺主宣发与肃降：是维持呼吸运动、水液代谢正常进行的基础。

1）肺主宣发：指肺气具有向上、向外、升宣、发散的生理功能。

2）肺主肃降：指肺气具有向下、向内、肃降、收敛的生理功能。

（3）肺主通调水道：肺气通过宣发和肃降对体内津液代谢具有疏通和调节的作用。故又称"肺为水之上源"和"肺主行水"等。

（4）肺朝百脉，主治节

1）朝百脉：全身血液通过肺的呼吸完成气体交换。

2）主治节：①调节呼吸运动；②调节一身之气的运动；③调节血液运行；④调节津液的输布代谢。

2. 肺的生理特性

（1）肺为娇脏：肺为清虚之体，不耐寒热，易受邪侵，无论外感、内伤或是他脏病变，多侵袭或累及于肺而为病。

（2）肺气以降为顺：肺为阳中之阴脏，通于秋气，其性收敛下降；肺居高位以覆诸脏，称之为华盖；肺气以降为顺，顺则五脏六腑之气亦顺，故有"肺为脏之长"之说。

（3）肺喜润恶燥：燥邪易灼伤肺津，其化火耗阴，肺失滋润，致肃降无权，故喜润恶燥。

（三）脾的生理功能与特性

1. 脾的生理功能

（1）脾主运化

1）运化水谷：消化饮食物；吸收、转输、布散水谷精微。脾为"后天之本，气血生化之源"。

2）运化水液：吸收、转输、布散水液。

（2）脾主统血：统摄血液在脉内运行。

（3）脾主升

1）升清：将精微上输心肺、头目，以化生气血，滋养清窍，营养周身。

2）升举：脾气上升对内脏起着升托作用，使其恒定在相应位置。

2. 脾的生理特性

（1）脾宜升则健：脾胃居中，脾气宜升，胃气宜降，为气机升降之枢纽。

（2）脾喜燥恶湿：脾虚不运则易生湿，而湿邪过多又最易困脾。

（四）肝的生理功能与特性

1. 肝的生理功能

（1）肝主疏泄：促进血的运行和津液的输布代谢，促进脾胃的运化和胆汁的分泌排泄，调畅情志，通调男子排精与女子排卵和月经。

（2）肝主藏血：肝脏具有贮藏血液、调节血量、防止出血的功能。肝为"血海"。

2. 肝的生理特性

（1）体阴而用阳

1）体阴：①肝与肾同居下焦，故属阴；②肝藏血，血属阴。

2）用阳：①肝主疏泄，其气主升主动，性喜条达，内寄相火，其性属阳；②肝阳易亢，肝风易动而形成肝阳上亢、肝风内动。

（2）肝为刚脏：肝内寄相火，其性刚烈，具有易亢、易逆、好动的特点。

（3）肝主升发：春气内应于肝，内藏生升之气。肝之病变以升发太过为多见。

（4）肝性喜条达而恶抑郁：暴怒可致肝气亢奋，出现面红目赤、头胀头痛、心烦易怒等症，思虑抑郁则可致肝气郁结，出现郁郁寡欢、多疑善虑甚或悲伤欲哭等。

（五）肾的生理功能与特性

1. 肾的生理功能

（1）肾藏精，主生长、发育与生殖：肾所藏之精包括先天之精和后天之精。肾精可推动和调节脏腑气化。

（2）肾主水：肾的气化功能，对津液的输布和排泄，维持津液代谢平衡，起着极为重要的调节作用。

（3）肾主纳气：肾具有摄纳肺吸入的清气、保持呼吸的深度、防止呼吸表浅的作用。

2. 肾的生理特性

（1）肾为封藏之本：肾的封藏、固摄作用，可防止精、气、血、津液的过量排泄与亡失。

（2）肾为水火之宅：肾主一身阴阳，寓真阴（命门之水）而含真阳（命门之火）。肾阴，为人体阴液之根本，谓之命门之水；肾阳，为人体阳气之根本，谓之命门之火。

（3）肾恶燥：肾为水脏，主藏阴精，司津液之气化，燥邪易伤津液，故肾恶燥。

二、五脏之间的关系

1. 心与肺的关系

（1）肺主气，助心行血。

（2）心主血，心血布散肺气。

（3）联结心之搏动和肺之呼吸两者之间的中心环节是积于胸中的"宗气"。

2. 心与脾的关系

（1）血的生成：脾主气化，为气血生化之源；心阳温运脾土，且心主神志，调节脾的运化。

（2）血液运行：心行血；脾统血。

3. 心与肝的关系

（1）血液：心主血而行血；肝藏血。

（2）精神情志：心主神明而主宰精神活动；肝主疏泄而调节精神情志。

4. 心与肾的关系　主要表现在心肾阴阳水火既济与心血肾精之间的依存关系。肾水上济心阴，使心火不亢；心火下济肾水，使肾水不寒，即水火既济（心肾相交）。

5. 肺与脾的关系

（1）气的生成：肺所吸入的清气和脾运化而生成的水谷精气，组成宗气。

（2）津液的输布代谢：肺主通调水道而布散水精；脾主运化水液而转输水精。

6. 肺与肝的关系　主要表现在气机的调节，肺主降而肝主升。

7. 肺与肾的关系

（1）呼吸运动：肺为气之主，主呼吸而为体内外气体交换的场所；肾为气之根，主纳气，吸引摄纳，使气归根。

（2）津液代谢：肺为水之上源，肺气宣降，行水于全身，下肃于肾；肾为主水之脏，肾阳气化，升清降浊，输于膀胱。

8. 肝与脾的关系

（1）饮食物消化：肝主疏泄，促进消化；脾主运化，散精于肝。

（2）血液：肝藏血，调节血量，供应脾运；脾生血、统血，使肝血充足。

9. 肝与肾的关系

（1）精血同源（肝肾同源、乙癸同源）：肝藏血，肾藏精，精能生血，血能化精。

（2）藏泄互用：肝气疏泄，防精气过度壅塞；肾气封藏，防精气过度亡失。

（3）阴阳互资：肾阴滋养肝阴，共同制约肝阳，则肝阳不亢；肾阳资助肝阳，共同温煦肝脉，可防肝脉寒滞。

10. 脾与肾的关系

（1）先后天相互资生：先天温养后天，后天补充先天。

（2）津液代谢：脾主运化水湿，脾阳健运则土能制水；肾为主水之脏，肾阳气化则开合有度。

三、五脏与五体、五官九窍、五志、五液和五时的关系

五脏	五体	五官九窍	五志	五液	五时
肝	筋	目	怒	泪	春
心	脉	舌	喜	汗	夏
脾	肉	口	思	涎	长夏
肺	皮	鼻	悲	涕	秋
肾	骨	耳	恐	唾	冬

第六单元　六腑

　　本单元的重点内容有六腑的生理功能及六腑与五脏之间的关系。其中，六腑的生理功能必须掌握，特别是胃、大肠及小肠，此点在历年考题之中经常出现。另外，六腑和五脏的关系中，应着重注意脾胃之间的关系。胃的一些别称，像太仓、水谷之海，也应顺带记忆。

一、六腑的生理功能

1. 胆的生理功能

（1）贮藏和排泄胆汁：胆汁可以助饮食物消化，是脾胃运化功能得以正常进行的重要条

件，并与肝的疏泄功能密切相关。

（2）主决断：胆具有对事物进行判断、做出决定的机能，与人体情志活动密切相关。

2. 胃的生理功能和生理特性

（1）生理功能

1）受纳水谷：胃具有接受和容纳饮食水谷的作用。饮食入口，经过食管进入胃中，由胃接受和容纳，故胃有"太仓""水谷之海"之称。

2）腐熟水谷：胃气具有将饮食物初步消化，形成食糜的作用。胃的腐熟，能促进水谷游溢出人体所需要的精微物质，人的气血才能充盛，脏腑组织才能得到水谷精微的充养而发挥各自的功能，故又称胃为"水谷气血之海""五脏六腑之海"。

（2）生理特性

1）胃主通降：胃气有向下通降运动以下传水谷及糟粕的生理特性。脾宜升则健，胃宜降则和，脾升胃降协调，共同促进饮食物的消化吸收。

2）喜润恶燥：胃为"水谷之海"，多气多血。胃津胃阴不足，胃失和降，可见饥不欲食、干呕、呃逆等。

3. 小肠的生理功能

（1）受盛化物：小肠接受经胃初步消化的食糜，为受盛；进一步对食糜进行消化，并吸收水谷之精微，为化物。

（2）泌别清浊：①食糜经过小肠消化，分为水谷精微和食物残渣；②吸收清者（即水谷精微），将浊者（即食物残渣）传输于大肠。

（3）小肠主液。

4. 大肠的生理功能

（1）主传化糟粕（大肠者，传导之官，变化出焉）：小肠泌别清浊后，糟粕下降到大肠，大肠将糟粕经过燥化变成粪便，排出体外。

（2）大肠主津：水液不得吸收，与糟粕俱下→肠鸣、腹痛、泄泻；大肠实热，消烁津液，或大肠津亏→大便秘结不通。

5. 膀胱的生理功能　贮存和排泄尿液。膀胱的开合有度依赖于肾气的推动和固摄作用调节。

6. 三焦的主要生理功能和生理特点

（1）生理功能

1）通行诸气：三焦是诸气上下运行之通路。"三焦者，原气之别使也"。

2）运行津液：三焦是全身水液上下输布运行的通道。"三焦气化""上焦不治则水泛高原，中焦不治则水留中脘，下焦不治则水乱二便"。

（2）生理特点

1）上焦如雾：指心肺输布气血营养到全身的作用。

2）中焦如沤：指脾胃等脏腑腐熟水谷、运化精微的作用。

3）下焦如渎：指肾、膀胱、大肠等脏腑的生成和排泄二便的功能。

二、六腑与五脏之间的关系

1. 心与小肠的关系

（1）经络互相络属，构成表里关系。

（2）生理：小肠分别清浊，其清者可转化为心血。心主血脉，将气血输送于小肠，有利于小肠的受盛和化物。

（3）病理：心火炽盛，循经下移于小肠，出现小便短赤、灼热疼痛甚或尿血等。小肠有热，循经上扰于心，出现心烦、口舌生疮等。

2. 肺与大肠的关系

（1）经络互相络属，构成表里关系。

（2）生理：肺气的下降可以推动大肠的传导，有助于糟粕下行。大肠传导正常，腑气通畅，有利于肺气的下降。

（3）病理：肺失清肃，津液不能下达，大肠失润，传导失常，可见大便干结难下等。

3. 脾与胃的关系

（1）经络互相络属，构成表里关系。

（2）生理：①纳运协调（脾主运化，胃主受纳）；②升降相因（脾气上升，胃气下降）；③燥湿相济（脾喜燥恶湿，胃喜润恶燥）。

（3）病理：①胃受纳失常则脾之运化不利，脾失健运则胃纳失常，出现恶心呕吐、脘腹胀满、不思饮食等。②脾气不升，水谷夹杂而下，出现泄泻；胃气不降反而上逆，可见恶心呕吐、呃逆嗳气。③脾阳易损，而致水湿不运；胃阴易伤，而致消化异常。

4. 肝与胆的关系

（1）经络互相络属，构成表里关系。

（2）生理：①同司疏泄（肝主疏泄，分泌胆汁；胆则贮藏胆汁）。②共主勇怯（肝主疏泄，调畅情志；胆主决断，肝胆相互为用）。

（3）病理：肝疏泄功能失常，会影响胆汁的分泌与排泄。胆汁排泄不畅，会影响肝的疏泄。临床可见口苦、纳呆、腹胀、胁肋胀痛甚或黄疸。

5. 肾与膀胱的关系

（1）经络互相络属，构成表里关系。

（2）生理：①肾主水，司开合，控制膀胱开合。②膀胱为水府，开合有度则贮尿、排尿正常。

（3）病理：肾气虚固摄无权，则膀胱开合无度，可见尿频、小便清长、遗尿、尿失禁等。肾阳虚衰，肾与膀胱气化不利，可见小便不利、癃闭等。

第七单元　奇恒之腑

本单元主要包括脑和女子胞两部分，熟悉其生理功能和与脏腑的关系即可。

一、脑

1. 脑的生理功能

（1）脑为髓海，主宰生命活动：脑为元神之府，是生命的枢机，主宰人体的生命活动。

（2）脑主司感觉运动：上气不足，脑为之不满，耳为之苦鸣，头为之苦倾，目为之眩。

（3）脑主司精神意识。

2. 脑与五脏的关系

（1）藏象学说是以五脏为中心，脑主管思维、意识及情志活动等，又分属于五脏，心藏神，肺藏魄，肝藏魂，脾藏意，肾藏志。

（2）心主神志、肝主疏泄而调节情志活动，肾藏精而生髓充脑，故精神情志活动与心、肝、肾三脏的联系更为密切。

二、女子胞

1. 女子胞的生理功能

（1）主持月经：月经，又称月信、月事、月水，月经的产生，是脏腑经脉气血及天癸作用于胞宫的结果。

（2）孕育胎儿：胞宫是女性孕育胎儿的器官。女子在其受孕后，女子胞即成为孕育胎儿的场所。

2. 女子胞与脏腑经脉的关系

（1）与天癸的关系：天癸，是肾精肾气充盈到一定程度时体内产生的一种精微物质，它可以促进生殖器官发育成熟、女子月经来潮及排卵、男子精气溢泻，因而具有促进生殖能力的作用。

（2）与经脉的关系：与冲、任、督、带及十二经脉均有密切关系。冲为血海，调节十二经气血；任脉为阴经之海，任主胞胎。

（3）与脏腑的关系：月经的排泄、胎儿的孕育，均有赖于血液，而心主血，肝藏血，脾统血，脾与胃同为气血生化之源。

三、五脏、六腑、奇恒之腑的鉴别

脏腑	具体器官	生理特点
五脏	肝、心、脾、肺、肾	化生和贮藏精气；藏精气而不泻，满而不能实
六腑	胆、胃、小肠、大肠、膀胱、三焦	受纳和传化水谷；传化物而不藏，实而不能满
奇恒之腑	脑、髓、骨、脉、胆、女子胞	形态似六腑，功能似五脏

第八单元　气、血、津液

本单元的重点在于人体之气的功能与分类，在历年之中经常考查。另外，血和津液的一些基本内容也需要掌握。

一、气

1. 人体之气的概念　气是人体内活力很强、运行不息的极精微物质，是构成人体和维持人体生命活动的基本物质之一。

2. 人体之气的生成

（1）人体之气的生成之源：先天之精所化生的先天之气（即元气）、水谷之精所化生的水谷之气和自然界的清气，后两者又合称为后天之气（即宗气）。

（2）与气生成的相关脏腑功能：肾为生气之根，脾胃为生气之源，肺为生气之主。

3. 人体之气的运动　气的运动，称"气机"，气运动的基本形式是升降出入。气的升降出入运动的平衡协调状态，称气机调畅，是人体生命活动的根本。

4. 人体之气的功能

（1）推动作用：①推动人体的生长发育。②推动脏腑经络组织器官的功能活动。③推动津液的生成、输布和排泄。④推动血液的循行。

（2）温煦作用：气的运动是人体热量的来源。"血得温则行，得寒则凝"。

（3）防御作用：①护卫肌表，防止外邪侵入。②与侵入体内的各种邪气进行斗争。

（4）固摄作用：①防止精、血、津液等物质无故流失。②维护脏腑器官各自位置相对稳定。

（5）气化作用：气通过运动可以使机体产生各种变化，称为气化。体内精、气、血、津液等物质的新陈代谢及其相互转化，是气化的基本形式。

5. 人体之气的分类

（1）元气

1）元气是人体最基本、最重要的气，是人体生命活动的原动力，是维持人体生命活动的最基本的物质，又称"原气"。

2）元气根于肾，通过三焦而运行于全身。

3）生理功能：推动和促进人体的生长发育，温煦和激发各脏腑、经络等组织器官的生理活动。

（2）宗气

1）宗气是积于胸中之气，由肺吸入之清气和脾胃运化的水谷精气结合而生成。

2）宗气在胸中集聚之处，称作"气海"，又称"膻中"。

3）生理功能：上走息道以行呼吸，贯注心脉以行气血。故凡语言、声音、呼吸的强弱，气血的运行，肢体的寒温和活动能力，视听功能，心搏的强弱及其节律等，皆与宗气盛衰有关。

（3）营气（荣气、营阴）

1）营气是行于脉中而具有营养作用的气，由水谷精微中的精华部分化生。

2）生理功能：化生血液和营养人体。

（4）卫气（卫阳）

1）卫气是行于脉外而具有保卫作用的气，由水谷精微中的剽悍滑利部分化生。

2）生理功能：①护卫肌表，防御外邪入侵。②温养脏腑、肌肉、皮毛等。③调节控制汗孔的开合和汗液的排泄，以维持体温的相对恒定。

二、血

1. 血的基本概念　血是流行于脉管之中的红色液体，是构成人体和维持人体生命活动的基本物质之一，由脾胃运化的水谷之精微所化生。

2. 血的生成

（1）血的化生之源

1）水谷之精化血：由水谷之精化生的营气和津液是化生血的主要物质基础。

2）肾精化血：精与血之间存在着相互资生和相互转化的关系，因而肾精充足，则可化为肝血以充实血液。

（2）与血生成相关的脏腑

1）脾胃是血的生化之源：脾胃运化水谷精微所产生的营气和津液，是其主要物质基础。

2）心肺：脾胃运化水谷精微所化生的营气和津液，上输于心肺，与肺吸入之清气结合，灌注心脉，心阳温煦，化赤为血。

3）肾：肾藏精生髓，髓化生血；肾中精气充足，血液化生有源；肾精充足，肾气充沛，可促进脾胃的运化功能，有助于血的化生。

3. 血的功能

（1）濡养作用：血含有人体所需的丰富的营养物质，对全身各脏腑组织器官起着濡养和滋润作用，以维持各脏腑组织器官功能的正常运行。

（2）化神作用：血是机体精神活动的物质基础，人体血气充盛，才能产生充沛而舒畅的精神情志。

4. 血的运行　血液循行于脉管中，周而复始，如环无端。

（1）影响因素：①气的推动、温煦、固摄等功能。②脉道通畅无阻。③病邪的影响。

（2）相关脏腑功能

1）心：主血脉，心气的推动，是血液循行的基本动力。

2）肺：朝百脉，助心行血。

3）肝：主疏泄、藏血，调节血液循环与血液量的平衡。

4）脾：主统血，使血在脉内运行，防止其溢出脉外。

三、津液

1. 津液的基本概念

（1）津液是体内各种正常水液的总称，包括各脏腑组织器官的内在体液及正常的分泌物，也是构成人体和维持人体生命活动的基本物质。

（2）一般来说，质地较清稀，流动性较大，布散于体表皮肤、肌肉和孔窍，并能渗注于血脉，起滋润作用的，称为津；质地较稠厚，流动性较小，灌注于骨节、脏腑、脑、髓等组织，起濡养作用的，则称为液。

2. 津液的代谢

（1）津液的生成：津液来源于饮食水谷→脾主运化，胃主受纳腐熟→小肠主液、泌别清浊，大肠主津。

（2）津液的输布：①脾气输布津液。②肺气宣发肃降，通调水道。③肾气蒸腾气化水液。④肝气疏泄，调畅气机，气行则水行。⑤三焦决渎，利水道。

（3）津液的排泄

1）津液的排泄主要与肾、肺、脾的生理功能有关。

2）排泄方式：①以汗液和呼气的形式在肺之宣发和呼吸的作用下排出体外。②以尿液的形式在肾气作用下排出体外（最主要途径）。③以粪便的形式在大肠作用下排出。

3. 津液的功能

（1）滋润和濡养作用：津质地较清稀，布散于体表而滋润肌肤孔窍。液质地较浓稠，分布于脏腑而濡养脏腑，滑利关节。

（2）化生血脉：津液不仅流行敷布于脉外，而且能进入脉内，化生血液，成为血液的组成部分。

（3）运输代谢废料：把机体代谢废料运输到有关排泄器官，不断地排出体外，保证各组织器官的正常运行。如经皮肤汗孔排出的汗，经肾与膀胱排出的尿，其中除大量的水分外，也包含有许多代谢废物。

四、气、血、津液之间的关系

1. 气与血的关系

（1）气为血之帅

1）气能生血：血液的化生离不开气作为动力。气旺则血足，气虚则血虚。

2）气能行血：气能推动和调控血在脉内稳定运行。气行则血行，气滞则血瘀。

3）气能摄血：血在脉中循行而不溢出脉外，主要依赖于气对血的固摄作用。如果气虚而固摄血液的作用减弱，可导致各种出血病证，即"气不摄血"。

（2）血为气之母

1）血能养气：气的充盛及功能的发挥均离不开血液的濡养。血足则气旺，血亏则气少。

2）血能载气：气必须依附于血而得以存于体内，不致散失，并赖血之运载而运行全身。大失血的患者，气亦随之发生大量丧失，往往导致气的涣散不收、漂浮无根的气脱病变，即"气随血脱"。

2. 气与津液的关系

（1）气能生津：津液的生成必须依赖于气的推动和气化作用。气旺则津生，气虚则津亏。

（2）气能行津：津液的运行必须依靠气的推动作用。气行则水行，气虚则水停，气滞则水滞。

（3）气能摄津：津液的输布与排泄必须依靠气的固摄与调节作用，防止其无故流失。

（4）津液对气的关系：津能载气以养气。若津液大量流失，则随着津液的丢失，气也会脱失，称为气随津脱，或气随液泄。即"吐下之余，定无完气"。

3. 血与津液的关系

（1）津血同源：血和津液都来源于水谷精气，并可相互化生。

（2）对于失血患者，临床上不宜采用汗法，即"衄家不可发汗""亡血家不可发汗"。

（3）对于多汗夺津或津液大亏的患者，亦不可轻用破血、逐血之峻剂，即"夺血者无汗，夺汗者无血"。

第九单元　经络

本单元重点掌握十二经脉的走向规律、交接规律、分布规律，奇经八脉等。应重点注意手足三阴、三阳的走向、交接及流注次序。对于督脉、任脉、冲脉、带脉也应掌握。

一、经络学说

1. 经络的基本概念　经络是运行全身气血、联络脏腑肢节、沟通表里上下内外、调节体内各部分功能活动的通路，是人体特有的组织结构和联络系统。

2. 经络系统的组成

（1）经脉

1）正经：共有十二条，分为手足三阴经和手足三阳经，是人体气血运行的主要通道。十二经脉有一定的起止点、循行部位和交接顺序。

2）奇经：督脉、任脉、冲脉、带脉、阴跷脉、阳跷脉、阴维脉、阳维脉，合称"奇经八脉"。此八条经脉穿插循行于正经之间。

3）经别：是从十二经脉别行分出的重要支脉，称"十二经别"，主要是加强十二经脉中相为表里的两经之间的联系。

（2）络脉

1）别络：十二经脉在四肢部位各分出一支别络，再加上躯干部的任脉之络、督脉之络及脾之大络，合为"十五别络"。

2）浮络：循行于人体浅表部位而常浮现的络脉。

3）孙络：是最细小的络脉，具有"溢奇邪""通荣卫"的作用。

（3）连属部分

1）经筋：十二经脉之气"结、聚、散、络"于筋肉、关节的体系，是十二经脉的附属部分，故称"十二经筋"。

2）皮部：十二经脉及其络脉在皮肤所分布的部位，亦即在皮肤的经络分区，故称"十二皮部"。

二、十二经脉

1. 十二经脉的走向规律　手之三阴，从胸走手；手之三阳，从手走头；足之三阳，从头走足；足之三阴，从足走腹。

2. 十二经脉的交接规律

（1）相表里的阴经与阳经在四肢末端交接。

（2）同名手足阳经在头面部交接。

（3）异名手足阴经在胸部交接。

3. 十二经脉的分布规律

（1）四肢部位

十二经脉	四肢	分布规律
三阴经	上肢	太阴在前，厥阴在中，少阴在后
	下肢	内踝上 8 寸以下：厥阴在前，太阴在中，少阴在后
		内踝上 8 寸以上：太阴在前，厥阴在中，少阴在后
三阳经	上肢	阳明在前，少阳在中，太阳在后
	下肢	阳明在前，少阳在中，太阳在后

（2）头面部位：阳明经主要行于面部，其中足阳明经行于额部；少阳经主要行于侧头部；手太阳经主要行于面颊部，足太阳经行于头顶和头后部。

（3）躯干部位

1）手三阴经均从胸部行于腋下，手三阳经行于肩部和肩胛部。

2）足三阳经则阳明经行于前，太阳经行于后，少阳经行于侧面。足三阴经均行于腹胸面。

3）循行于腹胸面的经脉，自内向外依次为足少阴肾经、足阳明胃经、足太阴脾经和足厥阴肝经。

4. 十二经脉的表里关系

阴经	阳经
手太阴肺经	手阳明大肠经
手厥阴心包经	手少阳三焦经
手少阴心经	手太阳小肠经
足太阴脾经	足阳明胃经
足厥阴肝经	足少阳胆经
足少阴肾经	足太阳膀胱经

5. 十二经脉的流注次序　记忆歌诀：肺大（肠）胃脾心小肠，膀肾胞焦胆肝肺。

→手太阴肺经 —食指端→ 手阳明大肠经 —鼻翼旁→ 足阳明胃经 —足大趾端→ 足太阴脾经

———— 心中 ←————

手少阴心经 —小指端→ 手太阳小肠经 —目内眦→ 足太阳膀胱经 —足小趾端→ 足少阴肾经

———— 胸中 ←————

手厥阴心包经 —无名指端→ 手少阳三焦经 —目外眦→ 足少阳胆经 —足大趾→ 足厥阴肝经

———— 肺中 ←————

三、奇经八脉

1. 奇经八脉的特点

（1）奇经八脉是督脉、任脉、冲脉、带脉、阴跷脉、阳跷脉、阴维脉、阳维脉的总称。

（2）奇经八脉与奇恒之腑和部分脏腑有一定的联系，但同五脏六腑无直接络属关系。

（3）奇经八脉之间无表里相配之关系。

2. 奇经八脉的主要功能

（1）密切十二经脉的联系。

（2）调节十二经脉气血。

（3）参与人体生殖及脑髓功能的调节。

3. 督脉、任脉、冲脉、带脉、跷脉和维脉的基本功能

（1）督脉：调节阳经气血，故称"阳脉之海"；与脑、髓和肾的功能有关。

（2）任脉：调节阴经气血，故称"阴脉之海"；主持妊养胞胎。

（3）冲脉：调节十二经气血，故称"十二经脉之海"；冲为血海，有促进生殖之功能，并同妇女的月经有着密切的联系。

（4）带脉：约束纵行诸经；主司妇女的带下。

（5）跷脉：①主司下肢运动。②主司眼睑开合。

（6）维脉：①阳维脉有维系、联络全身阳经的作用。②阴维脉有维系、联络全身阴经的作用。

四、经别、别络、经筋、皮部

1. 经别的概念　从十二经脉别行分出后，深入躯体深部，循行于胸腹及头部的重要支脉。

2. 别络的概念　经脉的分支，多分布于体表，是络脉系统中较大的和主要的络脉。

（1）"十五别络"：十二经脉和任、督两脉各别出一络，加上脾之大络，共十五条。

（2）"十六别络"："十五别络"加上胃之大络。

3. 经筋的概念　十二经脉之气结、聚、散、络于筋肉、关节的体系，是十二经脉的附属部分。

4. 皮部的概念　体表的皮肤按经络循行分布部位的分区。

五、经络的生理功能和经络学说的应用

1. 经络的生理功能

（1）沟通联络作用

1）脏腑同外周肢节之间的联系：十二经脉在体内与五脏六腑相络属，在体表则散络结聚于经筋，并布散于皮部。

2）脏腑同官窍之间的联系：目、耳、鼻、口、舌、前阴、后阴等官窍，都是经脉循行所经过的部位，而且经脉又多内络属于脏腑。

3）脏腑之间的联系：十二经脉中每一经都分别络属于一脏一腑，从而加强了相为表里的一脏一腑之间的联系。

4）经脉与经脉之间的联系：十二正经与奇经八脉之间纵横交错；奇经八脉之间又彼此相互联系，从而构成了经脉与经脉之间的多种联系途径。

（2）运输气血作用：气血通达于全身，发挥其营养脏腑组织器官、抗御外邪、保卫机体的作用，必须依赖于经络的传注。

（3）感应传导作用：指经络系统对于针刺或其他刺激感觉具有的传递通导作用，又称为"经络感传现象"。

（4）调节功能活动作用：运用针灸等治疗方法以激发经络的调节作用，针刺有关经络的穴位，则可对各脏腑功能产生调整作用。

2. 经络学说的应用

（1）阐释病理变化：经络有运行气血、沟通表里、联络脏腑及感应传导等作用，通过经络的传导，内脏的病变也可以反映于外，表现于某些特定的部位或与其相应的官窍。

（2）指导临床诊断

1）根据疾病症状出现的部位，结合经络循行的部位及所联系的脏腑，作为疾病诊断的依据。如两胁疼痛，多为肝胆疾病。

2）依据经络循行部位，或在经气聚集的某些穴位，有明显的压痛或有结节状、条索状的反应物，或有局部皮肤的某些形态变化，也常有助于疾病的诊断。如肠痈可在阑尾穴有压痛。

（3）指导疾病治疗

1）指导针灸和按摩："循经取穴"。

2）指导用药：根据某些药物对某一脏腑经络有特殊的选择性作用，创立了药物的"归经"和"引经报使"理论。

第十单元　病因

本单元为重点内容。其中六淫的性质及致病特点、七情内伤的特点、痰饮的致病特点均为常考知识点。关于六淫的考题几乎每年都有出现，特别是寒邪、湿邪的致病特点，考生应着重把握。另外，五味偏嗜、瘀血、劳逸失度等内容也应掌握。

一、六淫

1. 六淫的概念　即风、寒、暑、湿、燥、火六种外感病邪的统称。

2. 六淫的共同致病特点

（1）外感性：六淫为病，多首先侵犯肌表，或从口鼻而入，或两者同时侵袭。

（2）季节性：如春季多风病，夏季多暑病，长夏多湿病，秋季多燥病，冬季多寒病。

（3）地域性：与生活工作的区域环境密切相关。如西北多燥病，东北多寒病，江南多湿热病；长期高温作业者，多燥热或火邪为病，而久居湿地者多患湿病。

（4）相兼性：可单独致病，也可相兼致病。

3. 六淫的性质及致病特点

（1）风邪的性质及致病特点：①风为阳邪，其性开泄，易袭阳位。②风邪善行而数变。③风为百病之长。

（2）寒邪的性质及致病特点：①寒为阴邪，易伤阳气。②寒性凝滞，主痛。③寒性收引。

（3）暑邪的性质及致病特点：①暑为阳邪，其性炎热。②暑性升散，耗气伤津。③暑多夹湿。

（4）湿邪的性质及致病特点：①湿为阴邪，易阻遏气机，损伤阳气。②湿性重浊。③湿性黏滞。④湿性趋下，易伤阴位。

（5）燥邪的性质及致病特点：①燥性干涩，易伤津液。②燥易伤肺。

（6）火（热）邪气的性质及致病特点：①火热为阳邪，其性炎上。②火热易伤津耗气。③火热易生风动血。④火热易发肿疡。

二、疠气

1. 疠气的概念

（1）疠气，即疫疠之气，是一类具有强烈传染性的外感致病邪气。又称"疫毒""疫气""异气""戾气""毒气""乖戾之气"等。

（2）疫疠邪气致病，多从口鼻侵入人体。在人群中，可散发，也可形成瘟疫大面积流行。

（3）常见病如大头瘟、疫痢、白喉、烂喉丹痧、霍乱、鼠疫等。

2. 疠气的致病特点　①发病急骤、病情较重。②一气一病、症状相似。③传染性强、易于流行。

三、七情内伤

1. 七情的基本概念

（1）七情的含义：喜、怒、忧、思、悲、恐、惊七种情志变化。

（2）七情与脏腑气血的关系：情志活动以脏腑气血为物质基础，喜、怒、思、忧、恐，分别由心的精气、肝的精气、脾的精气、肺的精气、肾的精气所化生，常称"五志"，即五脏的情志。

2. 七情内伤的致病特点

（1）直接伤及内脏：怒伤肝、喜伤心、思伤脾、悲忧伤肺、惊恐伤肾。情志所伤，以心、肝、脾为多见。

（2）影响内脏气机

1）怒则气上：过度愤怒，使肝气疏泄太过，气机上逆。

2）喜则气缓：过喜或暴喜，使心气涣散而不收，表现为精神不能集中。

3）恐则气下：过度恐惧，伤及肾气，肾气不固，或恐惧不解，肾精不固。

4）惊则气乱：突然受惊，心无所倚，神无所归，惊慌失措。

5）悲则气消：过度悲忧，使肺气抑郁，意志消沉。

6）思则气结：过度思虑，伤及脾气，使脾不健运，运化无力，气血化生无源。

四、饮食失宜

1. 饮食不节

（1）过饥：不能按时进食，或长期进食不足，气血生化无源，久之则亏虚而为病。

（2）过饱：饮食太多，或暴饮暴食，损伤脾胃之气。

2. 饮食不洁　进食不清洁的食物，引起胃肠疾病和肠道寄生虫病。病变以肠胃病为主。

3. 饮食偏嗜

（1）寒热偏嗜：多食生冷寒凉之物，可以损伤脾胃阳气。多食油煎温热之物，可以损伤脾胃阴液。

（2）五味偏嗜

1）《素问·五脏生成》曰：多食咸，则脉凝泣而变色；多食苦，则皮槁而毛拔；多食辛，则筋急而爪枯；多食酸，则肉胝皱而唇揭；多食甘，则骨痛而发落。

2）《素问·生气通天论》曰：味过于酸，肝气以津，脾气乃绝；味过于咸，大骨气劳，短肌，心气抑；味过于甘，心气喘满，色黑，肾气不衡；味过于苦，脾气不濡，胃气乃厚；味过于辛，筋脉沮弛，精神乃央。

五、劳逸失度

1. 过度劳累

（1）劳力过度：劳力过度伤气。表现为少气乏力、神疲消瘦、自汗等症。

（2）劳神过度：劳神过度伤心脾。表现为心神失养的心悸、健忘、失眠、多梦，及脾不健运的纳呆、腹胀、便溏等症。

（3）房劳过度：房劳过度伤肾精。表现为腰膝酸软、眩晕耳鸣、精神萎靡、遗精、早泄等。

2. 过度安逸

（1）安逸少动，气机不畅。久卧伤气。

（2）阳气不振，正气虚弱。

（3）长期用脑过少，神气衰弱。

六、痰饮

1. 痰饮的概念　水液代谢的局部或全身障碍所形成的病理产物。浓度较大、黏稠的称痰，浓度较小、清稀的称饮。

2. 痰饮的致病特点

（1）痰饮的病机特点

1）阻滞气机运行。

2）影响水液代谢的进行。

3）易于蒙蔽心神。

4）致病广泛，变幻多端。

5）病程长。

（2）痰饮的病证特点

1）痰证：①痰滞在肺，见喘咳咯痰。②痰阻于心，胸闷心悸；痰迷心窍，神昏痴呆；痰火扰心，发为癫狂。③痰停于胃，恶心呕吐。④痰留经络筋骨，见瘰疬痰核、肢体麻木等。⑤痰浊上犯于头，眩晕。⑥痰与气凝结咽喉，见咽中梗阻、吞之不下、吐之不出的梅核气证。

2）饮证：①饮留胸胁，则胸胁胀满，咳唾引痛，为悬饮。②饮在胸膈，则胸闷咳喘，不能平卧，其形如肿，为支饮。③饮留肠间，肠鸣沥沥有声，为痰饮。④饮溢肌肤，则肌肤水肿，无汗，身体痛重，为溢饮。

七、瘀血

1. 瘀血的概念

（1）凡是因血运不畅，阻滞于经脉、脏腑及其他部位，包括离经之血积存于体内，均称为瘀血。

（2）瘀血是疾病过程中所形成的病理产物，又是某些疾病的致病因素。

2. 瘀血的形成

（1）气虚、气滞、血寒、血热等，使血行不畅而瘀滞。

（2）内外伤，或气虚失摄，或血热妄行等，引起血离经脉，积存于体内而形成瘀血。

3. 瘀血的致病特点

（1）瘀血病证的共同特点

1）疼痛：痛处固定不移，拒按，多为刺痛，夜间痛甚。

2）出血：多呈紫暗色，伴有血块。

3）肿块：外伤肌肤局部，可见青紫肿胀；积于体内，久聚不散，形成癥积，按之有痞块，固定不移。

4）伴随症状：面色黧黑，肌肤甲错，唇甲青紫，舌色紫暗或有瘀点、瘀斑，脉细涩、沉弦或结代。

（2）瘀血病证

1）瘀阻于心，见心悸、胸闷心痛。

2）瘀阻于肺，见胸痛、咯血。

3）瘀阻胃肠，见呕血、大便色黑如漆。

4）瘀阻于肝，见胁痛痞块。

5）瘀血攻心，可致发狂。

6）瘀阻胞宫，见少腹疼痛、月经不调。

7）瘀阻于肢体末端，可形成脱骨疽。

8）瘀阻肢体肌肤局部，可见局部肿痛青紫等。

八、结石

1. 结石的概念　体内某些部位形成并停滞为病的砂石样病理产物。

2. 结石的致病特点

（1）多发于肝、肾、胆、胃、膀胱等脏腑。

（2）病程较长，病情轻重不一。

（3）阻滞气机，损伤脉络。

第十一单元　发病

　　本单元的内容主要是发病的基本原理及影响发病的主要因素。对于正气、邪气应有本质上的了解，各种发病类型的概念也应注意，通读即可。

一、发病的基本原理

1. 正气与邪气的概念

名称	概念	主要作用
正气	存在于人体内的具有抗邪愈病作用的各种物质的总称	①抵御外邪的入侵；②祛邪外出；③修复调节能力；④维持脏腑经络的机能活动
邪气	存在于外在环境中的，或人体内部产生的具有致病作用的各种因素的总称	①导致生理机能失常；②造成脏腑组织的形质损害；③改变体质状态

2. 正气不足是疾病发生的内在因素"正气存内，邪不可干"。当人体正气不足，无力抗御邪气的侵袭，又不能及时祛除邪气，导致人体物质结构的损伤及其功能活动的紊乱，可发生疾病。

3. 邪气是发病的重要条件"邪之所凑，其气必虚"。邪气是发病的条件，在一定条件下，可能起主导作用。

二、影响发病的主要因素

1. 环境因素与发病

（1）气候因素：四时气候的异常变化，是滋生和传播邪气，导致疾病发生的条件。如春易伤风、夏易中暑、秋易伤燥、冬易感寒等。

（2）地域因素：不同地域的气候特点、水土性质、生活习俗各有所不同，均可影响人群的生理和疾病的发生。如北方多寒病，南方多热病或湿热病。

（3）生活工作环境：如工作环境中的废气、废液、废渣、噪声，生活环境中的阴暗潮湿、空气秽浊、蚊蝇孳生等，均可导致疾病的发生和流行。

（4）社会环境："尝贵后贱，虽不中邪，病从内生""暴苦暴乐，始乐后苦，皆伤精气"。

2. 体质因素与发病

（1）决定发病的倾向性："肉不坚，腠理疏，则善病风""五脏柔弱者，善病消瘅"。

（2）产生对某种病邪的易感性

1）肥人或痰湿内盛之体，易感寒湿之邪，易患眩晕、中风之疾；瘦人或阴虚之质，易感燥热之邪，易患肺痨咳嗽等疾病。

2）阳盛之体易热化形成湿热证，阳虚者又易寒化成为寒湿证。

3. 精神状态与发病　精神状态能影响内环境的协调平衡，故能影响发病。

三、发病的类型

1. 感邪即发 指感邪后立即发病、发病迅速，又称为卒发。

2. 徐发 感邪后缓慢发病，又称为缓发。

3. 伏而后发 感受邪气后，病邪在机体潜伏一段时间，或在诱因的作用下，过时发病。如"夏伤于暑，秋为痎疟""冬伤于寒，春必病温"。

4. 继发 在原发疾病的基础上，继而发生新的疾病。如肝阳上亢所致的中风，小儿食积所致的疳积。

5. 合病与并病

（1）合病：两经或两个部位以上同时受邪所出现的病证。

（2）并病：感邪后某一部位的证候未了，又出现另一部位的病证。

6. 复发

（1）疾病初愈或疾病的缓解阶段，在某些诱因的作用下，引起疾病再度发作或反复发作的一种发病形式。

（2）类型：大致分为少愈即复，休止与复发交替，急性发作与慢性缓解交替。

（3）诱发因素：重感致复、食复、劳复、药复及情志致复等。

第十二单元 病机

本单元为中医学基础理论的重点内容，每年考试都会涉及，其中邪正盛衰、阴阳失调是常考点，特别是阴阳格拒的内容极易混淆。另外，对于内生五邪、精气血失调的内容也应掌握。

一、邪正盛衰

1. 邪正盛衰与虚实变化

（1）实：指邪气亢盛，是以邪气盛为矛盾主要方面的一种病理反映。实证常见于外感六淫致病的初期和中期，或由于痰、食、水、血等滞留于体内而引起的病证。

（2）虚：指正气不足，是以正气虚损为矛盾主要方面的一种病理反映。虚证多见于素体虚弱或疾病的后期，以及多种慢性病证。

2. 邪正盛衰与疾病转归

（1）由实转虚：指因疾病失治或治疗不当，以致病邪久留，损伤人体正气，导致疾病由实转化为虚。

（2）因虚致实：正气不足，无力驱邪外出，或正虚，而内生水湿、痰饮、瘀血等病理产物的凝结阻滞，导致疾病由虚转化致实。

（3）虚实夹杂

1）实中夹虚：指以邪实为主，兼见正气虚损的病机变化。

2）虚中夹实：指以正虚为主，兼夹邪实的病机变化。

（4）虚实真假

1）真实假虚：因实邪结聚，阻滞经络，气血不能外达，可导致真实假虚的现象，称为"大实有羸状"。

2）真虚假实：因脏腑的气血不足，运化无力，可导致真虚假实的现象，称为"至虚有盛候"。

二、阴阳失调

1. 阴阳偏盛　阴盛则寒，阳盛则热。

（1）阳偏盛：机体在疾病过程中出现的阳邪偏盛，机能亢奋，热量过剩的病理状态。多表现为阳盛而阴未虚的实热证。

（2）阴偏盛：机体在疾病过程中出现的一种阴邪偏盛，机能障碍或减退，产热不足，以及病理性代谢产物积聚的病理状态。多表现为阴盛而阳未虚的实寒证。

2. 阴阳偏衰

（1）阳偏衰：机体阳气虚损，机能减退或衰弱，热量不足的病理状态。多表现为机体阳气不足，阳不制阴，阴气相对偏亢的虚寒证。

（2）阴偏衰：机体精、血、津液等物质亏耗，以及阴不制阳，导致阳相对亢盛，机能虚性亢奋的病理状态。多表现为阴液不足，滋养、宁静功能减退，阳气相对偏盛的虚热证。

3. 阴阳互损

（1）阴损及阳：阴虚导致阳虚，继而形成阴阳两虚的病机。

（2）阳损及阴：阳虚导致阴虚，继而形成阴阳两虚的病机。

4. 阴阳格拒

（1）阴盛格阳：阴寒之邪壅盛于内，逼迫阳气浮越于外，使阴阳之气不相顺接，相互格拒的一种病理状态。属于真寒假热之证。临床可见四肢厥逆、下利清谷、脉微欲绝等，又可见身热反不恶寒（但欲盖衣被）、面颊泛红等假热之象。

（2）阳盛格阴：邪热过盛，深伏于里，阳气被遏，郁闭于内，不能外透布达于肢体，从而形成阴阳格拒、排斥，而格阴于外的一种病理状态。属于真热假寒之证。临床可见身热、面红、气粗、烦躁等，又可见四肢厥冷（但身热不恶寒）、脉象沉伏（但沉数有力）等假寒之象。

5. 阴阳亡失

（1）亡阳：机体的阳气发生突然性脱失，而致全身机能突然严重衰竭的一种病理状态。临床多见大汗淋漓、汗稀而凉、肌肤手足逆冷、精神疲惫、神情淡漠，甚则见昏迷、脉微欲绝等症。

（2）亡阴：机体由于阴液发生突然性的大量消耗或丢失，而致阴精亏竭，滋养濡润功能丧失，全身机能严重衰竭的一种病理状态。临床多见汗出不止、汗热而黏、手足温、喘渴烦躁，或昏迷谵妄、身体干瘪、皮肤皱褶、目眶深陷、脉疾躁无力等症。

三、气血失常

1. 气的失常

（1）气不足：又称"气虚"。元气耗损，功能失调，脏腑功能衰退，抗病能力下降的病理状态。

（2）气行失常：①气滞；②气逆；③气陷；④气闭；⑤气脱。

2. 血的失常

（1）血不足：又称"血虚"，指血液不足或血的濡养功能减退的病理状态。

（2）出血：血液不循常道，流出脉外。

（3）血瘀：血液的循行迟缓和不流畅的病理状态。

3. 气血关系失调

（1）气滞血瘀：气的运行郁滞不畅，以致血液循行障碍。

（2）气不摄血：气虚不足，统摄血液循行的功能减退，血不循经，溢出于脉外。

（3）气随血脱：在大量出血的同时或过后，气随血液的流失而脱散。

（4）气血两虚：气虚机能衰退与血虚组织器官失养同时存在。

（5）气血失和，不荣经脉：因为气血两虚，导致气血之间相互为用的功能失于和调，影响经脉、筋肉和肌肤的濡养。

四、津液代谢失常

1. 津液不足

（1）津液亏损，脏腑组织失于滋养，表现一系列干燥枯涩征象的病理变化。

（2）常见口、鼻、皮肤干燥，大吐、大泻、多尿时所出现的目陷，甚则转筋等。

2. 津液输布、排泄障碍

（1）输布障碍：津液转输、运行失调，停滞体内某些部位的病变。

（2）排泄障碍：津液化为汗、尿的作用失调，导致水液潴留体内为患。

3. 津液与气血关系失调

（1）水停气阻：①水饮阻肺，见胸满咳嗽，喘促不能平卧。②水饮凌心，见心悸心痛。③水饮停滞中焦，见脘腹胀满，纳呆，恶心呕吐。④饮停于四肢，见浮肿，肢体沉困、胀痛等。

（2）气随津脱：频繁而大量的呕吐、泄泻，则亦可使气随津液的耗伤而脱失，即"吐下之余，定无完气"。

（3）津枯血燥：津液亏乏，甚则枯竭，从而导致血燥虚热内生，或血燥生风。

（4）津亏血瘀：津液亏损，血液循行郁滞不畅。

五、内生"五邪"

1. 风气内动　"诸风掉眩，皆属于肝"。

（1）热极生风：邪热炽盛，煎灼津液，伤及营血，燔灼肝经，筋脉失养（高热痉厥、神昏谵语）。

（2）肝阳化风：肝肾阴亏，肝阳亢而化风，形成风气内动（筋惕肉瞤、肢麻震颤）。

（3）阴虚风动：阴液枯竭，无以濡养筋脉（手足蠕动、午后潮热）。

（4）血虚生风：肝血不足，筋脉失养，或血不荣络（麻木不仁、筋肉跳动）。

（5）血燥生风：津枯血少，肌肤失养，血燥化风（肌肤甲错、皮肤瘙痒）。

2. 寒从中生　机体阳气虚衰，温煦作用减退，阳不制阴而虚寒内生的病理变化。"诸寒收引，皆属于肾"。

3. 湿浊内生　因体内水液输布排泄障碍而致湿浊停滞的病理变化。"诸湿肿满，皆属于脾"。

4. 津伤化燥　津液耗伤，各脏腑形体官窍失其滋润而出现干燥枯涩的病理状态。"燥胜则干"。

5. 火热内生　由于阳盛有余，或阴虚阳亢，或气血郁滞，或病邪郁结而产生的火热内扰、功能亢奋的病理状态。

六、疾病传变

1. 疾病传变的形式

（1）病位传变：某一部位或某一脏腑的病变，可向其他部位或其他脏腑传变，引起疾病的发展变化。

（2）病性转化：①寒热转化；②虚实转化。

2. 影响疾病传变的因素

（1）体质因素：素体阳盛者，则邪多从火化，疾病多向阳热实证演变；素体阴盛者，则邪多从寒化，疾病多向寒实或虚寒等证演变。

（2）病邪因素：①疾病传变的迟速与邪气的性质直接相关。②不同病邪，其伤人途径不同，病位传变途径有差异。③病邪从化，病性变化与病邪属性有一定联系。

（3）地域因素和气候因素：①地域因素长期作用，影响疾病的传变。②时令气候对疾病传变的影响。

（4）生活因素：包括情志、饮食、劳逸等。

第十三单元　防治原则

中医基础理论

87

　　本单元的重点内容为正治与反治、调整阴阳、三因制宜，每年考试必考。未病先防与既病防变亦应掌握，出题趋势逐年上升，其余内容了解即可。

一、预防

　　1. 未病先防

　　（1）养生以增强正气：采用自身预防保健措施，增强自身的体质，提高人体的正气，从而增强机体的抗病能力。

　　（2）防止病邪侵害：①避其邪气。②药物预防。

　　2. 既病防变　在疾病发生之后，力求做到早期诊治，防止疾病的传变，即"先安未受邪之地"。

　　（1）早期诊治：如外感病初期，邪气尚未深入，脏腑气血未伤，正气未衰，病情轻浅，传变较少，诊治越早，疗效越好。否则，容易延误病情等。

　　（2）控制疾病的传变：采取截断病传途径和先安未受邪之地的方法，防止疾病的发展或恶化。

二、治则

　　1. 正治与反治

　　（1）正治：采用与其疾病证候性质相反的方药进行治疗的原则。又称为"逆治"。包括寒者热之、热者寒之、虚则补之、实则泻之等。

　　（2）反治：顺从病证的外在假象而治的原则。又称"从治"。包括热因热用、寒因寒用、塞因塞用、通因通用。

治法	概念	适应证
热因热用	以热治热，用热性药物来治疗具有假热征象的病证	阴盛格阳的真寒假热证
寒因寒用	以寒治寒，用寒性药物来治疗具有假寒征象的病证	阳盛格阴的真热假寒证
塞因塞用	以补开塞，用补益方药来治疗具有闭塞不通症状的病证	体质虚弱，脏腑精气功能减退而出现闭塞症状的真虚假实证
通因通用	以通治通，用通利之方药治疗具有实性通泄症状的病证	因实邪内阻出现通泄症状的真实假虚证

　　2. 治标与治本

　　（1）缓则治其本：用于病情缓和、病势迁延、暂无急重病状情况下。

　　（2）急则治其标：如剧痛、大出血、二便不通等，需首先治疗。

　　（3）标本兼治：用于标病本病并重，或标本均不太急时。

　　3. 扶正与祛邪

　　（1）概念

　　1）扶正：扶助正气以提高机体的抗病能力，适用于各种虚性病变，即"虚则补之"。

　　2）祛邪：祛除邪气以安正气，适用于各种实性病变，即"实则泻之"。

（2）运用

方法	适应证
单纯扶正	以正气虚为主，而邪气亦不盛的虚性病证或真虚假实证
单纯祛邪	以邪实为主，而正气未衰的实性病证或真实假虚证
扶正与祛邪兼用	正虚邪实之虚实夹杂病证
先祛邪后扶正	邪盛而正虚不甚尚耐攻伐的病证
先扶正后祛邪	正虚邪实以正虚为主的病证

4. 调整阴阳　根据机体阴阳失调的具体状况，损其有余，补其不足，促使其恢复相对的协调平衡。

（1）损其偏盛：适用于阴阳偏盛，即阴或阳一方过盛而有余的病证。如阳热亢盛的实热证，应"治热以寒"，即"热者寒之"。

（2）补其偏衰：适用于阴阳偏衰，即阴或阳一方虚损不足的病证。如阴虚不能制阳，应滋阴以制阳，即"壮水之主，以制阳光"。如阳虚不能制阴，应补阳以制阴，即"益火之源，以消阴翳"。

（3）阴阳并补：对阴阳两虚病证应用阴阳双补之法。

（4）回阳救阴：亡阳者，当回阳以固脱；亡阴者，当救阴以固脱。

5. 调理气血

（1）气病治则：①气虚则补；②气滞则疏；③气陷则升；④气逆则降；⑤气脱则固；⑥气闭则开。

（2）血病治则：①血虚则补；②血瘀则行；③血脱则固；④血寒则温；⑤血热则凉；⑥出血则止。

（3）气血同病治则：①气病治血；②血病治气。

6. 三因制宜

（1）因时制宜：根据时令气候特点，考虑用药的治则。如"用寒远寒，用凉远凉，用温远温，用热远热，食宜同法"。

（2）因地制宜：根据不同地域环境特点，考虑用药的治则。

（3）因人制宜

1）年龄：老年人生机衰退，气血阴阳亏虚，病多虚证或虚实夹杂，虚证宜补，攻邪宜慎，药量较青壮年为轻。小儿生机旺盛，但气血未充，脏腑娇嫩，易寒易热，易虚易实，病情变化较快，忌投峻剂，少用补益，药量宜轻。

2）性别：妇女有经、带、胎、产之别，用药宜慎。妊娠期间，凡峻下、破血、滑利、走窜等伤胎或有毒之品，当禁用或慎用。

3）体质：阳盛或阴虚之体，慎用温热之剂；阳虚或阴盛之体，则应慎用寒凉之药。

第二章 中医诊断学

本章主要介绍中医诊断疾病的基本原则、望闻问切四诊、八纲、病性辨证、脏腑辨证等内容，是学习的重中之重。对于临床实践来讲，准确判断病证是有效治疗疾病的前提。本章学习的难点主要为舌诊、脉诊、脏腑辨证等，学习过程中多结合实践，更有助于熟练掌握中医诊断学内容。

第一单元 绪论

本单元熟悉中医诊断疾病的基本原则即可。

中医诊断疾病的基本原则

1. 整体审察 诊察疾病时，既要观察患者当前的、局部的、明显的病理改变，又要审察其全身情况及其外在环境。

2. 诊法合参 诊察疾病时，要望、闻、问、切四诊并重，诸法参用，综合收集病情资料。

3. 病证结合 诊断疾病时，既要辨别所患的疾病，从疾病全过程、特征上认识疾病的本质，又要辨别所属的证候，从疾病当前的表现中判断病变的位置与性质，把辨病与辨证结合起来。

第二单元 问诊

本单元内容较多，考点较分散。从寒热到经带，每一部分内容均常涉及，其中问寒热与饮食口味的内容出现频率稍高一点。要结合各科内容联想记忆。

一、问寒热

1. 恶寒发热 恶寒与发热同时出现，是表证的特征性症状。

（1）恶寒重发热轻：风寒表证，由外感风寒之邪所致。

（2）发热重恶寒轻：风热表证，由外感风热之邪所致。

（3）发热轻而恶风：伤风表证，由外感风邪所致。

2. 但寒不热 只感觉冷而不发热，是寒证的特征性症状。

（1）久病畏寒：主里虚寒证（阳气虚衰，形体失于温煦）。

（2）新病恶寒：主实寒证（寒邪直中脏腑经络，郁遏阳气）。

3. 但热不寒 只觉发热而无怕冷之感，是热证的特征性症状，为阳盛或阴虚所致。

（1）壮热：持续高热，体温在39℃以上，不恶寒反恶热，为风寒之邪入里化热、风热内传，属里实热证。

（2）潮热

1）日晡潮热（阳明潮热）：日晡申时（下午3～5时）热势较高——胃肠燥热内结——阳

明腑实证。

2）午后潮热：午后发热明显，伴身热不扬——湿温潮热。

3）午后或夜间潮热：午后或入夜低热，或五心烦热，骨蒸发热——阴虚火旺——阴虚潮热。

（3）微热：发热不高，或仅自觉发热，持续时间较长——气虚、阴虚、气郁等。

4. 寒热往来　恶寒与发热交替发作，见于少阳病和疟疾，属半表半里证。

二、问汗

1. 自汗　醒时经常汗出，活动尤甚——气虚证、阳虚证。

2. 盗汗　睡时汗出，醒则汗止——阴虚证。若气阴两虚者，常自汗、盗汗并见。

3. 绝汗　病情危重时，大汗不止，可导致亡阴或亡阳，又称脱汗。

（1）亡阳之汗：冷汗淋漓如水，伴面色苍白，肢冷脉微。

（2）亡阴之汗：汗热而黏如油，伴躁扰烦渴，脉细数疾。

4. 战汗　先见恶寒战栗而后汗出，是疾病发展的转折点。

（1）若汗出热退，脉静身凉，为邪去正安的佳兆。

（2）汗后身热不减，烦躁不安，脉疾者，为邪胜正衰之危候。

三、问疼痛

1. 疼痛的性质

（1）冷痛：疼痛有冷感而喜暖，为寒邪阻滞经络，或阳气亏虚而脏腑经络失于温煦所致，属寒证。

（2）灼痛：疼痛有灼热感而喜凉，为阳热炽盛，或阴虚火旺所致，属热证。

（3）走窜痛：疼痛部位游走不定，或走窜攻冲作痛。

1）若胸胁脘腹窜痛，多由气滞所致，属气滞证。

2）四肢关节疼痛游走不定，为痹证，因风邪偏盛所致，属风胜行痹证。

（4）固定痛：疼痛部位固定不移。

1）若胸胁脘腹等处固定作痛，多是瘀血为患，属血瘀证。

2）四肢关节固定作痛，多因寒湿、湿热阻滞或热壅血瘀所致。

（5）胀痛：疼痛兼有胀感，具有时发时止、气泄得缓的特点，为气机郁滞，气滞不通所致，属气滞证。但头目胀痛，多因肝阳上亢或肝火上炎所致。

（6）刺痛：疼痛如针刺，痛处多固定而拒按，为瘀血阻滞，血行不畅所致，属血瘀证。

（7）重痛：疼痛兼有沉重感，因湿邪困阻气机而致，属湿证。但头部重痛，亦可因肝阳上亢，气血上壅所致。

（8）酸痛：疼痛兼有酸软感，因湿邪侵袭肌肉关节，气血运行不畅所致，属湿证。亦可因肾虚骨髓失养，或剧烈运动后肌肉疲劳引起。

（9）绞痛：疼痛剧烈如刀绞割，因有形实邪闭阻气机，或寒邪凝滞气机所致，属实证、寒证。

（10）空痛：疼痛兼有空虚感，因气血精髓亏虚，脏腑经络失养所致，属虚证。

（11）隐痛：疼痛不甚剧烈，绵绵不休，但尚可忍耐，为精血亏损或阳气不足，脏腑经络失养所致，属虚证。

（12）掣痛：抽掣牵引作痛，由一处连及他处疼痛，因血虚经脉失养，或寒凝经脉阻滞所致。

2. 疼痛的部位

（1）头痛

1）部位：前额连眉棱骨痛——阳明经头痛；头部两侧疼痛——少阳经头痛；后头枕部疼

痛连项——太阳经头痛；颠顶痛——厥阴经头痛。

2）病程：①病程短、头痛剧烈、痛无休止者，为外感所致，属实证。②病程长、头痛较缓、时痛时止者，为内伤头痛，多属虚证。③因肝阳上亢、痰浊上扰、瘀血阻滞所致者，属实证或虚实夹杂证。

（2）胸痛

1）胸前"虚里"部位作痛，或心痛彻背，掣及左肩、左臂者，病在心。

2）胸膺作痛，伴咳嗽者，病在肺。

（3）胁痛：胁的一侧或两侧疼痛，与肝胆病变有密切关系，如肝郁气滞、肝胆湿热、肝胆火盛以及悬饮等病证。

（4）胃脘痛

1）进食后疼痛加剧，为实证，可因寒、热、食积、气滞和瘀血等致胃失和降所致。

2）进食后疼痛缓解，为虚证，因胃阴虚，或胃阳不足致胃失所养所致。

（5）腹痛

1）大腹痛：脐以上部位疼痛，为脾胃及肝胆病变。

2）脐腹痛：脐周围部位疼痛，为小肠和脾的病变。

3）小腹痛：脐下正中部位至耻骨毛际以上的部位疼痛，为肾、大小肠、膀胱、女子胞宫的病变。

4）少腹痛：小腹两侧部位疼痛，为肝经不畅或大肠病变。

四、问头身胸腹

1. 头晕胀痛，伴口苦易怒、舌红、脉弦数者，为肝火上炎所致。

2. 头晕而重，如物缠裹，伴痰多、苔腻者，为痰湿内阻所致。

3. 外伤后头晕刺痛者，属瘀血阻滞所致。

4. 头晕胀痛，头重脚轻，伴耳鸣目花，腰膝酸软，舌红少苔，每因恼怒而加剧者，为肝阳上亢所致。

5. 头晕面白，伴神疲体倦，舌淡脉细，每因劳累而加重者，为气血亏虚、肾精不足所致。

五、问耳目

1. 问耳

（1）耳鸣

1）突发耳鸣，声大如雷，或如蛙叫，或如潮声，按之鸣声不减者，因肝胆火盛、痰火壅结、气血瘀阻、风邪上袭及药毒损伤耳窍所致，属实证。

2）渐觉耳鸣，声音细小，如闻蝉鸣，按之鸣声减轻或暂止者，常因肾精亏虚、肝肾阴血亏虚、脾气亏虚等致耳窍失养所致，属虚证。

（2）耳聋

1）新病耳暴聋，如棉塞耳者，因外邪或肝胆之火循经上扰所致，属实证。

2）久病耳渐聋者，因精气虚衰，清窍失充所致，属虚证。

2. 问目

（1）目眩：自觉视物旋转动荡，如坐舟车，因常兼头晕，故合称为眩晕。

（2）目眩兼面赤、头胀、头痛、头重等，为风火上扰、痰湿上蒙、肝火上炎所致，属实证。

（3）目眩伴神疲、气短或头晕、耳鸣等，为中气下陷，清阳不升，或肝肾不足，精血亏虚所致，属虚证。

六、问睡眠

1. 失眠

（1）失眠伴心悸心烦、腰酸耳鸣——阴虚火旺证。

（2）失眠伴多梦易醒、心悸、神疲、食少——心脾两虚证。

（3）失眠伴多梦易惊、胆怯心悸——心虚胆怯证。

（4）失眠伴心烦、口干、舌燥——心火炽盛证。

（5）失眠伴急躁易怒、头胀头晕——肝郁化火证。

（6）失眠伴胸闷心烦、泛恶嗳气——痰热内扰证。

（7）失眠伴嗳腐吞酸、脘腹胀满——食滞胃脘证。

2. 嗜睡

（1）困倦嗜睡，伴头目昏沉、脘痞肢重——痰湿困脾。

（2）饭后困倦嗜睡，伴纳呆腹胀、少气懒言——脾虚失运。

七、问饮食与口味

1. 口渴与饮水

口渴与饮水	临床表现	临床意义
口渴多饮	大渴喜冷饮，伴壮热、大汗出	里热证
	口渴咽干，夜间尤甚，伴颧红盗汗、五心烦热	阴虚火旺证
	口渴多饮，伴多尿、多食易饥、体渐消瘦	消渴病
渴不多饮	口渴而不多饮，伴身热不扬、身重脘闷、苔黄腻	湿热证
	口渴饮水不多，伴身热夜甚、心烦不寐、舌红绛	热入营血证
	口渴喜热饮，饮水不多，或水入即吐	痰饮内停证
	口干，但欲漱水不欲咽，舌紫暗或有紫斑	瘀血内阻证

2. 食欲与食量

（1）食欲减退

新病食欲减退——邪气影响脾胃，正气抗邪的保护性反应。

久病食欲减退，伴食后腹胀，面黄肢倦——脾胃虚弱证。

纳呆食少，兼脘闷腹胀，身重，苔腻——湿盛困脾证。

纳呆食少，脘腹胀闷，嗳腐食臭——食滞胃肠证。

（2）厌食

厌食兼嗳气酸腐，脘腹胀闷——食滞胃肠证。

厌食油腻，伴胁肋胀痛灼热——肝胆湿热证。

孕妇厌食——妊娠后冲脉之气上逆，影响胃之和降。

（3）消谷善饥

消谷善饥，兼口干渴、形体消瘦、大便秘结——胃火炽盛证。

消欲善饥，形体反见消瘦，伴多饮、多尿——消渴病。

（4）饥不欲食

有饥饿感，但不想进食——胃阴不足，虚火内扰——胃阴虚证、蛔虫内扰。

3. 口味

（1）口淡：味觉减退，口中乏味，甚至无味——脾胃虚弱或寒湿困脾证。

（2）口甜：自觉口中有甜味——脾胃湿热证。

（3）口黏腻：自觉口中黏腻不爽——湿证、痰饮证或食滞胃肠证。

（4）口酸：自觉口中有酸味，或泛酸。

1）嗳气酸腐，伴脘腹痞闷胀满、胃中有灼热感、舌苔厚腻——食滞胃肠证。

2）嗳气吞酸，伴脘胁满痛、性急易怒——肝胃不和证。

（5）口涩：自觉口有涩味，如食生柿子——燥热伤津或阳热偏盛，气火上逆——燥证、热证。

（6）口苦：自觉口中有苦味——心火上炎、肝胆火旺、胆气上逆——热证。

（7）口咸：自觉口中有咸味——肾虚或寒水上泛证——肾虚、寒证。

八、问二便

1. 大便

（1）便次异常

1）便秘

便秘兼见腹胀满拒按、壮热、舌红——肠热腑实证。

便干兼咽干、少苔——阴虚证。

便秘兼畏寒喜热——阳虚寒凝证。

虽有便意，但临厕努挣难出，或大便难解，便后乏力——脾肺气虚证。

2）泄泻

腹痛泄泻，泻后痛减，便臭如败卵，兼嗳腐酸臭——伤食证。

泻下急迫，泻而不爽，色黄糜秽臭，伴肛门灼热——大肠湿热证。

腹痛作泻，泻后痛减，与情志有关——肝郁脾虚证。

五更腹痛泄泻，泻后则安——脾肾阳虚证。

便溏兼纳少、腹胀——脾气虚证。

（2）便质异常

1）完谷不化：大便中含有较多未消化食物——脾肾阳虚证或食滞胃肠证。

2）溏结不调：大便时干时稀——肝郁脾虚证；大便先干后溏——脾虚证。

3）脓血便：大便中含有脓血黏液——湿热疫毒，阻滞肠道，肠络受损——肠道湿热证。

4）便血：血附在大便表面或于排便前后滴出，血色鲜红——近血，病在大肠、肛门，属热证、实证，病较轻浅。

便血色暗红或紫黑，或色黑如柏油状——远血，病在小肠和胃脘，虚证居多。

（3）排便感异常

1）肛门灼热：排便时肛门有灼热感——大肠湿热下注或大肠郁热下迫直肠。

2）里急后重：便前腹痛，急迫欲便，便时窘迫不畅，肛门重坠，便意频频——湿热内阻，肠道气滞。

3）肛门气坠：肛门有下坠感，甚则脱肛——脾虚气陷证。

2. 小便

（1）尿次异常

1）小便频数

小便短赤，频数急迫——湿热蕴结膀胱——实证。

久病小便频数，量多色清，夜间明显——肾阳虚、肾气不固，膀胱失约——虚证。

2）癃闭：小便不畅，点滴而出为癃；小便不通，点滴不出为闭。

久病或年老，肾阳气虚，气化不利——虚证。

湿热下注，或瘀血、结石、败精阻滞，膀胱气化失司，尿路阻塞——实证。

（2）尿量异常

1）尿量增多：小便清长量多——虚证或寒证。多饮、多尿而形体消瘦——消渴病。

2）尿量减少：小便短赤量少——热证。尿少浮肿——脏腑功能失常，气化不利，水湿内停，属虚证或虚实夹杂证。

（3）排尿感异常

1）尿道涩痛：排尿时自觉尿道灼热疼痛，小便涩滞不畅——湿热下注之淋证。

2）尿后余沥：排尿后小便点滴不尽——肾气虚弱。

3）小便失禁：小便不能随意控制而自遗——肾气不固证。

4）遗尿：睡眠中不自主排尿——肾气不固证。

第三单元　望诊

本单元中望神、望面色是考试重点，如得神、失神、假神的常见表现及临床意义，常色和恶色的区别，五色主病的内容和机制等应着重复习。另外，望涕、痰的临床意义，望小儿食指络脉的方法和其病理变化的临床意义也是考点之一。对于形态、头面五官、躯体、皮肤等内容的望诊，熟悉即可。

一、望神

望神		临床表现	临床意义
得神		神志清楚，语言清晰，面色荣润，含蓄不露，表情自然，两目灵活，明亮有神，反应灵敏，活动自如，呼吸平稳，肌肉不削	提示精气充盛，体健神旺，为健康者的表现。若有病，则提示精气未衰，病轻易治，预后良好
失神	精亏神衰	精神萎靡，甚则意识模糊，语声低微，面色无华，晦暗暴露，两目晦暗，呆滞无光，反应迟钝，动作艰难，呼吸气微或喘促，形体消瘦，甚至骨枯肉脱，手撒尿遗	提示精气大伤，机能衰减，多见于慢性久病之人，预后不良
	邪盛神乱	壮热烦躁，四肢抽搐，或神昏谵语，循衣摸床，撮空理线，或猝倒神昏，两手握固，牙关紧闭等	提示邪气亢盛，热扰神明，机能严重障碍，多见于急性患者，病情较重
假神		神昏或精神极度萎靡，突然神识似清，想见亲人，或言语不休，但精神烦躁不安；面色晦暗，却一时出现两颧泛红如妆；本无食欲，突然索食，且饮食增多，甚者暴食等	提示脏腑精气极度衰竭，正气将脱，阴不敛阳，虚阳外越，阴阳即将离决，属病危，常是重病患者临终前的预兆

二、望面色

1. 常色与病色

（1）常色：健康人面部皮肤的色泽，特点是明润、含蓄。

1）主色：人之种族皮肤的正常色泽，终生基本不变。

2）客色：因外界因素（如季节、昼夜、阴晴等）的不同，或生活条件的差别，而有相应变化的正常肤色。

（2）病色：疾病状态时的面部色泽。特点是晦暗、暴露。

2. 五色主病

（1）赤色：主热证或戴阳证。

满面通红——邪热亢盛所致——实热证。

午后两颧潮红——阴虚阳亢，虚火上炎所致——阴虚证。

久病重病面色苍白，仅颧红如妆，游移不定——阴盛格阳，虚阳上越所致——戴阳证。

（2）白色：主虚证（血虚、气虚、阳虚）、寒证、失血。

面色淡白无华，唇舌色淡——血虚或失血证。

面色㿠白——阳虚证；若伴虚浮——阳虚水泛证。

面色苍白——阳气暴脱、气血暴脱或阴寒内盛证。

（3）黄色：主脾虚、湿证。

萎黄——淡黄、枯槁无泽——脾胃气虚证。

黄胖——面黄而浮肿——脾虚湿蕴证。

黄疸——面目一身俱黄——鲜明如橘皮色为阳黄，主湿热证；晦暗如烟熏为阴黄，主寒湿证。

（4）青色：主寒证、痛证、血瘀、惊风。

面色淡青或青黑——寒证，常伴剧烈疼痛。

面色青灰，口唇青紫——心脉瘀阻证，多伴心胸刺痛等。

小儿高热，见两眉之间、鼻柱、唇周色青——惊风先兆。

（5）黑色：主肾虚、寒证、水饮、血瘀、剧痛。

面黑暗淡——肾阳虚证；面黑干焦——肾阴虚证。

眼眶周围发黑——肾虚水饮，或寒湿下注的带下病证。

面色黧黑，肌肤甲错——瘀血。

三、望形态

1. 望形体

（1）体强：身体强壮，表现为骨骼粗大、胸廓宽厚、肌肉充实等，为形气有余，表明内脏坚实，气血旺盛，抗病能力强。

（2）体弱：身体衰弱，表现为骨骼细小、胸廓狭窄、肌肉瘦削等，为形气不足，表明体质虚衰，气血不足，抗病能力弱。

（3）肥胖：体重超过正常标准20%者。

胖而能食，肌肉坚实——形盛有余——身体健康。

肥而食少，肉松皮缓——形盛气虚——脾虚湿盛证。

（4）消瘦：体重明显下降，较标准体重减少10%以上者。

形瘦食少——脾胃虚弱证。

形瘦食多——胃火炽盛证。

2. 望姿态

（1）动静姿态

1）喜动：阳证、热证、实证。

2）喜静：阴证、寒证、虚证。

（2）体位变化

体位	临床表现	临床意义
坐形	坐而仰首，胸胀气粗	肺实气逆证
	坐而喜俯，少气懒言	肺虚体弱
卧式	面常向外，仰面躁动，身轻易转，揭去衣被	阳证、实证、热证
	面常向内，蜷缩静卧，身重难转，喜加衣被	阴证、寒证、虚证
立姿	站立不稳，其态似醉，并见眩晕	肝风内动或脑有病变
	不耐久立，欲依靠他物支撑	气血虚衰
特殊姿态	行走时突然止步，以手护心胸，面色青灰，口唇青紫	心脉痹阻的真心痛
	以手护脘腹，俯身前倾	脘腹痛
	以手护腰，弯腰曲背，行动艰难	腰腿病

（3）异常动作

1）抽搐：四肢抽搐，角弓反张，项背强急，两目上视，甚至口噤。属痉病，为外邪侵袭，壅滞经脉，或热极生风，或久病阴血耗伤，筋脉失养所致，属肝风内动证。

2）颤动：睑、面、唇、指（趾）颤动。若见于外感急性热病，为动风先兆；如见于内伤久病虚证，属阴血亏虚，筋脉失养，虚风内动之证。

3）偏瘫：猝然跌倒，半身不遂，口眼歪斜者。属中风病，为风中经络，或中风后遗症。

4）痿软：肢体软弱无力，行动不便，运动失灵，甚则肌肉松弛萎缩者。为痿证，可因湿热浸淫，筋脉弛缓，或脾胃虚衰，化源不足，或热伤肺津，筋脉失养，或肝肾亏虚，精血不足所致。

5）强直：关节拘挛，屈伸不利，肢体动作困难，甚则伴见疼痛、肢麻、重着者。属痹证，为风寒湿邪阻闭经络所致。

四、望头面五官

1. 望头面

（1）头形：一般新生儿约34cm，6个月时约42cm，1周岁时约45cm，2岁时约47cm，3～4岁约增加1.5cm。

1）头大：先天不足，肾精亏损，水液停聚于脑。

2）头小：肾精不足，颅骨发育不良。

3）方形：先天不足，后天失养，颅骨发育不良。

（2）囟门：前囟呈菱形，出生后12～18个月内闭合。后囟呈三角形，出生后2～4个月内闭合。

1）囟填：温病火邪上攻，或脑髓有病，或颅内水液停聚。

2）囟陷：吐泻伤津、气血不足和先天精气亏虚、脑髓失充。

3）解颅：肾气不足，发育不良，多见于佝偻病患儿，常兼有"五软"（头软、项软、手足软、肌肉软、口软）、"五迟"（立迟、行迟、发迟、齿迟、语迟）等。

（3）头发

1）发黄

大病之后，或慢性虚损患者，发黄稀疏易落，或干枯不荣——精血不足证。

小儿发结如穗，枯黄无泽——疳积病。

2）发白

伴耳鸣、腰膝酸软——肾精亏损。

伴失眠、健忘——劳神伤血。

3）脱发

青壮年脱发伴腰酸、健忘、眩晕——肾虚早衰。

伴头皮发痒、多屑、多脂——血热化燥。

片状脱发（斑秃）——血虚受风。

2. 望目

（1）目部的脏腑相关部位

瞳仁：称为水轮，属肾。

黑睛：称为风轮，属肝。

两眦血络：称为血轮，属心。

白睛：称为气轮，属肺。

眼睑：称为肉轮，属脾。

（2）目形

目胞浮肿——水肿病。

眼窝凹陷——吐泻伤津，或气血不足。

眼球突出，伴喘者——肺胀；伴颈前肿块，急躁易怒——瘿病。

睑缘肿起结节如麦粒，红肿较轻者——针眼；胞睑漫肿，红肿较重——眼丹。

（3）目态

1）瞳孔缩小：多属肝胆火炽，或劳损肝肾，虚火上扰；亦可见于川乌、草乌、毒蕈、有机磷农药等中毒。某些西药可导致药物性瞳孔缩小。

2）瞳孔散大：一侧逐渐散大，见于温热病热极生风证，中风、颅脑外伤或颅内肿瘤等患者，属危候。

危急重症患者，两侧瞳孔完全散大，为脏腑功能衰竭、阴阳即将离决的重要指征。

3）目睛凝视

瞪目直视（两眼固定前视）：精血受伤，筋脉失养，脏腑精气将绝，属病危。

戴眼反折（两眼上视，不能转动）：见于惊风、痉厥或为脏腑精气衰极而肝风内动之危候。

横目斜视（两目固定侧视）：亦属肝风内动之危重证候。

4）昏睡露睛：昏昏欲睡，睡时胞睑未闭而睛珠外露，属脾胃虚衰，或吐泻伤津和慢脾风的患儿。

5）眼睑下垂：胞睑无力张开而上睑下垂。

双睑下垂——先天不足，脾肾亏虚。

单睑下垂，或双睑下垂不一——脾气虚衰，或外伤所致。

3. 望齿龈

（1）牙齿

1）色泽

牙齿干燥——热盛伤津，胃阴已伤；齿燥如石——胃肠热极，津液大伤。

齿燥如枯骨——肾精枯竭，精不上荣之重证；枯黄脱落——久病，多为骨绝，属病重。

齿焦有垢——胃肾热盛，但气液未竭；齿焦无垢——胃肾热盛，气液已竭。

2）动态

牙关紧闭——风痰阻络，或热盛动风。

病种咬牙龂齿——热盛动风；睡中龂齿——胃热、虫积或常人。

（2）牙龈

1）色泽

牙龈淡白——血虚或失血——虚证。

牙龈红肿疼痛——胃火亢盛——实热证。

2）形态

牙龈红肿——胃火上炎；牙龈肿胀不红——虚火或湿证。

龈肉萎缩，牙根暴露，牙齿松动——牙宣，为胃阴不足或肾气亏虚，虚火燔灼所致。

牙缝血丝鲜红，甚者染齿——齿衄；牙龈红肿热痛而出血——胃火上炎、心肝火盛；牙龈不痛不红微肿而出血——脾不统血或肾火伤络。

牙龈红肿溃烂，流腐臭血水，甚则唇腐齿落——牙疳，为外感疫疠之气，毒火上燔所致。

4. 望咽喉

（1）色泽

咽部深红，肿痛明显——肺胃热毒上攻咽喉——实热证。

咽部嫩红，肿痛不显——肾阴亏虚，虚火上炎——阴虚证。

咽部淡红微肿，或漫肿——痰湿凝聚。

（2）形态

1）红肿：一侧或两侧咽喉红肿肥大，形如乳头或乳蛾，表面或有脓点，咽痛不适者，称为乳蛾，属肺胃热毒证。

2）成脓

咽部肿痛，肿势高突，色深红，周围红晕紧束，发热不退——脓已成。

肿势散漫，无明显界限，疼痛不甚——未成脓。

3）溃烂

咽部溃烂，分散浅表——肺胃之热尚轻，或虚火上炎。

溃烂成片或洼陷——肺胃火毒壅盛。

4）伪膜：指咽部溃烂处表面所覆盖的一层黄白或灰白色膜。

伪膜松厚，容易拭去——肺胃热浊之邪上壅于咽，病情较轻。

伪膜坚韧，不易拭去，重剥出血，很快复生——白喉，为肺胃热毒伤阴而成，多见于儿童。

五、望皮肤

1. 斑疹

（1）斑：皮肤黏膜出现深红色或青紫色片状斑块，平摊于皮肤，抚之不碍手，压之不褪色。

1）阳斑：斑色红紫，形似锦纹，兼身热烦躁、舌红苔黄、脉数等——外感温热邪毒。

2）阴斑：斑色青紫，稀少隐现，兼面色淡白无华、肢凉脉虚等——脾气虚衰或阳衰寒凝。

（2）疹：皮肤出现红色或紫红色粟粒状疹点，高出皮肤，抚之碍手，压之褪色。

1）疹色桃红，形似麻粒，由发际颜面渐及全身，并按出现顺序逐渐消退——麻疹，因感风热时邪所致。

2）疹色淡红，细小稀疏，皮肤瘙痒，症状轻微——风疹，因外感风邪所致。

3）皮肤上突然出现淡红或淡白色丘疹，形状不一，小似麻粒，大如花瓣，皮肤瘙痒，搔之融合成片，出没迅速——瘾疹，为外感风邪或过敏所致。

2. 疮疡

（1）痈：患部红肿高大，根盘紧束，焮热疼痛，并能形成脓疡。特点为未脓易消、已脓易溃、脓液黏稠、疮口易敛。由湿热火毒蕴结，气滞血瘀所致，属阳证。

（2）疽：患部漫肿无头，皮色不变或晦暗，局部麻木，不热少痛。特点为未脓难消、已脓难溃、脓汁稀薄、疮口难敛、溃后易伤筋骨。由气血亏虚，阴寒凝滞所致，属阴证。

（3）疔：患部形小如粟，根深如钉，漫肿灼热，麻木痒痛。多发于颜面和手足。多因竹木刺伤，或外感风热火毒、疫毒等所致。

（4）疖：患部形小而圆，红肿热痛不甚，根浅，出脓即愈。常因外感热毒或湿热蕴结所致。

六、望排泄物与分泌物

1. 望痰

（1）白痰

痰白清稀，量较多——寒邪阻肺，津凝成痰，或脾阳不足，湿聚为痰——寒痰。

痰白滑，量多，易于咳出——脾气湿聚成痰——湿痰。

痰白质黏，量少难于咳出——燥邪伤肺或阴虚肺燥——燥痰。

（2）黄痰：痰黄黏稠有块——邪热犯肺，煎津为痰——热痰。

（3）痰中带血：痰中带有血丝或鲜血，或有血块——阴虚火旺或热邪灼伤肺络。

2. 望涕

（1）清涕

新病鼻塞流清涕——外感风寒证。

阵发性清涕，量多如注，伴喷嚏频作——鼻鼽，属风寒束肺证。

（2）浊涕

新病鼻流浊涕——外感风热证。

久流浊涕，质稠量多，气腥臭——鼻渊，属湿热蕴滞证。

七、望小儿指纹

1. 正常小儿指纹　在食指掌侧前缘，隐隐显露于掌指横纹附近，纹色淡红，呈单支且粗细适中。

2. 病理小儿指纹

（1）三关测轻重

指纹达于风关（近掌侧第一横纹）——邪气入络，邪浅病轻。

指纹达于气关（近掌侧第二横纹）——邪气入经，邪深病重。

指纹显于命关（近掌侧第三横纹）——邪入脏腑，病情严重。

指纹直达指端（透关射甲）——病情凶险，预后不良。

（2）浮沉分表里

指纹浮而显露——病邪在表，见于外感表证。

指纹沉隐不显——病邪在里，见于内伤里证。

（3）红紫辨寒热

指纹色鲜红——外感表证、寒证。

指纹色紫红——里热证。

指纹色青——惊风证、痛证。

指纹色淡白——脾虚、疳积。

（4）淡滞定虚实

指纹浅淡而纤细——虚证。

指纹浓滞而增粗——实证。

第四单元　望舌

> 本单元是历年考试的重中之重。舌诊的内容在临床各科都会用到，所以复习时应对各种常见舌质、舌苔全面掌握。对于淡白舌、绛舌、齿痕舌、苔黄腻等临床意义应重点复习。个别病证出现的特殊舌苔也应熟悉。舌态变化考查较少，对颤动舌熟悉即可。

一、舌诊原理

舌与脏腑的关系：舌尖，反映上焦心肺的病变；舌中，反映中焦脾胃的病变；舌根，反映下焦肾的病变；舌两侧，反映肝胆的病变。

二、望舌质

1. 舌色

（1）淡白舌：主气血两虚证、阳虚证。

淡白舌，舌体瘦薄——气血两虚证。

淡白舌，舌体胖嫩，舌边有齿痕——阳虚水停证。

（2）红舌：主热证。

舌色稍红，或仅见舌边尖略红——外感表热证初起。

红舌，兼有芒刺或黄苔——实热证。

舌尖红——心火上炎；舌两边红——肝经有热。

红舌而少苔，舌体小，或有裂纹——虚热证。

（3）绛舌：主里热亢盛、阴虚火旺证。

舌绛有苔——温热病热入营血，或脏腑内热炽盛。

舌绛少苔或无苔，或有裂纹——久病阴虚火旺，或热病后期阴液耗损。

（4）青紫舌：主血气瘀滞。

舌淡而青紫，舌苔湿润——阴寒内盛，阳气虚衰，血脉瘀滞，属阳虚阴盛证。

舌红绛泛青紫色，苔少而干——热毒炽盛，灼耗营血，气血壅滞，属热证。

舌色紫暗，或舌上有瘀斑、瘀点——血瘀证。

2. 舌形

（1）老嫩舌

1）老舌：因实邪亢盛，正气未衰，邪正交争，邪气壅滞于舌所致，属实证。

2）嫩舌：因气血不足，舌体失充，或阳虚水停，浸淫舌体所致，属虚证。

（2）胖瘦舌

1）胖大舌：属水湿、痰饮证。

舌淡胖大——脾肾阳虚，痰湿内盛。

舌红胖大——脾胃湿热，或痰热内蕴，或平素嗜酒，湿热酒毒上泛。

2）瘦薄舌：属气血两虚证、阴虚火旺证。

舌淡白而瘦薄——久病气血两虚证。

舌红绛干燥而瘦薄，少苔或无苔——阴虚火旺证。

3）裂纹舌：主热盛伤津、阴液亏虚、血虚证。

舌红绛而有裂纹——热盛伤津，或阴虚液损。

舌淡白而有裂纹——血虚不润。

生来舌面上就有较浅的裂沟、裂纹，裂沟中一般有舌苔覆盖，且无不适感觉——先天舌裂。

4）齿痕舌：主脾虚、湿停证。

舌淡胖大而润，舌边有齿痕——寒湿壅盛，或阳虚水停证。

舌淡红，舌边有齿痕——脾虚或气虚湿停。

舌淡红而嫩，舌体不大，边有轻微齿痕——先天性齿痕，多见于小儿或气血不足者。

3. 舌态

1）强硬舌：主实热证或风痰阻络证。

舌红绛少津而强硬——热盛证。

舌强硬而胖大，苔厚腻——风痰阻络证。

突作舌强硬，伴语言謇涩，肢体麻木、眩晕——中风先兆。

2）痿软舌：主阴虚、气血俱虚证。

舌红绛少苔而痿软——外感热病后期，邪热伤阴，或内伤久病，阴虚火旺。

舌枯白无华而痿软——久病气血俱虚证。

3）颤动舌：为动风之征。

久病舌淡白而颤动——血虚动风证。

新病舌绛紫而颤动——热极生风证。

舌红少津少苔而颤动——阴虚动风证。

4）歪斜舌：多见于中风或中风先兆，或外伤等。

5）吐弄舌：多见于小儿，提示心脾有热，或为动风先兆，或见于先天愚型儿。

6）短缩舌：为病情危重的征象。

舌短缩，色淡或青紫而湿润——寒凝筋脉，或气血虚衰证。

舌短缩而胖大，苔滑腻——脾虚痰蕴，风痰阻络。

舌短缩，色红绛而干——热病伤津证。

4. 舌下络脉　正常人络脉颜色暗红，无怒张、紧束、弯曲、增生。

（1）舌下络脉细而短，色淡红，周围小络脉不明显——气血不足，脉络不充。

（2）舌下络脉粗胀，或呈青紫、绛紫、紫黑色，或呈暗红色或紫色网络，或曲张如大小不等紫色珠子——血瘀。

三、望舌苔

1. 苔质

（1）薄厚苔

1）薄苔：多见于疾病初起，病邪在表，病情轻浅。

2）厚苔：主病邪入里，或食积痰湿，病情较重。

3）舌苔由薄转厚，提示邪气渐盛，或病邪入里，为病进。

4）舌苔由厚转薄，或由无苔复生薄白新苔，提示正气胜邪，或内邪消散外达，为病退。

（2）润燥苔

1）润苔：为正常舌苔，是津液上承之征；病中见润苔，提示津液未伤。

2）滑苔：主水湿内停。

3）燥苔：见于热盛伤津或阴液亏耗的病证，提示津液已伤。

4）舌苔由润转燥，表示热重津伤，或津液失布，病势加重。

5）舌苔由燥转润，说明热退津复，或饮邪始化，病情好转。

（3）腻腐苔

1）腐苔：主食积胃肠，或痰浊内蕴。

2）腻苔：主湿浊、痰饮、食积等病证。

（4）剥落苔

1）剥苔：主胃气不足，胃阴枯竭，或气血两虚，是全身虚弱的一种征象。舌淡苔剥者为血虚，或气血两虚证。

2）镜面舌：主胃气阴大伤。

镜面舌红绛——胃阴枯涸，胃乏生气之兆，属阴虚重证。

舌色白如镜，无血色——营血大虚，阳气虚衰，病重难治。

（5）真、假苔

1）真苔（有根苔）：脾胃之气熏蒸食浊邪气上聚于舌面而成，说明胃气尚存。

2）假苔（无根苔）：因胃气匮乏，不能续生新苔而致，表明病情危重。

2. 苔色

（1）白苔：主表证、寒证、湿证。亦可见于热证。

苔薄白而润——正常人，表证初起，里证病轻，阳虚内寒证。

苔薄白而干——外感风热。

苔白厚腻——湿浊内停，痰饮，食积。

积粉苔（苔白如积粉，扪之不燥）——内痈、瘟疫。

（2）黄苔：主里证、热证。

淡黄苔——热轻；深黄苔——热重；焦黄苔——热极。

苔薄黄——风热表证，或风寒化热入里；苔黄而干燥——邪热伤津，燥结腑实证。

苔黄而腻——湿热蕴结、痰饮化热，或食积化腐。

（3）灰黑苔：主热极，或寒极。

苔灰黑湿润，舌淡胖嫩——阳虚寒湿、痰饮内停之重证。

苔焦黑干燥，舌质干裂——热极津枯之证。

3. 舌质和舌苔的综合诊察

（1）舌苔和舌体变化一致：提示病机相同，主病为两者意义的综合。

舌质红，舌苔黄而干燥——实热证。

舌体红绛而有裂纹，舌苔焦黄干燥——热极津伤。

舌体红瘦，少苔——阴虚内热。

舌体淡嫩，舌苔白润——虚寒证。

青紫舌，苔白腻——气血瘀阻，痰湿内阻。

（2）舌苔和舌体变化不一致：应对二者的病因病机以及相互关系进行综合分析。

舌体淡白，苔黄腻——脾胃虚寒而感受湿热之邪。

舌体红绛，苔白滑腻——外感热病，营分有热，气分有湿或素体阴虚火旺，复感寒湿之邪。

第五单元　闻诊

本单元内容较少，大多为基础概念。对于独语和郑声的概念、白喉与百日咳的咳声特点应重点掌握。另外几种常见的气味异常，像是臭秽、蒜味、烂苹果味等的临床意义也要牢记。

一、听声音

1. 音哑与失音

（1）新病音哑与失音多为实证，因外邪侵袭或痰湿壅肺，即"金实不鸣"。

（2）久病音哑与失音多为虚证，因阴虚火旺、肺肾精气内伤，即"金破不鸣"。

（3）暴怒喊叫，或持续高声宣讲，伤及喉咙所致音哑或失音，为气阴耗伤所致。

2. 语言

语言	临床表现	临床意义
谵语	神识不清，语无伦次，声高有力	热扰心神
郑声	神识不清，语言重复，时断时续，语声低弱	心气大伤而心神散乱
独语	自言自语，喃喃不休，见人语止，首尾不续	心气虚弱，神气不足，或气郁痰阻，蒙蔽心神
错语	神识清楚而语言时有错乱，语后自知言错	心气虚弱，神气不足，属虚证；痰湿、瘀血、气滞阻碍心窍，属实证

3. 呼吸与咳嗽

（1）咳嗽：肺气上冲喉间而发出的一种"咳、咳"的声音。

咳声重浊沉闷有力——寒痰湿浊停聚于肺——实证。

咳声轻清低微无力——久病肺气虚损——虚证。

咳声不扬，痰稠色黄，不易咯出——热邪犯肺——热证。

咳有白痰，量多易出——痰湿阻肺——实证。

干咳无痰或少痰——燥邪犯肺，或阴虚肺燥。

咳声短促，呈阵发性、痉挛性，接续不断，咳后有鸡鸣样回声——风邪与痰热搏结——百日咳（顿咳）。

咳声如犬吠，伴有声音嘶哑——肺肾阴虚，疫毒攻喉——白喉。

（2）喘：指呼吸困难、短促急迫，张口抬肩，甚至鼻翼扇动，难以平卧。

发病急骤，呼吸深长，息粗声高，呼出为快——风寒袭肺，痰热壅肺，痰饮停肺，肺失宣肃，或水气凌心——实喘。

病势缓慢，呼吸短浅，急促难续，息微声低，深吸为快，动则喘甚——肺肾亏虚，气失摄纳，心阳气虚——虚喘。

（3）哮：呼吸急促似喘，喉间有哮鸣音。

喉间痰鸣如水鸡声，咳痰清稀，或色白如泡沫——感受寒邪，引动伏痰，痰气相搏。

喉间痰声如拽锯，咳痰黄稠胶黏，咳吐不利——肺热炽盛，痰壅气升。

（4）短气

1）虚证短气：兼有形瘦神疲，声低息微——体质衰弱或元气虚损。

2）实证短气：兼呼吸气粗，或胸部窒闷，或胸腹胀满——痰饮、胃肠积滞、气滞、瘀阻。

（5）少气：属诸虚劳损，多因久病体虚，或肺肾气虚所致。

4. 胃肠异常声音

（1）呕吐：饮食物、痰涎从胃中上涌，由口中吐出的症状，是胃失和降，胃气上逆的表现。

吐势徐缓，声音微弱，呕吐清水、痰涎——脾胃阳虚。

吐势较猛，声高有力，呕吐黏液、黄水——热伤胃津。

呕吐呈喷射状——热扰神明，或头颅外伤，颅内有瘀血、肿瘤。

呕吐酸腐味食糜——食滞胃脘。

朝食暮吐，暮食朝吐，或食入一二时而吐（胃反）——脾胃阳虚证。

（2）呃逆：从咽喉发出的一种不由自主的冲击声，声短而频，呃呃作响，属于胃气上逆。

新病呃逆，声高而短，响亮有力——寒邪或热邪客于胃。

久病、重病呃逆不止，声低气怯无力——胃气衰败之危候。

突发呃逆，呃声不高不低，无其他病史及兼症——饮食刺激，或偶感风寒，不治自愈。

（3）嗳气：胃中气体上出咽喉所发出的一种声长而缓的声音。

嗳气酸腐，兼脘腹胀满——饮食停滞胃脘。

嗳气频作而响亮，嗳气后脘腹胀减，且其发作常因情志变化而增减——肝气犯胃。

嗳声低沉断续，兼见纳呆食少——脾胃虚弱。

嗳气频繁，兼脘腹冷痛，得温症减——寒邪犯胃，或胃阳亏虚。

二、嗅气味

1. 口气异常

（1）张口时散发出臭秽之气，伴有牙痛或牙龈出血——牙疳、龋齿或口腔不洁。

（2）口气酸臭，兼食欲不振，脘腹胀满——暴饮暴食，过食伤脾，宿食停滞。

（3）口气臭秽异常，难以与人面对面谈话——脏腑积热。

（4）口气腐臭，兼咳吐脓血——外感邪热内伏于肺，或内伤诸火壅于肺而致气血壅滞。

2. 病室气味

酸腐臭秽气味——溃腐疮疡病证；血腥气味——曾有大出血。

尿臊气（氨气味）——水气病晚期；烂苹果味（酮体味）——消渴病重症。

难闻的腐臭、尸臭气味——脏腑衰败，病属危重。

第六单元　脉诊

脉诊亦是历年考试的重中之重，需要记忆内容较多。正常脉象以及各种病理脉象的特征、类比、临床意义均需掌握。出题点常涉及正常脉象胃、神、根的含义，洪、细、濡、滑、涩等几种常见脉象的特征也要重点掌握。对于几种脉象特征的类比熟悉了解即可。

一、脉诊概说

1. 寸口三部九候的概念　寸口脉分为寸、关、尺三部。通常以腕后高骨（桡骨茎突）内侧为关部，关前（腕侧）为寸，关后（肘侧）为尺。寸、关、尺三部中每部又可分别施行浮、中、沉三候，故一手的寸、关、尺三部共有九候，故将此称为寸口的"三部九候"。

2. 寸口脉与脏腑的关系

寸口	寸	关	尺
左	心、膻中	肝胆、膈	肾、小腹（膀胱、小肠）
右	肺、胸中	脾胃	肾、小腹（大肠）

3. 切脉指法

（1）选指：左手或右手的食指、中指和无名指的指目，手指指端平齐，手指略呈弓形倾斜，与受诊者体表约呈45°角为宜。

（2）布指：下指时，先用中指按在桡骨茎突内侧的桡动脉处定关位，再用食指按在关前以定寸位，用无名指按在关后以定尺位。布指的疏密要和患者的身长相适应，身高臂长者，布指宜疏，反之宜密。

（3）运指：指医生布指之后，运用指力的轻重、挪移及布指变化以体察脉象。

1）举法：医生用轻指力按在寸口脉搏跳动部位以体察脉象，又称浮取。

2）按法：医生用重指力按至筋骨间以体察脉象，又称沉取。

3）寻法：医生指力不轻不重，按至肌肉，并调节适当指力，或前后左右推寻，以细细体察脉象，又称中取。

4）总按：三个手指同时用大小相等的指力诊脉。

5）单按：用一个手指诊察寸、关、尺的某一部脉象。

二、正常脉象

1. 正常脉象的特征　寸、关、尺三部皆有脉，不浮不沉，不大不小，不快不慢，一息四五至（相当于60~90次/分，成年人），从容和缓，柔和有力，尺脉沉取应指有力，即有胃、有神、有根。

2. 正常脉象胃、神、根的含义

（1）有胃：脉来和缓、从容、流利。

（2）有神：应指脉律整齐，柔和有力。

（3）有根：尺脉有力，沉取不绝。

三、常见病脉

1. 浮脉　轻取即得，重按稍减而不空，主表证。

脉浮有力——表证；脉浮紧——风寒表证；脉浮数——风热表证。

脉浮无力——虚人外感，或邪盛正虚证。

2. 沉脉　轻取不应，重按始得，主里证，也可见于正常人。

脉沉有力——里实证。

脉沉无力——里虚证。

3. 迟脉　脉来迟缓，一息不足四至（每分钟脉动60次以下）。主寒证，亦可见于邪热结聚之实热证。

脉迟有力——实寒证。

脉迟而有力，伴壮热、腹满胀硬痛、大便秘结等——肠热腑实证。

脉迟无力——虚寒证。

运动员或经常体育锻炼之人，在静息状态下脉来迟而和缓，属生理性迟脉。

4. 数脉　脉来急促，一息五六至（每分钟脉动90~120次），主热证、里虚证。

脉数有力——实热证。

脉数无力——虚热证。

脉数无力，兼面白无华，神疲乏力，心悸气短，唇舌淡白——气血不足证。

5. 滑脉　往来流利，应指圆滑，如珠走盘。主痰饮、食滞、实热。青壮年及妇女妊娠可见滑脉。

6. 涩脉　形细而行迟，往来艰涩不畅，脉势不匀。主精伤、血少、气滞、血瘀。

脉涩无力——精伤血亏，津液耗伤。

脉涩有力——气滞血瘀。

7. 洪脉　脉体宽大，充实有力，来盛去衰，状若波涛汹涌。主热盛。

8. 细脉　脉细如线，但应指明显。主气血两虚证、阴血虚证、湿证。

脉细无力——气虚无力鼓脉，阴血虚使脉道不充，属虚证。

脉细小而缓——湿邪阻遏脉道，属实证。

9. 弦脉　端直而长，如按琴弦。主肝胆病、痛证、痰饮证等，或为胃气衰败者。亦见于老年健康者。

10. 紧脉　脉来绷急，左右弹指，状如牵绳转索。主寒证、痛证和食积证。

11. 濡脉　浮细无力而软。主虚证、湿困。

12. 微脉　极细极软，按之欲绝，若有若无。主气血大虚，阳气衰微。久病见之为正气将绝，新病见之为阳气暴脱。

13. 结脉　脉来缓慢，时有中止，止无定数。主阴盛气结、寒痰血瘀、气血虚衰。

脉结有力——寒证、痰证、瘀血证。

脉结无力——气血不足证。

14. 代脉　脉来一止，止有定数，良久方还。主脏气衰微，跌打损伤、惊恐、痛症。

脉代无力——脏气衰微。

脉代有力——跌打损伤、惊恐、疼痛。

15. 促脉　脉来急数，时有中止，止无定数。主阳盛实热、气血痰食停滞，亦见于脏气衰败。

脉促有力——阳热亢盛、气滞血瘀、痰饮、食积。

脉促无力——脏气虚弱，阴血衰少。

第七单元 按诊

本单元的内容较简单，了解即可。

一、按肌肤

1. 诊寒热

肌肤寒冷，或伴体温偏低——阳虚证。

肌肤厥冷而大汗淋漓、面色苍白、脉微欲绝——亡阳征象。

肌肤灼热，或伴体温升高——实热证。

汗出如油而四肢肌肤尚温，脉躁疾无力——亡阴征象。

身灼热而肢厥——真热假寒证。

身热初按热甚，久按热反转轻——热在表。

肌肤初摸时并不感觉很热，但按摸稍久后即感灼手——身热不扬，主湿热蕴结证。

局部病变，皮肤不热，红肿不明显——阴证。

皮肤灼热而红肿疼痛——阳证。

2. 诊润燥滑涩

皮肤干燥——尚未出汗；皮肤湿润——身已出汗。

肌肤干瘪——津液不足。

肌肤滑润——气血充盛；肌肤枯涩——气血不足。

新病皮肤多滑润而有光泽——气血未伤。

久病肌肤枯涩——气血两伤。

肌肤甲错——血虚失荣或瘀血。

3. 诊疼痛

肌肤濡软，按之痛减——虚证。肌肤硬痛拒按——实证。

肌肤轻按即痛——病在表浅；重按方痛——病在深部。

4. 诊肿胀

肿胀处按之凹陷，不能即起——水肿。

肿胀处按之凹陷，举手即起——气肿。

5. 诊疮疡

疮疡处肿硬不热——寒证。

肿处烙手而压痛——热证。

疮疡根盘平塌漫肿——虚证。

疮疡根盘收束而隆起——实证。

疮疡处坚硬——多无脓；边硬顶软——已成脓。

二、按腹部

1. 诊疼痛

腹痛喜按，按之痛减，腹壁柔软——虚证。

腹痛拒按，按之痛甚，腹部硬满——实证。

腹局部肿胀拒按——内痈。

按之疼痛，固定不移——内有瘀血。

按之胀痛，病处按此连彼——气滞气闭。

2. 诊胀满

腹部按之手下饱满充实而有弹性、有压痛——实满。

腹部虽然膨满，但按之手下虚软而缺乏弹性，无压痛——虚满。

腹部高度胀大，如鼓之状——鼓胀。

3. 诊积聚

肿块推之不移，痛有定处——癥积，病属血分。

肿块推之可移，或痛无定处，聚散不定——瘕聚，病属气分。

三、按虚里

1. 概念　虚里即心尖搏动处，按虚里可以推断宗气强弱、疾病虚实、预后吉凶。

2. 正常征象　搏动应手，动而不紧，缓而不急，动气聚而不散，节律清晰一致，一息四五至。

3. 病理征象

按之动而微弱——宗气内虚，或饮停心包之支饮。

按之搏动迟弱，或久病体虚而动数——心阳不足。

按之弹手，洪大而搏，或绝而不应——心肺气绝，证属危候。

按之搏动数急，时有一止——宗气不守之征。

虚里动高，聚而不散——热甚，多见于外感热病、小儿食滞、痘疹将发之时。

第八单元　八纲

本单元出题率一般，需从总体上把握八纲证候的辨证要点，掌握证候相兼与错杂及证候真假的辨别要点，对于寒热与虚实的内容应重点把握。另外，真热假寒、真寒假热的机制应重点记忆。

一、概述

1. 八纲，即阴、阳、表、里、寒、热、虚、实。

2. 八纲辨证是从各种辨证方法中概括出来的，用于分析各种疾病共性的辨证方法，是临床各种辨证方法的纲领。

二、表里

1. 表证

（1）临床表现：恶寒发热，头身疼痛，鼻塞流涕，舌苔薄，脉浮。

（2）辨证要点：以外邪袭表、卫阳被郁为主要病机；以恶寒发热、脉浮为主要表现；具有起病急、病程短、病位浅的特点，主见于外感病初期阶段。

2. 里证

（1）概念：指病变部位在内，脏腑、气血、骨髓等受病所反映的证候。

（2）辨证要点：里证以脏腑、气血、阴阳失调为主要病机；一般无新起恶寒发热并见表现，脉象多不浮；具有起病可急可缓、病程长、病位深的特点。

3. 表证与里证的鉴别要点

鉴别要点	表证	里证
病机	外邪袭表，卫阳被郁	脏腑气血阴阳失调

续表

鉴别要点	表证	里证
起病	急	可急可缓
病位	浅	深
病程	短	长
寒热	发热恶寒并见	但热不寒，或但寒不热
常见症状	头身疼痛，鼻塞，流涕，喷嚏等	如咳喘、心悸、腹痛、呕泻之类
舌象	变化不明显	多有变化
脉象	浮	沉或其他多种脉

三、寒热

1. 寒证

（1）临床表现：恶寒喜暖，面色白，肢冷蜷卧，痰涕清稀，小便清长，大便稀溏，舌淡，苔白而润，脉迟或紧。

（2）辨证要点：以寒邪闭阻或阳气亏虚为主要病机；以形寒肢冷、喜暖蜷卧、面白、排出物清稀、舌淡苔润为主要表现。

2. 热证

（1）临床表现：发热，恶热喜冷，口渴喜饮，面赤，烦躁不宁，痰涕黄稠，小便短黄，大便干结，舌红，苔黄燥少津，脉数等。

（2）辨证要点：以阳热亢盛或阴虚内热为主要病机；以发热、恶热喜冷、面赤、排出物黄稠、舌红苔黄、脉数为主要表现。

3. 寒证与热证的鉴别要点

鉴别要点	寒证	热证
病机	寒邪闭阻，或阳气亏虚	阳热亢盛，或阴虚内热
寒热	恶寒，畏寒，喜温	发热，恶热，喜凉
口渴	口淡不渴	渴喜冷饮
面色	白	赤
四肢	肢冷，蜷卧	肢热，烦躁不宁
排泄物	痰、涎、涕清稀	痰、涕黄稠
大便	稀溏	秘结
小便	清长	短赤
舌象	舌淡，苔白润	舌红，苔黄燥少津
脉象	紧或迟	数

四、虚实

1. 虚证

（1）临床表现：一般见于体弱多病之人，各种症状表现衰弱，如神疲乏力、气短声低、疼痛势缓喜按、舌嫩、苔少或无苔、脉无力等。

（2）辨证要点：虚证以正气虚弱而邪气亦不盛，正邪斗争较和缓为主要病机；以五脏气血阴阳亏虚为主要表现，具有起病较缓、病程较长、机体功能衰退的特点，多见于慢性疾病或病变的后期。

2. 实证

（1）临床表现：一般多见于体质壮实之人，各种症状表现明显，如胸腹胀满、疼痛剧烈拒按、痰涎壅盛、舌老苔厚、脉有力等。

（2）辨证要点：实证以邪实而正气未虚，邪正交争剧烈为主要病机；多表现为有余、强烈、停积等病证，具有起病急骤、病程较短的特点，多见于疾病的初期、中期。

3. 虚证与实证的鉴别要点

鉴别要点	虚证	实证
病机	正虚而邪气不盛，正邪斗争较和缓	邪实而正气未虚，邪正交争剧烈
体质	多虚弱	多壮实
发病	较缓	多急骤，或较缓
病程	较长	较短，或较长
精神	萎靡	兴奋
声息	声低息微	声高气粗
疼痛	喜按	拒按
胸腹胀满	按之不痛，胀满时减	按之疼痛，胀满不减
发热	五心烦热，午后微热	壮热
恶寒	畏寒，得衣近火则减	恶寒，添衣加被不减
舌象	质嫩，苔少或无苔	质老，苔厚腻
脉象	无力	有力

五、阴阳

1. 阴证　凡见抑制、沉静、衰退、晦暗等表现的里证、寒证、虚证，以及症状表现于向内的、向下的、不易发现的，或病邪性质为阴邪致病、病情变化较慢的，均属阴证。

2. 阳证　凡见兴奋、躁动、亢进、明亮等表现的表证、热证、实证，以及症状表现于向外的、向上的、容易发现的，或病邪性质为阳邪致病、病情变化较快的，均属阳证。

3. 阴证与阳证的鉴别要点

鉴别要点	阴证	阳证
八纲类别	里证、寒证、虚证	表证、热证、实证
病邪	阴邪致病	阳邪致病
病情	变化较慢	变化较快
面色	㿠白或暗淡	赤
精神	萎靡	兴奋
四肢	肢冷，蜷卧	肢热，烦躁不宁
声息	声低息微	声高气粗
口渴	口淡不渴	渴喜冷饮
大便	稀溏	秘结奇臭
小便	清长，或短少	短赤涩痛
舌象	舌淡胖嫩	舌红绛，苔黄黑
脉象	沉迟、微弱、细	浮数、洪大、滑实

六、八纲证候间的关系

1. 证候相兼与错杂

（1）证候相兼：常见的有表实寒证、表实热证、里实寒证、里实热证、里虚寒证、里虚热证等。

（2）证候错杂：主要有表里实寒证、表里实热证、表实寒里虚寒证、表实热里虚热证、表实寒里实热证、表实寒里虚热证等。

2. 证候真假　所谓"真"，指与疾病的内在本质相符的证候；所谓"假"，指疾病表现某些不符合常规认识的假象。

3. 寒热真假　当病情发展到寒极或热极的时候，有时会出现一些与其寒、热本质相反的"假象"症状与体征，即所谓真寒假热、真热假寒。

鉴别要点	真热假寒（阳盛格阴）	真寒假热（阴盛格阳）
概念	内有真热而外见某些假寒的证候	内有真寒而外见某些假热的证候
病机	邪热内盛，阳气郁闭于内而不能布达于外	久病而阳气虚衰，阴寒内盛，逼迫虚阳浮游于上、格越于外
真象	高热、胸腹灼热、口鼻气灼、口臭息粗、渴喜冷饮、小便短黄、舌红苔黄而干、脉沉有力等	四肢厥冷、小便清长、大便稀溏或下利清谷、舌淡苔白、脉沉无力等
假象	四肢厥冷、脉沉迟等	自觉发热、面色发红、躁扰不宁、口渴、咽痛、脉浮大或数等

第九单元　病性辨证

本单元考试涉及不多，注意区别各种气血同病。

一、辨阴阳虚损证候

1. 阳虚证与阴虚证

（1）阳虚证：畏寒，肢凉，口淡不渴，小便清长，或尿少不利，大便溏泻，面色㿠白，舌淡胖，苔白滑，脉沉迟无力。可兼神疲、乏气、气短等气虚表现。

（2）阴虚证：形体消瘦，口燥咽干，两颧潮红，五心烦热，潮热，盗汗，小便短黄，大便干结，舌红少津，脉细数。

2. 亡阳证与亡阴证

鉴别要点	亡阳证	亡阴证
汗液	稀冷如水，味淡	黏热如油，味咸
寒热	身冷畏寒	身热恶热
四肢	厥逆	温和
面色	苍白	面赤颧红
气息	微弱	息粗
口渴	不渴或欲饮热	口渴饮冷
唇舌象	唇舌淡白，苔白润	唇舌干红
脉象	脉微欲绝	细数、疾无力

鉴别要点	亡阳证	亡阴证
鉴别要点	四肢厥冷、面色苍白、冷汗淋漓、气息微弱、脉微欲绝	身热烦渴、唇焦面赤、汗热如油、脉数疾

二、气虚类证辨证

1. 气虚证

（1）临床表现：神疲乏力，气短，懒言，动则加重，头晕目眩，自汗，脉虚，舌淡嫩。

（2）辨证要点：以疲乏、气短、脉虚、动则加重为辨证要点。

2. 气陷证

（1）临床表现：气虚，内脏下垂。

（2）辨证要点：体瘦而弱，气短，气坠，脏器下垂为主要表现。

三、血虚类证辨证

血虚证

（1）临床表现：面色淡白或萎黄，唇、爪、眼睑色淡；头晕眼花，心悸健忘，失眠多梦；手足发麻，四肢拘急不利，妇女月经后期、量少、色淡、闭经；舌质淡，脉细无力。

（2）辨证要点：虚弱，以肌肤黏膜的颜色淡白、脉细为主要表现。

四、气滞类证辨证

1. 气滞证

（1）临床表现：胀痛、窜痛、攻痛，时轻时重；按之无形，随情绪而变化，脉弦。

（2）辨证要点：以胸胁、脘腹等处或损伤部位的胀闷、胀痛、窜痛为主要表现。

2. 气逆证

（1）临床表现：咳嗽，呼吸喘促；呃逆，呕吐，嗳气，呕血；头痛，眩晕，甚至昏厥、咯血。

（2）辨证要点：以咳喘或呕吐、呃逆等为突出表现。

五、血病其他证辨证

1. 血瘀证

（1）临床表现：①局部刺痛，痛处不移而拒按，夜间加重。②局部肿块，质硬，按之不移。③唇、甲紫暗，或皮下、舌上有瘀点瘀斑，或皮肤丝状红缕，青筋显露。④出血，色紫暗，或夹血块，或大便色黑如柏油。⑤面色黧黑，或肌肤甲错。⑥舌质紫暗或有青紫色斑点。⑦脉涩，或结代。

（2）辨证要点：以固定刺痛、肿块、出血、瘀血、脉涩为辨证要点。

2. 血热证

（1）临床表现：身热夜甚；心烦，失眠，甚则躁扰发狂、神昏谵语；或见各种出血，其色深红，或发斑疹，或为疮痈；舌质红绛，脉数疾等。

（2）辨证要点：以身热口渴、斑疹吐衄、烦躁谵语、舌红绛、脉数等为主要表现。

3. 血寒证

（1）临床表现：面色苍白，形寒肢冷；局部肌肤紫暗、冷痛，得温则减，遇寒加重；月经后期，经色紫暗夹血块；舌淡紫，苔白滑，脉沉迟或弦涩等。

（2）辨证要点：本证以局部冷痛、剧痛或肿胀、青紫，得温则减，舌淡紫苔白滑，脉沉迟或弦涩等为辨证要点。

六、气血同病类证辨证

1. 气滞血瘀　胸胁痛，急躁易怒或抑郁不乐，胁下痞块，刺痛拒按，妇女可有闭经、痛经，或经色暗紫有块，舌质暗紫有瘀斑，脉弦或细涩。

2. 气虚血瘀　神疲乏力，少气懒言，头晕目眩，自汗，刺痛固定不移，拒按夜甚，血瘀，面色晦暗，舌质暗紫有瘀斑，脉涩。

3. 气血两虚　神疲乏力，少气懒言，头晕目眩，心悸失眠，手足麻木，面色淡白或萎黄，舌淡而嫩，脉细弱。

七、津液类证辨证

痰证　咳嗽痰多，痰质黏稠，胸脘痞闷，恶心纳呆，呕吐痰涎，或头晕目眩，或神昏而喉中痰鸣，或神志错乱，舌苔腻，脉滑。

第十单元　脏腑辨证

> 本单元属考试的重中之重，需要全面掌握。

一、心病辨证

1. 心气虚　心悸，胸闷，气短，精神疲倦，或自汗，活动后诸症加重，面色淡白，舌淡，脉虚。以心悸、神疲与气虚证并见为辨证要点。

2. 心血虚　心悸，头晕眼花，失眠，多梦，健忘，面色淡白或萎黄，唇舌色淡，脉细无力。以心悸、失眠、多梦与血虚证并见为辨证要点。

3. 心脉痹阻证　瘀血、痰浊、阴寒、气滞等因素痹阻心脉，以心悸怔忡、胸闷、心痛为主要表现的证候。

项目	瘀阻心脉	痰阻心脉	寒滞心脉	气滞心脉
共同症状	心悸怔忡，心胸憋闷作痛，痛引肩背内臂，时作时止			
疼痛特点	痛如针刺	心胸闷痛	遇寒痛剧，得温痛减	疼痛而胀
伴随症状	/	体胖痰多，身重困倦	形寒肢冷	胁胀，善太息

4. 痰蒙心神证与痰火扰神证　均有神志异常，或神昏。

鉴别要点	痰蒙心神证	痰火扰神证
病因病机	痰浊蒙蔽心神	火热痰浊侵扰心神
神志表现	神情痴呆，表情淡漠，意识模糊，甚则昏不知人	心烦失眠，甚则狂躁妄动，打人毁物，不避亲疏，胡言乱语
其他	神志异常以抑郁、痴呆、错乱为主，无热证表现	神志异常以狂躁、谵语、神昏为主，见火热证候

二、肺病辨证

1. 肺气虚证

（1）临床表现：咳嗽无力，气短而喘，动则益甚，咯痰清稀，声低懒言，神疲体倦，面色淡白，舌淡苔白，脉弱。

（2）辨证要点：以肺气不足，宣降无力为主要病机；多有久病咳喘等病史，以咳喘无力、痰白清稀和气虚证并见为主要表现。

2. 肺阴虚证

（1）临床表现：干咳少痰，或痰少而黏，不易咯出，或痰中带血，形体消瘦，五心烦热，潮热盗汗，两颧潮红，舌红少苔乏津，脉细数。

（2）辨证要点：以肺阴亏耗，虚热内扰为主要病机；以干咳、痰少难咯和阴虚内热证并见为主要表现。

3. 风寒犯肺证与寒痰阻肺证　均有咳嗽、痰白。

鉴别要点	风寒犯肺证	寒痰阻肺证
病因病机	风寒袭肺，肺卫失宣	寒痰交阻，肺失清肃
咳嗽咯痰	咳嗽，咳痰色白清稀	咳嗽，咳痰量多色白，痰质或稀或稠，易咯出，或喘哮痰鸣
其他	咳嗽、痰白清稀与表寒证并见	咳喘、痰白量多易咯与阴盛证并见

4. 风热犯肺证、肺热炽盛证、燥邪犯肺证　均有咳嗽、咯痰。

鉴别要点	风热犯肺证	肺热炽盛证	燥邪犯肺证
病因病机	风热袭肺，肺卫失宣	风热邪入里，或风寒邪入里化热，热蕴结于肺	燥邪袭肺，肺卫津伤
咳嗽咯痰	咳嗽，痰少色黄，气喘	咳嗽，气粗而喘，咳痰色黄，甚则鼻翼扇动，鼻息灼热，或胸痛	干咳少痰，或痰少而黏，不易咯出，甚则胸痛，痰中带血
其他	咳嗽、痰少色黄、流浊涕与表热证并见	咳喘气粗、鼻翼扇动与实热证并见	干咳痰少、口鼻咽舌干燥等干燥征象，并与气候干燥有关

1. 脾气虚证、脾阳虚证、脾虚气陷证、脾不统血证　均有食少、便溏、神疲乏力、气短懒言、舌淡苔白。

鉴别要点	脾气虚证	脾阳虚证	脾虚气陷证	脾不统血证
病因病机	脾气虚弱，运化不力	脾阳亏虚，寒湿内生	脾气虚弱，清阳下陷	脾气虚弱，统血无权
主要症状	不欲食，脘腹胀满，食后胀甚，便溏，神疲乏力	腹胀，腹痛隐隐，喜温喜按，畏寒怕冷	脘腹重坠作胀，食后益甚，肛门重坠，甚或脱肛，或内脏、子宫下垂	各种慢性出血，如便血、尿血吐血、鼻衄、紫斑，或妇女月经过多、崩漏
其他	食少、腹胀、便溏与气虚证并见	食少、腹胀、腹痛、便溏与阳虚证并见	脘腹重坠作胀、内脏下垂与气虚证并见	各种慢性出血与气血两虚证并见

2. 湿热蕴脾证　脘腹胀闷，恶心欲呕，口中黏腻，肢体困重，或身热不扬，汗出热不解，或面目发黄色鲜明，或皮肤发痒，舌红，苔黄腻，脉濡数或滑数。

3. 寒湿困脾证　脘腹胀闷，泛恶欲呕，腹痛便溏，头身困重，或身目发黄，面色晦暗不泽，或妇女白带量多，舌淡胖，苔白腻或白滑，脉濡缓或沉细。

1. 肝血虚证与肝阴虚证

（1）肝血虚证

1）临床表现：头晕眼花，视力减退或夜盲，或肢体麻木，关节拘急，手足震颤，肌肉眩动，妇女月经量少、色淡，甚至闭经，爪甲不荣，面白无华，舌淡，脉细。

2）辨证要点：以肝血亏虚，肝失所养为主要病机；以眩晕、视力减退、经少、肢麻震颤与血虚证并见为主要表现。

（2）肝阴虚证

1）临床表现：头晕眼花，两目干涩，视力减退，或胁肋隐隐灼痛，面部烘热或两颧潮红，或手足蠕动，口咽干燥，五心烦热，潮热盗汗，舌红少苔乏津，脉弦细数。

2）辨证要点：以肝阴不足，虚热内扰为主要病机；以头晕、目涩、胁痛等与虚热证并见为主要表现。

（3）肝血虚证与肝阴虚证的鉴别要点

二者均有头晕眼花、视力减退等表现。但前者为血虚，无热象；后者为阴虚，虚热表现明显。

2. 肝郁气滞证、肝火炽盛证、肝阳上亢证

（1）肝郁气滞证

1）临床表现：情志抑郁，善太息，胸胁或少腹胀满窜痛，妇女见乳房胀痛、月经不调，苔薄白，脉弦。病情轻重与情志变化有密切关系。

2）辨证要点：以肝气郁结，疏泄失职为主要病机；以情志抑郁、胸胁或少腹胀痛与气滞证并见为主要表现，多与情志因素有关。

（2）肝火炽盛证

1）临床表现：头晕胀痛，痛热剧烈，面红目赤，口苦口干，急躁易怒，耳鸣如潮，甚或突发耳聋，失眠多梦，小便短黄，大便秘结，舌红苔黄，脉弦数。

2）辨证要点：以肝火上炎为主要病机；以头晕胀痛、急躁易怒、耳鸣、胁肋灼痛与实热证并见为主要表现。

（3）肝阳上亢证

1）临床表现：眩晕耳鸣，头目胀痛，急躁易怒，头重脚轻，腰膝酸软，舌红少津，脉弦有力或弦细数。

2）辨证要点：以肝肾阴虚，肝阳偏亢为主要病机；以眩晕耳鸣、头目胀痛、面红、烦躁、头重脚轻、腰膝酸软与肝火炽盛及肝肾阴虚证并见为主要表现。

（4）肝郁气滞证、肝火炽盛证、肝阳上亢证的鉴别要点

1）肝郁气滞证与肝火炽盛证：二者均属肝病的实证，均可因情志不遂而发。但前者为气滞，无热象，常见情志抑郁；后者为火盛，热证表现明显，常见急躁易怒、胁肋灼痛等症。

2）肝火炽盛证与肝阳上亢证：二者均可见肝的热证。但前者纯属火热过盛的实证，以实热证为主要表现；后者为用阳太过，阳亢耗阴，上盛下虚的虚实夹杂证，以眩晕、头重脚轻、腰膝酸软等为主要表现。

3. 肝风内动证

（1）肝阳化风证：眩晕欲仆，步履不正，头胀头痛，急躁易怒，头摇，肢体震颤，手足麻木，语言謇涩，甚至突然昏倒，口眼歪斜，半身不遂，舌强语謇。

（2）热极生风证：高热口渴，烦躁谵语或神昏，颈项强直，两目上视，手足抽搐，甚则角弓反张，牙关紧闭，舌红绛，苔黄燥，脉弦数。

（3）阴虚动风证：手足震颤、蠕动，或肢体抽搐，眩晕耳鸣，口燥咽干，形体消瘦，五心烦热，潮热颧红，舌红少津，脉弦细数。

（4）血虚生风证：眩晕，手足震颤、麻木，手足拘急，肌肉瞤动，皮肤瘙痒，爪甲不荣，面色无华，舌淡白，脉细或弱。

五、肾病辨证

1. 肾阳虚证

（1）临床表现：头目眩晕，面色㿠白或黧黑，腰膝酸冷疼痛，肢凉畏寒，下肢尤甚，性欲减退，男子阳痿早泄，女子宫寒不孕，或小便频数清长，夜尿频多。

（2）辨证要点：以肾阳不足，温煦功能减弱为主要病机；以腰膝酸冷、性欲减退、夜尿多与阳虚证并见为主要表现。

2. 肾阴虚证

（1）临床表现：腰膝酸软而痛，头晕耳鸣，齿松，发脱，男子遗精早泄，女子经少经闭，口咽干燥，形体消瘦，五心烦热，潮热盗汗，或骨蒸发热，午后颧红，舌红少苔，脉细数。

（2）辨证要点：以肾阴不足，虚热内扰为主要病机；以腰酸而痛、头晕耳鸣、遗精或月经量少与阴虚证并见为主要表现。

3. 肾精不足证

（1）临床表现：小儿生长发育迟缓，囟门迟闭，智力低下；成人早衰，腰膝酸软，耳鸣耳聋，发脱齿摇，健忘恍惚，两足痿软；男子精少不育，女子经闭不孕，舌淡脉弱。

（2）辨证要点：以肾精亏损，生长发育及性机能低下为主要病机；以小儿发育迟缓，成人生殖机能低下、早衰为主要表现。

4. 肾气不固证

（1）临床表现：腰膝酸软，神疲乏力；小便频数，尿后余沥不尽，或遗尿，或小便失禁；男子滑精、早泄，女子带下清稀而量多，或胎动易滑。舌淡，苔白，脉弱。

（2）辨证要点：以肾气不足，固摄无力为主要病机；以腰膝酸软，小便、精液、带下、胎气不固与气虚证并见为主要表现。

5. 肾虚水泛证

（1）临床表现：腰膝酸冷，身体浮肿，腰以下尤甚，按之没指，小便短少，畏寒肢冷，腹部胀满，舌淡胖，苔白滑，脉沉迟无力。

（2）辨证要点：以肾阳亏虚，水湿内停为主要病机；以水肿腰以下为甚、尿少、腰膝酸冷、畏寒肢冷等虚寒之象为辨证依据。

六、腑病辨证

1. 胃热炽盛证　胃脘灼痛、拒按，渴喜冷饮，或消谷善饥，或口臭，牙龈肿痛溃烂，齿衄，小便短黄，大便秘结，舌红苔黄，脉滑数。

2. 寒滞胃肠证　胃脘、腹部冷痛，痛势暴急，遇寒加剧，得温则减，恶心呕吐，吐后痛缓，口淡不渴，或口泛清水，面白或青，恶寒肢冷，苔白润，脉弦紧或沉紧。

3. 食滞胃肠证　脘腹胀满疼痛、拒按，厌食，嗳腐吞酸，或呕吐酸馊食物，吐后胀痛得减，矢气臭如败卵，下泻不爽，大便酸腐臭秽，苔厚腻，脉滑或沉实。

4. 肠热腑实证　高热，或日晡潮热，口渴，脐腹胀满硬痛、拒按，大便秘结，或热结旁流，大便恶臭，甚则神昏谵语，舌红，苔黄厚而燥，或焦黑起刺，脉沉实有力。

5. 肠道津亏证　大便干燥如羊屎，艰涩难下，数日一行，腹胀作痛，左少腹或可触及包块，口干，或口臭，或头晕，舌红少津，苔黄燥，脉细涩。

6. 肠道湿热证　身热口渴，腹痛腹胀，下痢脓血，里急后重，或暴泻如水，或腹泻不爽，粪质黄稠秽臭，肛门灼热，小便短黄，舌红，苔黄腻，脉滑数。

7. 膀胱湿热证　小便频数、急迫、短黄，排尿灼热、涩痛，或小腹、腰部胀痛，发热，口渴，舌红，苔黄腻，脉滑数或濡数。

8. 胆郁痰扰证　胆怯易惊，惊悸不宁，失眠多梦，烦躁不安，胸胁闷胀，善太息，头晕目眩，口苦呕恶，吐痰涎，舌淡红，苔黄滑，脉弦数。

七、脏腑兼证

1. 心肾不交证

（1）临床表现：心烦失眠，惊悸健忘，头晕耳鸣，腰膝酸软，梦遗，口咽干燥，五心烦热，潮热盗汗，便结尿黄，舌红少苔，脉细数。

（2）辨证要点：以心与肾水火既济失调为主要病机；以心烦、失眠、腰酸、耳鸣、遗精与阴虚证并见为主要表现。

2. 心脾气血虚证

（1）临床表现：心悸怔忡，头晕健忘，食欲不振，神疲乏力，或皮下紫斑，女子月经量少色淡，淋漓不尽，面色萎黄，舌淡嫩，脉弱。

（2）辨证要点：以脾气虚、心血虚为主要病机；以心悸、神疲、头晕、食少、腹胀、便溏等为主要表现。

3. 肝火犯肺证

（1）临床表现：胸胁灼痛，急躁易怒，头胀头晕，面红目赤，烦热口苦，咳嗽阵作，痰黄稠黏，甚则咳血，舌红，苔薄黄，脉弦数。

（2）辨证要点：以肝火犯肺，肺失清肃为主要病机；以胸胁灼痛、急躁易怒、咳嗽、痰黄或咳血等与实热证并见为主要表现。

4. 肝胃不和证

（1）临床表现：胃脘、胁肋胀满窜痛，呃逆嗳气，吞酸嘈杂，不思饮食，情绪抑郁，善太息，或烦躁易怒，舌淡红，苔薄白或薄黄，脉弦。

（2）辨证要点：以肝气郁滞，横逆犯胃，胃失和降为主要病机；以脘胁胀痛、嗳气、吞酸、情绪抑郁为主要表现。

5. 肝郁脾虚证

（1）临床表现：胸胁胀满窜痛，善太息，情志抑郁，或急躁易怒，食少腹胀，肠鸣矢气，便溏不爽，或腹痛欲便，泻后痛减，或大便溏结不调，舌苔白，脉弦或缓。

（2）辨证要点：以肝失疏泄，脾失健运为主要病机；以胸胁胀满、腹痛肠鸣、纳呆便溏为主要表现。

第三章　中药学

本章主要介绍临床较为常见的中药，包括解表药、清热药、泻下药、祛风湿药等19类药。学习时应重点掌握常用药的主治、配伍等相关内容。毒性药物应重点记忆用药剂量。记忆时可以从药物的共性及个性方面进行区别记忆，熟练掌握中药学内容对于学好方剂学及指导临床用药至关重要。

第一单元　药性理论

本单元的内容主要包括四气、五味、药物的升降浮沉、归经及毒性，了解即可。

一、四气

1. 结合有代表性的药物认识四气的确定

（1）四气，指药物的寒、热、温、凉四种不同药性，又称四性。

（2）能够减轻或消除热证的药物属于寒性或凉性，如黄芩、板蓝根等有清热解毒作用。

（3）能够减轻或消除寒证的药物属于温性或热性，如附子、干姜等有温中散寒作用。

2. 四气的作用

（1）寒凉药：清热泻火、凉血解毒、滋阴除蒸、泄热通便、清热利尿、清化痰热、清心开窍、凉肝息风等。

（2）温热药：温里散寒、暖肝散结、补火助阳、温阳利水、温经通络、引火归原、回阳救逆等。

二、五味

1. 结合有代表性的药物认识五味的确定

（1）五味是指药物有辛、甘、酸、苦、咸五种不同的味道。

（2）五味不仅仅是药物味道的真实反映，更重要的是对药物作用的高度概括。

2. 五味的作用及适应证

（1）辛：有发散、行气、行血的作用。多用治表证及气血阻滞之证。

（2）甘：有补益、和中、调和药性和缓急止痛的作用。多用治正气虚弱、身体诸痛及调和药性、中毒解救等。

（3）酸：有收敛、固涩的作用。多用治体虚多汗、肺虚久咳、久泻肠滑、遗精滑精、遗尿尿频、崩带不止等。

（4）苦：有泄、燥湿、坚阴的作用。多用治热证、火证、喘咳、呕恶、便秘、湿证、阴虚火旺等。

（5）咸：有泻下通便、软坚散结的作用。多用治大便燥结、痰核、瘿瘤、癥瘕痞块等。

（6）淡：有渗湿、利小便的作用。多用治水肿、脚气、小便不利等。

（7）涩：与酸味药的作用相似，有收敛固涩的作用。多用治虚汗、泄泻、尿频、遗精、滑精、出血等。

三、升降浮沉

1. 升降浮沉是指药物对机体有向上、向下、向外、向内四种不同的作用趋向。

2. 升、浮指药物向上、向外的趋向性作用；沉、降指药物向里、向下的趋向性作用。

3. 一般而言，发表、透疹、升阳、涌吐、开窍等药具有升浮作用。收敛固涩、泻下、利水、潜阳、镇惊安神、止咳平喘、止呕等药具有沉降作用。

四、归经

1. 归经的临床意义　根据疾病的表现，通过辨证，诊断出病变所在的脏腑经络，按归经理论选择针对性强的药物，可以提高用药准确性。

2. 结合有代表性的药物认识归经的确定　发病所在脏腑及经络循行部位不同，临床上所表现的症状也各不相同。

五、毒性

1. 引起毒性反应的原因　毒性指药物对机体所产生的不良影响及损害性。毒性反应的产生与药物贮存、加工炮制、配伍、剂型、给药途径、用量、使用时间的长短以及患者的体质、年龄、证候性质等都有密切关系。

2. 结合具体有毒药物认识其使用注意事项　使用有毒药物时，应从上述各个环节进行控制，避免中毒事故的发生（具体参见各药物）。

第二单元　中药的配伍

　　本单元内容较为简单。对于药物"七情"的含义及各种配伍关系的意义了解即可。相须和相使、相畏和相杀应注意鉴别。

一、配伍的意义

既照顾到复杂病情，又增进了疗效，减少了毒副作用。

二、配伍的内容

1. 单行　单用一味药物来治疗某种病情单一的疾病（独参汤）。

2. 相须　两种性味功效类似的药物配合应用，可以增强原有药物的功效（麻黄配桂枝，能增强发汗解表、祛风散寒的作用）。

3. 相使　一种药物为主，另一种药物为辅，两药合用，辅药可以提高主药的功效（黄芪配茯苓，茯苓可提高黄芪补气利水的治疗效果）。

4. 相畏　一种药物的毒副作用能被另一种药物所抑制（生半夏和生南星畏生姜）。

5. 相杀　一种药物能够减轻或消除另一种药物的毒副作用（生姜杀生半夏和生南星的毒）。

6. 相恶　两药合用，一种药物能破坏另一种药物的功效（莱菔子能削弱人参的补气作用）。

7. 相反　两种药物同用能产生或增强毒性或副作用（甘草反甘遂，贝母反乌头等）。

第三单元 中药的用药禁忌

> "十八反"与"十九畏"是每年考试的必考知识点。另要注意区别妊娠的慎用、禁用药物。

一、配伍禁忌

1. "十八反"的内容 乌头（附子）反贝母、瓜蒌、半夏、白及、白蔹；甘草反甘遂、大戟、海藻、芫花；藜芦反人参、丹参、玄参、沙参、苦参、细辛、芍药。

2. "十九畏"的内容 硫黄畏朴硝，水银畏砒霜，狼毒畏密陀僧，巴豆畏牵牛，丁香畏郁金，川乌、草乌畏犀角，牙硝畏三棱，肉桂畏赤石脂，人参畏五灵脂。

二、妊娠用药禁忌

1. 妊娠用药禁忌的概念 指妇女妊娠期治疗用药的禁忌。某些药物具有损害胎元以致堕胎的副作用，所以应作为妊娠禁忌的药物。

2. 妊娠用药禁忌的分类

（1）禁用药物：指毒性较强或药性猛烈的药物，如巴豆、牵牛子、雄黄、砒霜等。

（2）慎用药物：包括通经祛瘀、行气破滞及辛热滑利之品，如桃仁、红花、牛膝、大黄等。

第四单元 中药的剂量与用法

> 本单元的重点是中药的用法，如先煎、后下、包煎、另煎等，是历年考试的常考内容。在各单元中，对于特殊药物的特殊用法也会有详细说明，可将其归类整理，以便熟记。

一、剂量

剧毒药或作用峻烈的药物，应严格控制剂量。详见各药。

二、中药的用法

中药的煎煮方法包括先煎、后下、包煎、另煎、烊化、冲服、泡服、煎汤代水等。一般来讲，解表药、清热药宜武火煎煮，时间宜短，煮沸后煎3~5分钟即可；补养药需用文火慢煎，时间宜长，煮沸后再续煎30~60分钟。

1. 先煎 先煮沸一段时间再放入其余药物。

（1）有效成分难溶于水的金石、矿物、介壳类药物，应打碎先煎。如磁石、代赭石、龙骨等。

（2）毒副作用较强的药物，久煎可以降低毒性。如乌头、附子等。

2. 后下 其余药物煎沸后放入。

（1）气味芳香的药物，久煎后其有效成分易于挥发而降低药效，须后下。如薄荷、砂仁、白豆蔻等。

（2）有些药物久煎也能破坏其有效成分，须后下。如钩藤、大黄等。

3. 包煎 先用纱布袋装好，再与其他药物同煎。

（1）黏性强的药物，为防止沉于锅底加热时引起焦化或煳化，需包煎。如车前子等。

（2）粉末状药物，为防止药液浑浊，需包煎。如蒲黄、海金沙等。

（3）带有绒毛的药物，为防止刺激咽喉引起咳嗽，需包煎。如辛夷、旋覆花等。

4. 另煎　某些贵重药物，为了更好地煎出有效成分，还应单独另煎，即另炖2～3小时。煎液可以另服，也可与其他煎液混合服用。如人参、西洋参、羚羊角等。

5. 烊化　又称溶化，某些胶类药物及黏性大而易溶的药物，为避免入煎粘锅或黏附其他药物影响煎煮，可单用水或黄酒将药物加热溶化（即烊化）后，用煎好的药液冲服。也可将此类药放入其他药物煎好的药液中加热烊化后服用。如阿胶、鹿角胶、蜂蜜、饴糖等。

6. 冲服

（1）某些贵重药，用量较轻，为防止散失，常需要研成细末制成散剂用温开水或其他药物煎液冲服。如麝香、牛黄、珍珠、羚羊角等。

（2）根据病情需要，为提高药效，也常研成散剂冲服。如用于止血的三七。

（3）此外，还有一些液体药物，如竹沥汁、姜汁、藕汁、荸荠汁、鲜地黄汁等也须冲服。

7. 泡服　又称焗服，主要是指某些有效成分易溶于水或久煎容易破坏药效的药物，可以用少量开水或其他药物滚烫的煎出液趁热浸泡，加盖闷润，减少挥发，半小时后去渣即可服用。如藏红花、番泻叶、胖大海等。

8. 煎汤代水　先煎后取其上清液代水再煎煮其他药物。

（1）某些药物为了防止与其他药物同煎使煎液混浊，难以服用，须煎汤代水。如灶心土等。

（2）某些药物质轻用量多、体积大、吸水量大，须煎汤代水。如玉米须、丝瓜络、金钱草等。

第五单元　解表药

本单元是中药学的重点内容。各类解表药物在考试中均常涉及，所以此单元每一味药的功效主治都应了解，尤其是薄荷、香薷、柴胡、葛根等几个考试常考药物。另外，一些特殊药物的用法，如薄荷后下、辛夷包煎等，也是考试曾经涉及的内容，应多加留意。

一、概述

解表药的使用注意事项：

（1）用量不宜过大，以免发汗太过，耗伤阳气，损及津液，造成"亡阳""伤阴"的弊端。

（2）表虚自汗、阴虚盗汗以及疮疡日久、淋证、失血患者应慎用解表药。

（3）本类药物辛散轻扬，入汤剂不宜久煎，以免有效成分挥发而降低药效。

二、发散风寒药

1. 麻黄

【性能】辛、微苦，温。归肺、膀胱经。

【功效】发汗解表，宣肺平喘，利水消肿。

【应用】①风寒感冒（发汗解表要药）。②咳嗽气喘（肺气壅遏所致喘咳要药）。③风水水肿。

【用法用量】煎服，2～9g。发汗解表宜生用，止咳平喘多炙用。

【使用注意】凡表虚自汗、阴虚盗汗及肺肾虚喘者均当慎用。

2. 桂枝

【性能】辛、甘，温。归心、肺、膀胱经。

【功效】发汗解肌，温经通脉，助阳化气。

【应用】①风寒感冒。②寒凝血滞诸痛证。③痰饮、蓄水证。④心悸。

【使用注意】凡外感热病、阴虚火旺、血热妄行等证，均当忌用。孕妇及月经过多者慎用。

药物名称	相同点	不同点
麻黄	发汗解表，治疗风寒表证	发汗力强，宣肺平喘、利水消肿；用于风寒表实无汗证
桂枝		发汗力缓，外感风寒有汗、无汗均可，温经通阳；用于寒凝经脉、风寒湿痹、痰饮蓄水证、胸痹及心悸、脉结代等病证

3. 紫苏

【性能】辛，温。归肺、脾经。

【功效】解表散寒，行气宽中，解鱼蟹毒。

【应用】①风寒感冒。②脾胃气滞，胸闷呕吐。③进食鱼蟹中毒引起的腹痛吐泻。

4. 生姜

【功效】解表散寒，温中止呕（呕家圣药），温肺止咳。

5. 香薷

【功效】发汗解表，化湿和中，利水消肿。

【主治】①暑湿感冒（夏月麻黄）。②水肿脚气。③小便不利。

【用法用量】煎服，3~9g。用于发表，量不宜过大，且不宜久煎；用于利水消肿，量宜稍大，且须浓煎。

6. 荆芥

【性能】辛，微温。归肺、肝经。

【功效】祛风解表，透疹消疮，止血。

【应用】①外感表证。②麻疹不透、风疹瘙痒。③疮疡初起兼有表证。④吐衄下血。

【用法用量】煎服，4.5~9g；不宜久煎。发表透疹消疮宜生用，止血宜炒用；荆芥穗长于祛风。

7. 防风

【性能】辛、甘，微温。归膀胱、肝、脾经。

【功效】祛风解表，胜湿止痛，止痉。

【应用】①外感表证。②风疹瘙痒。③风湿痹痛。④破伤风证。⑤脾虚湿盛，清阳不升所致的泄泻，及土虚木乘、肝郁侮脾、肝脾不和所致的腹泻而痛。

8. 羌活

【功效】解表散寒，祛风胜湿，止痛。

【应用】①风寒感冒。②风寒湿痹（太阳经头痛）。

9. 白芷

【功效】解表散寒，祛风止痛，通鼻窍，燥湿止带，消肿排脓。

【应用】①风寒感冒。②风湿痹痛、头痛（阳明经）、牙痛。③鼻渊。④带下证。⑤疮痈肿毒。⑥皮肤风湿瘙痒。

10. 细辛

【功效】解表散寒，祛风止痛，通窍，温肺化饮。

【主治】①风寒感冒。②头痛，牙痛，风湿痹痛。③鼻渊（鼻渊之良药）。④肺寒咳喘。

【用法】煎服，1~3g；散剂，每次服0.5~1g。

【使用注意】阴虚阳亢头痛，肺燥伤阴干咳者忌用。不宜与藜芦同用。

11. 藁本

【功效】祛风散寒，除湿止痛。

12. 苍耳子

【功效】发散风寒，通鼻窍，祛风湿，止痛。

【使用注意】血虚头痛不宜使用。过量服用易致中毒。

13. 辛夷

【功效】散风寒，通鼻窍。

【主治】①风寒感冒。②头痛鼻塞，鼻渊。

三、发散风热药

1. 薄荷

【性能】辛，凉。归肺、肝经。

【功效】疏散风热，清利头目，利咽透疹，疏肝行气。

【应用】①风热感冒，温病初起。②风热头痛，目赤多泪，咽喉肿痛。③麻疹不透，风疹瘙痒。④肝郁气滞，胸闷胁痛。⑤夏令感受暑湿秽浊之气，脘腹胀痛，呕吐泄泻。

【用法】煎服，宜后下。薄荷叶长于发汗解表，薄荷梗偏于行气和中。

【使用注意】本品芳香辛散，发汗耗气，故体虚多汗者不宜使用。

2. 牛蒡子

【性能】辛、苦，寒。归肺、胃经。

【功效】疏散风热，宣肺祛痰，利咽透疹，解毒散肿。

【应用】①风热感冒，温病初期。②麻疹不透，风热疹痒。③痈肿疮毒，丹毒，痄腮，喉痹。

【使用注意】本品性寒，滑肠通便，气虚便溏者慎用。

3. 蝉蜕

【性能】甘，寒。归肺、肝经。

【功效】疏散风热，利咽开音，透疹，明目退翳，息风止痉。

【应用】①风热感冒，温病初起，咽痛喑哑。②麻疹不透，风疹瘙痒。③目赤翳障。④急慢惊风，破伤风证。⑤小儿夜啼不安。

4. 桑叶

【功效】疏散风热，清肺润燥，平抑肝阳，清肝明目。

【应用】①风热感冒，温病初起。②肺热咳嗽，燥热咳嗽。③肝阳上亢眩晕。④目赤昏花。⑤血热妄行之吐血、衄血。

5. 菊花

【功效】疏散风热，平抑肝阳，清肝明目，清热解毒。

【应用】①风热感冒，温病初起。②肝阳眩晕，肝风实证。③目赤昏花。④疮痈肿毒。

药物名称	相同点	不同点
桑叶	疏散风热，平抑肝阳，清肝明目	疏散风热之力较强，又能清肺润燥、凉血止血
菊花		平肝、清肝明目之力较强，又能清热解毒

6. 蔓荆子

【功效】疏散风热，清利头目。

7. 柴胡

【性能】苦、辛，微寒。归肝、胆经。

【功效】解表退热，疏肝解郁，升举阳气。

【应用】①表证发热及少阳证（为治少阳证要药）。②肝郁气滞证。③气虚下陷，脏器脱垂。④退热截疟，为治疗疟疾寒热的常用药。

8. 升麻

【功效】解表透疹，清热解毒，升举阳气。

9. 葛根

【性能】甘、辛，凉。归脾、胃经。

【功效】解肌退热，透疹，生津止渴，升阳止泻。

【应用】①表证发热，项背强痛。②麻疹不透。③热病口渴，阴虚消渴。④热泻热痢，脾虚泄泻。

【用法】煎服。解肌退热、透疹、生津宜生用，升阳止泻宜煨用。

第六单元　清热药

本单元是中药学的重点内容。对清热泻火、清热燥湿的药物应重点复习，此类药物考查次数相对较多。清热解毒以及清热凉血的药物也应熟记，特别是连翘、黄连、生地黄、玄参等几种典型药物，应重点复习。

一、概述

1. 清热药的分类，各类清热药的功效与主治病证

（1）清热泻火药——气分实热证及脏腑火热证。

（2）清热燥湿药——湿热证。

（3）清热凉血药——热入营血及血热证。

（4）清热解毒药——火热毒证。

（5）清虚热药——虚热证及温病后期，余邪未尽。

2. 清热药的使用注意事项

（1）性多寒凉，易伤脾胃，故脾胃气虚，食少便溏者慎用。

（2）苦寒药物易化燥伤阴，热证伤阴或阴虚患者慎用。

（3）阴盛格阳、真寒假热之证禁用清热药。

（4）使用本类药物，中病即止，以免克伐太过，损伤正气。

二、清热泻火药

1. 石膏

【性能】甘、辛，大寒。归肺、胃经。

【功效】生用：清热泻火，除烦止渴；煅用：敛疮生肌，收湿，止血。

【应用】①温热病气分实热证（清泻肺、胃气分实热要药）。②肺热喘咳证。③胃火牙痛、头痛、实热消渴。④溃疡不敛、湿疹瘙痒、水火烫伤、外伤出血。

【用法】生石膏煎服，宜先煎。煅石膏适量外用，研末撒敷患处。

【使用注意】脾胃虚寒及阴虚内热者忌用。

【配伍】石膏配知母：温病气分热盛。

2. 知母

【性能】苦、甘，寒。归肺、胃、肾经。

【功效】清热泻火，生津润燥。

【应用】①热病烦渴。为清泻肺、胃二经气分实热要药。②肺热燥咳。③骨蒸潮热。④内热消渴。⑤肠燥便秘。

药物名称	相同点	不同点
石膏	清热泻火，除烦止渴，治温病气分实热证及肺热咳嗽等	清解力强，重在清泻肺胃实火，多用于肺热喘咳，胃火牙痛；煅石膏外用还能收敛生肌
知母		滋阴润燥力强，重在滋润肺、胃、肾阴，用于阴虚火旺证

3. 芦根

【功效】清热泻火，生津止渴，除烦，止呕，利尿。

【主治】①热病烦渴。②胃热呕哕。③肺热咳嗽，肺痈吐脓。④热淋涩痛。

4. 天花粉

【功效】清热泻火，生津止渴，消肿排脓。

【主治】①热病烦渴。②肺热燥咳。③内热消渴。④疮疡肿毒。

【使用注意】不宜与乌头类药物同用。

药物名称	相同点	不同点
芦根	清热泻火、生津止渴，用于热病烦渴、消渴、肺热咳嗽	止呕、利尿，用于胃热呕逆、肺痈吐脓、热淋涩痛
天花粉		消肿排脓，用于痈肿疮疡

5. 淡竹叶

【功效】清热泻火，除烦，利尿。

6. 栀子

【性能】苦，寒。归心、肺、三焦经。

【功效】泻火除烦，清热利湿，凉血解毒。

【应用】①热病心烦（清泻三焦火邪）。②湿热黄疸。③血淋涩痛。④血热吐衄。⑤目赤肿痛。⑥火毒疮疡。

【用法】煎服。外用生品适量，研末调敷。

7. 夏枯草

【功效】清热泻火，明目，散结消肿。

【应用】①目赤肿痛、头痛眩晕、目珠夜痛。②瘰疬、瘿瘤。③乳痈肿痛。

8. 决明子

【功效】清热明目，润肠通便。

三、清热燥湿药

1. 黄芩

【性能】苦，寒。归肺、胆、脾、胃、大肠、小肠经。

【功效】清热燥湿，泻火解毒，止血，安胎。

【应用】①湿温，暑湿，胸闷呕恶，湿热痞满，黄疸泻痢。②肺热咳嗽，高热烦渴。③血热吐衄。④痈肿疮毒。⑤胎动不安。

2. 黄连

【性能】苦，寒。归心、脾、胃、胆、大肠经。

【功效】清热燥湿，泻火解毒。

【应用】①湿热痞满，呕吐吞酸。②湿热泻痢。③高热神昏，心烦不寐，血热吐衄。④痈肿疔疮，目赤牙痛。⑤消渴。⑥外治湿疹、湿疮、耳道流脓。

3. 黄柏

【性能】苦，寒。归肾、膀胱、大肠经。

【功效】清热燥湿，泻火解毒，除骨蒸。

【应用】①湿热带下、热淋涩痛。②湿热泻痢、黄疸。③湿热脚气、痿证。④骨蒸劳热、盗汗、遗精。⑤疮疡肿毒、湿疹瘙痒。

【用法】煎服。外用适量。

药物名称	相同点	不同点
黄芩	清热燥湿、泻火解毒，用治湿热、火热及热毒病证	善清上焦热邪，肺热及少阳肝传之热，兼能凉血止血、清热安胎
黄连		善清中焦热邪，泻心火，清胃火，清热燥湿与泻火解毒力尤强
黄柏		善清下焦热邪，用于下焦湿热证；退虚热，用于阴虚发热证

4. 龙胆草

【功效】清热燥湿，泻肝胆火。

【主治】①湿热黄疸、阴肿阴痒、带下、湿疹瘙痒。②肝火头痛、目赤耳聋、胁痛口苦。③惊风抽搐。

药物名称	相同点	不同点
栀子	清热泻火，除湿，均可治目赤肿痛及湿热黄疸	清三焦火热，泻心火除烦；凉血止血；解毒消肿；性寒不燥，重在清利湿热，可治热淋、血淋
龙胆草		清下焦及肝胆湿热、肝胆实火；湿热带下、阴肿阴痒、湿疹瘙痒

5. 苦参

【功效】清热燥湿，杀虫，利尿。

【主治】①湿热泻痢、便血、黄疸。②湿热带下、阴肿阴痒、湿疹湿疮、皮肤瘙痒，疥癣。③湿热小便不利。

【使用注意】脾胃虚寒者忌用，反藜芦。

四、清热解毒药

1. 金银花

【性能】甘、寒。归肺、心、胃经。

【功效】清热解毒，疏散风热。

【应用】①痈肿疔疮（治一切内痈外痈之要药）。②外感风热，温病初起。③热毒血痢。④咽喉肿痛。⑤小儿热疮及痱子。

2. 连翘

【性能】苦，微寒。归肺、心、小肠经。

【功效】清热解毒，消肿散结，疏散风热。

【应用】①痈肿疮毒（疮家圣药），瘰疬痰核。②风热外感，温病初起。③热淋涩痛。

药物名称	相同点	不同点
金银花	清热解毒，疏散风热，主治痈肿疮毒、外感风热与温病初起	疏散风热之力较强，凉血止痢，用于热毒血痢证
连翘		清心解毒之力强，消痈散结，并可治瘰疬痰核

3. 穿心莲

【功效】清热解毒，燥湿，凉血，消肿。

【使用注意】不宜多服久服；脾胃虚寒者不宜服用。

4. 大青叶

【功效】清热解毒，凉血消斑（治血热毒盛所致诸证之要药）。

【应用】①热入营血，温毒发斑。②喉痹口疮，痄腮丹毒。

5. 青黛

【功效】清热解毒，凉血消斑，清肝泻火，定惊。

【主治】①温毒发斑，血热吐衄。②咽痛口疮，火毒疮疡。③咳嗽胸痛，痰中带血。④暑热惊痫，惊风抽搐。

【用法用量】内服 1.5 ~ 3g。本品难溶于水，一般作散剂冲服，或入丸剂服用。外用适量。

药物名称	相同点	不同点
大青叶	清热解毒，凉血消斑	凉血消斑力强
青黛		清肝定惊功著

6. 贯众

【功效】清热解毒，凉血止血，杀虫。

【主治】①风热感冒，温毒发斑。②血热出血。③虫疾。④烧烫伤。⑤妇人带下。

【用法用量】煎服，4.5 ~ 9g。杀虫及清热解毒宜生用，止血宜炒炭用。外用适量。

7. 蒲公英

【功效】清热解毒，消肿散结，利湿通淋。

【应用】①痈肿疔毒，乳痈内痈（治乳痈之要药）。②热淋涩痛，湿热黄疸。③肝火上炎，目赤肿痛。

8. 紫花地丁

【功效】清热解毒，凉血消肿（治疗疮要药）。

药物名称	相同点	不同点
蒲公英	清热解毒，消肿散结，用于外科热毒痈疡	善治痈肿、乳痈，又能利水通淋，治淋证、黄疸及小便不利
紫花地丁		散结、善治疗疮

9. 土茯苓

【功效】解毒，除湿，通利关节。

10. 鱼腥草

【功效】清热解毒，消痈排脓，利尿通淋。

【应用】①肺痈吐脓（治肺痈之要药），肺热咳嗽。②热毒疮毒。③湿热淋证。④湿热泻痢。

11. 射干

【功效】清热解毒，消痰，利咽。

【应用】①咽喉肿痛。②痰盛咳喘。

12. 山豆根

【功效】清热解毒，利咽消肿。

13. 马勃

【功效】清热解毒，利咽，止血。

14. 白头翁

【功效】清热解毒，凉血止痢。

【应用】①热毒血痢。②疮痈肿毒。③血热出血。④温疟发热烦躁。

15. 马齿苋

【功效】清热解毒，凉血止血，止痢（治痢疾常用药）。

四、清热凉血药

1. 生地黄

【性能】甘、苦，寒。归心、肝、肾经。

【功效】清热凉血，养阴生津。

【应用】①热入营血，舌绛烦渴，斑疹吐衄（清热、凉血、止血要药）。②阴虚内热，骨蒸劳热。③津伤口渴，内热消渴，肠燥便秘。

【使用注意】脾虚湿滞，腹满便溏者不宜使用。

2. 玄参

【性能】甘、苦、咸，微寒。归肺、胃、肾经。

【功效】清热凉血，泻火解毒，滋阴。

【应用】①温邪入营，内陷心包，温毒发斑。②热病伤阴，津伤便秘，骨蒸劳嗽。③目赤咽痛，瘰疬，白喉，痈肿疮毒。

【使用注意】脾胃虚寒，食少便溏者不宜服用。反藜芦。

药物名称	相同点	不同点
生地黄	清热凉血、养阴生津，治热入营血、热病伤阴、阴虚内热等	清热凉血力较大，血热出血、内热消渴多用
玄参		泻火解毒力较强，咽喉肿痛、痈肿疮毒多用

3. 牡丹皮

【性能】苦、辛，微寒。归心、肝、肾经。

【功效】清热凉血，活血祛瘀。

【应用】①温毒发斑，血热吐衄。②温病伤阴，阴虚发热，夜热早凉，无汗骨蒸（治无汗骨蒸之要药）。③血滞经闭，痛经，跌打伤痛。④痈肿疮毒。

【使用注意】血虚有寒、月经过多及孕妇不宜用。

4. 赤芍

【功效】清热凉血，散瘀止痛。

【应用】①温毒发斑，血热吐衄。②目赤肿痛，痈肿疮毒。③肝郁胁痛，经闭痛经，癥瘕腹痛，跌打损伤。

【使用注意】血寒经闭不宜用。反藜芦。

药物名称	相同点	不同点
牡丹皮	清热凉血，活血散瘀	清热凉血，清透阴分伏热，用于温病后期，夜热早凉，肠痈腹痛
赤芍		散瘀止痛力强，血滞诸证多用，并能泻肝火，用于肝热目赤肿痛

5. 紫草

【功效】清热凉血，活血，解毒透疹。

五、清虚热药

1. 青蒿

【性能】苦、辛，寒。归肝、胆经。

【功效】清透虚热，凉血除蒸，解暑，截疟。

【应用】①温邪伤阴，夜热早凉。②阴虚发热，劳热骨蒸。③暑热外感，发热口渴。④疟疾寒热。

【使用注意】脾胃虚弱，肠滑泄泻者忌服。

2. 白薇

【功效】清热凉血，利尿通淋，解毒疗疮。

3. 地骨皮

【性能】甘，寒。归肺、肝、肾经。

【功效】凉血除蒸，清肺降火，生津止渴。

【应用】①阴虚发热，盗汗骨蒸（治有汗骨蒸之要药）。②肺热咳嗽。③血热出血证。④内热消渴。

药物名称	相同点	不同点
牡丹皮	清热凉血，退虚热，治血热吐衄，阴虚发热	长于清热凉血，治热入营血证；活血化瘀，治疗瘀血证、肠痈、痈疡肿毒；治疗无汗骨蒸之要药
地骨皮		长于清退虚热，用于虚热证；清泻肺热，治疗肺热咳嗽、内热消渴证；治疗有汗骨蒸之要药

4. 银柴胡

【功效】退虚热，清疳热。

5. 胡黄连

【功效】退虚热，除疳热，清湿热。

第七单元　泻下药

本单元的重点在于攻下药、润下药、峻下逐水药的性能和使用注意。熟悉药物的用法用量。

一、概述

泻下药的使用注意事项：

（1）攻下药、峻下逐水药作用峻猛，有毒性，易伤正气及脾胃，年老体虚、脾胃虚弱者当慎用。

（2）妇女胎前产后及月经期应忌用。

（3）奏效即止，慎勿过剂，以免伤胃气。

（4）应用作用峻猛而有毒性的泻下药时，一定要严格遵循炮制法度，控制用量，确保用药安全。

二、攻下药

1. 大黄

【性能】苦，寒。归脾、胃、大肠、肝、心包经。

【功效】泻下攻积，清热泻火，凉血解毒，逐瘀通经。

【应用】①积滞便秘（治疗热结便秘之主药）。②血热吐衄，目赤咽肿。③热毒疮疡，烧烫伤。④瘀血诸证。⑤湿热痢疾、黄疸、淋证。

【用法用量】煎服，5~15g。外用适量。

【使用注意】本品为峻烈攻下之品，易伤正气，如非实证，不宜妄用；脾胃虚弱者慎用；其性沉降，且善活血祛瘀，故妇女妊娠期、月经期、哺乳期应忌用。

炮制品	功效及主治
生大黄	攻下力强，兼清热泻火、凉血、利湿，常用于热结便秘、热毒疮疡、湿热蕴结
熟大黄	泻下力较缓，泻火解毒，用于热毒疮肿
酒大黄	善清上焦血分热毒，用于目赤咽肿、齿龈肿痛，亦可活血，用于瘀血病证
大黄炭	凉血化瘀止血，用于血热有瘀出血证

2. 芒硝

【功效】泻下攻积，润燥软坚，清热消肿。

【应用】①积滞便秘。②咽痛、口疮、目赤及痈疮肿痛。

【用法】内服，10～15g。冲入药汁内或开水溶化后服。外用适量。

【使用注意】孕妇及哺乳期妇女慎用。不宜与硫黄、三棱同用。

药物名称	相同点	不同点
大黄	泄热通便，清热消肿，治肠燥便秘、痈疮肿毒	泻下力强，清热泻火力强，止血、解毒、活血祛瘀、清利湿热，治温病热毒、血热出血、瘀血证、湿热黄疸与淋证
芒硝		软坚泻下，善除燥屎坚结；外用治咽喉肿痛、疮疡、目赤

3. 番泻叶

【功效】泻下通便。

【用法】煎服，2～6g，宜后下；温开水泡服，1.5～3g。

【使用注意】妇女哺乳期、月经期及孕妇忌用。

三、润下药

1. 火麻仁

【功效】润肠通便。

2. 郁李仁

【功效】润肠通便，利水消肿。

四、峻下逐水药

1. 甘遂

【用法】入丸、散服，每次0.5～1g。外用适量，生用。内服醋制用，以减低毒性。

【使用注意】虚弱者及孕妇忌用。不宜与甘草同用。

2. 牵牛子

【用法】煎服，3～9g。入丸散剂，每次1.5～3g。本品炒用药性减缓。

【使用注意】孕妇忌用。不宜与巴豆、巴豆霜同用。

3. 巴豆

【用法】入丸散服，每次0.1～0.3g。大多制成巴豆霜用，以减低毒性。外用适量。

【使用注意】孕妇及体弱者忌用。不宜与牵牛子同用。

第八单元　祛风湿药

本单元对于一些重点药物，如桑寄生、五加皮、防己等药物，应熟记其功效主治。除祛湿外，桑寄生能安胎、五加皮可利水的功效也应注意。

一、概述

祛风湿药的使用注意事项：易耗伤阴血。阴亏血虚者应慎用。

二、祛风寒湿药

1. 独活

【性能】辛、苦，微温。归肾、膀胱经。

【功效】祛风湿，止痛，解表。

【应用】①风寒湿痹。②风寒夹湿表证。③少阴头痛。④皮肤瘙痒。

药物名称	相同点	不同点
羌活	祛风湿，止痛，解表	发散解表力强，善治上部风寒湿痹痛
独活		性较和缓，长于治下部风寒湿痹痛

2. 威灵仙

【功效】祛风湿，通络止痛，消骨鲠。

【应用】①风湿痹证（善治行痹）。②骨鲠咽喉。③跌打伤痛、头痛、牙痛、胃脘痛等。④消痰逐饮，用于痰饮、噎膈。

【用法用量】煎服，6~9g。外用，适量。

药物名称	相同点	不同点
独活	祛风湿、止痛，治疗风寒湿痹	解表，治疗风寒夹湿表证，治少阴头痛
威灵仙		消骨鲠

3. 川乌

【功效】祛风湿，温经止痛。

【主治】①风寒湿痹。②心腹冷痛，寒疝疼痛。③跌打损伤。④麻醉止痛。

【用法】宜先煎、久煎。外用适量。

【使用注意】孕妇忌用；不宜与贝母类、半夏、白及、白蔹、天花粉、瓜蒌类同用；内服一般应炮制用，生品内服宜慎；酒浸、酒煎服易致中毒，应慎用。

4. 木瓜

【性能】酸，温。归肝、脾经。

【功效】舒筋活络，和胃化湿。

【应用】①风湿痹证（治风湿痹痛、筋脉拘急之要药）。②脚气水肿。③吐泻转筋。

【使用注意】内有郁热，小便短赤者忌服。

三、祛风湿热药

1. 秦艽

【性能】辛、苦，平。归胃、肝、胆经。

【功效】祛风湿，通络止痛，退虚热，清湿热。

【应用】①风湿痹证（风药中之润剂）。②中风不遂。③骨蒸潮热，疳积发热（治虚热之要药）。④湿热黄疸。

2. 防己

【功效】祛风湿，止痛，利水消肿。

【应用】①风湿痹证。②水肿，小便不利，脚气。③湿疹疮毒。④降压。

【用法用量】煎服，4.5~9g。

药物名称	相同点	不同点
秦艽	祛风湿、止痹痛，治热痹	通经络、退虚热、清湿热，用治中风不遂，骨蒸潮热，疳积发热，湿热黄疸
防己		利水消肿，用治水肿，小便不利，脚气

3. 豨莶草

【功效】祛风湿，利关节，解毒。

【用法】煎服，9～12g。外用适量。治风湿痹痛、半身不遂宜制用，治风疹湿疮、疮痈宜生用。

四、祛风湿强筋骨药

1. 五加皮

【功效】祛风湿，补肝肾，强筋骨，利水。

【主治】①风湿痹证。②筋骨痿软，小儿行迟，体虚乏力。③水肿，脚气。

2. 桑寄生

【性能】苦、甘，平。归肝、肾经。

【功效】祛风湿，补肝肾，强筋骨，安胎。

【应用】①风湿痹证。②崩漏经多，妊娠漏血，胎动不安。③降压。

药物名称	相同点	不同点
五加皮	祛风湿、补肝肾、强筋骨，用于风湿痹证	温补，用于小儿行迟，体虚乏力；利水，用于水肿，脚气
桑寄生		固冲任、安胎，用于崩漏经多，妊娠漏血，胎动不安

3. 狗脊

【功效】祛风湿，补肝肾，强腰膝。

第九单元　化湿药

本单元需要掌握的药物较少，但是主要药物的功效及应用应牢记，特别是苍术、厚朴在记忆时要注意对比。本单元的典型药物都曾考查过，在复习时每种药物都应重点对待。

一、概述

化湿药的使用注意事项：入汤剂宜后下，不宜久煎；易于耗气伤阴，阴虚、血虚及气虚者宜慎用。

二、具体药物

1. 藿香

【性能】辛，微温。归脾、胃、肺经。

【功效】化湿，止呕，解暑。

【应用】①湿阻中焦（芳香化湿浊之要药）。②呕吐。③暑湿或湿温初起。

药物名称	相同点	不同点
藿香	芳香化湿、解表发表，应用于湿阻中焦、外感暑湿或湿温初起	解表之力较强，外感表证多用；化湿和中止呕，最宜用于湿浊中阻之恶心呕吐
佩兰		性平，发表之力弱于藿香，以化湿辟秽为主

2. 佩兰

【功效】化湿，解暑。

3. 苍术

【性能】辛、苦，温。归脾、胃、肝经。

【功效】燥湿健脾，祛风散寒。

【应用】①湿阻中焦证（燥湿健脾要药）。②风湿痹证。③风寒夹湿表证。④夜盲症及眼目昏涩。

4. 厚朴

【性能】苦、辛，温。归脾、胃、肺、大肠经。

【功效】燥湿消痰，下气除满。

【应用】①湿阻中焦，脘腹胀满（消除胀满要药）。②食积气滞，腹胀便秘。③痰饮喘咳。④梅核气。

药物名称	相同点	不同点
苍术	燥湿，常用于湿阻中焦证	祛风湿、散表邪，明目，可治风湿痹证、风寒表证以及夜盲等
厚朴		苦降下气，消积除胀满，又下气消痰平喘，可治食积气滞、痰饮咳喘等病证

5. 砂仁

【功效】化湿行气，温中止泻，安胎。

【主治】①湿阻中焦及脾胃气滞证。②脾胃虚寒吐泻。③气滞妊娠恶阻及胎动不安。

【用法用量】煎服，3~6g。入汤剂宜后下。

6. 白豆蔻

【功效】化湿行气，温中止呕。

【主治】①湿阻中焦及脾胃气滞证。②呕吐。

【用法】煎服，3~6g。入汤剂宜后下。

药物名称	相同点	不同点
砂仁	化湿行气，温中止呕，治湿阻中焦及脾胃气滞证	化湿行气力略胜，长于治中、下二焦寒湿气滞之证，行气安胎
白豆蔻		化湿行气之力偏于中、上焦而善止呕

第十单元　利水渗湿药

　　本单元考查点较多，典型药物，如茯苓、泽泻、滑石、虎杖等，均应重点复习。虎杖的功效在复习时容易被忽视，应引起注意，此药虽不是重点药物，也应多加留意。

一、概述

利水渗湿药的使用注意事项：

（1）本类药物渗利，易耗伤津液，阴虚津少、肾虚遗精遗尿者，慎用或忌用。

（2）有些药物有较强的通利作用，孕妇应慎用。

二、利水消肿药

1. 茯苓

【性能】甘、淡，平。归心、脾、肾经。

【功效】利水渗湿，健脾，宁心。

【应用】①水肿。②痰饮。③脾虚泄泻。④心悸，失眠。

2. 薏苡仁

【性能】甘、淡，凉。归脾、胃、肺经。

【功效】利水渗湿，健脾，除痹，清热排脓。

【应用】①水肿，小便不利，脚气。②脾虚泄泻。③湿痹拘挛。④肺痈，肠痈。

【用法用量】煎服。清利湿热宜生用，健脾止泻宜炒用。

药物名称	相同点	不同点
茯苓	利水消肿，渗湿健脾，用治水湿内停诸证以及脾虚证	性平，利水不伤正气，治水湿、痰饮；补益心脾，宁心安神，治心悸失眠、心神不安证
薏苡仁		性偏寒凉，善清湿热，除痹、消肿排脓，治风湿痹证及肺痈、肠痈

3. 猪苓

【功效】利水渗湿。

【主治】水肿，小便不利，泄泻。

药物名称	相同点	不同点
茯苓	利水消肿，渗湿，用治水肿，小便不利	健脾补中、养心安神，可治脾虚诸证和心神不安证
猪苓		利水作用较强，无补益之功

4. 泽泻

【功效】利水渗湿，泄热。

【应用】①水肿，小便不利，泄泻。②淋证，遗精。

三、利尿通淋药

1. 车前子

【性能】甘，微寒。归肝、肾、肺、小肠经。

【功效】利尿通淋，渗湿止泻，明目，祛痰。

【应用】①淋证，水肿。②泄泻。③目赤肿痛，目暗昏花，翳障。④痰热咳嗽。

【用法】煎服。宜包煎。

2. 滑石

【功效】利水通淋，清热解暑，收湿敛疮。

【主治】①热淋，石淋，尿热涩痛。②暑湿，湿温。③湿疮，湿疹，痱子。

【用法】宜包煎。外用适量。

药物名称	相同点	不同点
车前子	利尿通淋，治湿疗淋证	渗湿止泻，明目，祛痰，用于目赤肿痛、目暗昏花、翳障、痰热咳嗽
滑石		清热解暑，收湿敛疮，用于暑湿、湿温、湿疮、湿疹、痱子

3. 海金沙

【功效】利尿通淋，止痛（诸淋涩痛之要药）。

【用法】煎服。宜包煎。

4. 石韦

【功效】利尿通淋，清肺止咳，凉血止血。

5. 萆薢

【功效】利湿去浊（治膏淋要药），祛风除痹。

中

药

学

133

四、利湿退黄药

1. 茵陈

【性能】苦、辛，微寒。归脾、胃、肝、胆经。

【功效】清利湿热，利胆退黄。

【应用】①黄疸（治湿热黄疸之要药）。②湿疮瘙痒。

2. 金钱草

【性能】甘、咸，微寒。归肝、胆、肾、膀胱经。

【功效】利湿退黄，利尿通淋，解毒消肿。

【应用】①湿热黄疸。②石淋，热淋（治砂淋、石淋之要药）。③痈肿疔疮，虫蛇咬伤。

3. 虎杖

【功效】利湿退黄，清热解毒，散瘀止痛，化痰止咳，泄热通便。

【主治】①湿热黄疸，淋浊，带下。②水火烫伤，痈肿疮毒，毒蛇咬伤。③经闭，癥瘕，跌打损伤。④肺热咳嗽。⑤热结便秘。

第十一单元　温里药

本单元考纲要求的药物较少，出题围绕附子、肉桂、吴茱萸等药物，对其功效、主治及用法等内容应重点记忆。其次，应注意功效相近药物的鉴别及个别药物的使用注意。

一、概述

温里药的使用注意事项：

（1）辛热燥烈，易耗阴助火，故天气炎热时或素体火旺者当减少用量。

（2）实热证、阴虚火旺、津血亏虚者忌用；孕妇慎用。

（3）热伏于里，热深厥深，真热假寒证当禁用。

二、具体药物

1. 附子

【性能】辛、甘，大热。有毒。归心、肾、脾经。

【功效】回阳救逆，补火助阳，散寒止痛。

【应用】①亡阳证（回阳救逆第一品药）。②阳虚证。③寒痹证。

【用法】煎服，3～15g。本品有毒，宜先煎0.5～1小时，至口尝无麻辣感为度。

【使用注意】孕妇及阴虚阳亢者忌用。反半夏、瓜蒌、贝母、白蔹、白及。生品外用，内服须炮制。

2. 干姜

【性能】辛，热。归脾、胃、肾、心、肺经。

【功效】温中散寒，回阳通脉，温肺化饮。

【应用】①腹痛，呕吐，泄泻（温暖中焦之主药）。②亡阳证。③寒饮喘咳。

药物名称	相同点	不同点
附子	温中散寒、回阳救逆，常用于亡阳证，四肢厥逆，脉微欲绝	补火助阳，散寒止痛，可用于各种阳虚证及寒痹证
干姜		温中散寒，用于中焦寒证；温肺化饮，用于寒饮停肺证

药物名称	相同点	不同点
生姜	温中散寒，温肺止咳，同治胃寒呕吐、冷痛及肺寒咳喘	温胃止呕，尤善治胃寒呕吐；发汗解表，治风寒表证
干姜		温里散寒力强，偏于温肺散寒而化饮；回阳通脉，治亡阳证

3. 肉桂

【性能】辛、甘，大热。归肾、脾、心、肝经。

【功效】补火助阳，散寒止痛，温通经脉，引火归原。

【应用】①阳痿，宫冷（治命门火衰之要药）。②寒疝，腹痛。③腰痛，胸痹，阴疽，闭经，痛经。④虚阳上浮。

【用法】煎服，1～4.5g，宜后下或焗服；研末冲服，每次1～2g。

【使用注意】阴虚火旺，里有实热，血热妄行出血及孕妇忌用。畏赤石脂。

药物名称	相同点	不同点
附子	补火助阳，散寒止痛，治里寒实证、虚寒证以及寒湿痹痛	回阳救逆，温补脾肾
肉桂		温补命门，还能引火归原，温通经脉，并能鼓舞气血生长

4. 吴茱萸

【性能】辛、苦，热。有小毒。归肝、脾、胃、肾经。

【功效】散寒止痛，降逆止呕，助阳止泻。

【应用】①寒凝疼痛（治肝寒气滞诸痛要药）。②胃寒呕吐。③虚寒泄泻。

【用法】煎服，1.5～4.5g。外用适量。

5. 小茴香

【功效】散寒止痛，理气和胃。

【主治】①寒疝腹痛，睾丸偏坠胀痛，少腹冷痛，痛经。②中焦虚寒气滞证。

6. 丁香

【功效】温中降逆，散寒止痛，温肾助阳。

【使用注意】热证及阴虚内热者忌用。畏郁金。

7. 高良姜

【功效】温中止痛，温中止呕。

8. 花椒

【功效】温中止痛，杀虫止痒。

【用法】煎服，3～6g。外用适量，煎汤熏洗。

第十二单元　理气药

本单元药物较多，但考试经常考查的药物较少，主要对于陈皮、枳实、木香等一些较为典型的药物着重复习，其他药物也应对比记忆。

一、概述

理气药的使用注意事项：本类药物性多辛温香燥，易耗气伤阴，故气阴不足者慎用。

二、具体药物

1. 陈皮

【性能】苦、辛，温。归脾、肺经。

【功效】理气健脾，燥湿化痰。

【应用】①脾胃气滞证。②呕吐、呃逆。③湿痰、寒痰咳嗽（治痰要药）。④胸痹。

2. 青皮

【功效】疏肝破气，消积化滞。

【主治】①肝郁气滞证。②气滞脘腹疼痛。③食积腹痛。④癥瘕积聚、久疟痞块。

药物名称	相同点	不同点
陈皮	行气消滞，用于食积气滞，脘腹胀痛	性平和，燥湿化痰，治脾胃气滞之脘腹胀满及湿痰、寒痰壅肺之咳嗽、胸闷等
青皮		性峻烈，善疏肝破气，治肝气郁结、食积气滞及癥瘕积聚等

3. 枳实

【性能】苦、辛、酸，温。归脾、胃、大肠经。

【功效】破气消积，化痰除痞。

【应用】①胃肠积滞，湿热泻痢。②胸痹，结胸。③气滞胸胁疼痛。④产后腹痛。⑤脏器下垂。

4. 木香

【功效】行气止痛，健脾消食。

【应用】①脾胃气滞证。②泻痢里急后重。③腹痛胁痛，黄疸，疝气疼痛。④胸痹。⑤用于补益药中，可减轻补益药的腻胃和滞气之弊。

药物名称	相同点	不同点
砂仁	行脾胃之气，用于脾胃气滞，脘腹胀痛	化湿温中，治湿浊中阻，中焦寒湿；理气安胎，用于妊娠恶阻、胎动不安
木香		行气止痛，善通行大肠气滞，疏利肝胆，用于胁肋疼痛、黄疸

5. 沉香

【功效】行气止痛，温中止呕，纳气平喘。

6. 川楝子

【功效】行气止痛，杀虫。

【主治】①肝郁化火诸痛证。②虫积腹痛。③头癣、秃疮。

【使用注意】本品有毒，不宜过量或持续服用，以免中毒。

7. 乌药

【功效】行气止痛，温肾散寒。

8. 香附

【性能】辛、微苦、微甘，平。归肝、脾、三焦经。

【功效】疏肝解郁，调经止痛，理气调中。

【应用】①肝郁气滞胁痛、腹痛（疏肝解郁、行气止痛之要药）。②月经不调，痛经，乳房胀痛（气病之总司，女科之主帅，妇科调经之要药）。③气滞腹痛。

9. 佛手

【功效】疏肝解郁，理气和中，燥湿化痰。

10. 薤白

【性能】辛、苦，温。归肺、胃、大肠经。

【功效】通阳散结，行气导滞。

【主治】①胸痹心痛（治疗胸痹之要药）。②脘腹痞满胀痛，泻痢里急后重。

11. 柿蒂

【功效】降气止呃。

第十三单元　消食药

本单元内容只要熟记药物各自的功效即可，考试中常有消食药与理气药混淆在选项之中，应稍加注意。

1. 山楂

【性能】酸、甘，微温。归脾、胃、肝经。

【功效】消食化积，行气散瘀。

【应用】①肉食积滞（消化油腻肉食积滞要药）。②泻痢腹痛，疝气痛。③产后瘀阻腹痛，痛经。

2. 神曲

【功效】消食和胃。

【主治】饮食积滞。丸剂中有金石药，可加入本品以助消化吸收。

3. 麦芽

【功效】消食健胃，回乳消胀，疏肝解郁。

【应用】①米面薯芋食滞证。②断乳、乳房胀痛。③肝气郁滞或肝胃不和之胁痛、脘腹痛。

【使用注意】哺乳期妇女不宜使用。

4. 莱菔子

【性能】辛、甘，平。归肺、脾、胃经。

【功效】消食除胀，降气化痰。

【应用】①食积气滞证。②咳喘痰多，胸闷食少。③生用研服涌吐风痰。

【使用注意】本品辛散耗气，故气虚及无食积、痰滞者慎用。不宜与人参同服。

5. 鸡内金

【性能】甘，平。归脾、胃、小肠、膀胱经。

【功效】消食健胃，涩精止遗。

【应用】①饮食积滞，小儿疳积（广泛用于米面薯芋乳肉等各种食积证）。②肾虚遗精、遗尿。③砂石淋证，胆结石。

【用法】煎服。研末服。研末服效果比煎剂好。

第十四单元　驱虫药

本单元考试涉及内容不多。主要掌握槟榔、使君子的功效。另外，要注意驱虫类药物一般在空腹时服用。

一、概述

驱虫药的使用注意事项：

（1）要控制剂量，防止用量过大中毒或损伤正气。

（2）孕妇、年老体弱者慎用。

（3）一般应在空腹时服用。

二、具体药物

1. 使君子

【功效】杀虫消积。

【主治】①蛔虫病，蛲虫病（治蛔虫病之要药）。②小儿疳积。

【用法用量】煎服，9~12g，捣碎；取仁炒香嚼服，6~9g。小儿每岁1~1.5粒，1天总量不超过20粒。空腹服用，每天1次，连用3天。

【使用注意】大量服用可致呃逆、眩晕、呕吐、腹泻等反应。若与热茶同服，亦能引起呃逆、腹泻，故服用时当忌饮茶。

2. 苦楝皮

【功效】杀虫，疗癣。

【用法用量】煎服，干品4.5~9g，鲜品15~30g。外用适量。

【使用注意】本品有毒，不宜过量或持续久服。文火久煎。

3. 槟榔

【性能】苦、辛，温。归胃、大肠经。

【功效】杀虫，消积，行气，利水，截疟。

【应用】①多种肠道寄生虫病。能杀绦虫、蛔虫、蛲虫、钩虫、姜片虫等肠道寄生虫，对绦虫杀灭作用最佳，并有泻下之功。②食积气滞，泻痢后重。③水肿，脚气肿痛。④疟疾。

【用法用量】煎服，3~10g。驱杀绦虫、姜片虫30~60g。生用力佳，炒用力缓。鲜者优于陈久者。

【使用注意】脾虚便溏或气虚下陷者忌用；孕妇慎用。

第十五单元　止血药

本单元药物种类较多，应注意凉血止血、化瘀止血、收敛止血、温经止血这四类相似药物的各自特点。对大蓟、小蓟、三七、白茅根等药物应重点记忆，其他药物也应把握其功效。

一、概述

止血药的使用注意事项：

（1）止血不留瘀。出血兼有瘀滞者不宜单独使用凉血止血药与收敛止血药。

（2）若出血过多，气随血脱者，当急投大补元气之药，以挽救气脱危候。

二、凉血止血药

1. 小蓟

【性能】甘、苦，凉。归心、肝经。

【功效】凉血止血，散瘀解毒消痈。

【应用】①血热出血证。尤善治尿血、血淋。②热毒痈肿。

2. 大蓟

【功效】凉血止血，散瘀解毒消痈。

【主治】①血热出血证。②热毒痈肿。

3. 地榆

【性能】苦、酸、涩，微寒。归肝、大肠经。

【功效】凉血止血，解毒敛疮。

【应用】①血热出血证。尤宜下焦血热的便血、痔血等。②烫伤、湿疹、疮疡痈肿（治烫伤要药）。

4. 槐花

【功效】凉血止血，清肝泻火。

【主治】①血热出血证。②目赤、头痛。

5. 侧柏叶

【功效】凉血止血，化痰止咳，生发乌发。

【主治】①血热出血证。②肺热咳嗽。③脱发、须发早白。

6. 白茅根

【功效】凉血止血，清热利尿，清肺胃热。

【主治】①血热出血证。②水肿、热淋、黄疸。③胃热呕吐、肺热咳嗽。

三、化瘀止血药

1. 三七

【性能】甘、微苦，温。归肝、胃经。

【功效】化瘀止血，活血定痛。

【应用】①出血证（止血不留瘀、化瘀不伤正）。②跌打损伤，瘀滞肿痛（伤科要药）。③虚劳损伤。

【用法用量】多研末吞服，1~1.5g；煎服，3~10g。亦可入丸、散。外用适量，研末外掺或调敷。

【使用注意】孕妇应慎用。

2. 茜草

【性能】苦，寒。归肝经。

【功效】凉血化瘀止血，通经。

【应用】①出血证。对血热夹瘀的各种出血证尤宜。②血瘀经闭（妇科调经要药），跌打损伤。

3. 蒲黄

【功效】止血，化瘀，利尿。

【主治】①出血证。②瘀血痛证。③血淋尿血。

【用法用量】包煎，3~10g。外用适量，研末外掺或调敷。止血多炒用，化瘀、利尿多生用。

【使用注意】孕妇应慎用。

药物名称	相同点	不同点
三七	止血而不留瘀，用治瘀血阻滞证	止血化瘀力强，治外伤出血；活血定痛，治跌打损伤
茜草		凉血化瘀止血，尤宜于血热夹瘀出血证，并能活血通经
蒲黄		化瘀止血并能利尿通淋，治瘀血阻滞之证及血淋涩痛证

四、收敛止血药

1. 白及

【性能】苦、甘、涩，微寒。归肺、胃、肝经。

【功效】收敛止血，消肿生肌。

【应用】①出血证（收敛止血要药）。多用于肺、胃出血。②痈肿疮疡、手足皲裂、水火烫伤。

【使用注意】不宜与乌头类药物同用。

2. 仙鹤草

【功效】收敛止血，止痢，截疟，补虚。

3. 血余炭

【功效】收敛止血，化瘀，利尿。

五、温经止血药

艾叶

【性能】辛、苦，温。有小毒。归肝、脾、肾经。

【功效】温经止血（温经止血之要药），散寒调经，安胎。

【应用】①出血证。②月经不调、痛经。尤善于调经，为妇科下焦虚寒或寒客胞宫要药。③胎动不安。为妇科安胎要药。

第十六单元　活血化瘀药

本单元重点药物较多，对于川芎、郁金、益母草、丹参、牛膝等药物应重点把握，其他药物也应熟记其功效。另外，个别药物，如莪术等在历年考试中涉及较少，了解即可。

一、概述

活血化瘀药的使用注意事项：本类药物行散力强，易耗血动血，月经过多及其他出血无瘀者忌用；孕妇慎用或禁用。

二、活血止痛药

1. 川芎

【性能】辛，温。归肝、胆、心包经。

【功效】活血行气，祛风止痛（上行头目，中开郁结，下调经水）。

【应用】①血瘀气滞痛证（血中之气药）。②头痛（治疗头痛要药），风湿痹痛。

2. 延胡索

【性能】辛、苦，温。归心、肝、脾经。

【功效】活血，行气，止痛。

【应用】气血瘀滞诸痛证。能"行血中气滞、气中血滞，故专治一身上下诸痛"。

【用法】煎服或研粉吞服。

3. 郁金

【性能】辛、苦，寒。归肝、胆、心经。

【功效】活血止痛，行气解郁，清心凉血，利胆退黄。

【应用】①气滞血瘀痛证。②热病神昏，癫痫痰闭。③吐血，衄血，倒经，尿血，血淋。④肝胆湿热黄疸、胆石症。

【使用注意】畏丁香。

4. 姜黄

【功效】活血行气，通经止痛。

【主治】①气滞血瘀痛证。②风湿痹痛。③牙痛。④疮疡痈肿。⑤皮癣痛痒。

药物名称	相同点	不同点
郁金	活血行气止痛,用于气滞血瘀痛证	苦寒降泄,行气力强,且凉血,治血热瘀滞之证;利胆退黄,清心解郁,治湿热黄疸、热病神昏
姜黄		性温行散,祛瘀力强,治寒凝气滞血瘀之证、祛风通痹治风寒湿痹

5. 乳香

【功效】活血行气止痛,消肿生肌。

【主治】①跌打损伤、疮疡痈肿。②气滞血瘀痛证。

【使用注意】胃弱者慎用。孕妇及无瘀滞者忌用。

6. 五灵脂

【功效】活血止痛,化瘀止血。

【用法】煎服,宜包煎。

【使用注意】血虚无瘀及孕妇慎用。人参畏五灵脂。

三、活血调经药

1. 丹参

【性能】苦,微寒。归心、肝经。

【功效】活血调经,祛瘀止痛,凉血消痈,除烦安神。

【应用】①月经不调,闭经痛经,产后瘀滞腹痛。②血瘀心痛、脘腹疼痛、癥瘕积聚、跌打损伤及风湿痹证。③疮痈肿毒。④热病烦躁神昏及心悸失眠。

【使用注意】不宜与藜芦同用。孕妇慎用。

药物名称	相同点	不同点
川芎	活血祛瘀,常用于各种瘀血病证	辛温气香,为血中气药,治血瘀气滞之诸痛证;祛风止痛,治头痛、风湿痹痛
丹参		活血化瘀,药性寒凉,治血热瘀滞之证;除烦安神,治热扰心神之心烦失眠

2. 红花

【性能】辛,温。归心、肝经。

【功效】活血通经,散瘀止痛。

【应用】①血滞经闭、痛经、产后瘀滞腹痛。②癥瘕积聚。③胸痹心痛、血瘀腹痛、胁痛。④跌打损伤,瘀滞肿痛(治疗跌打损伤、瘀滞肿痛要药)。⑤瘀滞斑疹色暗。⑥回乳、瘀阻头痛、眩晕、中风偏瘫、喉痹、目赤肿痛等症。

3. 桃仁

【性能】苦、甘,平。归心、肝、大肠经。

【功效】活血祛瘀,润肠通便,止咳平喘。

【应用】①瘀血阻滞诸证。②肺痈、肠痈。③肠燥便秘。④咳嗽气喘。

药物名称	相同点	不同点
红花	活血祛瘀,治血瘀经闭、痛经、产后瘀血腹痛	祛瘀力稍弱,长于通利血脉,治血脉瘀滞;活血化滞消斑,治瘀滞斑疹色暗
桃仁		活血作用较强,治下焦瘀血,寒热均可;润肠通便、止咳平喘,治肠燥便秘、咳嗽气喘

4. 益母草

【性能】辛、苦,微寒。归心、肝、膀胱经。

【功效】活血调经,利尿消肿,清热解毒。

【应用】①血滞经闭、痛经、经行不畅、产后恶露不尽、瘀滞腹痛。为妇科经产要药。②水肿，小便不利。③跌打损伤，疮痈肿毒，皮肤瘾疹。

5. 牛膝

【性能】苦、甘、酸，平。归肝、肾经。

【功效】活血通经，补肝肾，强筋骨，利水通淋，引火（血）下行。

【应用】①瘀血阻滞之经闭、痛经、经行腹痛、胞衣不下及跌打伤痛（治经产病之要药）。②腰膝酸痛，下肢痿软。③淋证，水肿，小便不利。④头痛，眩晕，齿痛，口舌生疮，吐血，衄血。

【用法】煎服。活血通经、利水通淋、引火（血）下行宜生用；补肝肾、强筋骨宜酒炙用。

6. 鸡血藤

【功效】行血补血，调经，舒筋活络。

【主治】①月经不调、痛经、闭经。②风湿痹痛，手足麻木，肢体瘫痪及血虚萎黄。

四、活血疗伤药

1. 土鳖虫

【功效】破血逐瘀，续筋接骨。

2. 骨碎补

【功效】破血续伤，补肾强骨。

3. 马钱子

【功效】散结消肿，通络止痛。

【用法用量】0.3～0.6g，炮制后入丸散用。外用适量，研末调涂。

【使用注意】内服不宜生用及多服久服。本品所含有毒成分能被皮肤吸收，故外用亦不宜大面积涂敷。孕妇禁用，体虚者忌用。

五、破血消癥药

1. 莪术

【功效】破血行气，消积止痛。

2. 水蛭

【功效】破血通经，逐瘀消癥。

第十七单元　化痰止咳平喘药

本单元药物较多，对于几个典型药物，如半夏、旋覆花、贝母等常考药应多加留意，其他药物也应熟记其功效，对于相似药物的鉴别、个别药物的使用注意也应稍加复习。

一、概述

化痰止咳平喘药的使用注意事项：

（1）痰中带血或有出血倾向者，宜慎用温燥之性强烈的刺激性化痰药。

（2）麻疹初起有表邪之咳嗽，不宜单投止咳药，当以疏解清宣为主。

二、温化寒痰药

1. 半夏

【性能】辛，温。有毒。归脾、胃、肺经。

【功效】燥湿化痰，降逆止呕，消痞散结；外用消肿止痛。

【应用】①湿痰、寒痰证（温化寒痰之要药）。②呕吐（止呕要药，尤对痰饮或胃寒呕吐为宜）。③心下痞，结胸，梅核气。④瘿瘤，痰核，痈疽肿毒及毒蛇咬伤。

【用法用量】煎服，3~10g。一般宜制过用。外用适量。

【使用注意】不宜与乌头类药物同用。

药物名称	区别
清半夏	辛温燥烈之性较缓，长于燥湿化痰，治湿痰咳嗽、胃脘痞满
法半夏	温性较弱，长于燥湿化痰，治痰多咳嗽、痰饮眩悸、风痰眩晕、痰厥头痛
姜半夏	温中化痰，长于降逆止呕，治痰饮呕吐、痞满
竹沥半夏	药性变凉，清化热痰，治胃热呕吐、肺热咳嗽、痰热内闭、中风不语
半夏曲	燥湿健脾，化痰消食止泻，治脾胃虚弱，痰食互结，腹痛泄泻，呕恶苔腻
生半夏	毒性较大，偏于解毒散结，外用治痈肿痰核

2. 天南星

【功效】燥湿化痰，祛风解痉；外用散结消肿。

【主治】①湿痰、寒痰证。②风痰眩晕、中风、癫痫、破伤风。③痈疽肿痛。④蛇虫咬伤。

【用法】煎服，3~10g，多制用。外用适量。

【使用注意】阴虚燥痰者及孕妇忌用。

药物名称	相同点	不同点
半夏	燥湿化痰，温化寒痰；外用消肿止痛，治疮疡肿毒及毒蛇咬伤	治脏腑湿痰，降逆止呕、消痞散结
天南星		走经络，偏于祛风痰而能解痉止厥，善治风痰证

3. 白芥子

【功效】温肺化痰，利气散结，通络止痛。

【用法】煎服，3~6g。外用适量。

【使用注意】本品辛温走散，耗气伤阴，久咳肺虚及阴虚火旺者忌用；消化道溃疡、出血者及皮肤过敏者忌用。

4. 旋覆花

【功效】降气化痰，降逆止呕。

【应用】①咳嗽痰多，痰饮蓄结，胸膈痞满。②噫气，呕吐（治肺胃气逆之要药）。

【用法】煎服，包煎，3~10g。

5. 白前

【功效】降气化痰。

三、清化热痰药

1. 川贝母

【性能】苦、甘，微寒。归肺、心经。

【功效】清热化痰，润肺止咳，散结消肿。

【应用】①虚劳咳嗽，肺热燥咳。②瘰疬、乳痈、肺痈。

【使用注意】不宜与乌头类药物同用。

2. 浙贝母

【性能】苦，寒。归肺、心经。

【功效】清热化痰，散结消痈。

【应用】①风热、痰热咳嗽。长于清肺。②瘰疬，瘿瘤，乳痈疮毒，肺痈。

【使用注意】不宜与乌头类药物同用。

药物名称	相同点	不同点
川贝母	清热化痰、散结，治热痰及瘰疬、乳痈、肺痈	微寒，味甘质润，长于润肺，治虚劳咳嗽、肺热燥咳
浙贝母		苦寒，长于清热，性偏于泄，治痰热咳嗽、风热咳嗽

3. 瓜蒌

【性能】甘、微苦，寒。归肺、胃、大肠经。

【功效】清热化痰（治热痰胸痹之要药），宽胸散结，润肠通便。

【应用】①痰热咳喘。②胸痹，结胸。③肺痈，肠痈，乳痈。④肠燥便秘。

【使用注意】甘寒而滑，脾虚便溏者及寒痰、湿痰证忌用。不宜与乌头类、附子同用。

药物名称	相同点	不同点
瓜蒌皮	清热化痰，宽胸散结	长于清热化痰、利气宽胸散结
瓜蒌仁		长于润肺化痰、润肠通便

4. 竹茹

【功效】清热化痰，除烦止呕，凉血止血。

【主治】①肺热咳嗽，痰热心烦不寐。②胃热呕吐，妊娠恶阻。③吐血，衄血，崩漏。

5. 前胡

【功效】降气化痰，疏散风热。

6. 桔梗

【性能】苦、辛，平。归肺经。

【功效】宣肺，祛痰，利咽，排脓。

【应用】①咳嗽痰多，胸闷不畅。②咽喉肿痛，音哑失音。③肺痈吐脓。

7. 海藻

【功效】消痰软坚，利水消肿。

【使用注意】不宜与甘草同用。

8. 天竺黄

【功效】清热化痰，清心定惊。

四、止咳平喘药

1. 苦杏仁

【性能】苦，微温。有小毒。归肺、大肠经。

【功效】止咳平喘，润肠通便。

【应用】①咳嗽气喘。②肠燥便秘。

【使用注意】本品有小毒，用量不宜过大；婴儿慎用；阴虚咳喘及大便溏泻者忌用。

2. 紫苏子

【功效】降气化痰，止咳平喘，润肠通便。

【应用】①咳喘痰多。②肠燥便秘。

3. 百部

【性能】甘、苦，微温。归肺经。

【功效】润肺止咳，杀虫灭虱。

【应用】①新久咳嗽，百日咳，肺痨咳嗽。②蛲虫、阴道滴虫、头虱及疥癣等。

【用法】煎服，3～9g。外用适量。久咳虚嗽宜蜜炙用。

4. 紫菀

【功效】润肺化痰止咳。

5. 款冬花

【功效】润肺下气，止咳化痰。

6. 枇杷叶

【功效】清肺止咳，降逆止呕。

7. 桑白皮

【功效】泻肺平喘，利水消肿。

【应用】①肺热咳喘。②水肿。

8. 葶苈子

【性能】苦、辛，大寒。归肺、膀胱经。

【功效】泻肺平喘，行水消肿。

【应用】①痰涎壅盛，喘息不得平卧。②水肿，悬饮，胸腹积水，小便不利。

药物名称	相同点	不同点
桑白皮	泻肺平喘、利水消肿、治疗肺热及水肿、小便不利	甘寒，药性缓，长于清肺热，降肺火，治肺热咳喘、水肿
葶苈子		力峻，泻肺中水气、痰涎，对邪盛喘满不得卧者尤宜，利水力强，兼治鼓胀、胸腹积水

9. 白果

【功效】敛肺化痰定喘，止带缩尿。

【使用注意】本品有毒，不可多用，小儿尤当注意。过食白果可致中毒，出现腹痛、吐泻、发热、发绀以及昏迷、抽搐，严重者可致呼吸麻痹而死亡。

第十八单元　安神药

本单元历年考试涉及不多，对于重镇安神类和养心安神类的药物应区别记忆，朱砂、磁石、酸枣仁、龙骨、远志的功效应重点掌握。

一、概述

安神药的使用注意事项：

（1）不可久服，中病即止。

（2）矿石类安神药，如作丸、散服，须酌情配伍养胃健脾之品。

二、重镇安神药

1. 朱砂

【功效】清心镇惊，安神，解毒。

【用法用量】内服，只宜入丸、散服，每次 0.1～0.5g。不宜入煎剂。外用适量。

【使用注意】本品有毒，内服不可过量或持续服用。孕妇及肝功能不全者禁用。忌火煅。

2. 磁石

【性能】咸，寒。归心、肝、肾经。

【功效】镇惊安神，平肝潜阳，聪耳明目，纳气平喘。

【应用】①心神不宁，惊悸，失眠，癫痫。②头晕目眩。③耳鸣耳聋，视物昏花。④肾虚气喘。

3. 龙骨

【功效】镇惊安神，平肝潜阳，收敛固涩。

【应用】①心神不宁，心悸失眠，惊痫癫狂。②肝阳上亢，头晕目眩。③滑脱诸证。④湿疮痒疹，疮疡久溃不敛。

【用法用量】煎服，15～30g，宜先煎。外用适量。镇静安神，平肝潜阳多生用。收敛固涩宜煅用。

【使用注意】湿热积滞者不宜使用。

4. 琥珀

【功效】镇惊安神，活血散瘀，利尿通淋。

【用法】研末冲服，或入丸、散，每次1.5～3g。外用适量。不入煎剂。忌火煅。

三、养心安神药

1. 酸枣仁

【性能】甘、酸，平。归心、肝、胆经。

【功效】养心益肝，安神，敛汗，生津。

【应用】①心悸失眠。②自汗、盗汗。③伤津口渴咽干。

2. 柏子仁

【功效】养心安神，润肠通便。

【主治】①心悸失眠。②肠燥便秘。③阴虚盗汗。④小儿惊痫。

药物名称	相同点	不同点
酸枣仁	养心安神、止汗，治阴血不足，心神失养	长于益肝血，治心肝血虚之心神不宁证
柏子仁		长于治心阴虚、心肾不交之心神不宁证；润肠通便，治肠燥便秘

3. 合欢皮

【功效】解郁安神，活血消肿。

4. 远志

【功效】宁心安神，祛痰开窍，消散痈肿。

【主治】①失眠多梦，心悸怔忡，健忘。②癫痫惊狂。③咳嗽痰多。④痈疽疮毒，乳房肿痛，喉痹。

第十九单元　平肝息风药

本单元药物较多，且都较为常用，可归类记忆。历年考试对于本单元内容的考查变化不大，重点掌握各种药物的功效，特别要注意相似药物的功效，如僵蚕、蜈蚣、全蝎等。

一、概述

平肝息风药的使用注意事项：脾虚慢惊，不宜用寒凉之品；阴虚血亏，当忌温燥之品。

二、平抑肝阳药

1. 石决明

【功效】平肝潜阳，清肝明目。

【应用】①肝阳上亢，头痛眩晕。②目赤，翳障，视物昏花。

【用法】煎服，先煎。平肝、清肝宜生用，外用点眼宜煅用、水飞。

药物名称	相同点	不同点
决明子	清肝明目，治目赤肿痛、翳障等偏于肝热者	苦寒，偏清泻肝火明目，治肝经实火之目赤肿痛；润肠通便，治肠燥便秘
石决明		咸寒质重，凉肝镇肝，滋养肝阴，实证、虚证目疾均可，多用于血虚肝热之羞明、目暗、雀盲；平肝潜阳，治肝阳上亢，头晕目眩

2. 珍珠母

【功效】平肝潜阳，清肝明目，镇惊安神。

3. 牡蛎

【性能】咸，微寒。归肝、胆、肾经。

【功效】重镇安神，平肝潜阳，软坚散结，收敛固涩。

【应用】①心神不安，惊悸失眠。②肝阳上亢，头晕目眩。③痰核，瘰疬，瘿瘤，癥瘕积聚。④滑脱诸证。⑤胃痛泛酸。

【用法】煎服，宜打碎先煎。外用适量。收敛固涩宜煅用，其他宜生用。

4. 代赭石

【性能】苦，寒。归肝、心经。

【功效】平肝潜阳，重镇降逆，凉血止血。

【应用】①肝阳上亢，头晕目眩。②呕吐，呃逆，噫气。③气逆喘息。④血热吐衄，崩漏。

【用法】煎服，10～30g，宜打碎先煎。入丸、散，每次1～3g。外用适量。降逆、平肝宜生用，止血宜煅用。

【使用注意】孕妇慎用。因含微量砷，不宜长期服用。

5. 刺蒺藜

【功效】平肝疏肝，祛风明目。

三、息风止痉药

1. 羚羊角

【性能】咸，寒。归肝、心经。

【功效】平肝息风，清肝明目，清热解毒。

【应用】①肝风内动，惊痫抽搐。②肝阳上亢，头晕目眩。③肝火上炎，目赤头痛。④温热病壮热神昏，热毒发斑。⑤风湿热痹、肺热咳喘、百日咳。

【用法用量】煎服，1～3g。单煎2小时以上。磨汁或研粉服，每次0.3～0.6g。

2. 牛黄

【性能】苦，凉。归心、肝经。

【功效】凉肝息风，化痰开窍，清热解毒。

【应用】①热病神昏。②小儿惊风，癫痫。③口舌生疮，咽喉肿痛，牙痛，痈疽疔毒。

【用法用量】入丸、散剂，每次0.15～0.35g。外用适量，研末敷患处。

【使用注意】非实热证不宜，孕妇慎用。

3. 钩藤

【性能】甘，凉。归肝、心包经。

【功效】清热平肝，息风定惊。

【应用】①头痛，眩晕。②肝风内动，惊痫抽搐。③外感风热、头痛目赤及斑疹透发不畅。④小儿惊啼、夜啼。

【用法】煎服，3～12g，后下。

4. 天麻

【性能】甘，平。归肝经。

【功效】息风止痉，平抑肝阳，祛风通络。

【应用】①肝风内动，惊痫抽搐。②眩晕，头痛（治眩晕、头痛要药）。③肢体麻木，手足不遂，风湿痹痛。

药物名称	相同点	不同点
钩藤	息风止痉、平肝潜阳，治肝风内动、惊痫抽搐、肝阳上亢	清热，尤宜于热极动风、肝经阳热病证
天麻		祛风通络，治风湿痹痛、肢体麻木、手足不遂

5. 地龙

【功效】清热息风，通络，平喘，利尿。

【主治】①高热惊痫，癫狂。②气虚血滞，半身不遂。③痹证。④肺热哮喘。⑤小便不利，尿闭不通。

6. 全蝎

【功效】息风镇痉，攻毒散结，通络止痛。

【主治】①痉挛抽搐。②疮疡肿毒，瘰疬结核。③风湿顽痹。④顽固性偏正头痛。

【用法用量】煎服，3~6g。研末吞服，每次0.6~1g。外用适量。

7. 蜈蚣

【功效】息风镇痉，攻毒散结，通络止痛。

【用法】煎服，3~5g。研末冲服，每次0.6~1g。外用适量。

药物名称	相同点	不同点
蜈蚣	息风镇痉、解毒散结、通络止痛	力猛性燥，善走窜通达，息风镇痉效强，攻毒疗疮、通痹止痛
全蝎		性平，息风镇痉、攻毒散结之力不及蜈蚣

8. 僵蚕

【功效】息风止痉，祛风止痛，化痰散结。

【主治】①惊痫抽搐。②风中经络，口眼歪斜。③风热头痛，目赤，咽痛，风疹瘙痒。④痰核，瘰疬。

第二十单元　开窍药

本单元内容较为次要，历年考试涉及较少。考生只需记住麝香、石菖蒲的功效、应用，其他药物大致了解即可。

一、概述

开窍药的使用注意事项：易耗伤正气，不可久用；内服不宜入煎剂，只入丸、散剂服用。

二、具体药物

1. 麝香

【性能】辛，温。归心、脾经。

【功效】开窍醒神，活血通经，消肿止痛，催生下胎。

【应用】①闭证神昏（醒神回苏要药）。②疮疡肿毒，瘰疬痰核，咽喉肿痛。③血瘀经闭，癥瘕积聚，心腹暴痛，头痛，跌打损伤，风寒湿痹。④难产，死胎，胞衣不下。

【用法】入丸、散，每次 0.03～0.1g。不宜入煎剂。外用适量。

【使用注意】孕妇禁用。

2. 冰片

【功效】开窍醒神，清热止痛。

【主治】①闭证神昏。②目赤肿痛，喉痹口疮。③疮疡肿痛，疮溃不敛，水火烫伤。

【用法】入丸散，每次 0.15～0.3g。不宜入煎剂。外用适量，研粉点敷患处。

【使用注意】孕妇慎用。

药物名称	相同点	不同点
麝香	开窍醒神	性温，开窍醒神作用极强，热闭、寒闭均可；活血通经、消肿止痛，治血瘀经闭、癥瘕、跌打损伤、痹证疼痛、疮疡肿毒、咽喉肿痛
冰片		味苦、性寒，治热闭；清热解毒止痛，治目赤口疮，咽喉肿痛，耳道流脓

3. 苏合香

【功效】开窍醒神，辟秽，止痛。

【用法】入丸散，0.3～1g。外用适量，不入煎剂。

4. 石菖蒲

【性能】辛、苦，温。归心、胃经。

【功效】开窍醒神，化湿和胃，宁神益志。

【应用】①痰蒙清窍，神志昏迷。②湿阻中焦，脘腹痞满，胀闷疼痛。③噤口痢。④健忘，失眠，耳鸣，耳聋。⑤声音嘶哑、痈疽疮疡、风湿痹痛、跌打伤痛等。

第二十一单元　补虚药

　　本单元内容较多、较杂，历年考试涉及率也较高，每个药物的功效都应牢记，对于典型药物，如黄芪、白术、当归、熟地黄、白芍等应重点掌握。药物不同制法的不同功效应当了解。

一、概述

补虚药的使用注意事项：补虚药使用时应注意顾护脾胃，适当配伍健脾消食药，以促进运化。作汤剂，宜文火久煎，使药味尽出。

二、补气药

1. 人参

【性能】甘、微苦，微温。归肺、脾、心经。

【功效】大补元气，补脾益肺，生津，安神益智。

【应用】①元气虚脱证（拯危救脱的要药）。②肺、脾、心、肾气虚证。为补肺、补脾的要药。③热病气虚津伤口渴及消渴证。④与解表药、攻下药等祛邪药配伍，扶正祛邪。

【用法】煎服，3～9g；挽救虚脱可用 15～30g。宜文火另煎，分次兑服。野山参研末吞服，每次 2g，每天 2 次。

【使用注意】不宜与藜芦、五灵脂同用。

2. 西洋参

【功效】补气养阴，清热生津。

【主治】①气虚阴亏，虚热烦倦。②咳嗽痰血。③内热消渴，口燥咽干。

【用法】另煎兑服，3~6g。

【使用注意】不宜与藜芦同用。

3. 党参

【功效】健脾益肺，补血，生津。

【应用】①脾肺气虚证。②气血两虚证。③气津两伤证。④与解表药、攻里药同用，治疗气虚外感及正虚邪实之证。

药物名称	相同点	不同点
人参	补脾气、补肺气、益气生津、益气生血、扶正祛邪，治肺脾气虚证，气津两伤证，正虚邪实证	补气力强，大补元气，治气虚欲脱危重病证；安神益智、益气壮阳，治气血不足证、阳痿
党参		补气力弱，养血，治血虚证

4. 太子参

【功效】补气健脾，生津润肺。

5. 黄芪

【性能】甘，微温。归脾、肺经。

【功效】补气健脾，升阳举陷，益气固表，利水消肿，托毒生肌。

【应用】①脾气虚证（补中益气之要药）。②肺气虚证。③气虚自汗证。④气血亏虚，疮疡难溃难腐，或溃久难敛。⑤用于因气虚所致的血虚出血、消渴、中风后遗症、痹痛麻木等病证。

6. 白术

【性能】甘、苦，温。归脾、胃经。

【功效】健脾益气，燥湿利尿，止汗，安胎。

【应用】①脾气虚证（补气健脾第一要药）。②气虚自汗。③脾虚胎动不安。

【使用注意】本品性偏温燥，热病伤津及阴虚燥渴者不宜使用。

药物名称	相同点	不同点
黄芪	补气、利水、止汗	补中气升阳，治中气不足、气虚下陷诸证；生津养血，行滞通痹，托毒排脓，敛疮生肌
白术		补中气，治脾虚失运、水湿痰饮内停诸证；补气安胎

药物名称	相同点	不同点
白术	健脾燥湿，治脾失健运，湿浊中阻证	补气健脾、固表止汗、益气安胎，治气虚自汗、气虚胎动不安
苍术		燥湿力强，祛风湿、发汗解表、明目，治风湿痹痛、外感风寒湿表证、夜盲症

7. 山药

【功效】益气养阴，补脾肺肾，固精止带。

【主治】①脾虚证。②肺虚证。③肾虚证。④消渴气阴两虚证。

8. 白扁豆

【功效】补脾，化湿，和中。

9. 甘草

【性能】甘，平。归心、肺、脾、胃经。

【功效】补脾益气，祛痰止咳，缓急止痛，清热解毒，调和诸药。

【应用】①心气不足，脉结代，心动悸。②脾气虚证。③咳喘。④脘腹、四肢挛急疼痛。

⑤热毒疮疡，咽喉肿痛，药物、食物中毒。⑥调和药性。

【使用注意】不宜与京大戟、芫花、甘遂、海藻同用。大剂量久服可导致水钠潴留，引起浮肿。

10. 大枣

【功效】补中益气，养血安神。

11. 蜂蜜

【功效】补中，润燥，止痛，解毒。

三、补阳药

1. 鹿茸

【性能】甘、咸，温。归肾、肝经。

【功效】补肾阳，益精血，强筋骨，调冲任，托疮毒。

【应用】①肾阳虚衰，精血不足证。为温肾壮阳、补督脉、益精血的要药。②肾虚骨弱，腰膝无力或小儿五迟。③妇女冲任虚寒，崩漏带下。④疮疡久溃不敛，阴疽疮肿内陷不起。

【用法用量】研末吞服，1~2g，或入丸、散。

【使用注意】服用本品宜从小剂量开始，缓缓增加，不可骤用大量，以免阳升风动，头晕目赤，或伤阴动血。凡发热者均当忌服。

2. 淫羊藿

【功效】补肾壮阳，祛风除湿。

【应用】①肾阳虚衰，阳痿尿频，腰膝无力。②风寒湿痹，肢体麻木。

3. 巴戟天

【功效】补肾助阳，祛风除湿。

【主治】①阳痿遗精，宫冷不孕。②小便频数。③风湿腰膝疼痛，肾虚腰膝酸软。

4. 杜仲

【性能】甘，温。归肝、肾经。

【功效】补肝肾，强筋骨，安胎。

【应用】①肾虚腰痛及各种腰痛。善治肾虚腰痛。②胎动不安，习惯性堕胎。

药物名称	相同点	不同点
杜仲	补肝肾、强筋骨、安胎，治肾虚腰痛、足膝痿弱，肝肾亏虚之胎动不安	温补肾阳，治肾虚阳痿，精冷不固，小便频数，风湿腰痛冷重
桑寄生		祛风湿，治痹证日久，伤及肝肾，腰膝酸软，筋骨无力

5. 续断

【性能】苦、辛，微温。归肝、肾经。

【功效】补益肝肾，强筋健骨，止血安胎，疗伤续折。

【应用】①阳痿不举，遗精遗尿。②腰膝酸痛，寒湿痹痛。③崩漏下血，胎动不安。④跌打损伤，筋伤骨折。

药物名称	相同点	不同点
杜仲	补肝肾、强筋骨、安胎，治虚腰痛、筋骨无力、胎动不安	补益作用较好，安胎，治肾虚腰酸、胎动不安
续断		行血通脉、续折伤，补而不滞，治妇科崩漏、伤科跌打损伤

6. 肉苁蓉

【功效】补肾助阳，润肠通便。

7. 补骨脂

【功效】补肾壮阳，固精缩尿，温脾止泻，纳气平喘。

【主治】①肾虚阳痿，腰膝冷痛。②肾虚滑精，遗尿，尿频。③脾肾阳虚之五更泄泻。④肾不纳气，虚寒喘咳。

8. 益智仁

【功效】暖肾固精缩尿，温脾开胃摄唾。

9. 菟丝子

【性能】辛、甘，平。归肾、肝、脾经。

【功效】补肾益精，养肝明目，止泻，安胎。

【应用】①肾虚腰痛，阳痿遗精，尿频，宫冷不孕。②肝肾不足，目暗不明。③脾肾阳虚，便溏泄泻。④肾虚胎动不安。

四、补血药

1. 当归

【性能】甘、辛，温。归肝、心、脾经。

【功效】补血调经，活血止痛，润肠通便。

【应用】①血虚诸证（补血之圣药）。②血虚血瘀，月经不调、经闭、痛经（妇科补血调经之要药）。③虚寒性腹痛、跌打损伤、痈疽疮疡、风寒痹痛（活血行气之要药）。④血虚肠燥便秘。

2. 熟地黄

【性能】甘，微温。归肝、肾经。

【功效】补血养阴，填精益髓。

【应用】①血虚诸证（养血补虚之要药）。②肝肾阴虚诸证（补肾阴之要药）。

药物名称	相同点	不同点
生地黄	均滋阴，治阴虚证	滋阴力弱，性寒，清热凉血，养阴生津，长于治热入营血、热病伤阴、阴虚发热诸证
熟地黄		滋阴力强，性温，功专补血滋阴，益精髓，长于治血虚证、肝肾亏虚诸证

3. 白芍

【性能】苦、酸，微寒。归肝、脾经。

【功效】养血敛阴，柔肝止痛，平抑肝阳。

【应用】①肝血亏虚，月经不调。②肝脾不和，胸胁脘腹疼痛，四肢挛急疼痛。③肝阳上亢，头痛眩晕。④配伍桂枝调和营卫。

【使用注意】阳衰虚寒之证不宜用。反藜芦。

药物名称	相同点	不同点
白芍	止痛，治疼痛（白补赤泻，白收赤散）	长于养血柔肝、缓急止痛，治肝阴不足，血虚肝旺，肝气不疏证
赤芍		长于活血祛瘀止痛，治血滞诸痛证；清热凉血，治血热瘀滞证

4. 阿胶

【性能】甘，平。归肺、肝、肾经。

【功效】补血，滋阴，润肺，止血。

【应用】①血虚诸证。为补血要药。尤善治出血而致血虚者。②出血证。为止血要药。③肺燥咳嗽。④热病伤阴，心烦失眠，阴虚风动，手足瘛疭。

【用法用量】5~15g，入汤剂宜烊化冲服。

5. 何首乌

【性能】制首乌甘、涩，微温。归肝、肾经。

【功效】制用：补益精血，固肾乌须。生用：解毒，截疟，润肠通便。

【应用】①精血亏虚、头晕眼花、须发早白、腰膝酸软。②久疟，痈疽，瘰疬，肠燥便秘。

五、补阴药

1. 北沙参

【性能】甘、微苦，微寒。归肺、胃经。

【功效】养阴清肺，益胃生津。

【应用】①肺阴虚证。②胃阴虚证。

2. 百合

【功效】养阴润肺，清心安神。

【主治】①阴虚燥咳，劳嗽咯血。②阴虚有热之失眠心悸及百合病心肺阴虚内热证。

3. 麦冬

【性能】甘、微苦，微寒。归胃、心、肺经。

【功效】养阴润肺，益胃生津，清心除烦。

【应用】①胃阴虚证。②肺阴虚证。③心阴虚证。

4. 天冬

【功效】养阴润燥，清肺生津。

【主治】①肺阴虚证。②肾阴虚证。③热病伤津之食欲不振、口渴以及肠燥便秘。

5. 石斛

【功效】益胃生津，滋阴清热。

【主治】①胃阴虚证。②热病伤津证。③肾阴虚证。

6. 玉竹

【功效】养阴润燥、生津止渴。

【主治】①阴虚证。②胃阴虚证。③热伤心阴，烦热多汗，惊悸。

7. 黄精

【功效】补气养阴，健脾，润肺，益肾。

8. 枸杞子

【功效】滋补肝肾，益精明目。

【主治】肝肾阴虚及早衰证。

9. 女贞子

【功效】滋补肝肾，乌须明目。

10. 龟甲

【性能】甘，寒。归肾、肝、心经。

【功效】滋阴潜阳，益肾健骨，养血补心。

【应用】①阴虚内热，阴虚阳亢，虚风内动。②肾虚骨痿，囟门不合。③阴虚血亏之惊悸、失眠、健忘。④阴虚血热、冲任不固之崩漏、月经过多。

【用法】煎服，9~24g，宜先煎。本品经砂炒醋淬后，有效成分更容易煎出，并除去腥气，便于制剂。

11. 鳖甲

【性能】甘，咸，寒。归肝、肾经。

【功效】滋阴潜阳，退热除蒸，软坚散结。

【应用】①肝肾阴虚证。②癥瘕积聚。

【用法】煎服，9~24g，宜先煎。本品经砂炒醋淬后，有效成分更容易煎出，可去其腥气，易于粉碎，方便制剂。

第二十二单元　收涩药

> 本单元内容虽然在考试中所占比例不多，但对于五味子、肉豆蔻、山茱萸、莲子等药物的功效应着重把握，对于方剂的复习也有帮助。

一、概述

收涩药的使用注意事项：表邪未解、实邪正盛者，为防止闭门留寇，不宜使用。

二、固表止汗药

1. 麻黄根

【功效】固表止汗（敛肺固表止汗之要药）。

2. 浮小麦

【功效】固表止汗，益气，除热。

三、敛肺涩肠药

1. 五味子

【性能】酸、甘，温。归肺、心、肾经。

【功效】收敛固涩，益气生津，补肾宁心。

【应用】①久咳虚喘（治久咳虚喘之要药）。②自汗，盗汗。③遗精、滑精。④久泻不止。⑤津伤口渴，消渴。⑥心悸，失眠，多梦。

2. 乌梅

【性能】酸、涩，平。归肝、脾、肺、大肠经。

【功效】敛肺止咳，涩肠止泻，安蛔止痛，生津止渴。

【应用】①肺虚久咳。②久泻，久痢。③蛔厥腹痛，呕吐。④虚热消渴。⑤炒炭后可用于崩漏不止，便血等；外敷能消疮毒，可治胬肉外突、头疮等。

药物名称	相同点	不同点
五味子	敛肺止咳、涩肠止泻、生津止渴，治肺虚久咳、久泻及津伤口渴之证	滋肾、固精、敛汗、宁心安神，治遗精、滑精、自汗盗汗、心悸、失眠、多梦
乌梅		安蛔止痛、止血、消疮毒，治蛔厥腹痛呕吐、崩漏下血、胬肉外突

3. 诃子

【功效】涩肠止泻，敛肺止咳，利咽开音。

【主治】①久泻，久痢。②久咳，失音（治失音之要药）。

【用法】煎服。涩肠止泻宜煨用，敛肺清热、利咽开音宜生用。

4. 肉豆蔻

【功效】涩肠止泻，温中行气。

【主治】①虚泻，冷痢。②胃寒胀痛，食少呕吐。

【用法】煎服，入丸、散服。内服须煨熟去油用。

药物名称	相同点	不同点
肉豆蔻	温中散寒、行气消胀、开胃，治寒湿中阻及脾胃气滞证	长于涩肠止泻，治脾胃虚寒的久泻
白豆蔻		长于芳香化湿，治湿浊中阻的脘腹胀满

5. 赤石脂

【功效】涩肠止泻，收敛止血，敛疮生肌。

四、固精缩尿止带药

1. 山茱萸

【性能】酸、涩，微温。归肝、肾经。

【功效】补益肝肾，收敛固涩。

【应用】①腰膝酸软，头晕耳鸣，阳痿。②遗精滑精（固精止遗之要药），遗尿尿频。③崩漏，月经过多。④大汗不止，体虚欲脱（防止元气虚脱之要药）。⑤消渴。

2. 桑螵蛸

【功效】固精缩尿，补肾助阳。

【主治】①遗精滑精。②遗尿尿频，白浊。③肾虚阳痿。

3. 金樱子

【功效】固精缩尿，止带，涩肠止泻。

4. 海螵蛸

【功效】涩精止带，收敛止血，制酸止痛，收湿敛疮。

【主治】①遗精滑精，赤白带下。②崩漏便血，吐血衄血。③胃痛吐酸。④外用治损伤出血，湿疮，湿疹，溃疡不敛。

5. 莲子

【功效】益肾固精，止带，补脾止泻，养心安神。

【应用】①遗精滑精。②带下。③脾虚泄泻。④心悸，失眠。

6. 芡实

【功效】益肾固精，补脾止泻，除湿止带。

【主治】①遗精滑精。②脾虚久泻。③带下。

药物名称	相同点	不同点
莲子	益肾固精，补脾止泻，止带，治肾虚	养心，治虚烦、心悸、失眠
芡实	遗精、脾虚泄泻	除湿止带，治虚、实带下

7. 椿皮

【功效】清热燥湿，收涩止带，止泻，止血。

第二十三单元　攻毒杀虫止痒药

本单元考试很少涉及。了解蛇床子、硫黄的功效即可。

一、概述

攻毒杀虫止痒药的使用注意事项：本类药物均有不同程度毒性，不宜过量或持续服用。

二、具体药物

1. 硫黄

【功效】外用解毒杀虫止痒；内服补火助阳通便。

2. 蛇床子

【功效】杀虫止痒，燥湿祛风，温肾壮阳。

第四章　方剂学

本章内容主要涉及方剂的治法、组成原则、变化形式及临床常用方，包括解表剂、泻下剂、和解剂、清热剂等18类方剂。学习时需要掌握好方剂的组成、功用、主治、配伍意义，其中方剂的功用主治所涉及考点最多，故是重中之重，此外部分方剂的特殊配伍意义也需要重点记忆。临床上需要掌握每一类方剂的适应证、注意事项等，避免滥用产生严重后果。

第一单元　总论

　　本单元内容涉及考点不多，考生需掌握方剂学常用治法及方剂组成原则，其余内容有印象即可。

一、方剂与治法

1. 方剂与治法的关系　方从法出，法随证立，以法统方。
2. 常用治法

治法	适应证	使用注意
汗法	外感六淫之邪所致的表证	辨清病邪的性质；中病即止，慎勿过量；兼顾兼夹病证；不宜久煎
吐法	中风痰壅，宿食壅阻胃脘，毒物尚在胃中，痰涎壅盛的癫狂、喉痹及干霍乱吐泻不得等	体虚气弱、妇人新产、孕妇等均应慎用；吐后应调养脾胃
下法	邪在肠胃而致大便不通，或热结旁流，以及停痰留饮、瘀血积水等形症俱实之证	辨清病情之属性；中病即止，顾护正气
和法	邪犯少阳、肝脾不和、肠寒胃热、气血营卫失和等	/
温法	里寒证	"真热假寒"证，不可误用
清法	里热证、火证、热毒证及虚热证等里热病证	不可滥用，注意顾护正气；"真寒假热"证，不可误用
消法	饮食停滞、气滞血瘀、癥瘕积聚、水湿内停、痰饮不化、疳积虫积及疮疡痈肿等	治宜缓图，难以速效；常与补法等相结合
补法	各种虚证	辨清虚损证型，不可滥用补法；应善用"通补"

二、方剂的组成与变化

1. 方剂的组成原则
（1）君药：针对主病或主证起主要治疗作用的药物。
（2）臣药：①协助君药加强治疗主病或主证作用的药物；②针对重要的兼病或兼证起主要治疗作用的药物。
（3）佐药
1）佐助药：配合君、臣药以加强治疗作用，或直接治疗次要兼证的药物。
2）佐制药：用以消除或减弱君、臣药的毒性，或能制约其峻烈之性的药物。

3）反佐药：病重邪甚出现拒药，配用与君药性味相反而又能在治疗中起相成作用的药物，以防止药病格拒。

（4）使药

1）引经药：能引导方中诸药达到病所的药物。

2）调和药：能调和方中诸药作用的药物。

2. 方剂的变化形式

（1）药味的增损：在主病、主证、基本病机以及君药不变的前提下，改变方中的次要药物。

（2）药量的加减：方中药物组成不变为前提，用量发生改变。

（3）剂型的变化：方中药物组成及配伍用量比例不变为前提，药力大小和峻缓改变。

三、剂型

剂型	特点
汤剂	吸收迅速，药效快，便于随证化裁，适于重症及病情不稳定者
散剂	制备简便，吸收较快，节省药物，易于携带和服用
丸剂	吸收慢，药效持久，节省药材，便于携带与服用。有水丸、蜜丸、糊丸、浓缩丸
膏剂	有煎膏、软膏、硬膏之分，临床上使用范围广

第二单元　解表剂

本单元历年考试频频涉及。重点为方剂的组成及功用。重点掌握麻黄汤、大小青龙汤、银翘散、败毒散等常用方剂。麻黄汤作为方剂学中第一个方剂已被大家所熟记，考查的可能性反而不大。另外要特别注意九味羌活汤、银翘散、败毒散等组成药物比较多的方剂。

一、概述

1. 适用范围　表证。

2. 应用注意事项

（1）根据寒热、体质差异，酌情选用不同类型的解表剂。

（2）组方多用辛散轻扬之品，不宜久煎。

（3）宜温服，服后宜避风寒，或增衣被，或辅之以热粥；以遍身持续微汗为佳；汗出病瘥，即当停服。

（4）服用期间禁食生冷、油腻。

（5）外邪已经入里，或麻疹已透，或疮疡已溃，或虚证水肿，均不宜使用。

二、辛温解表剂

1. 麻黄汤

【组成】麻黄、桂枝、炙甘草、杏仁。

【用法】水煎服，温覆取微汗。

【功用】发汗解表，宣肺平喘。

【主治】外感风寒表实证。恶寒发热，头身疼痛，无汗而喘。

【配伍意义】麻黄为君，发汗解表、宣肺平喘；桂枝为臣，解肌发表，温通经脉，既助麻黄发汗解表，又可畅行营阴以解诸痛。杏仁为佐，降利肺气，与麻黄一宣一降，以复肺气之宣降，加强止咳平喘。甘草为佐使，调和麻、杏之宣降，缓和麻、桂相合之峻烈。

2. 桂枝汤

【组成】桂枝、芍药、炙甘草、生姜、大枣。

【用法】现代用法，水煎服，温覆取微汗。

【功用】解肌发表，调和营卫。

【主治】外感风寒表虚证。恶风，汗出，脉浮缓或浮弱。

【配伍意义】桂枝为君，助卫阳，通经络，解肌发表；芍药为臣，益阴敛营，敛固外泄之营阴；桂枝与芍药用量相等的寓意：①针对营卫失调病机，体现营卫同治，祛邪扶正，邪正兼顾之意。②相辅相成，桂枝得芍药相助则汗出有源，芍药得桂枝相助则滋而能化。③相制相成，散中有收，汗中寓补。生姜助桂枝散寒祛邪，兼和胃止呕，大枣助芍药滋脾生津，并益气补中，共为佐药。炙甘草益气和中，合桂枝辛甘化阳以实卫，合芍药酸甘化阴以和营，并调和药性，为佐使。

3. 小青龙汤

【组成】细辛、半夏、干姜、五味子、甘草、桂枝、芍药、麻黄。

【方歌】解表蠲饮小青龙，麻桂姜辛姜夏草从，芍药五味敛气阴，表寒内饮最有功。

【功用】解表散寒，温肺化饮。

【主治】外寒里饮证。恶寒发热，痰多而稀，或兼水肿（兼水饮）。

【配伍意义】麻黄、桂枝为君，发汗散寒，且麻黄宣发肺气而平喘咳，桂枝化气行水以利里饮之化。干姜、细辛为臣，温肺化饮，兼助麻桂以解表祛邪。佐五味子敛肺止咳，芍药和营养血。佐半夏，燥湿化痰，和胃降逆。炙甘草为佐使，益气和中，调和辛散酸收之品。

【全方配伍特点】辛散与酸收相配，散中有收，温化与收敛相伍，开中有合。

4. 止嗽散

【组成】桔梗、荆芥、紫菀、百部、白前、甘草、陈皮（生姜汤送服）。

【方歌】止咳散用百部菀，白前桔草荆陈研，宣肺疏风止咳痰，姜汤调服不必煎。

【用法】共为末，每服 6～9g，温开水或姜汤送下。亦可作汤剂，用量按原方比例酌减，水煎服。

【功用】宣利肺气，疏风止咳。

【主治】风痰犯肺之咳嗽证。咳嗽咽痒（风邪为主）。

【配伍意义】紫菀、百部为君，止咳化痰。桔梗开宣肺气，白前降气化痰共为臣药。荆芥疏风解表，以祛表邪，陈皮理气化痰，共为佐。佐使甘草调和诸药，合桔梗又有利咽止咳之功。

三、辛凉解表剂

1. 银翘散

【组成】连翘、金银花、竹叶、荆芥穗、牛蒡子、淡豆豉、薄荷、甘草、桔梗、芦根。

【功用】辛凉透表，清热解毒。

【主治】温病初起。发热，微恶风寒，无汗或有汗不畅，咽痛，舌尖红，苔薄白或薄黄，脉浮数。

【配伍意义】金银花、连翘为君，疏散风热，清热解毒，辟秽化浊。薄荷、牛蒡子疏散风热，清利头目，解毒利咽。荆芥穗、淡豆豉解表散邪，两者为去性取用。四味为臣。芦根、竹叶清热生津，桔梗开宣肺气而止咳利咽，共为佐。生甘草调和药性，护胃安中，合桔梗利咽止咳，为佐使。本方体现吴氏"治上焦如羽，非轻莫举"的用药原则。

【全方配伍特点】辛凉与辛温相伍，主以辛凉；疏散与清解相配，疏清兼顾。

2. 桑菊饮

【组成】桑叶、菊花、桔梗、杏仁、连翘、芦根、甘草、薄荷。

【用法】水煎温服。

【功用】疏风清热，宣肺止咳。

【主治】风温初起，邪客肺络证。但咳，身热不甚，口微渴。

【配伍意义】桑叶清宣肺热而止咳，菊花疏散风热，清利头目而肃肺，共为君。薄荷疏散风热，助君解表；杏仁肃降肺气；桔梗开宣肺气，与杏仁一宣一降，以复肺之宣降而止咳。三者共为臣。佐以连翘透邪解毒，芦根清热生津。甘草调和诸药，为使。

【全方配伍特点】本方从"辛凉微苦"立法，其配伍特点为：一以轻清宣散之品，疏散风热以清头目；一以苦辛宣降之品，理气肃肺以止咳嗽。

3. 麻黄杏仁甘草石膏汤

【组成】麻黄、杏仁、炙甘草、石膏。

【用法】水煎服，用量按原方用量酌减。

【功用】辛凉疏表，清肺平喘。

【主治】外感风邪，邪热壅肺证。发热重，喘咳，苔薄黄，脉滑数。

【配伍意义】麻黄宣肺气以平喘，开腠解表以散邪；石膏清泄肺热以生津，辛散解肌以透邪。麻黄得石膏，宣肺平喘而不助热，石膏得麻黄，清解肺热而不凉遏，又是相制为用，共为君。因石膏用量倍于麻黄，仍不失为辛凉之剂。杏仁降利肺气，平喘咳，为臣。杏仁与麻黄相配，则宣降相因；与石膏相伍，则清肃协同。佐使以炙甘草，益气和中，与石膏相配又能生津止渴，并能调和寒热宣降。

四、扶正解表剂

败毒散

【组成】柴胡、前胡、川芎、枳壳、羌活、独活、茯苓、桔梗、人参、甘草、生姜、薄荷。

【方歌】人参败毒草苓芎，羌独柴前枳桔共，薄荷少许姜三片，气虚感寒有奇功。

【功用】益气解表，散寒祛湿。

【主治】气虚，外感风寒湿表证。憎寒壮热，头项强痛，脉浮而按之无力。

【配伍意义】羌活、独活为君，发散风寒，除湿止痛。川芎行气活血，祛风；柴胡解肌透邪，行气。二药为臣。桔梗宣肺利膈，枳壳理气宽中，前胡化痰以止咳，茯苓渗湿以消痰。四药为佐。生姜、薄荷助解表之力；甘草调和药性，益气和中，共为佐使。人参亦属佐药，与甘草相配，益气扶正。喻嘉言用本方治疗外邪陷里而成之痢疾，意即疏散表邪，表气疏通，里滞亦除，其痢自止。称"逆流挽舟"法。

第三单元　泻下剂

　　本单元首先掌握每节的主要方剂，其次掌握每味方剂的组成、功用及其主治，特别是麻子仁丸和济川煎尤为重要。需熟悉温脾汤、十枣汤的内容。

一、概述

1. 适用范围　表证已解，里实已成。

2. 应用注意事项

（1）表证未解，里实虽成，亦不可纯用泻下药。

（2）兼瘀血、虫积、痰浊等，则宜配活血祛瘀、驱虫、化痰等治法。

（3）对年老体弱、孕妇、产后或正值经期、病后伤津及亡血者，均应慎用或禁用，必要时宜配补益之品。

    （4）使用时应得效即止，慎勿过剂。

    （5）服药期间应注意调理饮食，少食或忌食油腻与不易消化的食物。

二、寒下剂

  1. 大承气汤

  【组成】大黄、芒硝、枳实、厚朴。

  【用法】水煎，先煎厚朴、枳实，后下大黄，芒硝溶服。

  【功用】峻下热结。

  【主治】①阳明腑实证。②热结旁流证（通因通用）。③里热实证之热厥、痉病或发狂等（寒因寒用）。

  【配伍意义】大黄为君，苦寒通降，泄热通便，荡涤肠胃实热积滞。芒硝咸寒，软坚润燥，泄热通便，助大黄以除燥屎，为臣。佐以厚朴下气除满，枳实行气消痞。本方峻下热结，承顺胃气之下行，故名"大承气"。

  2. 大黄牡丹汤

  【组成】大黄、牡丹皮、桃仁、冬瓜仁、芒硝。

  【用法】水煎服。

  【功用】泄热破瘀，散结消肿。

  【主治】肠痈初起，湿热瘀滞证。

  【配伍意义】大黄苦寒攻下，泄热逐瘀，涤荡肠中湿热瘀结之毒；丹皮苦辛微寒，清热凉血，活血散瘀。共为君。芒硝咸寒，泄热导滞，软坚散结；桃仁活血破瘀，共为臣。冬瓜仁为佐，甘寒滑利，清肠利湿，引湿热从小便而去，并排脓消痈。

三、温下剂

温脾汤

  【组成】大黄、附子、当归、芒硝、干姜、人参、甘草。

  【方歌】温脾附子大黄硝，当归干姜人参草，攻下寒积温脾阳，阳虚寒积腹痛疗。

  【功用】温补脾阳，攻下冷积。

  【主治】阳虚寒积证。腹痛便秘，脐下绞结，绕脐不止，手足不温。

  【配伍意义】附子温壮脾阳，解散寒凝；大黄下已成之冷积，合为君。芒硝润肠软坚，助大黄泻下攻积；干姜温中助阳，助附子温中散寒，合为臣。佐以人参、当归益气养血，使下不伤正。佐使以甘草助人参益气，调和诸药。

四、润下剂

  1. 麻子仁丸

  【组成】麻子仁、枳实、厚朴、大黄、杏仁、芍药。

  【方歌】麻子仁丸脾约治，杏芍大黄枳朴蜜，润肠泄热又行气，胃热肠燥便秘施。

  【用法】上药为末，炼蜜为丸，每次9g，每天1~2次，温开水送服。现代用法：水煎服，用量按原方比例酌减。

  【功用】润肠泄热，行气通便。

  【主治】胃肠燥热，脾约便秘证。大便干结，小便频数。

  【配伍意义】麻子仁为君，润肠通便。杏仁上肃肺气，下润大肠；白芍养血敛阴，缓急止痛，合为臣。大黄、枳实、厚朴即小承气汤，轻下热结，除肠胃之燥热，为佐。佐使蜂蜜助麻子仁润肠通便，缓和小承气汤攻下之力。

  2. 济川煎

  【组成】当归、牛膝、肉苁蓉、泽泻、升麻、枳壳。

【方歌】济川苁蓉归牛膝，枳壳升麻泽泻齐，温肾益精润通便，肾虚精亏便秘宜。

【功用】温肾益精，润肠通便。

【主治】肾阳虚弱，精津不足证。大便秘结，小便清长，腰膝酸软，舌苔白，脉沉迟。

【配伍意义】肉苁蓉为君，温肾益精，暖腰润肠。当归补血润燥，润肠通便；牛膝性善下行，益肝肾，壮腰膝，共为臣。枳壳下气宽肠而助通便；泽泻渗利小便而泄肾浊；升麻升清阳，清阳升则浊阴自降，相反相成而助通便之功，共为佐。

五、逐水剂

十枣汤

【组成】芫花、甘遂、大戟、大枣。

【用法】①三药等分为末，以大枣汤送服。②一天一次，从小剂量开始，清晨空腹服。③服药得快下利后，进糜粥以养脾胃。④视患者体质情况，适量服药。⑤年老体弱、孕妇慎用。⑥只可暂用，不可久服。

【功用】攻逐水饮。

【主治】悬饮（咳唾胸胁引痛）、水肿（一身悉肿，下半身重，腹胀喘满，二便不利）。

【配伍意义】甘遂善行经隧水湿，为君。大戟善泄脏腑水湿，芫花善消胸胁伏饮痰癖，为臣。大枣十枚为佐使，寓意：①益气护胃、培土制水以邪正兼顾；②缓和诸药的毒性及峻烈之性；③减少药后反应。

第四单元　和解剂

> 本单元的出题率一般，重点掌握小柴胡汤、逍遥散、半夏泻心汤的药物组成、功用。其他方剂也要熟悉功效。

一、概述

1. 适用范围　少阳病证、肝郁脾虚证、肝脾不和证、肠胃不和证。

2. 应用注意事项

（1）和解剂以祛邪为主，纯虚不宜用。

（2）本类方剂兼顾正气，纯属实者不可选。

二、和解少阳剂

1. 小柴胡汤

【组成】柴胡、人参、半夏、炙甘草、黄芩、生姜、大枣。

【方歌】小柴胡汤和解功，半夏人参甘草从，更加黄芩生姜枣，少阳为病此方宗。

【功用】和解少阳。

【主治】①伤寒少阳证（往来寒热，胸胁苦满，心烦喜呕，口苦咽干目眩）。②妇人中风，热入血室，经水适断，寒热发作有时。③疟疾、黄疸等见少阳证者。

【配伍意义】柴胡为君，疏透少阳之邪，并能疏泄气机之郁滞。黄芩为臣，清泄少阳之热。佐以半夏、生姜和胃降逆止呕；人参、大枣益气健脾，一者取其扶正以祛邪，二者取其益气以御邪内传，俾正气旺盛，则邪无内向之机。炙甘草助参、枣扶正，调和诸药，为佐使。诸药合用，以和解少阳为主，兼和胃气，使邪气得解，枢机得利，胃气调和，则诸症自除。

2. 大柴胡汤

【组成】柴胡、黄芩、芍药、半夏、生姜、枳实、大枣、大黄。

【用法】水煎两次，去滓，再煎，分两次温服。

【功用】和解少阳，内泄热结。

【主治】少阳阳明合病。往来寒热，胸胁苦满，呕不止，郁郁微烦，心下痞硬。

【配伍意义】柴胡为君，黄芩为臣和解清热，以除少阳之邪。轻用大黄配枳实以内泄阳明热结，行气消痞，亦为臣。芍药柔肝缓急止痛，配大黄可治腹中实痛，伍枳实可理气和血；半夏和胃降逆，配大量生姜，以治呕逆不止，共为佐。大枣与生姜相配，能和营卫而行津液，并调和脾胃，功兼佐使。

3. 蒿芩清胆汤

【组成】青蒿脑、淡竹茹、仙半夏、赤茯苓、青子芩、生枳壳、陈广皮、碧玉散（滑石、甘草、青黛）。

【方歌】蒿芩清胆夏竹茹，碧玉赤苓枳陈辅，清胆利湿又和胃，少阳湿热痰浊除。

【功用】清胆利湿，和胃化痰。

【主治】少阳湿热证。寒热如疟，寒轻热重，吐酸苦水或呕黄涎，苔白腻，脉右滑左弦。

【配伍意义】青蒿清透少阳邪热；黄芩清胆热，燥湿，合青蒿既可内清少阳湿热，又能透邪外出，共为君。竹茹善清胆胃之热，化痰止呕；枳壳下气宽中，除痰消痞；半夏燥湿化痰，和胃降逆；陈皮理气化痰，宽胸畅膈，共为臣。碧玉散、赤茯苓清热利湿，导邪从小便而去，为佐使。

三、调和肝脾剂

1. 逍遥散

【组成】当归、白芍、柴胡、茯苓、白术、炙甘草、生姜、薄荷。

【方歌】逍遥散用当归芍，柴苓术草加姜薄，肝郁血虚脾气弱，调和肝脾功效卓。

【功用】疏肝解郁，养血健脾。

【主治】肝郁血虚脾弱证。两胁作痛，口燥咽干，神疲食少，月经不调，脉弦而虚。

【配伍意义】柴胡为君，疏肝解郁。当归养血和血，且气香可理气；白芍酸苦微寒，养血敛阴，柔肝缓急。归、芍与柴胡同用，补肝体而和肝用，使血和则肝和，血充则肝柔，共为臣。白术、茯苓、甘草健脾益气，既能实土以御木侮，且使营血生化有源，共为佐。薄荷疏散郁遏之气，透达肝经郁热；烧生姜温运和中，且能辛散达郁，亦为佐。柴胡为肝经引经药，兼为使。

【全方配伍特点】肝脾同调，为调肝养血之名方。

2. 痛泻要方

【组成】白术、白芍、陈皮、防风。

【方歌】痛泻要方用陈皮，术芍防风共成剂，肠鸣泄泻腹又痛，治在泻肝与实脾。

【功用】补脾柔肝，祛湿止泻。

【主治】脾虚肝郁之痛泻证。泻必腹痛，泻后痛缓，复如故，脉两关不调。

【配伍意义】白术为君，补脾燥湿。白芍柔肝缓急止痛，与白术相配，于土中泻木而为臣。陈皮理气燥湿，醒脾和胃，为佐。防风与术、芍相伍，辛能散肝郁，香能舒脾气，且燥湿以助止泻，又为脾经引经药，为佐使。

四、调和肠胃剂

半夏泻心汤

【组成】黄连、黄芩、干姜、炙甘草、大枣、人参、半夏。

【方歌】半夏泻心配芩连，干姜人参草枣全，辛开苦降除痞满，寒热错杂痞证蠲。

【功用】寒热并调，消痞散结。

【主治】寒热错杂之痞证。心下痞，但满而不痛，呕吐，或肠鸣下利。

【配伍意义】半夏为君，散结除痞，降逆止呕。臣以干姜温中散寒；黄芩、黄连泄热开痞。人参、大枣为佐，益气补脾。佐使以甘草补脾和中而调诸药。

【全方配伍特点】寒热并用、辛开苦降、补泻兼施。

第五单元　清热剂

本单元内容为考试重点，应全面复习。其中清营汤、犀角地黄汤、龙胆泻肝汤、芍药汤以及白头翁汤等典型方剂的组成、功效应重点掌握。其余方剂的组成、功用、主治也要熟记。另外本单元考纲要求了解的配伍意义较多，可结合中药学的知识复习。

一、概述

1. 适用范围　里热证。

2. 应用注意事项

（1）须在表证已解，里热炽盛，或里热虽盛但尚未结实的情况下方可运用。

（2）若邪热在气而治血，则必将引邪深入；若邪热在血而治气，则无济于事。

（3）真寒假热，不可误用寒凉而犯虚虚之戒。

（4）屡用清热泻火之剂而热仍不退，若属阴虚发热者，当改用甘寒滋阴壮水之法，使阴复则其热自退。

（5）权衡轻重，量证投药。

（6）对于热邪炽盛，服清热剂入口即吐者，可于清热剂中少佐温热药，或采用凉药热服法。

二、清气分热剂

1. 白虎汤

【组成】石膏、知母、炙甘草、粳米。

【方歌】白虎膏知粳米甘，清热生津止渴烦，气分热盛四大证，益气生津人参添。

【用法】以水煮米熟汤成，去滓，温服。

【功用】清热生津。

【主治】气分热盛证。壮热面赤，烦渴引饮，汗出恶热，脉洪大有力。

【配伍意义】石膏为君，清阳明气分大热，止渴除烦。臣以知母，既助石膏清肺胃之热，又滋阴润燥救已伤之阴津并止渴除烦。粳米、炙甘草益胃生津，又防大寒伤中之弊，为佐。炙甘草兼以调和诸药，为使。

【全方配伍特点】一是取辛甘寒之石膏与苦寒润之知母相配，君臣相须，使清热生津之力倍增。二是寒凉的石膏、知母配伍和中护胃的甘草、粳米，以防寒凉伤胃，使祛邪而不伤正。

2. 竹叶石膏汤

【组成】竹叶、石膏、人参、麦冬、半夏、炙甘草、粳米。

【方歌】竹叶石膏参麦冬，半夏粳米甘草从，清补气津又和胃，余热耗伤气津用。

【用法】水煮去滓，内粳米，煮米熟，汤成去米，温服。

【功用】清热生津，益气和胃。

【主治】伤寒、温病、暑病余热未清，气阴两伤证。身热多汗，心胸烦闷，气逆欲呕，口干喜饮，或虚烦不寐，舌红苔少，脉虚数。

【配伍意义】石膏清热除烦为君。麦冬养阴生津，兼除暑热，为臣。佐以人参益气，半夏苦燥降逆。半夏虽温，但配入清热益气生津药中，既使人参、麦冬补而不滞，又助输转津液。

竹叶清热除烦为佐，甘草、粳米和中养胃，用为佐使。

三、清营凉血剂

清营汤

【组成】犀角（也可用水牛角代）、生地黄、玄参、竹叶、麦冬、丹参、黄连、金银花、连翘。

【方歌】清营汤治热传营，身热燥渴眠不宁，犀地银翘玄连竹，丹麦清热更护阴。

【功用】清营解毒，透热养阴。

【主治】热入营分证。身热夜甚，神烦少寐，时有谵语。

【配伍意义】犀角（用水牛角代）清解营分热毒为君。生地黄凉血滋阴，麦冬清热养阴生津，玄参滋阴降火解毒。温邪初入营分，宗叶氏"入营犹可透热转气"之说，以气味芳香之银花、质轻上浮之连翘既清热解毒，又轻清透散，用之透营分热邪退转气分而解。黄连清心解毒；竹叶用心，专清心热而除心烦；丹参清热凉血，并能活血散瘀，以防热与血结，均为佐。

【全方配伍特点】辛苦甘寒以滋养清解，透热转气以入营清散。

四、清热解毒剂

1. 黄连解毒汤

【组成】黄连、黄芩、黄柏、栀子。

【功用】泻火解毒。

【主治】三焦火毒证。大热烦躁，错语发斑。

【配伍意义】君黄连清热泻火解毒，尤善泻心及中焦之火。臣黄芩清泻上焦之火。佐黄柏清泻下焦之火，栀子通泻三焦之火，降泄利尿而导热下行。

【运用】"苦寒直折"法之代表方；非火盛者不宜使用。

2. 清瘟败毒饮

【组成】生石膏、小生地、乌犀角、真川连、栀子、桔梗、黄芩、知母、赤芍、玄参、连翘、甘草、丹皮、竹叶。

【用法】先煎石膏、犀角（用水牛角代），后下诸药。

【功用】清热解毒，凉血泻火。

【主治】瘟疫热毒，气血两燔证。大热渴饮，头痛如劈，干呕狂躁，谵语神昏，舌绛唇焦。

【配伍意义】重用石膏配伍知母、甘草，取法白虎汤，意在清热保津。犀角（用水牛角代）、生地黄、赤芍、丹皮相配，即犀角地黄汤，是为清热解毒、凉血散瘀而设。黄芩、黄连、栀子同用，是仿黄连解毒汤之义，意在清泻三焦火热，使热清毒解。配玄参滋阴降火解毒，连翘清热散结解毒，竹叶清心除烦，桔梗清利咽喉，载药上行。

3. 普济消毒饮

【组成】牛蒡子、黄芩、黄连、人参、橘红、甘草、玄参、柴胡、桔梗、连翘、板蓝根、马勃、僵蚕、升麻。

【方歌】普济消毒蒡芩连，甘桔蓝根勃翘玄，升柴陈薄僵蚕入，大头瘟毒服之痊。

【功用】清热解毒，疏风散邪。

【主治】大头瘟。恶寒发热，头面红肿焮痛。

【配伍意义】重用黄连、黄芩清热泻火，祛上焦头面热毒为君。牛蒡子、连翘、薄荷、僵蚕辛凉，疏散头面风热，为臣。玄参、马勃、板蓝根加强清热解毒之力；桔梗、甘草清利咽喉；橘红理气疏壅，以散邪热郁结，共为佐。升麻、柴胡疏散风热，并引诸药上达头面，使风热疫毒之邪宣散透发，此即"火郁发之"之意，功兼佐使。

4. 仙方活命饮

【组成】白芷、贝母、防风、赤芍药、生归尾、甘草、皂角刺、炙穿山甲、天花粉、乳香、没药、金银花、陈皮。

【用法】水煎服，或水酒各半煎服。

【功用】清热解毒，消肿溃坚，活血止痛。

【主治】阳证痈疡肿毒初起。红肿燃痛，或身热凛寒，苔薄白或黄，脉数有力。

【配伍意义】金银花善清热解毒疗疮，为君。当归尾、赤芍、乳香、没药、陈皮行气活血通络，消肿止痛，为臣。白芷、防风，通滞而散结消肿；贝母、天花粉清热化痰，散结排脓；穿山甲、皂角刺通行经络，透脓溃坚，为佐。生甘草清热解毒、调和诸药，煎药加酒者，借其通瘀而行周身，助药力直达病所，共为佐使。

五、清脏腑热剂

1. 导赤散

【组成】生地黄、木通、生甘草梢、竹叶。

【方歌】导赤木通生地黄，草梢煎加竹叶尝，清心利水又养阴，心经火热移小肠。

【功用】清心利水养阴。

【主治】心经火热证。口舌生疮，心热移于小肠，小便赤涩刺痛。

【配伍意义】生地黄凉血滋阴以制心热；木通上清心经之火，下导小肠之热，降火利水，合为君。竹叶为臣，清心除烦，淡渗利窍，导心火下行。生甘草梢泻火解毒，可直达茎中而止淋痛，并调和诸药，还可防木通、生地黄之寒凉伤胃，为佐使。

2. 龙胆泻肝汤

【组成】龙胆草、黄芩、栀子、泽泻、木通、车前子、当归、生地黄、柴胡、生甘草。

【方歌】龙胆栀芩酒拌炒，木通泽泻车柴草，当归生地益阴血，肝胆实火湿热消。

【功用】清泻肝胆实火，清利肝经湿热。

【主治】①肝胆实火上炎证（头痛目赤，胁痛口苦，耳聋耳肿）。②肝经湿热下注证（阴肿，阴痒，或妇女带下黄臭等，舌红苔黄腻，脉弦数有力）。

【配伍意义】龙胆草为君，主入肝胆二经，既清肝胆实火，又利肝经湿热。黄芩、栀子，苦寒泻火，燥湿清热，能清上导下，加强君药泻火除湿之力，为臣。泽泻、木通、车前子导湿热下行。生地黄、当归滋阴养血。柴胡疏畅肝胆之气。皆为佐。甘草护胃和中，调和诸药；柴胡引诸药入肝胆之经，为佐使。

【全方配伍特点】苦寒清利，泻中有补，降中寓升，以适肝性。

3. 泻白散

【组成】地骨皮、桑白皮、甘草、粳米。

【方歌】泻白桑皮地骨皮，粳米甘草扶肺气，清泻肺热平和剂，热伏肺中喘咳医。

【功用】泻肺清热，止咳平喘。

【主治】肺热咳喘证。气喘咳嗽，皮肤蒸热，日晡尤甚，舌红苔黄，脉细数。

【配伍意义】桑白皮为君，清泻肺热，平喘止咳。地骨皮助君药清降肺中伏火，为臣。君臣相配，清泻肺中伏火郁热，以复肺气之肃降。粳米、炙甘草养胃和中调药，"培土生金"以扶肺气，共为佐使。

4. 清胃散

【组成】生地黄、当归身、牡丹皮、黄连、升麻。

【方歌】清胃散中升麻连，当归生地丹皮全，或加石膏泻胃火，能消牙痛与牙宣。

【功用】清胃凉血。

【主治】胃火牙痛。牙痛牵引头疼，面颊发热，口气热臭，口干舌燥。

【配伍意义】黄连直清胃腑之火，为君。升麻辛则能散，寒能清热解毒，既可清热解毒，以治胃火牙痛，又取其轻清升散透发，以宣达郁遏之火，有"火郁发之"之意。黄连得升麻，降中寓升，则泻火而无凉遏之弊；升麻得黄连，则散火而无升焰之虞。生地黄凉血滋阴，丹皮凉血清热，为臣。当归养血活血以助消肿止痛，为佐。升麻兼以引经为使。

5. 玉女煎

【组成】熟地黄、石膏、知母、牛膝、麦冬。

【方歌】玉女石膏熟地黄，知母麦冬牛膝襄，肾虚胃火相为病，牙痛齿衄宜煎尝。

【功用】清胃热，滋肾阴。

【主治】胃热阴虚证。齿松牙衄，烦热干渴，舌红苔黄而干。亦治消渴，消谷善饥。

【配伍意义】石膏为君，辛甘大寒，清阳明有余之火而不损阴。熟地黄为臣，味甘性温，滋补肾水之不足。知母苦寒质润，滋阴清热，既助石膏清胃热而止烦渴，又滋养肾阴；麦冬微苦甘寒，滋阴养液，配熟地黄补少阴肾水不足，兼润胃燥，共为佐。牛膝导热引血下行，且能滋补肝肾，用为佐使。

6. 葛根芩连汤

【组成】葛根、炙甘草、黄芩、黄连。

【用法】以水八升，先煮葛根，减二升，内诸药，煮取二升，去滓，分温再服。

【功用】解表清里。

【主治】协热下利证。身热下利，胸脘烦热，舌红苔黄，脉数或促。

【配伍意义】葛根为君，既解表退热，又升发脾胃清阳之气而治下利。臣以黄芩、黄连清热燥湿，厚肠止利。佐使以甘草甘缓和中，调和诸药。

7. 芍药汤

【组成】芍药、当归、黄连、槟榔、木香、大黄、黄芩、官桂、炙甘草。

【方歌】芍药汤内用槟黄，芩连归桂草木香，重在调气兼行血，里急便脓自然康。

【功用】清热燥湿，调气和血。

【主治】湿热痢疾。下痢脓血，赤白相兼，里急后重，舌苔黄腻。

【配伍意义】黄连、黄芩苦以燥肠胃之湿，寒以清肠胃之热毒，为君。芍药养血和营，柔肝缓急，"止下痢腹痛后重"，配以当归养血活血，体现"行血则便脓自愈"。木香、槟榔行气导滞，乃"调气则后重自除"。四药为臣。大黄苦寒沉降，合芩、连则清热燥湿之功著，合归、芍则活血行气之力彰，其泻下通腑作用可通导湿热积滞从大便而去，属"通因通用"之法。肉桂为佐，既助归、芍行血和营，又制约芩、连苦寒之性，还能防呕逆拒药，与大黄共为佐。佐使以甘草调和诸药，与芍药相配又能缓急止痛。

【全方配伍特点】气血并治，通因通用，寒热共投，侧重于热者寒之。

8. 白头翁汤

【组成】白头翁、黄柏、黄连、秦皮。

【方歌】白头翁治热毒痢，黄连黄柏佐秦皮，清热解毒并凉血，赤多白少脓血医。

【功用】清热解毒，凉血止痢。

【主治】热毒痢疾。腹痛，里急后重，肛门灼热，下痢脓血，赤多白少。

【配伍意义】白头翁为君，味苦性寒，能入血分，清热解毒，凉血止痢。黄连清热解毒，燥湿厚肠，黄柏善清下焦湿热，共为臣。秦皮苦寒而涩，主入大肠，清热解毒，兼能收涩止痢，为佐使。

六、清虚热剂

1. 青蒿鳖甲汤

【组成】青蒿、鳖甲、细生地、知母、丹皮。

【功用】养阴透热。

【主治】温病后期，邪伏阴分证。夜热早凉，热退无汗，舌红苔少，脉细数。

【配伍意义】鳖甲咸寒，直入阴分，滋阴退热，入络搜邪；青蒿苦辛而寒，其气芳香，清中兼有透热之力，清热透络，引邪外出，共为君。生地黄滋阴凉血，知母苦寒质润，滋阴降火，共助鳖甲以养阴退虚热而为臣。丹皮为佐，泄血中伏火，并助青蒿清透阴分伏热。

2. 当归六黄汤

【组成】当归、生地黄、熟地黄、黄芩、黄柏、黄连、黄芪。

【方歌】火炎汗出六黄汤，归柏芩连二地黄，倍用黄芪为固表，滋阴清热敛汗强。

【功用】滋阴泻火，固表止汗。

【主治】阴虚火旺之盗汗。发热盗汗，面赤，心烦。

【配伍意义】当归养血增液，生地黄、熟地黄入肝肾而滋肾阴，合为君。臣以黄连清泻心火，合以黄芩、黄柏泻火以除烦，清热以坚阴。黄芪，既益气实卫以固表，又合当归、熟地黄益气养血，为佐。

第六单元　祛暑剂

本单元历年考查不是很多，主要是考查功用、主治以及在主治的基础上选择用药。

一、概述

1. 适用范围　夏月感受暑热之病。

2. 应用注意事项

（1）辨别暑病的本证、掌握兼证的有无及主次轻重。

（2）暑多夹湿，祛暑剂每多配伍祛湿药，须注意暑湿的主次轻重。

（3）暑重湿轻者，祛湿药不宜过于温燥，以免耗气伤津；湿重暑轻者，甘寒之品又当慎用，以免阴柔碍湿。

二、祛暑解表剂

1. 香薷散

【组成】香薷、白扁豆、厚朴。

【用法】上为粗末，每服三钱，水一盏，入酒一分，煎七分，去滓，水中沉冷。连吃二服，不拘时候。现代用法：水煎服，或加酒少量同煎，用量按原方比例酌减。

【功用】祛暑解表，化湿和中。

【主治】阴暑证。恶寒发热，头疼身痛，无汗，腹痛吐泻，苔白腻，脉浮。

【配伍意义】香薷为君，解表散寒，祛暑化湿。厚朴行气除满，燥湿运脾，为臣。白扁豆健脾和中，渗湿消暑，为佐。入酒少许同煎，意在温散，而助药力通达全身。

2. 新加香薷饮

【组成】香薷、金银花、鲜扁豆花、厚朴、连翘。

【用法】水五杯，煮取二杯，先服一杯，得汗，止后服；不汗再服，服尽不汗，更作服。

【功用】祛暑解表，清热化湿。

【主治】暑温夹湿，复感外寒证。发热头痛，恶寒无汗，口渴面赤，胸闷不舒，舌苔白腻，脉浮而数。

【配伍意义】香薷发汗解表，祛暑化湿。鲜扁豆花、金银花、连翘辛凉芳香，取其轻透上焦气分之暑热。佐以辛温之厚朴，合香薷以化湿除满而解胸闷。

三、祛暑利湿剂

六一散

【组成】滑石、甘草。

【用法】每服三钱。包煎，或加蜜少许，温开水调下，日二三服。

【功用】清暑利湿。

【主治】暑湿证。身热烦渴，小便不利，或泄泻。

【配伍意义】滑石为君，既清解暑热以治身热烦渴，又渗湿利小便，使暑热湿邪从小便而泄。生甘草为佐，生用既清热泻火，又益气和中，与滑石配伍，既防滑石寒滑伤胃，又可甘寒生津，使小便利而津液不伤。

四、清暑益气剂

清暑益气汤

【组成】西洋参、石斛、麦冬、黄连、竹叶、荷梗、知母、甘草、粳米、西瓜翠衣。

【方歌】王氏清暑益气汤，暑热气津已两伤，洋参麦斛粳米草，翠衣荷连知竹尝。

【功用】清暑益气，养阴生津。

【主治】暑热气津两伤证。身热汗多，口渴心烦，体倦少气，脉虚数。

【配伍意义】西洋参益气生津，养阴清热；西瓜翠衣清热解暑，生津止渴，共为君。荷梗助西瓜翠衣清热解暑，石斛、麦冬助西洋参养阴生津，共为臣。黄连苦寒泻火，以助清热祛暑之力；知母苦寒质润，泻火滋阴；竹叶甘淡，清热除烦，均为佐。甘草、粳米益胃和中，用为佐使。

第七单元　温里剂

本单元历年考查频率较高。其中大小建中汤、理中丸、四逆汤均是考试的常考点，无论是方剂的组成还是功用均应重点掌握。其他方剂的功用也要熟悉。

一、概述

1. 适用范围　里寒证。

2. 应用注意事项

（1）真热假寒证禁用。

（2）温热药易伤阴血，素体阴虚或失血之人应慎用。

（3）阴寒太盛，或真寒假热，服药即吐者，可反佐少量寒凉药物，或热药冷服，避免格拒。

（4）不可温燥太过或过量久服，当中病即止。

二、温中祛寒剂

1. 理中丸

【组成】炙甘草、人参、白术、干姜。

【方歌】理中干姜参术草，温中健脾治虚寒，中阳不足痛呕利，丸汤两用腹中暖。

【功用】温中祛寒，补气健脾。

【主治】①脾胃虚寒证。②阳虚失血证。③脾胃虚寒所致的胸痹，或病后喜唾涎沫，或小儿慢惊等。

【配伍意义】干姜为君，温脾阳，祛寒邪，扶阳抑阴。人参为臣，补益脾气，配干姜温中健脾。白术为佐，健脾燥湿。佐使以炙甘草，一助参、术补脾益气，二为缓急止腹痛，三则调和诸药。胸痹、阳虚失血、小儿慢惊、病后涎唾多等病证属中阳不足者，用本方温中散寒，补气健脾，是治病求本、异病同治之典范。

【全方配伍特点】温补并用，以温为主，温中寓补，兼以燥湿。

2. 小建中汤

【组成】桂枝、炙甘草、大枣、芍药、生姜、饴糖。

【方歌】小建中汤君饴糖，方含桂枝加芍汤，温中补虚和缓急，虚劳里急腹痛康。

【功用】温中补虚，和里缓急。

【主治】中焦虚寒，肝脾不和证。腹中拘急疼痛，喜温喜按。

【配伍意义】重用饴糖，温中补虚，缓急止痛，为君。臣以桂枝，温阳气，祛寒邪。臣芍药，滋养营阴，缓肝急、止腹痛，与桂枝相配，调和营卫，燮理阴阳。佐以生姜，助桂枝温胃散寒；大枣，助饴糖补脾益气。姜枣合用，又可调营卫，和阴阳。佐使以炙甘草，益气补虚，缓急止腹痛，调和诸药。

3. 吴茱萸汤

【组成】吴茱萸、人参、大枣、生姜。

【方歌】吴茱萸汤重用姜，人参大枣共煎尝，厥阴头痛胃寒呕，温中补虚降逆良。

【功用】温中补虚，降逆止呕。

【主治】肝胃虚寒，浊阴上逆证。食后泛泛欲呕，或呕吐酸水，或干呕，或吐清涎冷沫，胸满脘痛，巅顶头痛，畏寒肢冷，甚则伴手足逆冷，大便泄泻，烦躁不宁，吞酸嘈杂，舌淡苔白滑，脉沉弦而迟。

【配伍意义】吴茱萸上可温胃暖肝以祛寒，下可暖肝肾，又善和胃降逆以止呕，为君。生姜为臣，温胃散寒，降逆止呕。吴茱萸与生姜相须为用，温降之力甚强。佐以人参，益气健脾胃；佐使大枣，合人参益气补脾，合生姜以调脾胃，并能调和诸药。

三、回阳救逆剂

四逆汤

【组成】附子、甘草、干姜。

【功用】回阳救逆。

【主治】心肾阳衰之寒厥证（阳虚欲脱，冷汗自出，四肢厥逆，下利清谷，脉微欲绝）。

【配伍意义】生附子为君，温壮元阳，破散阴寒，回阳救逆；生用药性更猛，能迅速通达周身内外以温阳逐寒，是"回阳救逆第一品药"。臣干姜，温中散寒，助阳通脉。两药相须，一温先天以生后天，一温后天以养先天。佐使以炙甘草，益气补中，甘缓姜、附峻烈之性，调和药性。

【全方配伍特点】大辛大热以速挽元阳；少佐甘缓防虚阳复耗。

四、温经散寒剂

1. 当归四逆汤

【组成】当归、桂枝、白芍、细辛、炙甘草、通草、大枣。

【方歌】当归四逆用桂芍，细辛通草甘大枣，养血温经通脉剂，血虚寒厥服之效。

【功用】温经散寒，养血通脉。

【主治】血虚寒厥证。手足厥寒，或腰、股、腿、足、肩臂疼痛。

【配伍意义】当归养血和血；桂枝温经散寒，温通血脉，共为君。细辛温经散寒，助桂枝温通血脉；白芍养血和营，助当归补益营血，共为臣。通草通经脉，以畅血行；大枣、甘草益气健脾养血，共为佐。重用大枣，既合归、芍以补营血，又防桂、辛燥烈太过，伤及阴血。甘草调和诸药，兼而为使。

2. 黄芪桂枝五物汤

【组成】黄芪、芍药、桂枝、生姜、大枣十二枚。

【用法】水煎，日三服。

【功用】益气温经，和血通痹。

【主治】血痹。肌肤麻木不仁，微恶风寒，舌淡，脉微涩而紧。

【配伍意义】黄芪为君，益气固表。桂枝为臣，温助卫阳，固护肌表，疏散风邪，温通经脉，畅行血行。黄芪得桂枝固表而不恋邪，桂枝得黄芪散邪而不伤正。芍药亦为臣，养血和血，敛阴和营。桂、芍相配，疏散外风，调和营卫；芪、芍相配，气血并补，滋养肌腠。生姜辛温表散，助桂枝疏散外邪；大枣甘温补虚，助芪、芍益气养血。姜、枣相伍，既和营卫，又调诸药，为佐使。

3. 阳和汤

【组成】熟地黄、麻黄、鹿角胶、白芥子、肉桂、生甘草、炮姜炭。

【用法】水煎服。

【功用】温阳补血，散寒通滞。

【主治】阴疽，如贴骨疽、脱疽、流注、痰核、鹤膝风等属阴寒证者。症见患处漫肿无头，皮色不变。

【配伍意义】熟地黄温补营血、补肾填精，鹿角胶补肾助阳、益精血、强筋骨，合为君。臣以肉桂、姜炭，均入血分，温阳气、散寒凝、温经脉、畅血行。佐以辛温之白芥子，直达皮里膜外，温化寒痰、通络散结。佐少量麻黄，辛温走肌腠，宣通经络、开散寒凝，与肉桂、姜炭兼施，温散寒凝，从血脉至肌腠，无所不至，引阳气畅行。佐使以生甘草解毒并调诸药。

第八单元　补益剂

　　本单元历年都会考查，应作为重中之重复习。四君子汤、参苓白术散、补中益气汤、玉屏风散、生脉散、四物汤、归脾汤、炙甘草汤以及六味地黄丸均是重点方剂。每一个方剂的药物组成、功效运用都应熟练掌握，其余方剂的组成、功用也应熟记。

一、概述

1. 适用范围　各种虚损病证。

2. 应用注意事项

（1）辨清虚证的实质和具体病位，分清气血阴阳之虚的不同，并结合脏腑相互资生关系，予以补益。

（2）注意虚实真假，勿犯虚虚实实之戒。

（3）补益剂常易壅中滞气，宜适当加入理气醒脾之品，以资运化而使补而不滞。

（4）注意煎服法，宜慢火久煎，务使药力尽出。以空腹或饭前服药为佳，急症则不受此限。

二、补气剂

1. 四君子汤

【组成】人参、白术、茯苓、炙甘草。

【方歌】四君子汤中和义，人参苓术甘草比，益气健脾基础剂，脾胃气虚治相宜。

【功用】益气健脾。

【主治】脾胃气虚证。倦怠乏力，面色萎白，舌淡苔白，脉虚缓。

【配伍意义】人参为君，益气补虚，健脾养胃。白术为臣，健脾燥湿。佐以茯苓，健脾渗湿。苓、术相配，健脾祛湿之功更强，并顺应脾喜燥恶湿的生理特性。佐使以炙甘草，益气和中，调和诸药。

2. 参苓白术散

【组成】莲子肉、薏苡仁、砂仁、桔梗、白扁豆、茯苓、人参、炒甘草、白术、山药。

【方歌】参苓白术扁豆莲，甘草山药砂苡仁，桔梗上浮兼保肺，枣汤调服益脾神。

【功用】益气健脾，渗湿止泻。

【主治】脾虚湿盛证。饮食不化，胸脘痞闷，肠鸣泄泻，四肢乏力，形体消瘦，面色萎黄。

【配伍意义】人参、白术、茯苓益气健脾渗湿，为君。山药、莲子肉助君以健脾益气，兼能止泻；白扁豆、薏苡仁助术、苓以健脾渗湿，共为臣。佐以砂仁醒脾和胃，行气化湿；桔梗宣肺利气，通调水道，又能载药上行，培土生金；炒甘草健脾和中，调和诸药，共为佐使。

3. 补中益气汤

【组成】黄芪、炙甘草、人参、升麻、柴胡、橘皮、当归身、白术。

【方歌】补中益气芪参术，炙草柴升归陈助，清阳下陷能升举，气虚发热甘温除。

【功用】补中益气，升阳举陷。

【主治】①脾虚气陷证（饮食减少，体倦肢软；脏器脱垂，久泻久痢，崩漏）。②气虚发热证（身热自汗，渴喜热饮，气短乏力）。

【配伍意义】黄芪为君，补中益气，升阳固表。臣以人参、炙甘草、白术补气健脾，以增黄芪补益中气之功。当归养血和营，协参、芪以补气养血；陈皮理气和胃，使诸药补而不滞；以少量升麻、柴胡在补益中气的基础上升阳举陷，助君药以升提下陷之中气，共为佐。炙甘草益气调药，为佐使。

【全方配伍特点】主以甘温，补中寓升，共成虚则补之、陷者升之、甘温除热之剂。

4. 生脉散

【组成】人参、麦冬、五味子。

【方歌】生脉麦味与人参，保肺清心治暑淫，气少汗多兼口渴，病危脉绝急煎斟。

【功用】益气生津，敛阴止汗。

【主治】①湿热、暑热，耗气伤阴证（汗多神疲，体倦乏力，咽干口渴，舌干红少苔，脉虚数）。②久咳伤肺，气阴两虚证（干咳少痰，短气自汗，口干舌燥，脉虚细）。

【配伍意义】人参为君，大补元气，益肺生津。麦冬为臣，养阴清热，润肺生津，与人参配伍，气阴双补。五味子为佐，敛肺止汗，生津止渴。

5. 玉屏风散

【组成】防风、黄芪、白术、大枣。

【方歌】玉屏组合少而精，芪术防风鼎足形，表虚汗多易感冒，固卫敛汗效特灵。

【功用】益气固表止汗。

【主治】表虚自汗。汗出恶风，易感风邪。

【配伍意义】黄芪补脾肺之气以固表止汗为君。白术健脾益气，助黄芪益气固表之力为臣。佐以防风走表而散风御邪。黄芪得防风，则固表而不留邪；防风得黄芪，则祛风而不伤正。

6. 完带汤

【组成】白术、山药、人参、白芍、车前子、苍术、炙甘草、陈皮、黑芥穗、柴胡。

【功用】补脾疏肝，化湿止带。

【主治】脾虚肝郁，湿浊带下。带下色白，清稀如涕，舌淡苔白，脉缓或濡弱。

【配伍意义】白术、山药为君，补脾祛湿，山药尚可固肾止带。臣以人参补中益气，苍术燥湿运脾，白芍柔肝理脾，车前子分利湿浊。佐以陈皮理气燥湿；柴胡、芥穗之辛散，得参、术则升发脾胃清阳，配白芍则疏肝解郁。佐使以甘草调药和中。

三、补血剂

1. 四物汤

【组成】白芍、当归、熟地黄、川芎。

【方歌】四物熟地归芍芎，补血调血此方宗，营血虚滞诸多证，加减运用贵变通。

【功用】补血调血。

【主治】营血虚滞证。面色无华，唇甲色淡、舌淡，脉细。

【配伍意义】熟地黄为君，补肾填精，滋养阴血。当归为臣，补血活血。佐以白芍养血益阴，川芎活血行气。

2. 当归补血汤

【组成】黄芪、当归（黄芪：当归 = 5 : 1）。

【功用】补气生血。

【主治】血虚阳浮发热证。肌热面赤，烦渴欲饮，脉洪大而虚，重按无力。

【配伍意义】黄芪为君，补气而专固肌表，大补脾肺之气，以资化源，使气旺血生。当归为臣，养血和营，则浮阳秘敛，阳生阴长，气旺血生，而虚热自退。妇人经期、产后血虚发热头痛，取其益气养血而退虚热。疮疡溃后因气血不足而久不愈合者，亦可用本方补气养血，扶正托毒，以助生肌收口。

3. 归脾汤

【组成】白术、人参、黄芪、当归、甘草、白茯苓、远志、酸枣仁、木香、龙眼肉、生姜、大枣。

【方歌】归脾汤用术参芪，归草茯神远志齐，酸枣木香龙眼肉，煎加姜枣益心脾。

【功用】益气补血，健脾养心。

【主治】①心脾气血两虚证。②脾不统血证。心悸怔忡，失眠健忘；便血、崩漏。

【配伍意义】参、芪、术、草补脾益气以生血。配当归、龙眼肉甘温补血养心；茯苓（多用茯神）、酸枣仁、远志宁心安神；木香理气醒脾，与大量益气健脾药配伍，既复脾运，又使补而不滞。姜、枣调和脾胃，以资化源。本方心脾同治而重在治脾，气血并补而重在补气，补气养血药中佐以木香理气醒脾，补而不滞。

【全方配伍特点】心脾同治，重在补脾，使脾旺则气血生化有源。气血并补，重在补气。

四、气血双补剂

炙甘草汤

【组成】炙甘草、生姜、人参、生地黄、桂枝、阿胶、麦冬、麻仁、大枣、（清酒）。

【方歌】炙甘草参枣地胶，麻仁麦桂姜酒熬，益气养血温通脉，结代心悸肺痿疗。加芍去参枣桂姜，加减复脉滋阴饶。

【功用】益气滋阴，通阳复脉。

【主治】①阴血不足，阳气虚弱，心脉失养。②虚劳肺痿证。脉结代，心动悸，舌光少苔；干咳无痰，咳吐涎沫，虚烦眠差，咽干舌燥，脉虚数。

【配伍意义】炙甘草补气健脾，复脉益心；生地黄滋阴养血，充脉养心，共为君。配人参、大枣，益心气，补脾气；阿胶、麦冬、麻仁滋心阴，养心血，充血脉，共为臣。桂枝、生姜辛散温通，温心阳，通血脉，为佐。加清酒煎服，用之温通血脉，以行药力，为佐使。

五、补阴剂

1. 六味地黄丸

【组成】熟地黄、山茱萸、干山药、泽泻、牡丹皮、白茯苓。

【方歌】六味地黄山药萸，泽泻苓丹三泻侣，三阴并补重滋肾，肾阴不足效可居。滋阴降火知柏需，养肝明目加杞菊，都气五味纳肾气，滋补肺肾麦味续。

【功用】滋补肝肾。

【主治】肝肾阴虚证。腰膝酸软，小儿五迟五软（阴虚＋阴虚生热）。

【配伍意义】熟地黄滋阴补肾，填精益髓为君。臣以山茱萸补养肝肾，涩精；山药补益脾阴，亦能固肾。君臣配合，是为"三补"。佐以泽泻利湿而泄肾浊，并防熟地黄之滋腻；茯苓淡渗脾湿，并助山药之健运；丹皮清泄虚热，并制山萸肉之温涩。合为"三泻"。

【全方配伍特点】三补三泻，以补为主；肾、肝、脾三脏兼顾，以滋肾精为主。

2. 一贯煎

【组成】北沙参、麦冬、当归、生地黄、枸杞子、川楝子。

【方歌】一贯煎中生地黄，沙参归杞麦冬襄，少佐川楝泄肝气，阴虚胁痛此方良。

【功用】滋阴疏肝。

【主治】肝肾阴虚，肝气郁滞证。胸脘胁痛，吞酸吐苦。

【配伍意义】生地黄滋阴养血，补益肝肾为君。臣以当归、枸杞养血滋阴柔肝；北沙参、麦冬滋养肺胃，养阴生津。佐以川楝子，疏肝泄热，理气止痛。

六、补阳剂

肾气丸

【组成】干地黄、山药、山茱萸、泽泻、茯苓、牡丹皮、桂枝、炮附子。

【方歌】金匮肾气治肾虚，地黄怀药及山萸，丹皮苓泽加桂附，引火归原热下趋。

【用法】上为细末，炼蜜和丸，如梧桐子大，酒下十五丸，日再服。

【功用】补肾助阳。

【主治】肾阳不足证。腰痛脚软，腰以下冷，脉虚弱而尺部尤沉细。

【配伍意义】附子温阳补火，桂枝温通阳气，合为君。干地黄滋阴补肾填精，山茱萸、山药补肝脾而益精血，阴生则阳长，同为臣。方中补阳药少而滋阴药多，可见其立方之旨，并非峻补元阳，乃在于微微生火，鼓舞肾气，即取"少火生气"之义。泽泻、茯苓利水渗湿，配桂枝善温化痰饮，丹皮伍桂枝则可调血分之滞，俱为佐。

七、阴阳双补剂

地黄饮子

【组成】熟地黄、巴戟天、山茱萸、肉苁蓉、附子、石斛、五味子、肉桂、白茯苓、麦冬、远志、菖蒲、薄荷。

【方歌】地黄饮萸麦味斛，苁戟附桂阴阳补，化痰开窍菖远茯，加薄姜枣暗痱服。

【功用】滋肾阴，补肾阳，化痰开窍。

【主治】暗痱证。舌强不能言，足废不能用。

【配伍意义】熟地黄、山茱萸滋补肾阴，肉苁蓉、巴戟天温壮肾阳，共为君。臣以附子、肉桂，以助温养下元，摄纳浮阳，引火归原；石斛、麦冬、五味子滋养肺肾，金水相生，壮水以济火。佐以石菖蒲、远志、茯苓，开窍化痰，交通心肾。姜、枣和中调药，功兼佐使。

第九单元　固涩剂

本单元考试偶有涉及。重点熟悉每个方剂的组成功用，真人养脏汤、固冲汤等典型方剂应重点记忆，牡蛎散、四神丸也有再次考查的可能。

一、概述

1. 适用范围　气、血、精、津液耗散滑脱之证。

2. 应用注意事项

（1）固涩剂所治的滑脱散失之证，皆由正气亏虚而致，故应配伍相应的补益药，使之标本兼顾。

（2）若是元气大虚，亡阳欲脱所致的大汗淋漓、小便失禁或崩中不止，宜急用大剂参附之类回阳固脱，非单纯固涩所能治疗。

（3）固涩剂为正虚无邪者设，故凡邪气未尽，误用固涩，则有"闭门留寇"之弊。此外，对于热病多汗、痰饮咳嗽、火扰遗泄、热痢初起、伤食泄泻、实热崩带等，均非本类方剂之所宜。

二、固表止汗剂

牡蛎散

【组成】黄芪、麻黄根、煅牡蛎、小麦。

【方歌】牡蛎散内用黄芪，麻黄根与小麦齐，益气固表又敛阴，体虚自汗盗汗宜。

【功用】敛阴止汗，益气固表。

【主治】自汗、盗汗证。身常汗出，夜卧尤甚，心悸惊惕，短气烦倦。

【配伍意义】煅牡蛎咸涩微寒，敛阴潜阳，固涩止汗为君。生黄芪味甘微温，益气实卫，固表止汗为臣。麻黄根甘平，功专收敛止汗为佐。小麦甘凉，专入心经，养气阴，退虚热，为佐使。

三、涩肠固脱剂

1. 真人养脏汤

【组成】人参、当归、白术、肉豆蔻、肉桂、炙甘草、白芍、木香、罂粟壳、诃子。

【方歌】真人养脏木香诃，当归肉蔻与粟壳，术芍参桂甘草共，脱肛久痢服之瘥。

【功用】涩肠固脱，温补脾肾。

【主治】脾胃虚寒，久泻久痢证。泻利无度，滑脱不禁。

【配伍意义】罂粟壳涩肠止泻为君。臣以肉豆蔻温中涩肠；诃子苦酸温涩，涩肠止泻。佐以肉桂温肾暖脾，人参、白术补气健脾。佐以当归、白芍养血和血之功，木香调气醒脾，共成调气和血，既治下痢腹痛后重，又使全方涩补不滞。甘草益气和中，调和诸药，合参、术补中益气，合芍药缓急止痛，为佐使。

2. 四神丸

【组成】肉豆蔻、五味子、补骨脂、吴茱萸、大枣、生姜。

【方歌】四神故纸与吴萸，肉蔻五味四般齐，大枣生姜同煎合，五更肾泻最相宜。

【功用】温肾暖脾，固肠止泄。

【主治】脾肾阳虚之肾泄证。五更泄泻（命门火衰，火不暖土，脾失健运）。

【配伍意义】补骨脂补命门之火以温养脾土，为君。臣以肉豆蔻温中涩肠，与补骨脂相伍，既增温肾暖脾之力，又涩肠止泻。佐以吴茱萸温脾暖胃以散阴寒；五味子固肾涩肠，合吴茱萸以助君、臣药温涩止泻之力。姜、枣同煮，枣肉为丸，意在温补脾胃。

四、涩精止遗剂

桑螵蛸散

【组成】桑螵蛸、远志、菖蒲、龙骨、人参、茯神、当归、龟甲。

【方歌】桑螵蛸散龙龟甲，参归茯神菖远合，调补心肾又涩精，心肾两虚尿频佳。

【功用】调补心肾，涩精止遗。

【主治】心肾两虚证。小便频数，或尿如米泔色，或遗尿，或遗精，心神恍惚，健忘。

【配伍意义】桑螵蛸补肾固精止遗，为君。臣以龙骨收敛固涩，镇心安神；龟甲滋养肾阴，补心安神。桑螵蛸得龙骨则固涩止遗之力增，得龟甲则补肾益精之功著。佐以人参大补元气，配茯神合而益心气、宁心神；当归补心血，合人参补益气血；菖蒲、远志安神定志，交通心肾。

五、固崩止带剂

固冲汤

【组成】炒白术、生黄芪、煅龙骨、煅牡蛎、山茱萸、生杭白芍、海螵蛸、茜草、棕榈炭、五倍子。

【方歌】固冲芪术山萸芍，龙牡倍榈茜海蛸，益气健脾固摄血，脾虚冲脉不固疗。

【功用】益气健脾，固冲摄血。

【主治】脾肾亏虚，冲脉不固证。月经过多，色淡质稀，头晕肢冷，心悸气短，神疲乏力，腰膝酸软，舌淡，脉微弱。

【配伍意义】山萸肉为君，补益肝肾，收敛固涩。煅龙骨、煅牡蛎助君药以收敛元气，固涩滑脱。白术、黄芪补气健脾，以助健运统摄；黄芪又擅升提，尤擅治流产崩漏。四味为臣。佐以生白芍补益肝肾，养血敛阴；棕榈炭、五倍子收敛止血；海螵蛸、茜草固摄下焦，既止血，又化瘀。

方剂学

175

第十单元　安神剂

本单元虽然方剂很少，但是考查的知识点还是比较多的，除了组成、功用、主治以外，还要掌握一些药物的特殊应用，如黄连、酸枣仁、五味子的特殊应用。熟悉方剂中共同的药物，根据症状判断选择药物。另外，天王补心丹的组成、功效、主治在历年考试中经常出现。

一、概述

1. 适用范围　神志不安病证。

2. 应用注意事项

（1）安神剂虽有重镇安神与滋养安神之分，但火热每多伤阴，阴虚易致阳亢，病机又多虚实夹杂，且互为因果，故组方配伍时，重镇安神与滋养安神又往往配合运用，以顾虚实。

（2）重镇安神剂易伤胃气，不宜久服。脾胃虚弱者，宜配伍健脾和胃之品。

（3）某些安神药，如朱砂等有一定的毒性，久服能引起慢性中毒，亦应注意。

二、重镇安神剂

朱砂安神丸

【组成】朱砂、黄连、炙甘草、生地黄、当归。

【方歌】朱砂安神东垣方，归连甘草合地黄，怔忡不寐心烦乱，养阴清热可复康。

【功用】镇心安神，清热养血。

【主治】心火亢盛，阴血不足证。失眠多梦，惊悸怔忡，心烦神乱。

【配伍意义】朱砂为君，重镇安神，清心经火。黄连为臣，清心泻火。佐生地黄滋阴清热，当归滋阴养血，合生地黄补阴血以养心。佐使炙甘草调和诸药，益胃和中，且防黄连之苦寒、朱砂之质重碍胃。

三、滋养安神剂

1. 天王补心丹

【组成】生地黄、人参、丹参、玄参、白茯苓、远志、桔梗、五味子、当归身、天冬、麦冬、柏子仁、酸枣仁、朱砂。

【方歌】补心地归二冬仁，远茯味砂桔三参，阴亏血少生内热，滋阴养血安心神。

【功用】滋阴清热，养血安神。

【主治】阴虚血少，神志不安证。梦遗健忘，大便干燥，口舌生疮。

【配伍意义】生地黄为君，滋阴养血，壮水以制虚火。天冬、麦冬滋阴清热，当归补血润燥，共助生地黄滋阴补血；酸枣仁、柏子仁养心安神，五味合而为臣。佐以玄参滋阴降火；茯苓、远志养心安神；人参补气以生血，并能安神益智；五味子敛心气，安心神；丹参清心活血；朱砂镇心安神。桔梗载药上行，以使药力缓留于上部心经，为使。

【全方配伍特点】心肾并治，重在养心。

2. 酸枣仁汤

【组成】酸枣仁、茯苓、知母、川芎、甘草。

【方歌】酸枣仁汤治失眠，川芎知草茯苓煎，养血除烦清虚热，安然入睡梦乡甜。

【功用】清热除烦，养血安神。

【主治】肝血不足，虚热内扰证。虚烦失眠，心悸不安，头目眩晕，咽干口燥，舌红，脉弦细。

【配伍意义】酸枣仁为君，养血补肝，宁心安神。臣以茯苓宁心安神；知母滋阴润燥，清热除烦。佐川芎，调肝血而疏肝气，与酸枣仁伍，辛散与酸收并用，养血调肝。甘草和中缓急，调和诸药，为佐使。

第十一单元　开窍剂

本单元首先要掌握开窍药"三宝"的功用和主治，其次要掌握其治疗特点及区别。历年所考次数不多。

一、概述

1. 适用范围　窍闭神昏证。

2. 应用注意事项

（1）应辨别闭证和脱证。凡邪盛气实而见神志昏迷、口噤不开、两手握固、脉实有力的闭证方可用开窍剂；而对汗出肢冷、呼吸气微、手撒遗尿、口开目合、脉虚弱无力或脉微欲绝的脱证，即使神志昏迷也不宜使用。

（2）辨清闭证之属热属寒，正确选用凉开或温开之剂。

（3）对于阳明腑实证而见神昏谵语者，只宜寒下，不宜用开窍剂。但阳明腑实而兼有邪陷心包之证，则应根据病情缓急，先予开窍，或先投寒下，或开窍与寒下并用，才能切合病情。

（4）开窍剂大多为芳香药物，辛散走窜，只宜暂用，不宜久服，久服则易伤元气，故临床多用于急救，中病即止，待患者神志清醒后，应根据不同表现，辨证施治。

（5）麝香等药，有碍胎元，孕妇慎用。

（6）本类方剂多制成丸、散剂或注射剂，丸、散剂在使用时宜温开水化服或鼻饲，不宜加热煎煮，以免药性挥发，影响疗效。

二、凉开剂

1. 安宫牛黄丸

【功用】清热解毒，开窍醒神。

【主治】邪热内陷心包证。高热烦躁，神昏谵语，舌謇肢厥，舌红或绛，脉数有力。亦治中风昏迷，小儿惊厥属邪热内闭者。

【配伍意义】牛黄苦凉，清心解毒，辟秽开窍；犀角（用水牛角代）咸寒，清心凉血解毒；麝香芳香开窍醒神。黄连、黄芩、栀子大苦大寒，泻火解毒；冰片、郁金芳香辟秽，化浊通窍，共为臣。佐以雄黄，助牛黄辟秽解毒；朱砂、珍珠镇心安神而除烦躁不安。原方以金箔为衣，取其重镇安神之效。炼蜜为丸，和胃调中，共为佐使。

2. 紫雪

【功用】清热开窍，息风止痉。

【主治】温热病，邪热内陷心包，热盛动风证。高热烦躁，神昏谵语，痉厥，脉数有力或弦数；以及小儿热盛惊厥。

【配伍意义】犀角（用水牛角代）功专清心凉血解毒，羚羊角长于凉肝息风止痉，麝香芳香开窍醒神，合为君。生石膏、寒水石、滑石清热泻火，滑石且可导热从小便而出；玄参、升麻清热解毒，其中玄参尚能养阴生津，升麻又可清热透邪，俱为臣。佐以青木香、丁香、沉香辛温芳香，行气通转，与麝香配伍，增强开窍醒神之功；黄金镇心安神，平肝息风，解毒；朱砂、磁石重镇安神，朱砂并能清心解毒，磁石又能潜镇肝阳，与君药相配以加强除烦止痉之效；更用朴硝、硝石泄热散结以"釜底抽薪"，可使邪热从肠腑下泄。炙甘草益气安中，调和诸药，并防寒凉伤胃之弊，为佐使。

3. 至宝丹

【功用】化浊开窍，清热解毒。

【主治】痰热内陷心包证。神昏谵语，身热烦躁，痰盛气粗，舌绛苔黄垢腻，脉滑数。亦治中风、中暑、小儿惊厥属于痰热内闭者。

【配伍意义】麝香芳香开窍醒神；牛黄豁痰开窍，合犀角（水牛角代）清心凉血解毒为君。臣以安息香、冰片辟秽化浊，芳香开窍，与麝香同用，为治窍闭神昏之要品；玳瑁清热解毒，镇惊安神，可增强牛黄、犀角（水牛角代）清热解毒之力。佐以朱砂、金箔、银箔镇心安神。

三、温开剂

苏合香丸

【功用】芳香开窍，行气止痛。

【主治】寒闭证。突然昏倒，牙关紧闭，不省人事，苔白，脉迟。亦治心腹猝痛，甚则昏厥，属寒凝气滞者。

【配伍意义】苏合香、麝香、冰片、安息香芳香走窜，开窍启闭，辟秽化浊，而为君。臣以木香、香附、丁香、沉香、白檀香、乳香，行气解郁，散寒止痛，理气活血。佐以辛热之荜茇，温中散寒，助诸香药以增强祛寒止痛开郁之力；犀角（水牛角代）清心解毒，朱砂重镇安神，二者药性虽寒，但与大队温热之品相伍，则不悖温通开窍之旨；白术益气健脾、温燥化湿，诃子收涩敛气，二药一补一敛，以防诸香辛散走窜太过，耗散真气。

第十二单元　理气剂

本单元内容基本每年都会出题，主要考查的还是组成、功用和主治，特别是苏子降气汤、旋覆代赭汤。对于药物配伍的意义，也应注意。天台乌药散大致了解即可。

一、概述

1. 适用范围　气滞或气逆病证。

2. 应用注意事项

（1）首先应辨清气病的虚实，勿犯虚虚实实之戒。

（2）临证应注意辨别气滞与气逆，气滞当行气，气逆当降气。

（3）理气药多属芳香辛燥之品，容易伤津耗气，应适可而止，勿使过剂，尤其是年老体弱、阴虚火旺、孕妇或素有崩漏吐衄者，更应慎之。

二、行气剂

1. 越鞠丸

【组成】香附、川芎、苍术、神曲、栀子。

【方歌】行气解郁越鞠丸，香附芎苍栀曲研，气血痰火湿食郁，随证易君并加减。

【功用】行气解郁。

【主治】六郁证。胸膈痞闷，脘腹胀痛，嗳腐吞酸，恶心呕吐，饮食不消。

【配伍意义】香附行气解郁为君，以治气郁；配伍血中之气药川芎，既可活血祛瘀治血郁，又可助香附行气解郁；栀子清热泻火，以治火郁；苍术燥湿运脾，以治湿郁；神曲消食导滞，以治食郁。

【全方配伍特点】以五药治六郁，诸法并举，重在调畅气机。

2. 枳实薤白桂枝汤

【组成】枳实、厚朴、薤白、桂枝、瓜蒌。

【用法】以水五升，先煮枳实、厚朴，取二升，去滓，内诸药，煮数沸，分三次温服。

【功用】通阳散结，祛痰下气。

【主治】胸阳不振，痰气互结之胸痹。胸满而痛，甚或胸痛彻背，喘息咳唾，舌苔白腻，脉沉弦或紧。

【配伍意义】瓜蒌涤痰散结、开胸通痹，薤白通阳散结、化痰散寒，共为君。枳实下气破结、消痞除满，厚朴燥湿化痰、下气除满，二者同用，助君药宽胸散结、下气除满、通阳化痰之效，均为臣。佐以桂枝通阳散寒，降逆平冲。

3. 半夏厚朴汤

【组成】半夏、厚朴、茯苓、生姜、紫苏叶。

【方歌】半夏厚朴与紫苏，茯苓生姜共煎服，痰凝气聚成梅核，降逆开郁气自舒。

【功用】行气散结，降逆化痰。

【主治】梅核气。咽中如有物阻，咯吐不出，吞咽不下。

【配伍意义】半夏化痰散结，降逆和胃，为君。厚朴下气除满，助半夏散结降逆，为臣。茯苓渗湿健脾，以助半夏化痰。生姜辛温散结，和胃止呕，且可以制半夏毒性。苏叶芳香行气，理肺疏肝，助厚朴行气宽胸，宣通郁结之气，共为佐。

4. 天台乌药散

【组成】天台乌药、木香、小茴香、青皮、槟榔、川楝子、巴豆、高良姜、酒。

【方歌】天台乌药木茴香，青姜巴豆制楝榔，行气疏肝散寒痛，寒滞疝痛酒调尝。

【功用】行气疏肝，散寒止痛。

【主治】肝经气滞寒凝证。小肠疝气，少腹引控睾丸而痛，苔白，脉弦。

【配伍意义】乌药行气疏肝，散寒止痛，为君。青皮疏肝行气，小茴香暖肝散寒，高良姜散寒止痛，木香行气止痛，共助君药行气散结、祛寒止痛，俱为臣。槟榔下气导滞，能直达下焦而破坚，取苦寒之川楝子与辛热之巴豆同炒，去巴豆而用川楝子，既可减川楝子之寒，又能增其行气散结之力，为佐使。

5. 暖肝煎

【组成】当归、枸杞子、小茴香、肉桂、乌药、沉香、茯苓。

【用法】水一盅半，加生姜三五片，煎七分，食远温服。

【功用】温补肝肾，行气止痛。

【主治】肝肾不足，寒滞肝脉证。睾丸冷痛，或小腹疼痛，疝气痛，畏寒喜暖，舌淡苔白，脉沉迟。

【配伍意义】肉桂温肾暖肝、祛寒止痛，小茴香暖肝散寒、理气止痛，合为君。当归养血补肝，枸杞子补肝益肾，二药均补肝肾不足之本，乌药、沉香辛温散寒、行气止痛，以祛阴寒冷痛之标，同为臣。佐以茯苓渗湿健脾、生姜散寒和胃。

三、降气剂

1. 苏子降气汤

【组成】紫苏子、半夏、川当归、厚朴、甘草、肉桂、生姜、大枣、前胡。

【方歌】苏子降气祛痰方，夏朴前苏甘枣姜，肉桂纳气归调血，上实下虚痰喘康。

【功用】降气平喘，祛痰止咳。

【主治】上实下虚喘咳证。痰涎塑盛，腰疼脚弱，呼多吸少，肢体浮肿。

【配伍意义】苏子降气平喘，祛痰止咳，为君。半夏燥湿化痰降逆，厚朴下气宽胸除满，前胡下气祛痰止咳，三药为臣，助苏子降气祛痰平喘。肉桂温补下元，纳气平喘；当归既治咳逆上气，又养血补肝润燥，同肉桂配伍以增强温补下虚之效；略加生姜、苏叶以散寒宣肺，共为佐。甘草、大枣和中调药，为佐使。

【全方配伍特点】降以平上实，温以助下虚，肺肾兼顾，主以治上。

2. 旋覆代赭汤

【组成】旋覆花、人参、生姜、代赭石、炙甘草、半夏、大枣。

【方歌】旋覆代赭重用姜，半夏人参甘枣尝，降逆化痰益胃气，胃虚痰阻痞噫康。

【功用】降逆化痰，益气和胃。

【主治】胃虚痰阻气逆证。

【配伍意义】旋覆花下气消痰，降逆止噫，为君。代赭石善镇冲逆，为臣。生姜用量独重，和胃降逆以增止呕之效，宣散水气以助祛痰之功，制约代赭石的寒凉之性，使其镇降逆气而不伐胃；半夏祛痰散结，降逆和胃，并为臣。人参、炙甘草、大枣益脾胃，补气虚，为佐使，炙甘草调和诸药兼为使药。

第十三单元 理血剂

本单元需重点掌握温经汤（妇科的常用方剂）、咳血方的内容，熟悉血府逐瘀汤的治疗特点和区别。另要注意区别方药的共同组成药物。

一、概述

1. 适用范围 血瘀或出血病证。

2. 应用注意事项

（1）须辨清造成瘀血或出血的病因，分清标本缓急，做到急则治标，缓则治本，或标本兼顾。

（2）逐瘀防伤正气，止血慎防留瘀。对于瘀血内阻，血不循经所致的出血，法当祛瘀为先，因瘀血不去则出血不止。

（3）活血祛瘀剂其性破泄，易于动血、伤胎，故凡妇女经期、月经过多及孕妇均当慎用或忌用。

二、活血祛瘀剂

1. 桃核承气汤

【组成】桃仁、大黄、芒硝、炙甘草、桂枝。

【方歌】桃核承气硝黄草，少佐桂枝温通妙，下焦蓄血小腹胀，泄热破瘀微利效。

【用法】上四味，以水七升，煮取二升半，去滓，内芒硝，更上火，微沸，下火，先食，温服五合，日三服，当微利。

【功用】泄热逐瘀。

【主治】下焦蓄血证。少腹急结，小便自利，至夜发热，脉沉实。

【配伍意义】桃仁活血破瘀，大黄荡涤邪热，活血下瘀，为君。芒硝咸苦寒，泄热软坚，助大黄下瘀泄热；桂枝辛甘温，通行血脉，既助桃仁活血祛瘀，又防硝、黄寒凉凝血之弊，共为臣。桂枝得硝、黄则温通而不助热；硝、黄得桂枝则寒下而不凉遏。炙甘草护胃安中，缓和诸药的峻烈之性，为佐使。

2. 血府逐瘀汤

【组成】桃仁、红花、当归、生地黄、川芎、赤芍、牛膝、桔梗、柴胡、枳壳、甘草。

【功用】活血化瘀，行气止痛。

【主治】胸中血瘀证。急躁善怒，入暮潮热，唇暗目黑，舌质暗红，脉涩或弦紧。

【配伍意义】桃仁破血行滞而润燥，红花活血祛瘀以止痛，共为君。赤芍、川芎助君活血祛瘀；牛膝活血通经，祛瘀止痛，引血下行，共为臣。佐以生地黄、当归养血益阴，兼能清热活血；桔梗、枳壳一升一降，宽胸行气；柴胡疏肝解郁，升达清阳，与桔梗、枳壳同用，升、降、开并施，使气行则血行。桔梗并能载药上行，甘草调和诸药，同为佐使。

3. 补阳还五汤

【组成】黄芪、当归、赤芍、地龙、川芎、红花、桃仁。

【方歌】补阳还五赤芍芎，归尾通经佐地龙，四两黄芪为主药，血中瘀滞用桃红。

【功用】补气，活血，通络。

【主治】中风之气虚血瘀。半身不遂，苔白，舌质暗淡，脉缓。

【配伍意义】生黄芪为君，补益元气，意在气旺则血行，瘀去则络通，同时气旺还能生血以补血瘀而致的血亏。臣以当归尾，活血通络而不伤血。佐以赤芍、川芎、桃仁、红花，助当归尾以活血祛瘀；地龙通经活络，力专善走，周行全身，以行药力，为佐使。

4. 复元活血汤

【组成】柴胡、天花粉、当归、红花、甘草、穿山甲、大黄、桃仁。

【方歌】复元活血酒军柴，桃红归甲蒌根甘，祛瘀疏肝又通络，损伤瘀痛加酒煎。

【功用】活血祛瘀，疏肝通络。

【主治】跌打损伤，瘀血阻滞证。胸胁瘀肿，胁下痛不可忍。

【配伍意义】大黄荡涤凝瘀败血，导瘀下行，推陈致新；柴胡疏肝行气，并可引诸药入肝经。合为君。臣以桃仁、红花活血祛瘀，消肿止痛；穿山甲破瘀通络，消肿散结。佐以当归补血活血；栝楼根既入血分助诸药以消瘀散结，又清热润燥。甘草缓急止痛，调和诸药，为佐使。大黄、桃仁酒制，及原方加酒煎服，乃增强活血通络之意。

5. 温经汤

【组成】吴茱萸、当归、芍药、川芎、人参、桂枝、阿胶、牡丹皮、生姜、甘草、半夏、麦冬。

【方歌】温经汤用萸桂芎，归芍丹皮姜夏冬，参草益脾胶养血，调经重在暖胞宫。

【功用】温经散寒，养血祛瘀。

【主治】冲任虚寒，瘀血阻滞证。漏下不止，亦治妇人宫冷，久不受孕。

【配伍意义】吴茱萸、桂枝温经散寒，通利血脉，为君。臣以当归、川芎活血祛瘀，养血调经；丹皮既助诸药活血散瘀，又清血分虚热。佐以阿胶、白芍、麦冬养血调肝，滋阴润燥，且清虚热，并制吴茱萸、桂枝之温燥，还可敛阴缓肝止痛；人参、甘草益气健脾，以资生化之源；半夏、生姜辛开散结，通降胃气，以助祛瘀调经，其中生姜既温胃气以助生化，又助吴茱萸、桂枝以温经散寒。甘草尚能调和诸药，兼为使。

6. 生化汤

【组成】当归、川芎、桃仁、炮姜、炙甘草（黄酒、童便各半煎服）。

【方歌】生化汤是产后方，归芎桃草酒炮姜，消瘀活血功偏擅，止痛温经效亦彰。

【功用】养血祛瘀，温经止痛。

【主治】血虚寒凝，瘀血阻滞证。产后恶露不行，小腹冷痛。

【配伍意义】当归养血活血、化瘀生新、温经散寒，为君；川芎活血行气，桃仁活血祛瘀，为臣；炮姜入血散寒，黄酒通脉活血，均为佐；炙甘草和中缓急，调和诸药为使。

三、止血剂

1. 十灰散

【组成】大蓟、小蓟、荷叶、侧柏叶、茅根、茜根、山栀、大黄、牡丹皮、棕榈皮（白藕汁、萝卜汁、京墨）。

【方歌】十灰散用十般灰，柏茅茜荷丹桐煨，二蓟栀黄各炒黑，上部出血势能催。

【功用】凉血止血。

【主治】血热妄行之上部出血证。呕血、吐血、咯血、嗽血、衄血等，血色鲜红，来势急暴，舌红，脉数。

【配伍意义】大蓟、小蓟性味甘凉，长于凉血止血，且能祛瘀，为君。荷叶、侧柏叶、白茅根、茜根皆能凉血止血，棕榈皮收涩止血，皆为臣。栀子、大黄清热泻火为佐。丹皮配大黄凉血祛瘀，使止血而不留瘀，亦为佐。藕汁能清热凉血散瘀，萝卜汁降气清热以助止血，京墨亦有收涩止血之功，皆属佐。

2. 咳血方

【组成】青黛、瓜蒌仁、海蛤粉、山栀子、诃子、蜜、姜汁。

【方歌】咳血方中诃子收，瓜蒌海粉山栀投，青黛蜜丸口嚼化，咳嗽痰血服之瘳。

【功用】清肝宁肺，凉血止血。

【主治】肝火犯肺之咳血证。咳嗽痰中带血，心烦易怒，胸胁作痛。

【配伍意义】青黛泻肝经实火而凉血，栀子泻火除烦凉血，为君。瓜蒌仁清热化痰，润肺止咳；海粉（现多用海浮石）清金降火，软坚化痰，共为臣。诃子清热下气，敛肺化痰，为佐。

3. 小蓟饮子

【组成】生地黄、小蓟、木通、滑石、蒲黄、藕节、淡竹叶、当归、山栀子、甘草。

【方歌】小蓟生地藕蒲黄，滑竹通栀归草襄，凉血止血利通淋，下焦瘀热血淋康。

【功用】凉血止血，利水通淋。

【主治】热结下焦之血淋、尿血。尿中带血，小便赤涩热痛，舌红脉数。

【配伍意义】生地黄凉血止血，养阴清热；小蓟凉血止血，共为君。藕节、蒲黄凉血止血，并能消瘀，为臣。滑石、竹叶、木通清热利水通淋；栀子清泄三焦之火，导热从下而出；当归养血和血，引血归经，且可防诸药寒凉太过之弊，为佐。甘草和中调药为使。

4. 槐花散

【组成】槐花、侧柏叶、荆芥穗、枳壳。

【方歌】槐花侧柏荆枳壳，等分为末米饮调，清肠止血又疏风，血热肠风脏毒疗。

【功用】清肠止血，疏风行气。

【主治】风热湿毒，壅遏肠道，损伤血络证。肠风、脏毒，或便前出血，或便后出血或粪中带血，以及痔疮出血。

【配伍意义】槐花善清大肠湿热，凉血止血，为君。臣以侧柏叶清热止血，可增强君药凉血止血之力。荆芥穗辛散疏风，微温不燥，炒用入血分而止血；枳壳行气宽肠，共为佐。

5. 黄土汤

【组成】甘草、干地黄、白术、附子、阿胶、黄芩、灶心黄土。

【方歌】黄土汤中芩地黄，术附阿胶甘草尝，温阳健脾能摄血，便血崩漏服之康。

【功用】温阳健脾，养血止血。

【主治】脾阳不足，脾不摄血证。便血，血色暗淡，四肢不温，面色萎黄。

【配伍意义】灶心黄土温中收涩止血而为君。臣以白术、附子温阳健脾以复统血之权。生地黄、阿胶滋阴养血止血；与苦寒之黄芩合用以制约术、附过于温燥；生地黄、阿胶得术、附则滋而不腻而无呆滞碍脾之弊，均为佐。甘草调药和中，为佐使。

第十四单元　治风剂

本单元方剂种类比较多，考试经常作为重要的出题点，消风散、镇肝熄风汤、天麻钩藤饮、大定风珠应重点掌握其组成、功用。注意区分几种息风方剂的治疗特点。其余了解即可。

一、概述

1. 适用范围　风病。

2. 应用注意事项

（1）辨别风病属性。外风宜疏散，不宜平息；内风宜平息，而忌用辛散。

（2）应分别病邪的兼夹以及病情的虚实，进行适当的配伍，才能切合病情。

（3）外风与内风，亦常相互影响，外风可以引动内风，内风又可兼夹外风，这种错综复杂的证候，应该分清主次，全面兼顾。

二、疏散外风剂

1. 川芎茶调散

【组成】川芎、荆芥、白芷、羌活、炙甘草、细辛、薄荷、防风。

【方歌】川芎茶调有荆防，辛芷薄荷甘草羌，目昏鼻塞风攻上，偏正头痛悉能康。

【功用】疏风止痛。

【主治】外感风邪头痛。偏正头痛，颠顶头痛，目眩鼻塞，舌苔薄白，脉浮。

【配伍意义】川芎善治少阳、厥阴经头痛，祛风活血而止头痛，"诸经头痛之要药"，为君。薄荷、荆芥辛散上行，善疏风止痛、清利头目，为臣；羌活治太阳经头痛，白芷治阳明经头痛，细辛散寒止痛，长于治少阴经头痛，防风辛散上部风邪，共为佐；甘草益气和中，调和诸药，为使。

【全方配伍特点】辛散疏风于上，诸经兼顾；佐入苦凉之品，寓降于升。

2. 消风散

【组成】当归、生地黄、防风、蝉蜕、知母、苦参、胡麻仁、荆芥、苍术、牛蒡子、石膏、甘草、木通。

【方歌】消风散中有荆防，蝉蜕胡麻苦参苍，知膏蒡通归地草，风疹湿疹服之康。

【功用】疏风除湿，清热养血。

【主治】风疹、湿疹。皮肤瘙痒，疹出色红，或遍身云片斑点，抓破后渗出津水，苔白或黄，脉浮数。

【配伍意义】荆芥、防风、牛蒡子、蝉蜕辛散透达，疏风散邪，使风去痒止，为君。苍术祛风燥湿，苦参清热燥湿，木通渗利湿热；石膏、知母清热泻火。共为臣。佐以当归、生地黄、胡麻仁养血活血，寓"治风先治血，血行风自灭"之意。生甘草清热解毒，调和药性，为佐使。

三、平息内风剂

1. 羚角钩藤汤

【组成】羚角片、双钩藤、霜桑叶、滁菊花、鲜生地、生白芍、川贝母、淡竹茹、茯神木、生甘草。

【方歌】羚角钩藤菊花桑，地芍贝茹茯草襄，凉肝息风又养阴，肝热生风急煎尝。

【功用】凉肝息风，增液舒筋。

【主治】肝热生风证。高热不退，烦闷躁扰，手足抽搐，发为痉厥。

【配伍意义】羚羊角入肝经，凉肝息风，钩藤清热平肝，息风解痉，为君。桑叶疏散肝热，菊花平肝息风，助君药以清热息风，为臣。鲜生地、生白芍、生草酸甘化阴，增液凉血泄热，缓急柔肝舒筋；川贝、竹茹清热化痰；茯神木平肝宁心安神。以上俱为佐。生甘草调和诸药，兼以为使。

2. 镇肝熄风汤

【组成】怀牛膝、生赭石、生龙骨、生牡蛎、生龟甲、生杭芍、玄参、天冬、川楝子、生麦芽、茵陈、甘草。

【方歌】镇肝息风芍天冬，玄参龟甲赭茵从，龙牡麦芽膝草楝，肝阳上亢能奏功。

【功用】镇肝息风，滋阴潜阳。

【主治】类中风。头目眩晕，目胀耳鸣，脑部热痛，面色如醉，心中烦热。

【配伍意义】怀牛膝为君，引血下行，补益肝肾。代赭石镇肝降逆，合牛膝以引气血下行，急治其标；龙骨、牡蛎、龟甲、白芍益阴潜阳，镇肝息风，共为臣。玄参、天冬下走肾经，滋阴清热，合龟甲、白芍滋水以涵木，滋阴以柔肝；茵陈、川楝子、生麦芽清泄肝热，疏肝理气，以遂其性。以上俱为佐。甘草调和诸药，合生麦芽能和胃安中，以防金石、介壳类药物碍胃，为佐使。

3. 天麻钩藤饮

【组成】天麻、钩藤、石决明、栀子、黄芩、川牛膝、杜仲、益母草、桑寄生、夜交藤、朱茯神。

【方歌】天麻钩藤石决明，栀杜寄生膝与芩，夜藤茯神益母草，主治眩晕与耳鸣。

【功用】平肝息风，清热活血，补益肝肾。

【主治】肝阳偏亢，肝风上扰证。头痛，眩晕，失眠多梦。

【配伍意义】天麻、钩藤平肝息风，为君。石决明平肝潜阳，除热明目，与天麻、钩藤合用，加强平肝息风之功；川牛膝引血下行，共为臣。栀子、黄芩清热泻火，使肝经之热不致上扰；益母草活血利水；杜仲、桑寄生补益肝肾；夜交藤、朱茯神安神定志，俱为佐。

4. 大定风珠

【组成】生白芍、阿胶、生龟甲、干地黄、麻子仁、五味子、生牡蛎、麦冬、炙甘草、鸡子黄、鳖甲。

【方歌】大定风珠鸡子黄，麦地胶芍草麻仁，三甲并同五味子，滋阴息风是妙方。

【功用】滋阴息风。

【主治】阴虚风动证。手足瘛疭，形瘦神倦，舌绛少苔，脉气虚弱，时时欲脱。

【配伍意义】鸡子黄、阿胶滋养阴液以息内风，为君。白芍、地黄、麦冬滋阴柔肝；龟甲、鳖甲、牡蛎介壳类潜镇之品，滋阴潜阳，重镇息风；麻仁养阴润燥；五味子味酸善收，与滋阴药相伍而收敛真阴，与白芍、甘草配伍则能酸甘化阴，均为佐。炙甘草调和诸药，为使。

第十五单元　治燥剂

> 本单元内容较为重要，需着重掌握每个方剂的组成和功用。特别是桑杏汤、麦门冬汤及清燥救肺汤，经常合并考查共同药物。另外清燥救肺汤和麦门冬汤的配伍意义也应注意。

一、概述

1. 适用范围　燥证。

2. 应用注意事项

（1）要分清外燥和内燥，外燥又须辨清是温燥还是凉燥。

（2）燥邪最易化热，伤津耗气，故治燥剂还须酌情配伍清热泻火或生津益气之品。而辛香耗津、苦寒化燥之品，则非燥病所宜。

（3）甘凉滋润药易于助湿滞气，脾虚便溏或素体湿盛者忌用。

二、轻宣润燥剂

1. 杏苏散

【组成】紫苏叶、半夏、茯苓、前胡、苦桔梗、枳壳、甘草、生姜、橘皮、杏仁、大枣。

【方歌】杏苏散内夏陈前，枳桔苓草姜枣研，轻宣温润治凉燥，咳止痰化病自痊。

【功用】轻宣凉燥，理肺化痰。

【主治】外感凉燥证。恶寒无汗，痰稀，苔白，脉弦。

【配伍意义】苏叶发表散邪，宣发肺气；杏仁降利肺气，润燥止咳，共为君。前胡疏风散邪，降气化痰，既助苏叶轻宣达表，又助杏仁降气化痰；桔梗、枳壳助杏仁、苏叶理肺化痰，共为臣。半夏、橘皮燥湿化痰，理气行滞；茯苓渗湿健脾；生姜、大枣调和营卫，滋脾行津，为佐。甘草调和诸药，合桔梗宣肺利咽，功兼佐使。

2. 清燥救肺汤

【组成】桑叶、煅石膏、甘草、人参、胡麻仁、真阿胶、麦冬、杏仁、枇杷叶。

【方歌】清燥救肺桑麦膏，参胶胡麻杏杷草，清宣润肺养气阴，温燥伤肺气阴耗。

【功用】清燥润肺，益气养阴。

【主治】温燥伤肺，气阴两伤证。身热头痛，干咳无痰，气逆而喘，咽喉干燥，鼻燥，心烦口渴，胸满胁痛，舌干少苔，脉虚大或数。

【配伍意义】桑叶质轻性寒，清透肺中燥热之邪，重用为君。石膏辛甘而寒，清泄肺热，虽质重沉寒而量少，故不碍桑叶轻宣之性；麦冬甘寒，养阴润肺，合为臣。甘草培土生金；人参益气生津；胡麻仁、阿胶养阴润肺；杏仁、枇杷叶苦降肺气，共为佐。甘草调和诸药为使。

3. 桑杏汤

【组成】桑叶、杏仁、沙参、浙贝母、香豉、栀皮、梨皮。

【方歌】桑叶汤中浙贝宜，沙参栀豉与梨皮，干咳鼻涸又身热，清宣凉润温燥医。

【功用】清宣温燥，润肺止咳。

【主治】外感温燥证。头痛，身热不甚，无痰或少痰而粘，舌红，脉浮数右脉大。

【配伍意义】桑叶清宣燥热，透邪外出；杏仁宣利肺气，润燥止咳，共为君。豆豉辛凉，助桑叶轻宣透热；贝母清化热痰，助杏仁止咳化痰；沙参养阴生津，润肺止咳，共为臣。栀子皮质轻而入上焦，清泄肺热；梨皮清热润燥，止咳化痰，均为佐。本方体现"治上焦如羽，非轻不举"之特点。

三、滋阴润燥剂

1. 麦门冬汤

【组成】麦冬、半夏、人参、甘草、粳米、大枣。

【方歌】麦门冬汤用人参，枣草粳米半夏存，肺痿咳逆因虚火，清养肺胃此方珍。

【功用】清养肺胃，降逆下气。

【主治】①虚热肺痿（咳嗽气喘，咽喉不利，咯痰不爽）。②胃阴不足证（呕吐，纳少，呃逆，口渴咽干，舌红少苔，脉虚数）。

【配伍意义】麦冬为君，养阴生津，滋液润燥。臣以人参益气生津。佐以甘草、粳米、大枣益胃气，养胃阴，合人参益胃生津，津液充足，自能上归于肺，此"培土生金"之法。佐以半夏，降逆下气化痰。甘草润肺利咽，调和诸药，为佐使。配伍特点：一则体现"培土生金""虚则补母"之治，二是大量甘润剂中少佐辛燥之品，药仅六味，主从有序，润燥得宜，滋而不腻，燥不伤津。

【全方配伍特点】重用甘寒清润，少佐辛温降逆，滋而不腻，温而不燥，培土生金，肺胃并治。

【运用】治疗肺胃阴虚，气机上逆所致咳嗽或呕吐之常用方。

2. 增液汤

【组成】玄参、麦冬、细生地。

【方歌】增液玄参与地冬，热病津枯便不通，补药之体作泻剂，若非重用不为功。

【功用】增液润燥。

【主治】阳明温病，津亏便秘证。大便秘结，脉沉无力或细数。

【配伍意义】玄参为君，滋阴润燥，壮水制火，启肾水以滋肠燥。生地黄清热养阴，壮水生津；麦冬滋养肺胃阴津以润肠燥，共为臣。本方咸寒苦甘同用，旨在增水行舟，非属攻下，欲使其通便，必须重用，故名"增液汤"。

3. 养阴清肺汤

【组成】大生地、麦冬、生甘草、玄参、贝母、丹皮、薄荷、白芍。

【功用】养阴清肺，解毒利咽。

【主治】白喉之阴虚燥热证。喉间起白如腐，不易拭去。

【配伍意义】生地黄滋阴壮水、清热凉血，为君。玄参滋阴降火、解毒利咽，麦冬养阴清肺，共为臣。佐以丹皮清热凉血、散瘀消肿，白芍敛阴和营泄热，贝母清热润肺、化痰散结，薄荷辛凉散邪、清热利咽。生甘草清热解毒利咽，并调和诸药，以为佐使。

4. 百合固金汤

【组成】百合、熟地黄、生地黄、当归身、白芍、甘草、桔梗、贝母、麦冬、玄参。

【方歌】百合固金二地黄，玄参贝母桔草藏，麦冬芍药当归配，喘咳痰血肺家伤。

【功用】滋养肺肾，止咳化痰。

【主治】肺肾阴虚，虚火上炎证。咳嗽气喘，痰中带血，咽喉燥痛。

【配伍意义】百合滋阴清热，润肺止咳；生地黄、熟地黄滋肾壮水，生地黄兼能凉血止血。共为君。麦冬协百合以滋阴清热，润肺止咳；玄参助二地滋阴壮水，以清虚火，兼利咽喉，共为臣。当归治咳逆上气，伍白芍以养血和血；贝母清热润肺，化痰止咳，俱为佐。桔梗宣肺利咽，化痰散结，并载药上行；生甘草清热泻火，调和诸药，共为佐使。

第十六单元　祛湿剂

本单元内容较为重要，平胃散、实脾散、独活寄生汤的组成、功用应重点记忆。掌握三仁汤中的三仁。其余内容熟悉即可。

一、概述

1. 适用范围　水湿病证。

2. 应用注意事项

（1）治湿之法，当结合部位、虚实寒热、兼夹等因素。

（2）湿邪最易阻滞气机，故多配伍理气之品。

（3）祛湿剂易耗伤阴津，故素体阴虚津亏、病后体虚以及孕妇应慎用。

二、化湿和胃剂

1. 平胃散

【组成】苍术、厚朴、陈皮、甘草、生姜、大枣。

【方歌】平胃散内君苍术，厚朴陈草姜枣煮，燥湿运脾又和胃，湿滞脾胃胀满除。

【功用】燥湿运脾，行气和胃。

【主治】湿滞脾胃证。脘腹胀满，不思饮食，口淡无味，恶心呕吐，嗳气吞酸。

【配伍意义】苍术为君，燥湿健脾。臣以厚朴，行气除满化湿。陈皮为佐，理气和胃，燥湿醒脾，助苍术、厚朴之力。佐使以甘草，调和诸药，益气健脾和中。姜、枣为佐，生姜温散水湿且能和胃降逆，大枣补脾益气以助甘草培土制水之功；姜、枣相合尚能调和脾胃。

2. 藿香正气散

【组成】大腹皮、白芷、紫苏、茯苓、半夏、白术、陈皮、厚朴、苦桔梗、藿香、炙甘草、生姜、大枣。

【方歌】藿香正气腹皮苏，甘桔陈苓朴白术，夏曲白芷加姜枣，风寒暑湿并能除。

【功用】解表化湿，理气和中。

【主治】外感风寒，内伤湿滞证。恶寒发热头痛，胸膈满闷，脘腹疼痛，恶心呕吐，肠鸣泄泻，以及山岚瘴疟等；舌苔白腻，脉浮或濡缓。

【配伍意义】藿香辛散风寒，芳化湿浊，和胃悦脾，为君。半夏燥湿降气，和胃止呕；厚朴行气化湿，宽胸除满；紫苏叶、白芷助藿香外散风寒，兼芳香化湿，共为臣。陈皮理气和中燥湿；茯苓、白术健脾运湿；大腹皮行气利湿；桔梗宣肺利膈，通调水道，俱为佐。生姜、大枣调和脾胃，甘草调和诸药，兼为佐使。

三、清热祛湿剂

1. 茵陈蒿汤

【组成】茵陈、栀子、大黄。

【功用】清热，利湿，退黄。

【主治】湿热黄疸。一身面目俱黄，黄色鲜明，发热，无汗或但头汗出。

【配伍意义】茵陈为君，清热利湿，利胆退黄。臣以栀子清热降火，通利三焦，助茵陈引湿热从小便而去。佐以大黄泄热逐瘀，通利大便，导瘀热从大便而下。三药合用，利湿与泄热并进，通利二便，前后分消，湿邪得除，瘀热得去，黄疸自退。

2. 三仁汤

【组成】杏仁、白蔻仁、生薏苡仁、飞滑石、白通草、竹叶、厚朴、半夏。

【方歌】三仁杏蔻薏苡仁，朴夏通草滑竹存，宣畅气机清湿热，湿重热轻在气分。

【功用】宣畅气机，清利湿热。

【主治】湿温初起及暑温夹湿之湿重于热证。头痛恶寒，身重疼痛，肢体倦怠，面色淡黄，胸闷不饥，午后身热。

【配伍意义】杏仁宣利上焦肺气，气行则湿化；白蔻仁芳香化湿，行气宽中，畅中焦之脾气；薏苡仁甘淡性寒，渗湿利水而健脾，使湿热从下焦而去。共为君。滑石、通草、竹叶甘寒淡渗，加强君药利湿清热之功，为臣。半夏、厚朴行气化湿，散结除满，为佐。诸药相合，宣上、畅中、渗下，使湿热之邪从三焦分消。

【全方配伍特点】宣上、畅中、渗下，从三焦分消湿热病邪。

3. 八正散

【组成】车前子、瞿麦、萹蓄、滑石、山栀子仁、甘草、木通、大黄、灯心。

【方歌】八正木通与车前，萹蓄大黄栀滑研，草梢瞿麦灯心草，湿热诸淋宜服煎。

【功用】清热泻火，利水通淋。

【主治】湿热淋证。尿频尿急，溺时涩痛，淋沥不畅，尿色混赤。

【配伍意义】滑石、木通为君，滑石善能滑利窍道，清热渗湿，利水通淋；木通上清心火，下利湿热，使湿热之邪从小便而去。萹蓄、瞿麦、车前子为臣，清热利水通淋。佐以栀子仁清泄三焦，通利水道，以增君、臣清热利水通淋之功；大黄荡涤邪热，使湿热从大便而去。甘草调和诸药，缓急止痛，是为佐使。煎加灯心以增利水通淋。

4. 甘露消毒丹

【组成】飞滑石、绵茵陈、淡黄芩、石菖蒲、川贝母、木通、藿香、射干、连翘、薄荷、白豆蔻。

【方歌】甘露消毒蔻藿香，茵陈滑石木通菖，芩翘贝母射干薄，湿热时疫是主方。

【功用】利湿化浊，清热解毒。

【主治】湿温时疫，邪在气分，湿热并重证。发热倦怠，胸闷腹胀，肢酸咽痛，身目发黄，颐肿口渴，小便短赤，泄泻淋浊。

【配伍意义】滑石利水渗湿，清热解暑；茵陈善清利湿热而退黄；黄芩清热燥湿，泻火解毒。共为君。臣以石菖蒲、藿香、白豆蔻行气化湿，悦脾和中；木通清热利湿通淋。佐以连翘、射干、贝母、薄荷，合而清热解毒，散结消肿而利咽止痛。

四、利水渗湿剂

1. 五苓散

【组成】猪苓、泽泻、白术、茯苓、桂枝。

【方歌】五苓散治太阳腑，白术泽泻猪苓茯，桂枝化气兼解表，小便通利水饮逐。

【功用】利水渗湿，温阳化气。

【主治】膀胱气化不利之蓄水证。小便不利，头痛微热，烦渴欲饮，甚则水入即吐或脐下动悸，吐涎沫而头目眩晕，或短气而咳，或水肿，泄泻，舌苔白，脉浮或浮数。

【配伍意义】泽泻利水渗湿，为君；茯苓、猪苓助君利水渗湿，为臣；白术健脾燥湿，桂枝温阳化气兼以解表，为佐。

2. 猪苓汤

【组成】猪苓、茯苓、阿胶、滑石、泽泻。

【方歌】猪苓汤内有茯苓，泽泻阿胶滑石并，小便不利兼烦渴，滋阴利水症自平。

【功用】利水，清热，养阴。

【主治】水热互结证。小便不利，发热，口渴欲饮，舌红，脉细数。

【配伍意义】猪苓为君，淡渗利水。臣以泽泻、茯苓，助猪苓利水渗湿之力，且泽泻性寒兼可泄热，茯苓尚可健脾以助运湿。佐入滑石之甘寒，利水、清热两彰其功；阿胶滋阴润燥，既益已伤之阴，又防诸药渗利重伤阴血。

3. 防己黄芪汤

【组成】防己、黄芪、甘草、白术、生姜、大枣。

【方歌】金匮防己黄芪汤，白术甘草加枣姜，益气祛风行水良，表虚风水风湿康。

【功用】益气祛风，健脾利水。

【主治】表虚不固之风水或风湿证。汗出恶风，身重，舌淡苔白，脉浮。

【配伍意义】防己祛风行水，黄芪益气固表，兼可利水，合为君。臣以白术补气健脾祛湿，既助防己祛湿行水之功，又增黄芪益气固表之力。姜、枣调和营卫，为佐。甘草和中，兼可调和诸药，为佐使。

五、温化寒湿剂

1. 苓桂术甘汤

【组成】茯苓、桂枝、白术、炙甘草。

【功用】温阳化饮，健脾利湿。

【主治】中阳不足之痰饮。胸胁支满，目眩心悸，短气而咳，舌苔白滑。

【配伍意义】茯苓为君，健脾利水，渗湿化饮。桂枝为臣，温阳化气，平冲降逆。白术为佐，健脾燥湿。炙甘草合桂枝以辛甘化阳，合白术益气健脾，崇土以利制水，调和诸药，功兼佐使。

2. 真武汤

【组成】茯苓、芍药、白术、生姜、炮附子。

【方歌】真武附苓术芍姜，温阳利水壮肾阳，脾肾阳虚水气停，腹痛悸眩惕惕康。

【功用】温阳利水。

【主治】阳虚水泛证。畏寒肢厥，小便不利，心下悸动不宁，头目眩晕，身体筋肉瞤动，站立不稳，四肢沉重疼痛，浮肿，腰以下为甚，或腹痛，泄泻，或咳喘呕逆。

【配伍意义】附子为君，温肾助阳以化气行水，兼暖脾土以温运水湿。臣以茯苓利水渗湿；白术健脾燥湿。佐以生姜之温散，既助附子温阳散寒，又合苓、术宣散水湿。白芍亦为佐药，利小便以行水气，柔肝缓急以止腹痛，敛阴舒筋以解筋肉瞤动，防止附子燥热伤阴。

3. 实脾散

【组成】厚朴、白术、木瓜、木香、草果仁、大腹子（槟榔）、炮附子、白茯苓、干姜、炙甘草、生姜、大枣。

【方歌】实脾温阳行利水，干姜附苓术草从，木瓜香槟朴草果，阳虚水肿腹胀祟。

【功用】温阳健脾，行气利水。

【主治】脾肾阳虚，水气内停之阴水。身半以下肿甚，胸腹胀满，便溏。

【配伍意义】附子善温肾阳、助气化以行水，干姜偏温脾阳、助运化以制水，合为君，温肾暖脾，扶阳抑阴。臣以茯苓、白术渗湿健脾。佐以木瓜除湿醒脾和中；厚朴、木香、大腹子、草果行气导滞；且草果、厚朴兼可燥湿，槟榔尚能利水。甘草、生姜、大枣益脾和中，生姜兼能温散水气，甘草则可调和诸药，同为佐使。

六、祛风胜湿剂

独活寄生汤

【组成】独活、桑寄生、杜仲、牛膝、细辛、秦艽、茯苓、肉桂心、防风、川芎、人参、甘草、当归、芍药、干地黄。

【方歌】独活寄生艽防辛，归芎地芍桂苓均，杜仲牛膝人参草，顽痹风寒湿是因。

【功用】祛风湿，止痹痛，益肝肾，补气血。

【主治】肝肾两亏，气血不足之痹证。腰膝疼痛、痿软，肢节屈伸不利，或麻木不仁，畏寒喜温，心悸气短，舌淡苔白，脉细弱。

【配伍意义】独活为君，善治伏风，除久痹，性善下行，以祛下焦与筋骨间的风寒湿邪。细辛搜剔阴经之风寒湿邪；秦艽祛风湿，舒筋络而利关节；桂心温经散寒，通利血脉；防风祛一身之风而胜湿，四药合为臣。佐桑寄生、杜仲、牛膝以补益肝肾而强壮筋骨，桑寄生兼祛风湿，牛膝兼活血以通利肢节筋脉；当归、川芎、地黄、白芍养血和血，人参、茯苓、甘草健脾益气。且白芍与甘草相合，能柔肝缓急，以助舒筋。甘草调和诸药，兼使药。

【全方配伍特点】辛温行散与甘温滋柔合法，纳益肝肾、补气血于祛邪蠲痹之中，邪正兼顾。

方剂学

189

第十七单元　祛痰剂

本单元内容不是很复杂，重点掌握二陈汤的组成、功用。另外温胆汤、清气化痰丸以及半夏白术天麻汤在内科中较常出现，三子养亲汤在儿科中较常运用，应注意。

一、概述

1. 适用范围　痰病。

2. 应用注意事项

（1）要辨别痰病的性质，分清寒热燥湿之不同。

（2）有咳血倾向者，不宜过用燥热之剂，以免引起大量出血。

（3）表邪未解或痰多者，慎用滋润之品，以免壅滞留邪，病久不愈。

二、燥湿化痰剂

1. 二陈汤

【组成】半夏、橘红、白茯苓、炙甘草、生姜、乌梅。

【方歌】二陈汤用半夏陈，苓草梅姜一并存，理气祛痰兼燥湿，湿痰为患此方珍。

【功用】燥湿化痰，理气和中。

【主治】湿痰证。咳嗽痰多，色白易咯。

【配伍意义】半夏为君，燥湿化痰，降逆和胃而止呕。橘红为臣，理气燥湿化痰，使气顺则痰消。茯苓健脾渗湿，以杜生痰之源；生姜降逆化饮，并解半夏之毒；乌梅收敛肺气，合半夏散中寓收，防燥散而伤正，共为佐。甘草调和诸药，为使。

2. 温胆汤

【组成】半夏、竹茹、枳实、陈皮、炙甘草、茯苓。

【方歌】温胆夏茹枳陈助，佐以茯草姜枣煮，理气化痰利胆胃，胆郁痰扰诸症除。

【功用】理气化痰，利胆和胃。

【主治】胆郁痰扰证。虚烦不眠，胆怯易惊，脉弦滑。

【配伍意义】半夏为君，燥湿化痰，和胃止呕。臣以竹茹，清热化痰，除烦止呕。陈皮理气行滞，燥湿化痰；枳实降气导滞，消痰除痞。佐以茯苓，健脾渗湿，以杜生痰之源；煎加姜、枣调和脾胃，且生姜兼制半夏毒性。甘草调和诸药，为使。

三、清热化痰剂

清气化痰丸

【组成】瓜蒌仁、陈皮、黄芩、杏仁、枳实、茯苓、胆南星、制半夏。

【方歌】清气化痰胆星蒌，夏芩杏陈枳实投，茯苓姜汁糊丸服，气顺火精痰热瘳。

【功用】清热化痰，理气止咳。

【主治】痰热咳嗽。胸膈痞满，气急呕恶，咳痰黄稠，舌苔黄腻，脉滑数。

【配伍意义】胆南星清热化痰，善治痰热；瓜蒌仁清热化痰，且能导痰热从大便而下，共为君。半夏燥湿化痰，黄芩清降肺热，共为臣。枳实理气宽胸，下气消痞；杏仁肃降肺气，化痰止咳；陈皮和胃宽胸理气，燥湿化痰；茯苓益气健脾渗湿，以杜绝生痰之源，共为佐。姜汁化痰开结，为佐使。

四、润燥化痰剂

贝母瓜蒌散

【组成】贝母、瓜蒌、天花粉、茯苓、橘红、桔梗。

【方歌】贝母瓜蒌臣花粉，橘红茯苓加桔梗，肺燥有痰咳难出，润肺化痰此方珍。

【功用】润肺清热，理气化痰。

【主治】燥痰咳嗽。咳嗽痰少，咯痰不爽，涩而难出。

【配伍意义】贝母清热润肺，化痰止咳，开痰气之郁结；瓜蒌清热润燥，理气化痰，通胸膈之痹塞，共为君。天花粉清肺化痰，生津润燥，为臣。茯苓健脾渗湿，杜生痰之源；橘红理气化痰，使气顺痰消；桔梗宣利肺气，并引诸药入肺经，为佐使。诸药合用，清润化并施，肺脾同调。

五、化痰息风剂

半夏白术天麻汤

【组成】半夏、白术、茯苓、天麻、橘红、甘草、生姜、大枣。

【方歌】半夏白术天麻汤，苓草橘红枣生姜，眩晕头痛风痰盛，痰化风息复正常。

【功用】化痰息风，健脾祛湿。

【主治】风痰上扰证。眩晕头痛，胸膈痞闷，舌苔白腻，脉弦滑。

【配伍意义】半夏燥湿化痰，降逆止呕，天麻平肝息风，止头眩，合为君。白术、茯苓为臣，健脾祛湿，治生痰之源。佐以橘红理气化痰，脾气顺则痰消。佐使以姜、枣调和脾胃，生姜兼制半夏之毒；甘草和中调药。

第十八单元 消食剂

本单元首先要掌握每个方剂的组成、功用、主治，其次需掌握一些方剂的配伍特点，尤其是保和丸。

一、概述

1. 适用范围 食积证。

2. 应用注意事项

（1）积滞每使气机不畅，气机阻滞则更增积滞不化，故消食剂常配伍理气药，以助化积导滞。若积滞郁而化热，则宜消而兼清；积而生湿，消导之中又当佐以化湿。

（2）消食剂终属攻伐之剂，不宜久服，纯虚无实更非其所宜。

二、消食化滞剂

1. 保和丸

【组成】山楂、神曲、半夏、茯苓、陈皮、连翘、莱菔子。

【方歌】保和山楂莱菔曲，夏陈茯苓连翘齐，炊饼为丸白汤下，消食和胃食积去。

【功用】消食和胃。

【主治】食滞胃脘证。脘腹痞满胀痛，恶食呕逆，嗳腐吞酸，苔腻，脉滑。

【配伍意义】山楂为君，善消肉食油腻之积。臣以神曲消食和胃，善化酒食陈腐之积；莱菔子长于消面食痰气之积，宽膈消痰除满。君臣合用，可消各种饮食积滞。半夏、陈皮理气化痰，和胃止呕；茯苓健脾利湿，和中止泻；连翘既散结以助消积，又清解食积所生之热，均为佐。

2. 枳实导滞丸

【组成】大黄、枳实、神曲、茯苓、黄芩、黄连、白术、泽泻。

【方歌】枳实导滞曲连芩，大黄术泽与茯苓，食湿两滞生郁热，胸痞便秘效堪灵。

【功用】消导化积，清热祛湿。

【主治】湿热食积证。大便秘结，舌苔黄腻，脉沉有力。

【配伍意义】大黄为君，攻积泄热，使积热从大便而下。枳实为臣，行气消积，除脘腹之胀满。佐以苦寒之黄连、黄芩清热燥湿，又可厚肠止痢；茯苓、泽泻利水渗湿而止泻；白术健脾燥湿，使攻积而不伤正；神曲消食化滞，使食消则脾胃和。

3. 木香槟榔丸

【组成】木香、槟榔、青皮、陈皮、莪术（烧）、枳壳、黄连、黄柏、大黄、香附子、牵牛。

【用法】以上细末，水丸，如小豆大，每服三十丸，食后生姜汤送下。

【功用】行气导滞，攻积泄热。

【主治】积滞内停，湿蕴生热证。脘腹痞满胀痛，赤白痢疾，里急后重，或大便秘结，舌苔黄腻，脉沉实。

【配伍意义】木香、槟榔行气导滞，调中止痛，消脘腹胀满，除里急后重而为君。大黄、牵牛攻积导滞，泄热通便；青皮、香附疏肝理气，消积止痛，助君行气导滞，共为臣。莪术祛瘀行气，散结止痛；陈皮理气和胃，健脾燥湿；黄连、黄柏清热燥湿而止痢，均为佐。

三、健脾消食剂

健脾丸

【组成】白术、木香、黄连、甘草、白茯苓、人参、神曲、陈皮、砂仁、麦芽、山楂、山药、肉豆蔻。

【方歌】健脾参术苓草陈，肉蔻香连合砂仁，楂肉山药曲麦炒，消补兼施不伤正。

【功用】健脾和胃，消食止泻。

【主治】脾胃虚弱，食积内停证。食少难消，脘腹痞闷，大便溏薄，脉虚弱。

【配伍意义】重用茯苓、白术为君，重在健脾渗湿止泻。臣以山楂、神曲、麦芽，消既停之积；人参、山药补气健脾止泻，以增君药之功。木香、砂仁、陈皮理气和胃，醒脾化湿；肉豆蔻温涩，合山药以涩肠止泻；黄连清热燥湿，清解积久所郁之热，皆为佐。甘草补中和药，用为佐使。

第十九单元　驱虫剂

本单元只需要掌握乌梅丸的组成、功用、主治。另外还要熟记配伍意义。

一、概述

1. 适用范围　人体消化道寄生虫病。

2. 应用注意事项

（1）驱虫剂宜在空腹时服用，尤以临睡前服用为妥，服后忌食油腻香甜之物。

（2）需适当配伍泻下药物，以助排除虫体。

（3）脾虚的患者，纵有虫病，还当以健脾为主。

（4）年老、体弱、孕妇宜慎用或禁用。

二、具体方剂

乌梅丸

【组成】乌梅、附子、细辛、干姜、黄连、当归、蜀椒、桂枝、人参、黄柏、蜂蜜。

【方歌】乌梅丸用细辛桂，黄连黄柏及当归，人参椒姜加附子，温肠清热又安蛔。

【功用】温脏安蛔。

【主治】脏寒蛔厥证。脘腹阵痛，烦闷呕吐，时发时止，得食而吐，甚则吐蛔，手足厥冷；久泻久痢。

【配伍意义】乌梅为君，酸能安蛔，苦酒（醋）渍之，更增其效。臣以细辛、蜀椒辛温，辛可伏蛔，温可祛寒。佐以苦寒之黄连、黄柏苦以下蛔，寒可清热；桂枝、干姜、附子以其热助蜀椒、细辛温脏祛寒，其辛可助伏蛔之力，使蛔虫不致上窜。当归、人参补养气血，合桂枝以养血通脉，以除四肢厥冷。以蜜为丸，甘缓和中调药，为佐使。

【全方配伍特点】酸苦辛并进，使蛔虫静伏而下；寒热佐甘温，则和肠胃扶正。

综合笔试部分·临床

第五章　中医内科学

本章节内容包括肺系、心系、脑系、脾胃、肝胆、肾系、气血津液、肢体经络病证等临床常见疾病，学习时应重点掌握疾病的特点，辨证及选方。学习过程中切忌死记硬背，对于不同疾病的相同证型可以结合记忆。

第一单元　感冒

> 本单元内容历年考试常有涉及。熟悉各证的鉴别要点对解题尤为重要。对于各型的主症、治法及方药均要重点掌握，要注意分清寒热、虚实。

一、概述

感冒是感受触冒风邪，邪犯卫表而导致的常见外感疾病，以鼻塞、流涕、喷嚏、咳嗽、头痛、恶寒、发热、全身不适、脉浮为特征。病情轻者多为感受当令之气，称为伤风、冒风、冒寒；病情重者多为感受非时之邪，称为重伤风。在一个时期内广泛流行、病情类似者，称为时行感冒。

二、病因病机

1. 感冒的常见病因　外感六淫、时行病毒。

2. 感冒的病机　病位在肺卫，主要在卫表。基本病机是卫表不和，肺失宣肃。

三、诊断与类证鉴别

1. 感冒的诊断要点

（1）临证以卫表及鼻咽症状为主。由于风邪有夹暑、夹湿、夹燥的不同，还可见相关症状。

（2）病程一般3～7天，四季皆可发病，以冬、春两季为多。

（3）时行感冒多呈流行性，在同一时期患者数剧增，且病证相似，多突然起病，恶寒、发热（多为高热）、周身酸痛、疲乏无力，病情一般较普通感冒为重。

2. 感冒与风温早期的鉴别　感冒特别是风热感冒与风温初起颇为相似，但风温病势急骤，寒战发热甚至高热，汗出后热虽暂降，但脉数不静，身热旋即复起，咳嗽胸痛，头痛较剧，甚至出现神志昏迷、惊厥、谵妄等传变入里的证候。而感冒发热一般不高或不发热，病势轻，不传变，服解表药后，多能汗出热退，脉静身凉，病程短，预后良好。

四、辨证论治

1. 感冒的辨证要点

（1）鉴别普通感冒与时行感冒：可参见诊断要点。

（2）辨感冒之虚实：①实体感冒一般以风寒、风热、暑湿症状为主，病程短，痊愈快。②虚体感冒者病程长，常反复感邪、反复发病，同时兼有气、血、阴、阳虚损症状。

（3）辨别风寒、风热、暑湿感冒

1）风寒感冒：以恶寒重，发热轻，鼻涕、痰液清稀色白，咽不痛，脉浮紧为特点。

2）**风热感冒**：以恶寒轻，发热重，鼻涕、痰液稠厚色黄，咽痛，脉浮数为特点

3）**暑湿感冒**：发于夏季，以身热不扬、恶风少汗、头昏身重、胸闷纳呆、苔腻、脉濡为特点。

2. 感冒的治疗原则　解表达邪。

3. 常人感冒的分证论治

（1）风寒束表证——辛温解表

【主症】恶寒重，发热轻，无汗，头痛，肢节酸痛，鼻塞声重，或鼻痒喷嚏，时流清涕，咽痒，咳嗽，咳痰稀薄色白，口不渴或渴喜热饮，舌苔薄白而润，脉浮或浮紧。

【方药】荆防达表汤或荆防败毒散加减。

（2）风热犯表证——辛凉解表

【主症】身热较著，微恶风，汗出不畅，头胀痛，面赤，咳嗽，痰黏或黄，咽燥，咽喉红肿疼痛，鼻塞，喷嚏，流黄浊涕，口干欲饮，舌边尖红，舌苔薄白微黄，脉浮数。

【方药】葱豉桔梗汤或银翘散加减。

（3）暑湿伤表证——清暑祛湿解表

【主症】发热，微恶风，汗少，肢体酸重或疼痛，头昏重胀痛，咳嗽痰黏，鼻塞流浊涕，胸闷脘痞、泛恶，心烦口渴，或口中黏腻，渴不多饮，大便或溏，小便短赤，舌苔薄黄腻，脉濡数。

【方药】新加香薷饮加减。

4. 虚体感冒的分证论治

（1）气虚感冒——益气解表

【主症】恶寒较甚，发热，无汗，头痛身楚，咳嗽，痰白，咯痰无力，平素神疲体倦，气短懒言，反复易感，舌质淡，苔薄白，脉浮无力。

【方药】参苏饮加减。

（2）阴虚感冒——滋阴解表

【主症】发热，手足心热，微恶风寒，无汗或有汗，或盗汗，头昏心烦，口干，干咳少痰，舌红少苔，脉细数。

【方药】加减葳蕤汤化裁。

五、预防

1. 生活调理　应慎起居，适寒温；注意防寒保暖，注意锻炼；常感冒者可每天按摩迎香穴，并服用调理防治方药。

2. 季节性预防用药要点　冬春风寒当令可服贯众汤，夏令暑湿当令可服藿佩汤。

3. 时行感冒流行期间注意事项　贯众、板蓝根、生甘草煎服预防用药；尽量少去人口密集的公共场所，防止交叉感染；室内消毒等。

第二单元　咳嗽

　　本单元内容较为重要，考点大多集中在中医的分证论治上，考生在复习时首先要熟悉咳嗽的病因病机及辨证要点，其次，对于各型的主症、治法及方药均要重点掌握。

一、概述

咳嗽是指肺失宣降，肺气上逆作声，或伴咳吐痰液而言。分别言之，有声无痰为咳，有痰

无声为嗽，一般多为痰声并见，难以截然分开，故以咳嗽并称。

二、病因病机

1. **外感咳嗽与内伤咳嗽的病因**　①外感六淫，侵袭肺系。②脏腑功能失调，内邪干肺。

2. **外感咳嗽与内伤咳嗽的病机**　咳嗽的病位在肺，与肝、脾有关，久则及肾。基本病机是邪犯于肺，肺气上逆。外感咳嗽属于邪实，为六淫外邪犯肺，肺气壅遏不畅所致。内伤咳嗽，病理因素主要为"痰"与"火"，病理性质多为虚实夹杂。

三、辨证论治

1. **咳嗽的辨证要点**

（1）辨外感内伤：①外感咳嗽，多为新病，起病急，病程短，常伴恶寒、发热、头痛等肺卫表证。②内伤咳嗽，多为久病，常反复发作，病程长，可伴他脏见症。

（2）辨证候虚实：外感咳嗽以风寒、风热、风燥为主，属邪实。内伤咳嗽，以痰湿、痰热、肝火为主者多为邪实正虚，肺阴亏耗则属正虚或虚中夹实。

（3）辨咳嗽及咯痰特点：咳嗽一般从时间、节律、性质、声音以及加重因素鉴别，痰液从色、质、量、味等方面辨别。

2. **咳嗽的治疗原则**　应分清邪正虚实。

外感咳嗽——实证——祛邪利肺，按病邪性质分风寒、风热、风燥论治。

内伤咳嗽——邪实正虚——标实为主者，治以祛邪止咳；本虚为主者，治以扶正补虚。并按本虚标实的主次酌情兼顾。

对于咳嗽的治疗，除直接治肺外，还应从整体出发，注意治脾、治肝、治肾等。

3. **外感咳嗽的分证论治**

（1）风寒袭肺证——疏风散寒，宣肺止咳

【主症】咽痒，咳嗽声重、气急，咳痰稀薄色白，鼻塞流清涕，头痛，肢体酸楚，或见恶寒、发热、无汗，舌苔薄白，脉浮或浮紧。

【方药】三拗汤合止嗽散加减。

（2）风热犯肺证——疏风清热，宣肺止咳

【主症】咳嗽频剧，气粗或咳声嘶哑，喉燥咽痛，咳痰不爽，痰黏稠或黄，咳时汗出，常伴鼻流黄涕，口渴，头痛，全身酸楚，或见恶风、身热等表证，舌苔薄黄，脉浮数或浮滑。

【方药】桑菊饮加减。

（3）风燥伤肺证——疏风清肺，润燥止咳

【主症】干咳，连声作呛，喉痒，咽喉干痛，唇鼻干燥，无痰或痰少而黏，不易咳出，或痰中带有血丝，口干，初起或伴鼻塞、头痛、微寒、身热等表证，舌质红干而少津，苔薄白或薄黄，脉浮数或小数。

【方药】桑杏汤加减。

4. **内伤咳嗽的分证论治**

（1）痰湿蕴肺证——燥湿化痰，理气止咳

【主症】咳嗽反复发作，咳声重浊，痰多，因痰而嗽，痰出咳平，痰黏腻，或稠厚成块，每于早晨或食后咳甚痰多，进甘甜油腻食物加重，胸闷脘痞，呕恶，食少，体倦，大便时溏，舌苔白腻，脉濡滑。

【方药】二陈平胃散合三子养亲汤加减。

（2）肝火犯肺证——清肺泻肝，顺气降火

【主症】上气咳逆阵作，咳时面赤，咽干口苦，痰少质黏，或如絮条，咳之难出，胸胁胀痛，咳时引痛，症状可随情绪波动而增减，舌质红或舌边红，舌苔薄黄少津，脉弦数。

【方药】黛蛤散合加减泻白散加减。

（3）肺阴亏耗证——滋阴润肺，化痰止咳

【主症】干咳，咳声短促，痰少黏白，或痰中带血丝，或声音逐渐嘶哑，口干咽燥，或午后潮热，颧红，盗汗，日渐消瘦，神疲，舌质红少苔，脉细数。

【方药】沙参麦冬汤加减。

四、预防和转归

1. 咳嗽的预防　防寒保暖，饮食不宜甘肥、辛辣及过咸，戒烟酒，适当锻炼。易感者按摩面部迎香穴，夜间艾熏足三里。

2. 咳嗽的转归　外感与内伤咳嗽，以及咳嗽的不同证候之间可相互转化。一般外感咳嗽病浅易治，但燥与湿二者较为缠绵。内伤咳嗽多呈慢性反复发作过程，其病较深，治疗难取速效。

第三单元　哮病

　　本单元内容历年考试常有涉及。考题大多为中医的分证论治，复习时首要熟悉哮病的病因病机，痰为"夙根"应特别注意，从历年考题上看，各个证型均有可能考查，所以复习时应全面，热哮证与冷哮证考查的可能性稍微大一点。

一、概述

哮病是一种发作性的痰鸣气喘疾患。发时喉中有哮鸣声，呼吸气促困难，甚则喘息不能平卧。

二、病因病机

1. 哮病的常见病因　①外邪侵袭。②饮食不当。③体虚病后。

2. 哮病的基本病机　哮病的病位主要在肺，与脾、肾关系密切。病理因素以痰为主，痰为"夙根"。哮病发作时的基本病机为"伏痰"遇感引触，痰随气升，气因痰阻，相互搏结，壅塞气道，气道挛急，通畅不利，肺气宣降失常，引动停积之痰，而致痰鸣如吼，气息喘促。

三、诊断与类证鉴别

1. 哮病的诊断要点

（1）多与先天禀赋有关，可有家族史。

（2）喉中有明显哮鸣音，呼吸困难，不能平卧，甚至面色苍白，唇甲青紫，约数分钟至数小时后缓解。

（3）呈反复发作性，常因气候变化、饮食不当、情志失调、劳累等因素而诱发。发作前多有鼻痒、喷嚏、咳嗽、胸闷等先兆。

2. 哮病与喘证的鉴别　都有呼吸急促、困难；哮必兼喘，而喘未必兼哮。哮指声响言，为喉中哮鸣有声，是一种反复发作的疾病；喘指气息言，为呼吸气促困难，是多种急慢性肺系疾病的一个症状。

四、辨证论治

1. 哮病的辨证要点　①辨哮证发病特点。②辨哮之寒热偏盛。③辨肺脾肾之虚。

2. 哮病发作期和缓解期的治疗原则

（1）发作时攻邪治标，祛痰利气。若发生喘脱危候，应急予扶正救脱。

（2）平时应扶正治本，阳气虚者应予温补，阴虚者则予滋养，分别采用补肺、健脾、益肾等法。

3. 哮病发作期的分证论治

（1）冷哮证——宣肺散寒，化痰平喘

【主症】喉中哮鸣如水鸡声，呼吸急促，喘憋气逆，胸膈满闷如塞，咳不甚，痰少咳吐不爽，色白而多泡沫，口不渴或渴喜热饮，形寒怕冷，天冷或受寒易发，面色青晦，舌苔白滑，脉弦紧或浮紧。

【方药】射干麻黄汤或小青龙汤加减。

（2）热哮证——清热宣肺，化痰定喘

【主症】喉中痰鸣如吼，喘而气粗息涌，胸高胁胀，咳呛阵作，咳痰色黄或白，黏浊稠厚，咳吐不利，口苦，口渴喜饮，汗出，面赤，或有身热，舌质红苔黄腻，脉滑数或弦滑。

【方药】定喘汤或越婢加半夏汤加减。

4. 哮病缓解期的分证论治

（1）肺脾气虚证——健脾益气，补土生金

【主症】气短声低，喉中时有轻度哮鸣，痰多质稀，色白，自汗，怕风，常易感冒，倦怠无力，食少便溏，舌质淡，苔白，脉细弱。

【方药】六君子汤加减。

（2）肺肾两虚证——补肺益肾

【主症】短气息促，动则为甚，吸气不利，咳痰质黏起沫，脑转耳鸣，腰酸腿软，心慌，不耐劳累。或五心烦热，颧红，口干，舌质红少苔，脉细数；或畏寒肢冷，面色苍白，舌苔淡白，质胖，脉沉细。

【方药】生脉地黄汤合金水六君煎加减。

五、预防、转归及预后

1. 生活调摄、预防

（1）平时注意保暖，防止感冒，避免因寒冷空气的刺激而诱发。

（2）适当的体育锻炼，增强体质，提高抗病能力。

（3）饮食清淡，忌肥甘油腻、辛辣甘甜等；避免烟尘异味。

（4）保持心情舒畅，劳逸适当。

2. 转归及预后　部分青少年哮病患者，随年龄的增长，正气渐充，肾气日盛，再辅以药物治疗，可终止发作。中老年及体弱患者，肾气渐衰，发作频繁，则不易根除。

第四单元　喘证

本单元内容历年考试常有涉及，考题大多为中医的分证论治。复习时首先要熟悉喘证的病因病机，在此基础上，对于各型的主症、治法及方药均要重点掌握，从历年考题上看，各个证型均有可能考查，重点记忆各个证型对应的方药。

一、概述

喘即气喘、喘息。临床表现以呼吸困难，甚至张口抬肩，鼻翼扇动，不能平卧为特征者谓之喘证。

二、病因病机

1. 喘证的常见病因　①外邪侵袭。②饮食不当。③情志所伤。④劳欲久病。

2. 喘证的主要病机　肺气上逆，宣降失职；气无所主，肾失摄纳。病位主要在肺和肾，涉及肝脾。实喘在肺，为外邪、痰浊、肝郁气逆，邪壅肺气，宣降不利所致；虚喘责之肺、肾两脏，因阳气不足，阴精亏耗，而致肺肾出纳失常，且尤以气虚为主。

三、诊断与类证鉴别

1. 喘证的诊断要点

（1）以喘促短气，呼吸困难，甚至张口抬肩，鼻翼扇动，不能平卧，口唇发绀为特征。

（2）多有慢性咳嗽、哮病、肺痨、心悸等病史，每遇外感及劳累而诱发。

2. 喘证与哮病、气短的鉴别

（1）喘证与哮病

病名	相同点	不同点
喘证	呼吸急促、困难	喘指气息而言，为呼吸气促困难，甚则张口抬肩，摇身撷肚，是多种肺系疾病的一个症状
哮病		哮指声响而言，必见喉中哮鸣有声，亦伴呼吸困难，是一种反复发作的独立性疾病

（2）喘证与气短：两者同为呼吸异常，喘证呼吸困难，张口抬肩，摇身撷肚。但气短进一步加重，亦可呈虚喘表现。

四、辨证论治

1. 喘证的辨证要点

（1）实喘：呼吸深长有余，呼出为快，气粗声高，伴有痰鸣咳嗽，脉数有力，病势多急。

（2）虚喘：呼吸短促难续，深吸为快，气怯声低，少有痰鸣咳嗽，脉微弱或浮大中空，病势徐缓，时轻时重，遇劳则甚。

2. 喘证的治疗原则　以虚实为纲。

实喘：治肺，祛邪利气。

虚喘：培补摄纳。

虚实夹杂，寒热互见：需分清主次，权衡标本，辨证选方用药。

3. 实喘的分证论治

（1）风寒壅肺证——宣肺散寒

【主症】喘息咳逆，呼吸急促，胸部胀闷，痰多稀薄而带泡沫，色白质黏，常有头痛，恶寒，或有发热，口不渴，无汗，舌苔薄白而滑，脉浮紧。

【方药】麻黄汤合华盖散加减。

（2）表寒肺热证——解表清里，化痰平喘

【主症】喘逆上气，胸胀或痛，息粗，鼻扇，咳而不爽，吐痰稠黏，伴形寒，身热，烦闷，身痛，有汗或无汗，口渴，舌苔薄白或黄，舌边红，脉浮数或滑。

【方药】麻杏石甘汤加味。

（3）痰浊阻肺证——祛痰降逆，宣肺平喘

【主症】喘而胸满闷塞，甚则胸盈仰息，咳嗽，痰多黏腻色白，咳吐不利，兼有呕恶，食少，口黏不渴，舌苔白腻，脉象滑或濡。

【方药】二陈汤合三子养亲汤加减。

（4）肺气郁痹证——开郁降气平喘

【主症】每遇情志刺激而诱发，发时突然呼吸短促，息粗气憋，胸闷胸痛，咽中如窒，但喉中痰鸣不著，或无痰声。平素常多忧思抑郁，失眠，心悸。舌苔薄，脉弦。

【方药】五磨饮子加减。

4. 虚喘的分证论治

（1）肺气虚耗证——补肺益气养阴

【主症】喘促短气，气怯声低，喉有鼾声，咳声低弱，痰吐稀薄，自汗畏风，或见呛咳，痰少质黏，烦热而渴，咽喉不利，面颧潮红，舌质淡红或有苔剥，脉软弱或细数。

【方药】生脉散合补肺汤加减。

（2）肾虚不纳证——补肾纳气

【主症】喘促日久，动则喘甚，呼多吸少，呼则难升，吸则难降，气不得续，形瘦神惫，跗肿，汗出肢冷，面青唇紫，舌淡苔白或黑而润滑，脉微细或沉弱；或见喘咳，面红烦躁，口燥咽干，足冷，汗出如油，舌红少津，脉细数。

【方药】金匮肾气丸合参蛤散加减。

第五单元　肺痈

本单元内容出题率一般，在了解病因病机的基础上熟悉分证论治，重点在于肺痈的成脓期和溃疡期，其余内容熟悉即可。

一、概述

肺痈是肺叶生疮，形成脓疡的病证，属内痈之一。临床以咳嗽、胸痛、发热、咳吐腥臭浊痰，甚则脓血相兼为主要特征。

二、病因病机

1. 肺痈的常见病因　①感受风热。②痰热素盛。

2. 肺痈的基本病机　病位在肺。邪热郁肺，蒸液成痰，邪阻肺络，血滞为瘀，痰热与瘀血互结，酝酿成痈，血败肉腐化脓，肺络损伤，脓疡内溃外泄。

三、诊断与类证鉴别

1. 肺痈的诊断要点

（1）临床表现：发病多急，常突然寒战高热，咳嗽胸痛，咳吐黏浊痰，经旬日左右，咳吐大量腥臭脓痰，或脓血相兼，身热遂降，病情好转，经数周逐渐恢复。

（2）验痰法：肺痈患者咳吐的脓血浊痰腥臭，吐在水中，沉者是痈脓，浮者是痰。

（3）验口味：肺痈患者吃生黄豆或生豆汁不觉其腥。

（4）体征：可见舌下生细粒。迁延之慢性患者，还可见指甲紫而带弯，指端形如鼓槌。脓肿接近胸壁部位者，叩诊可呈浊音，听诊呼吸音减弱，或闻及湿啰音。

2. 肺痈与风温的鉴别

（1）肺痈初期与风温极为类似，风温起病多急，以发热、咳嗽、烦渴或伴气急胸痛为特征。肺痈之振寒、咳吐浊痰明显，喉中有腥味是其特点。

（2）风温经正确及时治疗后，多在气分而解，如经 1 周身热不退，或退而复升，咳吐浊痰，应考虑肺痈的可能。

四、辨证论治

1. 肺痈的分期

（1）初期（表证期）：恶寒、发热、咳嗽、痰多等肺卫表证。

（2）成痈期：高热、振寒、咳嗽、气急、胸痛、咯痰黄稠量多、带有腥味等痰瘀热毒蕴肺的证候。

（3）溃脓期：排出大量腥臭脓痰或脓血痰等肉腐脓溃的证候。

（4）恢复期：身热渐退，咳嗽减轻，咯吐脓痰渐少，臭味亦淡，气短，口燥咽干，面色无华，形体消瘦，为阴伤气耗的病理过程。

2. 肺痈的治疗原则　以祛邪为原则——清热解毒，化瘀排脓。

3. 肺痈的分证论治

（1）初期——疏风散热，清肺化痰

【主症】恶寒发热，咳嗽，咳白色黏痰，痰量日渐增多，胸痛，咳则痛甚，呼吸不利，口干鼻燥，舌苔薄黄，脉浮数而滑。

【方药】银翘散加减。

（2）成痈期——清肺解毒，化瘀消痈

【主症】身热转甚，时时振寒，继则壮热，汗出烦躁，咳嗽气急，胸满作痛，转侧不利，咳吐浊痰，呈黄绿色，自觉喉间有腥味，口干咽燥，舌苔黄腻，脉滑数。

【方药】千金苇茎汤合如金解毒散加减。

（3）溃脓期——排脓解毒

【主症】咳吐大量脓痰，或如米粥，或痰血相兼，腥臭异常，有时咯血，胸中烦满而痛，甚则气喘不能卧，身热面赤，烦渴喜饮，舌苔黄腻，舌质红，脉滑数或数实。

【方药】加味桔梗汤加减。

（4）恢复期——清养补肺

【主症】身热渐退，咳嗽减轻，咳吐脓痰渐少，臭味亦淡，痰液转为清稀，精神渐振，食纳好转。或有胸胁隐痛，难以平卧，气短，自汗盗汗，低热，午后潮热，心烦，口燥咽干，面色无华，形体消瘦，精神萎靡，舌质红或淡红，苔薄，脉细或细数无力。或见咳嗽，咳吐脓血痰日久不净，或痰液一度清稀而复转臭浊，病情时轻时重，迁延不愈。

【方药】沙参清肺汤或桔梗杏仁煎加减。

第六单元　心悸

　　本单元内容较为重要，历年考试常有涉及。在熟悉病因病机的基础上，重点掌握其分证论治。阴虚火旺证、心阳不振证及心血不足证考查的概率比较大，其余内容了解即可。

一、概述

心悸指患者自觉心中悸动，惊惕不安，甚则不能自主的一种病证，病情较轻者为惊悸，病情较重者为怔忡。

二、病因病机

1. 心悸的常见病因　①体虚劳倦。②七情所伤。③感受外邪。④药食不当。

2. 心悸的主要病机

（1）基本病机：气血阴阳亏虚，心失所养，或邪扰心神，心神不宁。

（2）病理性质：虚——气血阴阳亏虚→心神失养；实——痰火扰心、水饮凌心、瘀血阻脉→气血运行不畅。

3. 虚、痰、瘀与心悸的关系　临床上阴虚者常兼火盛或痰热；阳虚者易夹水饮、痰湿；气血不足者易兼气血瘀滞、痰浊。

三、辨证论治

1. 心悸的治疗原则　虚证宜补气、养血、滋阴、温阳。实证宜祛痰、化饮、清火、行瘀。虚实错杂宜扶正祛邪兼顾。

2. 心悸的分证论治

（1）心虚胆怯证——镇惊定志，养心安神

【主症】心悸不宁，善惊易恐，坐卧不安，不寐多梦而易惊醒，恶闻声响，食少纳呆，舌苔薄白，脉细略数或细弦。

【方药】安神定志丸加减。

（2）心血不足证——补血养心，益气安神

【主症】心悸气短，头晕目眩，失眠健忘，面色无华，倦怠乏力，纳呆食少，舌淡红，脉细弱。

【方药】归脾汤加减。

（3）阴虚火旺证——滋阴清火，养心安神

【主症】心悸易惊，心烦失眠，五心烦热，口干，盗汗，思虑劳心则症状加重，伴耳鸣腰酸，头晕目眩，急躁易怒，舌红少津，苔少或无，脉象细数。

【方药】天王补心丹合朱砂安神丸加减。

（4）心阳不振证——温补心阳，安神定悸

【主症】心悸不安，胸闷气短，动则尤甚，面色苍白，形寒肢冷，舌淡苔白，脉象虚弱或沉细无力。

【方药】桂枝甘草龙骨牡蛎汤合参附汤加减。

（5）水饮凌心证——振奋心阳，化气行水，宁心安神

【主症】心悸眩晕，胸闷痞满，渴不欲饮，小便短少，或下肢浮肿，形寒肢冷，伴恶心欲吐，流涎，舌淡胖，苔白滑，脉象弦滑或沉细而滑。

【方药】苓桂术甘汤加减。

（6）瘀阻心脉证——活血化瘀，理气通络

【主症】心悸不安，胸闷不舒，心痛时作，痛如针刺，唇甲青紫，舌质紫暗或有瘀斑，脉涩或结代。

【方药】桃仁红花煎合桂枝甘草龙骨牡蛎汤。

四、预后

1. 转归主要取决于本虚标实的程度、邪实轻重、脏损多少、治疗当否及脉象变化情况。

2. 若虚损程度较轻，治疗及时得当，多能痊愈。反之预后较差，甚至出现厥证、脱证等变证，若不及时抢救，预后极差，甚至猝死。

第七单元　胸痹

本单元内容较为重要，考点大多集中在中医的分证论治上，复习时首先要熟悉胸痹的诊断及鉴别，对于各型的主症、治法及方药均要重点掌握。

一、概述

胸痹是指以胸部闷痛，甚则胸痛彻背，喘息不得卧为主的一种疾病，轻者仅感胸闷如窒，呼吸欠畅，重者则有胸痛，严重者心痛彻背，背痛彻心。

二、病因病机

1. 胸痹的常见病因　①寒邪内侵。②饮食失调。③情志失节。④劳倦内伤。⑤年迈体虚。

2. 胸痹的病机

（1）主要病机：心脉痹阻。

（2）病位：在心，涉及肝、肺、脾、肾等脏。

（2）病机转化：可由实致虚，或因虚致实。

三、诊断与类证鉴别

1. 胸痹的诊断要点

（1）主症：胸部闷痛，膻中或心前区憋闷疼痛，甚则痛引左肩背、咽喉、胃脘部、左上臂内侧等部位，呈反复性发作，一般持续几秒到几十分钟，休息或用药后可缓解。

（2）兼症：常伴有心悸、气短、自汗，甚则喘息不得卧。严重者可见疼痛剧烈，持续不解，汗出肢冷，面色苍白，唇甲发绀，心跳加快，或心律失常等危候，可发生猝死。

（3）年龄：多见于中年以上。

（4）诱因：多因劳累过度、抑郁恼怒、多饮暴食或气候变化等诱发，亦有无明显诱因或安静时发病者。

2. 胸痹与胃痛、真心痛的鉴别

（1）胸痹与胃痛：心在脘上，脘在心下，故有胃脘当心而痛之称，以其部位相近。胸痹之不典型者，其疼痛可在胃脘部，极易混淆。但胸痹以胸痛为主，为时极短，虽与饮食有关，但休息、服药常可缓解。胃脘痛与饮食相关，以胀痛为主，局部有压痛，持续时间较长，常伴有泛酸、嘈杂、嗳气、呃逆等胃脘部症状。

（2）胸痹与真心痛：真心痛乃胸痹的进一步发展，症见心痛剧烈，甚则持续不解，伴有汗出、肢冷、面白、唇绀，足青至节，脉微或结代等。

四、辨证论治

1. 胸痹的辨证要点　首先辨病情轻重，其次辨标本虚实。

（1）辨标本虚实

1）发作期——标实——气滞、痰浊、寒凝、血瘀。

气滞——憋闷重而痛轻，兼胸胁胀满，善太息，憋气，苔薄白，脉弦。

痰浊——胸部闷窒而痛，伴唾吐痰涎，苔白腻，脉弦细。

寒凝——胸痛如绞，遇寒而发，伴畏寒肢冷，舌淡苔白，脉沉细。

血瘀——刺痛固定不移，痛有定处，夜间多发，舌紫暗或有瘀斑，脉结代或涩。

2）缓解期——本虚或本虚标实——心气不足、心阳不振、气阴两虚。

心气不足——心胸隐痛而闷，因劳累而发，伴心悸、气短、乏力，舌淡胖嫩，边有齿痕，脉沉细或结代。

心阳不振——绞痛兼见胸闷气短，四肢厥冷，神倦自汗，脉沉细。

气阴两虚——隐痛时作时止，缠绵不休，动则多发，伴口干，舌淡红而少苔，脉沉细而数。

（2）病情轻重

轻——疼痛持续时间短暂，瞬息即逝。

重——持续时间长，反复发作。

重症或危候——持续数小时甚至数日不休。

顺证——疼痛遇劳发作，休息或服药后能缓解。

危候——服药后难以缓解。

2. 胸痹的治疗原则

基本原则：先治其标，后治其本，或虚实同治，标本兼顾。

标实当泄——气滞——疏理气机；寒凝——辛温通阳；血瘀——活血化瘀；痰浊——泄浊豁痰。

本虚宜补——气虚——补气；血虚——养血；阴虚——滋阴；阳虚——温阳。

3. 胸痹的分证论治

（1）心血瘀阻证——活血化瘀，通脉止痛

【主症】心胸疼痛，如刺如绞，痛有定处，入夜为甚，甚则心痛彻背，背痛彻心，或痛引肩背，伴有胸闷，日久不愈，可因暴怒、劳累而加重，舌质紫暗，有瘀斑，苔薄，脉弦涩。

【方药】血府逐瘀汤加减。

（2）气滞心胸证——疏肝理气，活血通络

【主症】心胸满闷，隐痛阵发，痛有定处，时欲太息，遇情志不遂时容易诱发或加重，或兼有胸脘满闷，得嗳气或矢气则舒，舌苔薄或薄腻，脉细弦。

【方药】柴胡疏肝散加减。

（3）痰浊闭阻证——通阳泄浊，豁痰宣痹

【主症】胸闷重而心痛微，痰多气短，肢体沉重，形体肥胖，遇阴雨天易发作或加重，伴有倦怠乏力，纳呆便溏，咳吐痰涎，舌体胖大且边有齿痕，苔浊腻或白滑，脉滑。

【方药】瓜蒌薤白半夏汤合涤痰汤加减。

（4）寒凝心脉证——辛温散寒，宣通心阳

【主症】猝然心痛如绞，心痛彻背，喘不得卧，多因气候骤冷或骤感风寒而发病或加重，伴形寒，甚则手足不温，冷汗自出，胸闷气短，心悸，面色苍白，舌苔薄白，脉沉紧或沉细。

【方药】枳实薤白桂枝汤合当归四逆汤加减。

（5）气阴两虚证——益气养阴，活血通脉

【主症】心胸隐痛，时作时休，心悸气短，动则益甚，伴疲倦乏力，声息低微，面色㿠白，易汗出，舌质淡红，舌体胖且边有齿痕，苔薄白，脉虚细缓或结代。

【方药】生脉散合人参养荣汤加减。

（6）心肾阳虚证——温补阳气，振奋心阳

【主症】心悸而痛，胸闷气短，动则更甚，自汗，面色㿠白，神倦怯寒，四肢欠温或肿胀，舌质淡胖，边有齿痕，苔白或腻，脉沉细迟。

【方药】参附汤合右归饮加减。

五、预防、转归和预后

1. 预防　注意调摄精神；注意生活起居，寒温适宜；注意饮食调节；劳逸结合；加强护理及监护。

2. 转归与预后　治疗及时得当可获缓解，如反复发作，则病情较为顽固。病情进一步发展可见真心痛。

第八单元　不寐

本单元内容出题率一般，熟悉病因病机、治疗原则和方法，重点复习痰热扰心证、心脾两虚证以及心肾不交证的治法、方药。

一、概述

不寐是以不能获得正常睡眠为特征的一类病证，主要表现为睡眠时间、深度的不足，轻者入睡困难，或寐而不酣，时寐时醒，或醒后不能再寐，重则彻夜不寐。

二、病因病机

1. 不寐的常见病因 ①饮食不节。②情志失常。③劳倦、思虑过度。④病后、年迈体虚。

2. 不寐的基本病机 阳盛阴衰，阴阳失交。病位主要在心，与肝、脾、肾密切相关。

三、辨证论治

1. 不寐的临床特征及虚实辨证要点

（1）虚证：阴血不足，心失所养，临床特点为体质虚弱、面色无华、神疲懒言、心悸健忘。

（2）实证：邪热扰心，临床特点为心烦易怒、口苦咽干、便秘尿赤。

2. 不寐的治疗原则及常用方法 补虚泻实，调整脏腑阴阳。

（1）实证：泻其有余，如疏肝泻火，清化痰热，消导和中。

（2）虚证：补其不足，如益气养血，健脾补肝益肾。在此基础上安神定志。

3. 不寐的分证论治

（1）肝火扰心证——疏肝泻火，镇心安神

【主症】不寐多梦，甚则彻夜不眠，性情急躁，伴头晕头胀，目赤耳鸣，口干而苦，不思饮食，便秘溲赤，舌红苔黄，脉弦而数。

【方药】龙胆泻肝汤加减。

（2）痰热扰心证——清化痰热，和中安神

【主症】心烦不寐，胸闷脘痞，泛恶嗳气，伴口苦，头重，目眩，舌偏红，苔黄腻，脉滑数。

【方药】黄连温胆汤加减。

（3）心脾两虚证——补益心脾，养血安神

【主症】不易入睡，多梦易醒，心悸健忘，神疲食少，伴头晕目眩，四肢倦怠，腹胀便溏，面色少华，舌淡苔薄，脉细无力。

【方药】归脾汤加减。

（4）心肾不交证——滋阴降火，交通心肾

【主症】心烦不寐，入睡困难，心悸多梦，伴头晕而鸣，腰膝酸软，潮热盗汗，五心烦热，咽干少津，男子遗精，女子月经不调，舌红少苔，脉细数。

【方药】六味地黄丸合交泰丸加减。

（5）心胆气虚证——益气镇惊，安神定志

【主症】虚烦不寐，触事易惊，终日惕惕，胆怯心悸，伴气短自汗，倦怠乏力，舌淡，脉弦细。

【方药】安神定志丸合酸枣仁汤加减。

四、调护

保持心情舒畅；规律作息，适当锻炼，清淡饮食，忌浓茶、咖啡；注意睡眠环境的安宁，床铺要舒适，卧室光线要柔和，并减少噪音等。

第九单元 癫狂

本单元内容出题率一般，在熟悉病因病机、治疗原则和方法的基础上，重点复习痰热瘀结证、火热阴伤证的治法、方药。解题时注意区分癫证和狂证及病性的虚实。

一、概述

癫狂为临床常见的精神失常疾病。癫证以精神抑郁，表情淡漠，沉默痴呆，语无伦次，静而多喜为特征。狂证以精神亢奋，狂躁不安，喧扰不宁，骂詈毁物，动而多怒为特征。

二、病因病机

1. 癫狂的常见病因　①七情内伤。②饮食失节。③禀赋不足。

2. 癫狂的主要病机　癫证：痰气郁结，蒙蔽神机。狂证：痰火上扰，神明失主。病变脏腑主要在心肝，涉及脾胃，久而伤肾。

三、诊断与类证鉴别

1. 癫狂的诊断要点

（1）有癫狂的家庭史，或脑外伤史。

（2）多发于青壮年女性，素日性格内向，近期情志不遂，或突遭变故，惊恐而心绪不宁。

（3）神情抑郁，表情淡漠，静而少动，沉默痴呆，或喃喃自语，语无伦次，或突然狂奔，喧扰不宁，呼号打骂，不避亲疏。

（4）排除药物、中毒、热病原因所致。

2. 癫狂的类证鉴别

（1）癫证与狂证

病名	相同点	不同点
癫证	均属性格行为异常的精神疾病	属阴，以静而多喜为主，表现为沉静独处，言语支离，畏见生人，或哭或笑，声低气怯，以抑郁性精神失常为特征
狂证		属阳，以动而多怒为主，表现为躁动狂乱，气力倍常，呼号詈骂，声音多亢，以兴奋性精神失常为特征

（2）癫证与郁证

病名	相同点	不同点
癫证	喜怒无常，多语或不语等	一般已失去自控力，神明逆乱，神志不清
郁证		心情抑郁，情绪不宁，胸胁胀闷，急躁易怒，心悸失眠，喉中如有异物等，以自我感觉异常为主，但神志清醒

（3）癫证与痴呆：痴呆以智能低下为突出表现，以神志呆滞、愚笨迟钝为主要证候特征，其部分症状可自制，其基本病机是髓减脑衰，神机失调，或痰浊瘀血，阻痹脑脉。

（4）癫证与痫病：痫病是以突然昏仆、不省人事、两目上视、口吐涎沫、四肢抽搐为特征的发作性疾病，与本病不难区别。

四、辨证论治

1. 癫证与狂证的辨证要点

（1）区分癫证与狂证之不同（见"诊断和病证鉴别"）。

（2）辨病性虚实。

2. 癫狂的治疗原则

初期：以邪实为主，宜理气解郁，畅达神机，降（泻）火涤痰，化瘀开窍。

后期：以正虚为主，宜补益心脾，育阴养血，调整阴阳。

3. 癫证的分证论治

（1）痰气郁结证——理气解郁，化痰醒神

【主症】精神抑郁，表情淡漠，沉默痴呆，时时太息，言语无序，或喃喃自语，多疑多虑，喜怒无常，秽洁不分，不思饮食，舌红苔腻而白，脉弦滑。

【方药】逍遥散合顺气导痰汤加减。

（2）心脾两虚证——健脾益气，养心安神

【主症】神思恍惚，魂梦颠倒，心悸易惊，善悲欲哭，肢体困乏，饮食锐减，言语无序，舌质淡，苔薄白，脉沉细无力。

【方药】养心汤合越鞠丸加减。

4. 狂证的分证论治

（1）痰火扰神证——清心泻火，涤痰醒神

【主症】起病先有性情急躁，头痛失眠，两目怒视，面红目赤，突发狂乱无知，骂詈嚎叫，不避亲疏，逾垣上屋，或毁物伤人，气力倍常，不食不眠，舌质红绛，苔多黄腻或黄燥而垢，脉弦大滑数。

【方药】生铁落饮加减。

（2）火盛阴伤证——育阴潜阳，交通心肾

【主症】癫狂久延，时作时止，势已较缓，妄言妄为，呼之已能自制，但有疲惫之象，寝不安寐，焦躁，形瘦，面红而秽，口干便难，舌尖红无苔，有剥裂，脉细数。

【方药】二阴煎合琥珀养心丹加减。

（3）痰热瘀结证——豁痰化瘀，调畅气血

【主症】癫狂日久不愈，面色晦滞而秽，情绪躁扰不安，多言不序，恼怒不休，甚至登高而歌，弃衣而走，妄见妄闻，妄思离奇，头痛，心悸而烦，舌质紫暗，有瘀斑，少苔或薄黄苔干，脉弦细或细涩。

【方药】癫狂梦醒汤加减。

第十单元　痫病

　　本单元内容出题率一般。考点大多集中在分证论治上，对于风痰痹阻证和痰火扰神证应重点掌握，其余内容熟悉即可。

一、概述

痫病是一种反复发作性的神志异常的病证，临床以突然意识丧失，甚则仆倒，不省人事，强直抽搐，口吐涎沫，两目上视或口中怪叫，移时苏醒，一如常人为特征。发作前可伴眩晕、胸闷等先兆，发作后常有疲倦乏力等症状。

二、病因病机

1. 痫病的常见病因　①七情失调。②先天遗传。③脑部外伤。④六淫所干。⑤饮食失调。⑥患他病后。⑦惊恐。

2. 痫病的基本病机　脏腑失调，痰浊阻滞，气机逆乱，风痰内动，蒙蔽清窍。本病的病位在脑，涉及肝、脾、心、肾诸脏。

三、诊断要点

1. 家族史、诱因（惊恐、劳累、情志过极）、年龄、性别（可发于任何年龄、性别，但多发生在儿童期、青春期或青年期）。

2. 临床表现

（1）典型发作：突然昏倒，不省人事，两目上视，项背强直，四肢抽搐，口吐涎沫，或有异常叫声等。

（2）其他类型发作：仅有突然呆木，两眼瞪视，呼之不应，或头部下垂，肢软无力，面色苍白等。

（3）局限性发作：可见多种形式，如口、眼、手等局部抽搐而无突然昏倒，或凝视，或语言障碍，或无意识动作等，多数在数秒钟或数分钟即止。

3. 先兆症状　多数在发作前有先兆症状如眩晕、胸闷等。

4. 发作突然，醒后如常人，醒后对发作时情况一无所知，反复发作。

5. 脑电图　在发作期描记到对称性同步化棘波或棘–慢波等阳性表现。

四、辨证论治

1. 痫病发作持续时间、间歇时间及发作程度在辨证时的意义

（1）持续时间长→病重←间歇时间短。

（2）持续时间短→病轻←间歇时间长。

2. 痫病发作期与间歇期的治疗原则

（1）频繁发作，以治标为主，着重清泻肝火，豁痰息风，开窍定痫。

（2）平时病缓，则补虚以治其本，宜益气养血，健脾化痰，滋补肝肾，宁心安神。

3. 痫病的分证论治

（1）风痰闭阻证——涤痰息风，开窍定痫

【主症】发病前常有眩晕，头昏，胸闷，乏力，痰多，心情不悦。发作呈多样性，或见突然跌倒，神志不清，抽搐吐涎，或伴尖叫与二便失禁，或短暂神志不清，两目发呆，茫然若失。谈话中断，持物落地，或精神恍惚而无抽搐，舌质红，苔白腻，脉多弦滑有力。

【方药】定痫丸加减。

（2）痰火扰神证——清热泻火，化痰开窍

【主症】发作时昏仆抽搐，吐涎，或有吼叫，平时急躁易怒，心烦失眠，咳痰不爽，口苦咽干，便秘溲黄，病发后，症状加重，彻夜难眠，目赤，舌红，苔黄腻，脉弦滑而数。

【方药】龙胆泻肝汤合涤痰汤加减。

（3）瘀阻脑络证——活血化瘀，息风通络

【主症】平素头晕头痛，痛有定处，常伴单侧肢体抽搐，或一侧面部抽动，颜面口唇青紫，舌质暗红或有瘀斑，舌苔薄白，脉涩或弦。多继发于颅脑外伤、产伤、颅内感染性疾患后，或先天大脑发育不全。

【方药】通窍活血汤加减。

（4）心脾两虚证——补益气血，健脾宁心

【主症】反复发痫，神疲乏力，心悸气短，失眠多梦，面色苍白，体瘦纳呆，大便溏薄，舌质淡，苔白腻，脉沉细而弱。

【方药】六君子汤合归脾汤加减。

（5）心肾亏虚证——补益心肾，潜阳安神

【主症】痫病频发，神思恍惚，心悸，健忘失眠，头晕目眩，两目干涩，面色晦暗，耳轮焦枯不泽，腰膝酸软，大便干燥，舌质淡红，脉沉细而数。

【方药】左归丸合天王补心丹加减。

第十一单元 胃痛

本单元内容历年考试常有涉及。考点大多集中在中医的分证论治上，首先要了解其诊断，考题中出现近心窝处、胃脘部等关键词要首先考虑到是胃痛疾病，熟悉胃痛的基本治疗原则有助于分证论治的复习，重点关注寒邪客胃、饮食伤胃及胃阴亏虚的内容。

一、概述

胃痛是以上腹胃脘近心窝处疼痛为主症的病证。

二、病因病机

1. 胃痛的常见病因　①外邪犯胃。②饮食伤胃。③情志不畅。④脾胃素虚。

2. 胃痛的主要病机　胃气阻滞，胃失和降，不通则痛。胃痛的病变部位在胃，但与肝、脾的关系极为密切。

三、诊断与类证鉴别

1. 胃痛的诊断要点

（1）主症：以上腹近心窝处胃脘部发生疼痛为特征，其疼痛性质有胀痛、刺痛、灼痛、剧痛、隐痛等。

（2）兼症：食欲不振，恶心呕吐，嘈杂泛酸，嗳气吞酸等。

（3）发病特点：中青年居多，多有反复发作病史，发病前多有明显的诱因如天气变化、恼怒、劳累、暴饮暴食、饥饿、进食生冷干硬辛辣醇酒，或服用有损脾胃的药物等。

2. 胃痛与真心痛的鉴别

真心痛是心经病变所引起的心痛证，多见于老年人，为当胸而痛，其多绞痛、闷痛，动辄加重，痛引肩背，常伴心悸气短、汗出肢冷，病情危急。而胃痛多表现为胀痛、刺痛、隐痛，有反复发作史，一般无放射痛，伴有嗳气、泛酸、嘈杂等脾胃证候。

四、辨证论治

1. 胃痛的辨证要点　①辨虚实。②辨寒热。③辨在气在血。

2. 胃痛的基本治疗原则　理气和胃止痛，立足于"通"（通则不痛）。

3. 胃痛的分证论治

（1）寒邪客胃证——温胃散寒，行气止痛

【主症】胃痛暴作，恶寒喜暖，得温痛减，遇寒加重，口淡不渴，或喜热饮，舌苔薄白，脉弦紧。

【方药】良附丸加减。

（2）饮食伤胃证——消食导滞，和胃止痛

【主症】胃脘疼痛，胀满拒按，嗳腐吞酸，或呕吐不消化食物，其味腐臭，吐后痛减，不思饮食，大便不爽，得矢气或便后稍舒，舌苔厚腻，脉滑。

【方药】保和丸加减。

（3）肝气犯胃证——疏肝解郁，理气止痛

【主症】胃脘胀痛，痛连两胁，胸闷嗳气，喜长叹息，大便不畅，随情志因素加重，舌苔薄白，脉弦。

【方药】柴胡疏肝散加减。

（4）湿热中阻证——清化湿热，理气和胃

【主症】胃脘疼痛，痛势急迫，脘闷灼热，口干口苦，渴不欲饮，头重如裹，身重肢倦，纳呆，恶心，小便色黄，大便不畅，舌苔黄腻，脉滑数。

【方药】清中汤加减。

（5）瘀血停胃证——化瘀通络，理气和胃

【主症】胃脘疼痛，如针刺，似刀割，痛有定处，按之痛甚，痛时持久，食后加剧，入夜尤甚，或见吐血黑便，舌质紫暗或有瘀斑，脉涩。

【方药】失笑散合丹参饮加减。

（6）胃阴亏耗证——养阴益胃，和中止痛

【主症】胃脘隐隐作痛，似饥而不欲食，口燥咽干，五心烦热，消瘦乏力，欲饮，大便干结，舌红少津，脉细数。

【方药】一贯煎合芍药甘草汤加减。

（7）脾胃虚寒证——温中健脾，和胃止痛

【主症】胃痛隐隐，绵绵不休，喜温喜按，空腹痛甚，得食则缓，劳累或受凉后发作加重，泛吐清水，神疲纳呆，四肢倦怠，手足不温，大便溏薄，舌淡苔白，脉虚弱或迟缓。

【方药】黄芪建中汤加减。

五、调摄、转归及预后

1. 生活调摄、预防　生活规律，忌暴饮暴食，饥饱不匀。胃痛者进流质或半流质，保持乐观情绪，避免过度劳累与紧张等。

2. 转归与预后　胃痛还可衍生变证，未及生命。若胃痛日久，痰瘀互结，壅塞胃脘，可形成噎膈。

第十二单元　呕吐

本单元内容出题率一般。在复习时首先要熟悉呕吐的病因病机、诊断。在此基础上重点掌握其辨证论治，治疗以和胃降逆止呕为原则。食滞内停证及痰饮内阻证应多加留意，其症状、方药均可能再次考查。

一、概述

呕吐指胃失和降，气逆于上，迫使胃中之物从口中吐出的一种病证。一般以有物有声谓之呕，有物无声谓之吐，无物有声谓之干呕。

二、病因病机

1. 呕吐的常见病因

（1）实证：饮食所伤、外感时邪、情志失调。

（2）虚证：先天禀赋薄弱，脾胃素虚，或病后损伤脾胃，中阳不振或胃阴不足。

2. 呕吐的主要病机　胃失和降，胃气上逆。病变脏腑主要在胃，还与肝、脾有密切的关系。

三、诊断与类证鉴别

1. 呕吐的诊断要点

（1）常有饮食不节、过食生冷、恼怒气郁及久病不愈等病史。

（2）初起呕吐量多，吐出物多有酸腐气味，久病呕吐，时作时止，吐出物不多，酸臭气味不甚。

（3）新病邪实，呕吐频频，常伴有恶寒、发热、脉实有力。久病正虚，呕吐无力，常伴精神萎靡、倦怠、面色萎黄、脉弱无力等症。

2. 呕吐与呃逆的鉴别

呕吐、呃逆两者，都是胃部的病变，但呕吐是以有声有物为特征；而呃逆古名为"哕"，是以喉间呃呃连声，声短而频，令人不能自制为特征。在病位上，呕吐在胃，呃逆在喉。在病机上，两者都有胃气上逆，而呃逆还有膈间不利的因素存在。

四、辨证论治

1. 呕吐的治疗原则　以和胃降逆为总的治疗原则。实者，治宜祛邪为主；虚者，治宜扶正为主。对于虚实兼夹者，则应细审其标本缓急主次而治之。

2. 呕吐的分证论治

（1）外邪犯胃证——疏邪解表，化浊和中

【主症】突然呕吐，胸脘满闷，发热恶寒，头身疼痛，舌苔白腻，脉濡缓。

【方药】藿香正气散加减。

（2）食滞内停证——消食化滞，和胃降逆

【主症】呕吐酸腐，脘腹胀满，嗳气厌食，大便或溏或结，舌苔厚腻，脉滑实。

【方药】保和丸加减。

（3）痰饮内阻证——温中化饮，和胃降逆

【主症】呕吐清水痰涎，脘闷不食，头眩心悸，舌苔白腻，脉滑。

【方药】小半夏汤合苓桂术甘汤加减。

（4）肝气犯胃证——疏肝理气，和胃降逆

【主症】呕吐吞酸，嗳气频繁，胸胁胀痛，舌淡红，苔薄，脉弦。

【方药】四七汤加减。

（5）脾胃气虚证——健脾益气，和胃降逆

【主症】食欲不振，食入难化，恶心呕吐，脘部痞闷，大便不畅，舌淡胖，苔薄，脉细。

【方药】香砂六君子汤加减。

（6）脾胃阳虚证——温中健脾，和胃降逆

【主症】饮食稍多即吐，时作时止，面色㿠白，倦怠乏力，喜暖恶寒，四肢不温，口干而不欲饮，大便溏薄，舌质淡，脉濡弱。

【方药】理中汤加减。

（7）胃阴不足证——滋养胃阴，降逆止呕

【主症】呕吐反复发作，或时作干呕，似饥而不欲食，口燥咽干，舌红少津，脉象细数。

【方药】麦门冬汤加减。

第十三单元　腹痛

本单元内容出题率一般，首先要熟悉病因病机与寒热虚实的关系，其次注意腹痛和胃痛的鉴别，重点掌握腹痛的辨证要点，熟悉各证型的治法、方药。

一、概述

腹痛是以胃脘以下、耻骨毛际以上的部位发生疼痛为主要表现的病证。

二、病因病机

1. 腹痛发生的常见内因与外因　①外感时邪。②饮食不节。③情志失调。④阳气素虚。⑤跌仆损伤。⑥腹部术后。

2. 腹痛的基本病机　脏腑气机阻滞，气血运行不畅，经脉痹阻，不通则痛；脏腑经络失养，不荣则痛。

三、诊断与类证鉴别

1. 腹痛的诊断要点

（1）主症：胃脘以下、耻骨毛际以上部位的疼痛。急性腹痛：病因外感，突然剧痛，伴发症状明显。慢性腹痛：病因内伤，起病缓慢，痛势缠绵。

（2）特点：涉及肠胃者，可伴有腹泻或便秘。膀胱湿热可见腹痛牵引前阴，小便淋沥，尿道灼痛。蛔虫作痛者多伴嘈杂吐涎，时作时止。瘀血腹痛者常有外伤史或手术史。少阳表里同病者痛连腰背，伴恶寒发热、恶心呕吐。

（3）一般状况：性别、年龄、婚姻状况，与饮食、情志、受凉等有关系，起病经过，其他伴发症状。

2. 腹痛与胃痛的鉴别

鉴别要点	胃痛	腹痛
部位	心下胃脘处	胃脘以下，耻骨毛际以上
伴随症状	恶心、嗳气等	便秘、腹泻或尿频、尿急等

四、辨证论治

1. 腹痛的辨证要点

首辨腹痛之缓急，次辨腹痛性质，再辨腹痛部位。

实痛一般痛势急剧，痛时拒按。其中腹痛拘急，暴作，痛无间断，遇冷痛剧，为寒痛；腹痛急迫，痛处灼热，腹胀便秘，为热痛；腹痛胀满，时轻时重，痛处不定，为气滞；腹部刺痛，痛无休止，痛处不移，痛处拒按，入夜尤甚，为血瘀；脘腹胀满，疼痛拒按，嗳腐吞酸，呕恶厌食，为伤食。虚痛一般痛势绵绵，喜揉喜按，时缓时急，痛而无形，饥而痛增。

胁腹、两侧少腹疼痛，多为厥阴肝经病证；脐以上大腹疼痛，多为脾胃病证；脐腹疼痛，多为大小肠病证或虫积；脐以下小腹疼痛，多为肾、膀胱、胞宫病证。

2. 腹痛的治疗原则　以"通"立法。

3. 腹痛的分证论治

（1）寒邪内阻证——散寒温里，理气止痛

【主症】腹痛急起，剧烈拘急，得温痛减，遇寒痛甚，恶寒身倦，手足不温，口淡不渴，小便清长，大便尚可，舌质淡，舌苔白腻，脉弦紧。

【方药】良附丸合正气天香散加减。

（2）湿热壅滞证——泄热通腑，行气导滞

【主症】腹部胀痛，痞满拒按，胸闷不舒，烦渴引饮，便秘或溏滞不爽，身热自汗，小便短赤，舌苔黄腻或黄燥，脉滑数。

【方药】大承气汤加减。

（3）肝郁气滞证——疏肝解郁，理气止痛

【主症】腹痛胀闷，痛无定处，痛引少腹，或兼痛窜两胁，时作时止，得嗳气或矢气则舒，遇忧思恼怒则剧，舌淡红，苔薄白，脉弦。

【方药】柴胡疏肝散加减。

（4）瘀血内停证——活血化瘀，和络止痛

【主症】少腹疼痛，痛势较剧，痛如针刺，甚则尿有血块，经久不愈，入夜尤甚，舌紫暗，脉细涩。

【方药】少腹逐瘀汤加减。

（5）中脏虚寒证——温中补虚，缓急止痛

【主症】腹痛绵绵，时作时止，喜热恶冷，痛时喜按；劳累后加重，反之缓解，神疲乏力，气短懒言，形寒肢冷，胃纳不佳，面色不华，大便溏薄，舌淡苔薄白，脉沉细。

【方药】小建中汤加减。

第十四单元　泄泻

　　本单元内容历年考试常有涉及。熟悉泄泻的诊断要点及治疗原则，在此基础上重点掌握其分证论治，尤其是脾胃虚弱证和肾阳虚衰证。了解与痢疾、霍乱的鉴别。

一、概述

泄泻是以排便次数增多，粪便稀溏或完谷不化，甚至泻出如水样为主要表现的病证。

二、病因病机

1. 泄泻的常见病因　①感受外邪。②饮食所伤。③情志失调。④病后体虚。⑤禀赋不足。

2. 泄泻的病机　脾虚湿盛，肠道功能失司。病位在肠，主病之脏属脾，同时与肝、肾密切相关。

三、诊断与类证鉴别

1. 泄泻的诊断要点

（1）主症：粪质稀溏，或完谷不化，或如水样，大便次数增多，每天三五次，甚至十余次。

（2）兼症：腹痛、腹胀、肠鸣、纳呆。

（3）病史、诱因：起病或急或缓。暴泻者多有暴饮暴食或误食不洁食物的病史。迁延日久，时发时止者，常由外邪、饮食、情志等因素而诱发。

2. 泄泻与痢疾的鉴别　两者均为大便次数增多、粪质稀薄的病证。泄泻以大便次数增加，粪质稀溏，甚则如水样，或完谷不化为主症，大便不带脓血，也无里急后重，腹痛或无。而痢疾以腹痛、里急后重、便下赤白脓血为特征。

四、辨证论治

1. 泄泻的辨证要点　首辨暴泻与久泻，次辨泻下之物，再辨脏腑定位。

2. 泄泻的基本治疗原则　运脾化湿。

3. 泄泻的分证论治

（1）寒湿内盛证——芳香化湿，解表散寒

【主症】泄泻清稀，甚则如水样，脘闷食少，腹痛肠鸣，或兼外感风寒，则恶寒，发热，头痛，肢体酸痛，舌苔白或白腻，脉濡缓。

【方药】藿香正气散加减。

（2）湿热伤中证——清热燥湿，分利止泻

【主症】泄泻腹痛，泻下急迫，或泻而不爽，粪色黄褐，气味臭秽，肛门灼热，烦热口渴，小便短黄，舌质红，苔黄腻，脉滑数或濡数。

【方药】葛根芩连汤加减。

（3）食滞肠胃证——消食导滞，和中止泻

【主症】腹痛肠鸣，泻下粪便臭如败卵，泻后痛减，脘腹胀满，嗳腐酸臭，不思饮食，舌苔垢浊或厚腻，脉滑实。

【方药】保和丸加减。

（4）肝气乘脾证——抑肝扶脾

【主症】腹痛而泻，腹中雷鸣，攻窜作痛，矢气频作，每因抑郁恼怒，或情绪紧张之时而作，素有胸胁胀闷，嗳气食少，舌淡红，脉弦。

【方药】痛泻要方加减。

（5）脾胃虚弱证——健脾益气，化湿止泻

【主症】大便时溏时泻，迁延反复，食少，食后脘闷不舒，稍进油腻食物，则大便次数增加，面色萎黄，神疲倦怠，舌质淡，苔白，脉细弱。

【方药】参苓白术散加减。

（6）肾阳虚衰证——温肾健脾，固涩止泻

【主症】黎明之前脐腹作痛，肠鸣即泻，泻下完谷，泻后则安，形寒肢冷，腰膝酸软。舌淡苔白，脉沉细。

【方药】四神丸加减。

第十五单元　痢疾

本单元内容历年考试常有涉及。考点大多集中在分证论治上，复习时首先要熟悉痢疾的诊断要点，"里急后重""泻下赤白脓血便"等为解题的关键，疫毒痢和寒湿痢应重点复习。

一、概述

痢疾是以大便次数增多、腹痛、里急后重、痢下赤白黏冻为主症的病证，是夏秋季常见的肠道传染病。

二、病因病机

1. 痢疾的常见病因　①外感时邪疫毒。②饮食不节。③脾胃虚弱。

2. 痢疾发生的病机　邪客肠腑，气血壅滞，肠道传化失司，脂膜血络受伤，腐败化为脓血而成痢。

三、诊断要点

1. 以腹痛，里急后重，大便次数增多，泻下赤白脓血便为主症。

2. 急性痢疾起病急骤，病程短，可伴恶寒、发热等；慢性痢疾起病缓慢，反复发作，迁延不愈；疫毒痢病情严重而病势凶险，以儿童多见，起病急骤，在腹痛、腹泻尚未出现之时，有高热神疲，四肢厥冷，面色青灰，呼吸浅表，神昏惊厥，而下痢、呕吐并不一定严重。

3. 多有饮食不洁史。急性起病者多发生在夏秋之交，久痢则四季皆可发生。

四、辨证论治

1. 痢疾虚实寒热的辨证要点　应首辨久暴，察虚实主次；其次识寒热偏重；再辨伤气、伤血。

2. 痢疾的治疗原则及治疗宜忌　热痢清之，寒痢温之，初痢实则通之，久痢虚则补之，寒热交错者清温并用，虚实夹杂者攻补兼施。忌过早补涩，忌峻下攻伐，忌分利小便。

3. 痢疾的分证论治

（1）湿热痢——清肠化湿，调气和血

【主症】腹部疼痛，里急后重，痢下赤白脓血，黏稠如胶冻，腥臭，肛门灼热，小便短赤，舌苔黄腻，脉滑数。

【方药】芍药汤加减。

（2）疫毒痢——清热解毒，凉血除积

【主症】起病急骤，壮热口渴，头痛烦躁，恶心呕吐，大便频频，痢下鲜紫脓血，腹痛剧烈，后重感显著，甚者神昏惊厥，舌质红绛，舌苔黄燥，脉滑数或微欲绝。

【方药】白头翁汤加减。

（3）寒湿痢——温中燥湿，调气和血

【主症】腹痛拘急，里急后重，痢下赤白黏冻，白多赤少，或为纯白冻，口淡乏味，脘胀腹满，头身困重，舌质或淡，舌苔白腻，脉濡缓。

【方药】不换金正气散加减。

（4）阴虚痢——养阴和营，清肠化湿

【主症】痢下赤白，日久不愈，脓血黏稠，或下鲜血，脐下灼痛，虚坐努责，食少，心烦口干，至夜转剧，舌红绛少津，苔腻或花剥，脉细数。

【方药】驻车丸加减。

（5）虚寒痢——温补脾肾，收涩固脱

【主症】腹部隐痛，缠绵不已，喜按喜温，痢下赤白清稀、无腥臭，或为白冻，甚则滑脱不禁，肛门坠胀，便后更甚，形寒畏冷，四肢不温，食少神疲，腰膝酸软，舌淡苔薄白，脉沉细而弱。

【方药】桃花汤合真人养脏汤。

（6）休息痢——温中清肠，调气化滞

【主症】下痢时发时止，迁延不愈，常因饮食不当、受凉、劳累而发，发时大便次数增多，夹有赤白黏冻，腹胀食少，倦怠嗜卧，舌质淡苔腻，脉濡软或虚数。

【方药】连理汤加减。

第十六单元　便秘

　　本单元出题率一般，重点为分证论治，热秘、气秘、虚秘的内容均曾考查。对于各个证型的治法方药均要求掌握，另外在解题时要注意辨清虚实，经常出现老年性便秘的相关题目。

一、概述

便秘是指大便在肠内滞留过久，秘结不通，排便周期延长，或周期不长，但便质干结，排出艰难，或便质不硬，虽有便意，但便而不畅的病证。

二、病因病机

1. 便秘的常见病因　①饮食不节。②情志失调。③年老体虚。④感受外邪。

2. 便秘的基本病机　大肠传导失常，气机不畅，糟粕内停。

三、诊断与类证鉴别

1. 便秘的诊断要点

（1）排便间隔时间超过自己的习惯 1 天以上，或两次排便时间间隔 3 天以上。

（2）大便便质干结，排出艰难，或欲大便而艰涩不畅。

（3）常伴腹胀、腹痛、口臭、纳差及神疲乏力、头眩心悸等症。

（4）本病常有饮食不节、情志内伤、劳倦内伤等病史。

2. 便秘与肠结鉴别　两者皆为大便秘结不通。但肠结多为急病，因大肠通降受阻所致，表现为腹部疼痛拒按，大便完全不通，且无矢气和肠鸣音，严重者可吐出粪便。便秘多为慢性久病，因大肠传导失常所致，表现为腹部胀满，大便干结艰行，可有矢气和肠鸣音，或有恶心呕吐，食纳减少。

四、辨证论治

1. 便秘的辨证要点　①审查病因。②辨别粪质及排便情况。

2. 便秘的治疗原则及方法　以通下为主。

3. 便秘的分证论治

（1）热秘——泄热导滞，润肠通便

【主症】大便干结，腹胀腹痛。口干口臭，面红心烦，或有身热，小便短赤，舌红苔黄燥，脉滑数。

【方药】麻子仁丸加减。

（2）气秘——顺气导滞

【主症】大便干结，或不甚干结，欲便不得出，或便而不爽，肠鸣矢气，腹中胀痛，嗳气频作，纳食减少，胸胁痞满，舌苔薄腻，脉弦。

【方药】六磨汤加减。

（3）冷秘——温里散寒，通便止痛

【主症】大便艰涩，腹痛拘急，胀满拒按，胁下偏痛，手足不温，呃逆呕吐。舌苔白腻，脉弦紧。

【方药】温脾汤加减。

（4）气虚秘——益气润肠

【主症】大便并不干硬，虽有便意，但排便困难，用力努挣则汗出短气，便后乏力，面白神疲，肢倦懒言。舌淡苔白，脉弱。

【方药】黄芪汤加减。

（5）血虚秘——养血润燥

【主症】大便干结，面色无华，皮肤干燥，头晕目眩，心悸气短，健忘少寐，口唇色淡，舌淡苔白，脉细。

【方药】润肠丸加减。

（6）阴虚秘——滋阴通便

【主症】大便干结，如羊屎状，形体消瘦，头晕耳鸣，两颧红赤，心烦少眠，潮热盗汗，腰膝酸软。舌红少苔，脉细数。

【方药】增液汤加减。

（7）阳虚秘——温阳通便

【主症】大便干或不干，排出困难，小便清长，面色㿠白，四肢不温，腹中冷痛，或腰膝酸冷。舌淡苔白，脉沉迟。

【方药】济川煎加减。

第十七单元　胁痛

本单元出题率一般，复习时首要牢记"肝络失和"，胁痛的各类病证均与肝有关，解题时应主要注意疼痛的性质。因其主症、治法、方药均曾考查，所以复习时应面面俱到。

一、概述

胁痛是指以一侧或两侧胁肋部疼痛为主要表现的病证。

二、病因病机

1. 胁痛的常见病因　情志不遂、跌仆损伤、饮食所伤、外感湿热、劳欲久病。

2. 胁痛的基本病机　肝络失和，其病理变化可归结为"不通则痛"与"不荣则痛"两类。其病变脏腑主要在于肝胆，又与脾胃及肾相关。

三、辨证论治

1. 胁痛的辨证要点　①辨在气在血。②辨属虚属实。

2. 胁痛的治疗原则　当根据"通则不痛"的理论，以疏肝和络止痛为基本治则。

3. 胁痛的分证论治

（1）肝郁气滞证——疏肝理气

【主症】胁肋胀痛，走窜不定，甚则引及胸背肩臂，疼痛多因情志而增减，胸闷腹胀，嗳气频作，得嗳气而胀痛稍舒，纳少口苦，舌苔薄白，脉弦。

【方药】柴胡疏肝散加减。

（2）瘀血阻络证——祛瘀通络

【主症】胁肋刺痛，痛有定处，痛处拒按，入夜痛甚，胁肋下或见有癥块，舌质紫暗，脉沉涩。

【方药】血府逐瘀汤或复元活血汤加减。

（3）肝胆湿热证——清热利湿

【主症】胁肋重着或灼热疼痛，痛有定处，触痛明显，口苦口黏，胸闷纳呆，恶心呕吐，小便黄赤，大便不爽，或兼有身热恶寒，身目发黄，舌红苔黄腻，脉弦滑数。

【方药】龙胆泻肝汤加减。

（4）肝络失养证——养阴柔肝

【主症】胁肋隐痛，悠悠不休，遇劳加重，口干咽燥，心中烦热，头晕目眩，舌红少苔，脉细弦而数。

【方药】一贯煎加减。

第十八单元　黄疸

本单元内容历年考试常有涉及。考点大多集中在中医的分证论治上，复习时首先要熟悉黄疸的诊断要点（目黄、身黄、小便黄），对于各型的主症、治法及方药均要重点掌握，要注意湿重于热与热重于湿证的区别。

一、概述

黄疸是以目黄、身黄、小便黄为主症的一种病证。目睛黄染尤为本病的重要特征。

二、病因病机

1. 黄疸的病因 ①外感湿热疫毒。②饮食不节、劳倦。③病后续发。

2. 黄疸的病机 湿邪壅阻中焦，脾胃失健，肝气郁滞，疏泄不利，致胆汁输泄失常，胆液不循常道，外溢肌肤，下注膀胱。

三、诊断

1. 目黄、肤黄、小便黄，其中目睛黄染为本病的重要特征。

2. 常伴食欲减退、恶心呕吐、胁痛腹胀等症状。

3. 常有外感湿热疫毒，内伤酒食不节，或有胁痛、癥积等病史。

四、辨证论治

1. 黄疸的辨证要点

（1）首辨阳黄、阴黄。

（2）次辨阳黄湿热之轻重、胆腑郁热及疫毒炽盛。

（3）三辨阴黄之病因。

（4）四辨黄疸病势轻重。

2. 黄疸的治疗原则 化湿邪，利小便。

3. 阳黄的分证论治

（1）热重于湿证——清热通腑，利湿退黄

【主症】身目俱黄，黄色鲜明，发热口渴，或见心中懊憹，腹部胀闷，口干而苦，恶心呕吐，小便短少黄赤，大便秘结，舌苔黄腻，脉弦数。

【方药】茵陈蒿汤加减。

（2）湿重于热证——利湿化浊运脾，佐以清热

【主症】身目俱黄，黄色不及前者鲜明。头重身困，胸脘痞满，食欲减退，恶心呕吐，腹胀或大便溏垢，舌苔厚腻微黄，脉象濡数或濡缓。

【方药】茵陈五苓散合甘露消毒丹加减。

（3）胆腑郁热证——疏肝泄热，利胆退黄

【主症】身目发黄，黄色鲜明，上腹、右胁胀闷疼痛，牵引肩背，身热不退，或寒热往来，口苦咽干，呕吐呃逆，尿黄赤，大便秘，舌苔黄舌质红，脉弦滑数。

【方药】大柴胡汤加减。

（4）疫毒炽盛证（急黄）——清热解毒，凉血开窍

【主症】发病急骤，黄疸迅速加深，其色如金，皮肤瘙痒，高热口渴，胁痛腹满，神昏谵语，烦躁抽搐，或见衄血、便血，或肌肤瘀斑，舌质红绛，苔黄而燥，脉弦滑或数。

【方药】千金犀角散加味。

4. 阴黄的分证论治

寒湿阻遏证——温中化湿，健脾和胃

【主症】身目俱黄，黄色晦暗，或如烟熏，脘腹痞胀，纳谷减少，大便不实，神疲畏寒，口淡不渴，舌淡苔腻，脉濡缓或沉迟。

【方药】茵陈术附汤加减。

5. 黄疸消退后的调治

（1）湿热留恋证——清热利湿

【主症】脘痞腹胀，胁肋隐痛，饮食减少，口中干苦，小便黄赤，舌苔腻，脉濡数。

【方药】茵陈四苓散加减。

(2) 肝脾不调证——调和肝脾，理气助运

【主症】脘腹痞闷，肢倦乏力，胁肋隐痛不适，饮食欠香，大便不调，舌苔薄白，脉来细弦。

【方药】柴胡疏肝散或归芍六君子汤加减。

(3) 气滞血瘀证——疏肝理气，活血化瘀

【主症】胁下结块，隐痛、刺痛不适，胸胁胀闷，面颈部见有赤丝红纹，舌有紫斑或紫点，脉涩。

【方药】逍遥散合鳖甲煎丸。

五、转归预后

1. 发病初期，应卧床休息，急黄患者须绝对卧床。

2. 恢复期和转为慢性久病者，可适当参加体育活动。

3. 保持心情舒畅，进食富于营养而易消化的饮食，忌辛辣、油腻、酒热之品，密切观察病情变化。

第十九单元　鼓胀

本单元出题率较为一般，重点掌握分证论治的内容，对于气滞湿阻证和水湿困脾证应多加留意，注意辨别各个证型的主症。另应注意与水肿的鉴别。其他内容了解即可。

一、概述

鼓胀是指腹部胀大如鼓的一类病证，临床以腹大胀满，绷急如鼓，皮色苍黄，脉络显露为特征，故名鼓胀。

二、病因病机

1. 鼓胀的病因　①酒食不节。②情志刺激。③虫毒感染。④病后续发。

2. 鼓胀的病机　肝、脾、肾三脏功能受损，气滞、血瘀、水停腹中。其病位主要在于肝脾，久则及肾。

三、诊断与类证鉴别

1. 鼓胀的诊断要点

(1) 初起脘腹作胀，食后尤甚，继而腹部胀满如鼓，重者腹壁青筋显露，脐孔突起。

(2) 常伴乏力、纳差、尿少及齿衄、鼻衄、皮肤紫斑等出血现象，可见面色萎黄、黄疸、手掌殷红、面颈胸部红丝赤缕、血痣及蟹爪纹。

(3) 本病常有酒食不节、情志内伤、虫毒感染或黄疸、胁痛、癥积等病史。

2. 鼓胀与水肿的鉴别　鼓胀主要为肝、脾、肾受损，气、血、水互结于腹中，以腹部胀大为主，四肢肿不甚明显。晚期方伴肢体浮肿，每兼见面色青晦，面颈部有血痣赤缕，胁下癥积坚硬，腹皮青筋显露等。水肿为肺、脾、肾功能失调，水湿泛溢肌肤。其浮肿多从眼睑开始，继则延及头面及肢体，或下肢先肿，后及全身，每见面色白，腰酸倦怠等。

四、辨证论治

1. 鼓胀的辨证要点　①辨虚实。②辨明气血水三者轻重。③辨寒热偏盛。

2. 鼓胀的治疗原则　标实为主，当行气、活血、祛湿利水或暂用攻逐之法，同时配以疏肝健脾。本虚为主，当温补脾肾或滋养肝肾，同时配合行气活血利水。

3. 鼓胀的分证论治

（1）气滞湿阻证——疏肝理气，运脾利湿

【主症】腹胀按之不坚，胁下胀满或疼痛，饮食减少，食后胀甚，得嗳气、矢气稍减，小便短少，舌苔薄白腻，脉弦。

【方药】柴胡疏肝散合胃苓汤加减。

（2）水湿困脾证——温中健脾，行气利水

【主症】腹大胀满，按之如囊裹水，甚则颜面微浮，下肢浮肿，脘腹痞胀，得热则舒，精神困倦，怯寒懒动，小便少，大便溏，舌苔白腻，脉缓。

【方药】实脾饮加减。

（3）水热蕴结证——清热利湿，攻下逐水

【主症】腹大坚满，脘腹胀急，烦热口苦，身目发黄，尿赤便秘，舌边尖红，苔黄腻，脉弦数。

【方药】中满分消丸合茵陈蒿汤加减。

（4）瘀结水留证——活血化瘀，行气利水

【主症】脘腹坚满，青筋显露，胁下癥结痛如针刺，面色晦暗黧黑，或见赤丝血缕，面、颈、胸、臂出现血痣或蟹爪纹，口干不欲饮水，或见大便色黑，舌质紫暗或有紫斑，脉细涩。

【方药】调营饮加减。

（5）阳虚水盛证——温补脾肾，化气利水

【主症】腹大胀满，形似蛙腹，朝宽暮急，面色苍黄，或呈㿠白，脘闷纳呆，神倦怯寒，肢冷浮肿，小便短少不利，舌体胖，质紫，苔淡白，脉沉细无力。

【方药】附子理苓汤或济生肾气丸加减。

（6）阴虚水停证——滋肾柔肝，养阴利水

【主症】腹大胀满，或见青筋暴露，面色晦滞，唇紫，口干而燥，心烦失眠，时或鼻衄，牙龈出血，小便短少，舌质红绛少津，苔少或光剥，脉弦细数。

【方药】六味地黄丸合一贯煎加减。

五、转归预后

病在早期，正虚不著，经适当调治，腹水可消失；延至晚期，邪实正虚，则预后较差，腹水反复发生，病情不易稳定。

第二十单元 头痛

本单元出题率较为一般，首要掌握头痛的部位、性质所代表的临床意义。重点掌握引经药物的选用，熟悉各种头痛的治法、方药。

一、概述

头痛是以头部疼痛为主的病证。

二、病因病机

1. 头痛的常见病因 ①感受外邪。②情志失调。③先天不足或房事不节。④饮食劳倦及体虚久病。⑤头部外伤或久病入络。

2. 头痛的病机 基本病机为不通则痛，不荣则痛。外感头痛是以风邪为主的，外邪上扰清窍，壅滞经络，络脉不通。内伤头痛之病机多与肝、脾、肾三脏的功能失调有关。

三、类证鉴别

1. 外感头痛与内伤头痛

外感头痛者多有起居不慎、感受外邪的病史，起病较急，病势较剧，多表现为掣痛、跳痛、灼痛、胀痛、重痛，痛无休止。内伤头痛者常有饮食劳倦、房事不节、病后体虚等病史，一般起病缓慢，病势较缓，多表现为隐痛、空痛、昏痛，痛处固定，痛势悠悠，遇劳加重，时作时止。

2. 根据头痛的不同部位，判断其经络归属

（1）太阳经：后脑，痛连项背。

（2）阳明经：前额，眉棱处。

（3）少阳经：头之两侧，并连及目。

（4）厥阴经：颠顶，或连目系。

四、辨证论治

1. 头痛的治疗原则

外感头痛——实证，以风邪为主——主以疏风，兼以散寒、清热、祛湿。

内伤头痛——虚证或虚实夹杂证——虚者以滋阴养血，益肾填精为主；实证当平肝、化痰、行瘀；虚实夹杂者，酌情兼顾并治。

2. 外感头痛的分证论治

（1）风寒头痛——疏散风寒止痛

【主症】头痛连及项背，常有拘急收紧感，或伴恶风畏寒，遇风尤剧，口不渴，苔薄白，脉浮紧。

【方药】川芎茶调散加减。

（2）风热头痛——疏风清热和络

【主症】头痛而胀，甚则头胀如裂，发热或恶风，面红目赤，口渴喜饮，大便不畅，或便秘，溲赤，舌尖红，苔薄黄，脉浮数。

【方药】芎芷石膏汤加减。

（3）风湿头痛——祛风胜湿通窍

【主症】头痛如裹，肢体困重，胸闷纳呆，大便或溏，舌苔白腻，脉濡。

【方药】羌活胜湿汤加减。

3. 内伤头痛的分证论治

（1）肝阳头痛——平肝潜阳息风

【主症】头昏胀痛，两侧为重，心烦易怒，夜寐不宁，口苦面红，或兼胁痛，舌红苔黄，脉弦数。

【方药】天麻钩藤饮加减。

（2）肾虚头痛——养阴补肾，填精生髓

【主症】头痛且空，眩晕耳鸣，腰膝酸软，神疲乏力，滑精带下，舌红少苔，脉细无力。

【方药】大补元煎加减。

（3）血虚头痛——养血滋阴，和络止痛

【主症】头痛隐隐，时时昏晕，心悸失眠，面色少华，神疲乏力，遇劳加重，舌质淡，苔薄白，脉细弱。

【方药】加味四物汤加减。

（4）痰浊头痛——健脾燥湿，化痰降逆

【主症】头痛昏蒙，胸脘满闷，纳呆呕恶，舌苔白腻，脉滑或弦滑。

【方药】半夏白术天麻汤加减。

（5）瘀血头痛——活血化瘀，通窍止痛

【主症】头痛经久不愈，痛处固定不移，痛如锥刺，或有头部外伤史，舌紫暗，或有瘀斑、瘀点，苔薄白，脉细或细涩。

【方药】通窍活血汤加减。

4. 根据头痛的不同部位选用不同的"引经药"

（1）太阳头痛：羌活、川芎、蔓荆子。

（2）太阴头痛：苍术。

（3）少阳头痛：柴胡、黄芩、川芎。

（4）少阴头痛：细辛。

（5）阳明头痛：知母、葛根、白芷。

（6）厥阴头痛：吴茱萸、藁本。

第二十一单元　眩晕

本单元出题率一般，重点熟悉气血亏虚证及肾精不足证。

一、概述

眩是指眼花，轻者闭目即止；重者如坐车船，旋转不定，不能站立，或伴有恶心、呕吐、汗出，面色苍白等症状，或眼前发黑。晕是指头晕甚或感觉自身或外界景物旋转。二者常同时并见，故统称"眩晕"。

二、病因病机

1. 眩晕的常见病因　①情志不遂。②年高肾亏。③病后体虚。④饮食不节。⑤跌仆损伤。

2. 眩晕的病机　基本病机主要是脑髓空虚，清窍失养，或痰火上逆，扰动清窍。病位在于头窍，病变脏腑与肝、脾、肾三脏相关。常见病理因素有风、火、痰、瘀。

三、诊断

1. 头晕目眩，视物旋转，轻者闭目即止，重者如坐车船，甚则仆倒。

2. 严重者可伴有头痛、项强、恶心呕吐、眼球震颤、耳鸣耳聋、汗出、面色苍白等表现。

3. 多有情志不遂、年高体虚、饮食不节、跌仆损伤等病史。

四、辨证论治

1. 眩晕的辨证要点　①辨相关脏腑。②辨标本虚实。

2. 眩晕的治疗原则　补虚泻实，调整阴阳。虚者当滋养肝肾，补益气血，填精生髓。实证当平肝潜阳，清肝泻火，化痰行瘀。

3. 眩晕的分证论治

（1）肝阳上亢证——平肝潜阳，清火息风

【主症】眩晕，耳鸣，头目胀痛，口苦，失眠多梦，遇烦劳郁怒而加重，甚则仆倒，颜面潮红，急躁易怒，肢麻震颤，舌红苔黄，脉弦或数。

【方药】天麻钩藤饮加减。

（2）气血亏虚证——补益气血，调养心脾

【主症】眩晕动则加剧，劳累即发，面色淡白，神疲乏力，倦怠懒言，唇甲不华，发色不泽，心悸少寐，纳少腹胀，舌淡苔薄白，脉细弱。

【方药】归脾汤加减。

（3）肾精不足证——滋养肝肾，益精填髓

【主症】眩晕日久不愈，精神萎靡，腰酸膝软，少寐多梦，健忘，两目干涩，视力减退，或遗精滑泄，耳鸣齿摇。或颧红咽干，五心烦热，舌红少苔，脉细数；或面色㿠白，形寒肢冷，舌淡嫩，苔白，脉弱尺甚。

【方药】左归丸加减。

（4）痰湿中阻证——化痰祛湿，健脾和胃

【主症】眩晕，头重昏蒙，或伴视物旋转，胸闷恶心，呕吐痰涎，食少多寐，舌苔白腻，脉濡滑。

【方药】半夏白术天麻汤加减。

第二十二单元　中风

本单元掌握分证论治的内容，注意中风中脏腑闭证。

一、概述

中风是以猝然昏仆，不省人事，半身不遂，口舌歪斜，语言不利为主症的病证。

二、病因病机

1. 中风的常见病因　①内伤积损。②劳欲过度。③饮食不节。④情志所伤。⑤气虚邪中。

2. 中风的主要病机　阴阳失调，气血逆乱，上犯于脑，虚（阴虚、气虚）、火（肝火、心火）、风（肝风、外风）、痰（风痰、湿痰）、气（气逆）、血（血瘀）为其病机六端。

三、诊断与类证鉴别

1. 中风的诊断要点

（1）具有突然昏仆，不省人事，半身不遂，偏身麻木，口舌歪斜，言语謇涩等特定的临床表现。轻症仅见眩晕、偏身麻木、口舌歪斜、半身不遂等。

（2）多急性起病，好发于 40 岁以上年龄段。

（3）发病之前多有头晕、头痛、肢体一侧麻木等先兆症状。

（4）常有眩晕、头痛、心悸等病史，病发多有情志失调、饮食不当或劳累等诱因。

2. 中风与痫病、厥证、痉证的鉴别要点

（1）中风与痫病

病名	相同点	不同点
中风	发作时起病急骤，突然昏仆倒地	仆地无声，一般无四肢抽搐及口吐涎沫。神昏症状严重，持续时间长，难以自行苏醒，需及时治疗方可逐渐清醒。多伴半身不遂、口眼歪斜
痫病		阵发性神志异常，猝发仆地时常口中作声，如猪羊啼叫，四肢频抽而口吐白沫。神昏多为时短暂，移时可自行苏醒，醒后一如常人，但可再发

（2）中风与厥证

病名	相同点	不同点
中风	突然昏仆、不省人事	神昏症状严重，持续时间长，难以自行苏醒，需及时治疗方可逐渐清醒。多伴半身不遂、口眼歪斜
厥证		神昏时间短暂，发作时常伴有四肢逆冷，移时多可自行苏醒，醒后无半身不遂、口眼歪斜、言语不利等表现

（3）中风与痉证

病名	相同点	不同点
中风	神昏	起病时即有神昏，而后可以出现抽搐，抽搐时间短，多伴半身不遂、口眼歪斜
痉证		以四肢抽搐、项背强直甚至角弓反张为主症，抽搐时间长，神昏多出现在抽搐之后。无半身不遂、口眼歪斜等症

四、辨证论治

1. 中风的辨证要点　首辨中经络或中脏腑，中脏腑者辨闭证与脱证，闭证应辨阳闭阴闭，同时应辨当前所处病期。

2. 中风中经络证的分证论治

（1）风痰入络证——祛风化痰通络

【主症】肌肤不仁，手足麻木，突然发生口眼歪斜，语言不利，口角流涎，舌强语謇，甚则半身不遂，或兼见手足拘挛、关节酸痛等症，舌苔薄白，脉浮数。

【方药】真方白丸子加减。

（2）风阳上扰证——平肝潜阳，活血通络

【主症】平素头晕头痛，耳鸣目眩，突然发生口舌歪斜，舌强语謇，或手足重滞，甚则半身不遂，舌质红，苔黄，脉弦。

【方药】天麻钩藤饮加减。

（3）阴虚风动证——滋阴潜阳，息风通络

【主症】平素头晕耳鸣，腰酸，突然发生口舌歪斜，语言不利，手指瞤动，甚或半身不遂，舌质红，苔腻，脉弦细数。

【方药】镇肝熄风汤加减。

3. 中风中脏腑证的分证论治

（1）闭证

1）痰热腑实证——通腑泄热，息风化痰

【主症】素有头痛眩晕，心烦易怒，突然发病，半身不遂，口舌歪斜，舌强语謇或不语，神识欠清或昏糊，肢体强急，痰多而黏，伴腹胀、便秘，舌质暗红，或有瘀点瘀斑，苔黄腻，脉弦滑或弦涩。

【方药】桃仁承气汤加减。

2）痰火瘀闭证——息风清火，豁痰开窍

【主症】突然昏仆，不省人事，牙关紧闭，口噤不开，两手握固，大小便闭，肢体强痉，面赤身热，气粗口臭，躁扰不宁，苔黄腻，脉弦滑而数。

【方药】羚角钩藤汤加减。另可服至宝丹或安宫牛黄丸以清心开窍。

3）痰浊瘀闭证——化痰息风，宣郁开窍

【主症】突然昏仆，不省人事，牙关紧闭，口噤不开，两手握固，肢体强痉，大小便闭，面白唇暗，静卧不烦，四肢不温，痰涎壅盛，苔白腻，脉沉滑缓。

【方药】涤痰汤加减。

（2）脱证（阴竭阳亡）——回阳救阴，益气固脱

【主症】突然昏仆，不省人事，目合口张，鼻鼾息微，手撒肢冷，汗多，大小便自遗，肢体软瘫，舌痿，脉细弱或脉微欲绝。

【方药】参附汤合生脉散加味。

4. 中风恢复期的分证论治

（1）风痰瘀阻证——搜风化痰，行瘀通络

【主症】口舌歪斜，舌强语謇或失语，半身不遂，肢体麻木，苔滑腻，舌暗紫，脉弦滑。

【方药】解语丹加减。

（2）气虚络瘀证——益气养血，化瘀通络

【主症】肢体偏枯不用，肢软无力，面色萎黄，舌质淡紫或有瘀斑，苔薄白，脉细涩或细弱。

【方药】补阳还五汤加减。

（3）肝肾亏虚证——滋养肝肾

【主症】半身不遂，患肢僵硬，拘挛变形，舌强不语，或偏瘫，肢体肌肉萎缩，舌红脉细，或舌淡红，脉沉细。

【方药】左归丸合地黄饮子加减。

五、转归和预后

1. 中脏腑者神志逐渐转清，半身不遂趋于恢复，预后多较好。

2. 若见顽固性呃逆等则为变证，多致正气散脱。

3. 若迁延为中风后遗症，应配外敷熏洗及针灸按摩，适当锻炼。

4. 后遗症期若偏瘫肢体由松懈瘫软变为拘挛发痉，则病情较重。

第二十三单元　水肿

本单元内容历年考试常有涉及。考点大多集中在中医的分证论治上，复习时要熟悉阴水阳水的辨别要点、水肿的治疗原则，在此基础上，对于各型的主症、治法及方药均要重点掌握，要注意风水相搏证和水湿浸渍证，再次考查的可能性很大。

一、概述

水肿为体内水液潴留，泛滥肌肤，表现以头面、眼睑、四肢、腹背，甚至全身浮肿为特征的一类病证。

二、病因病机

1. 水肿的病因　①风邪袭表。②疮毒内犯。③外感水湿。④饮食不节。⑤禀赋不足。⑥久病劳倦。

2. 水肿的病机　肺失通调，脾失转输，肾失开合，三焦气化不利，水液泛滥肌肤。

三、诊断

1. 水肿从眼睑或下肢开始，继则累及四肢全身。

2. 轻者仅眼睑或足胫浮肿，重者全身尽肿，甚则气喘不能平卧，腹大胀满。更严重者可出现尿闭或尿少，恶心呕吐，口中秽味，鼻衄，齿衄，头痛，抽搐，神昏谵语等危象。

3. 可有乳蛾、心悸、疮毒、紫癜及久病体虚病史。

四、辨证论治

1. 水肿的辨证要点

（1）首辨阴水、阳水

1）阳水：发病急，病程短，多表现为表证、热证、实证。多因风、湿、热、毒诸邪导致水气内停所致，水肿多由上而下，先见眼睑、颜面浮肿，继则遍及全身，皮肤绷急光亮，按之凹陷易复，可伴烦热口渴、小便短赤、大便干结等症。

2）阴水：发病缓，病程长，多表现为里证、寒证、虚证或本虚标实证。多因脾肾虚弱，气不化水，久则可见瘀阻水停。水肿多由下而上，先见足踝部浮肿，继而累及全身，水肿部位皮肤松弛，按之凹陷不易恢复，可伴神疲气怯、小便少、大便溏薄等症。

（2）次辨病变之脏腑。

2. 水肿的治疗原则　发汗、利尿、泻下逐水。

3. 阳水的分证论治

（1）风水相搏证——疏风清热，宣肺行水

【主症】眼睑浮肿，继则四肢及全身皆肿，来势迅速，多有恶寒，发热，肢节酸楚，小便不利等。偏于风热者，伴咽喉红肿疼痛，舌质红，脉浮滑数。偏于风寒者，兼恶寒，咳喘，舌苔薄白，脉浮滑或紧。

【方药】越婢加术汤加减。

（2）水湿浸渍证——运脾化湿，通阳利水

【主症】起病缓慢，病程较长，全身水肿，下肢明显，按之没指，小便短少，身体困重，胸闷，纳呆，泛恶，苔白腻，脉沉缓。

【方药】五皮饮合胃苓汤加减。

（3）湿热壅盛证——分利湿热

【主症】遍体浮肿，皮肤绷急光亮，胸脘痞闷，烦热口渴，小便短赤，或大便干结，舌红，苔黄腻，脉沉数或濡数。

【方药】疏凿饮子加减。

（4）湿毒浸淫证——宣肺解毒，利湿消肿

【主症】眼睑浮肿，延及全身，皮肤光亮，尿少色赤，身发疮痍，甚则溃烂，恶风发热，舌质红，苔薄黄，脉浮数或滑数。

【方药】麻黄连翘赤小豆汤合五味消毒饮加减。

4. 阴水的分证论治

（1）脾阳虚衰证——健脾温阳利水

【主症】身肿日久，腰以下为甚，按之凹陷不易恢复，脘腹胀闷，纳减便溏，面色不华，神疲乏力，四肢倦怠，小便短少，舌质淡，苔白腻或白滑，脉沉缓或沉弱。

【方药】实脾饮加减。

（2）肾阳衰微证——温肾助阳，化气行水

【主症】水肿反复消长不已，面浮身肿，腰以下甚，按之凹陷不起，尿量减少或反多，腰酸冷，四肢厥冷，怯寒神疲，面色㿠白，甚者心悸胸闷，喘促难卧，腹大胀满，舌质淡胖，苔白，脉沉细或沉迟无力。

【方药】济生肾气丸合真武汤加减。

五、转归和预后

阳水易消，阴水难治。阳水患者如初发年少，脏气未损，治疗及时，则病可向愈。若先天禀赋不足，或他病久病，或得病之后拖延失治，导致肺、脾、肾三脏功能严重受损，后期还可影响到心、肝，则难向愈。

第二十四单元　淋证

本单元内容历年考试常有涉及。诊断、临床表现、分证论治均有考查。解题时应首辨六淫主症，重点为热淋、石淋、血淋，再次考查的可能性很大。另应注意淋证和尿血的鉴别。

一、概述

淋证是指以小便频数短涩，淋沥刺痛，小腹拘急或痛引腰腹为主症的病证。

二、病因病机

1. 淋证的常见病因　①外感湿热。②饮食不节。③情志失调。④禀赋不足。⑤劳伤久病。

2. 淋证的病机　湿热蕴结下焦，肾与膀胱气化不利。其病位在膀胱与肾。

三、诊断与类证鉴别

1. 淋证的诊断要点

（1）小便频数，淋沥涩痛，小腹拘急，痛引腰腹为各种淋证的主症，是诊断淋证的主要依据。但还需根据各种淋证的不同临床特征，确定不同的淋证类型。

（2）病久或反复发作后，常伴有低热、腰痛、小腹坠胀、疲劳等。

（3）多见于已婚女性，每因疲劳、情志变化、不洁房事而诱发。

2. 六种淋证的主症特征

证型	特征
热淋	起病多急骤，小便赤热，溲时灼痛，或伴有发热，腰痛拒按
石淋	小便排出砂石，或排尿时突然中断，尿道窘迫疼痛，或腰腹绞痛难忍
气淋	小腹胀满较明显，小便艰涩疼痛，尿后余沥不尽
血淋	溺血而痛
膏淋	小便混浊如米泔水或滑腻如膏脂
劳淋	小便不甚赤涩，溺痛不甚，但淋沥不已，时作时止，遇劳即发

3. 血淋与尿血的鉴别　血淋与尿血都有小便出血，尿色红赤，甚至溺出纯血等症状。其鉴别的要点是有无尿痛。尿血多无疼痛之感，虽亦间有轻微的胀痛或热痛，但终不若血淋的小便滴沥而疼痛难忍，故一般痛者为血淋，不痛者为尿血。

四、辨证论治

1. 淋证的辨证要点　①首辨六淋主症。②辨淋证虚实。③辨明各淋证的转化与兼夹。

2. 淋证的治疗原则　实则清利，虚则补益。对虚实夹杂者，又当通补兼施，审其主次缓急，兼顾治疗。

3. 淋证的分证论治

（1）热淋——清热利湿通淋

【主症】小便频数短涩，灼热刺痛，溺色黄赤，少腹拘急胀痛，或有寒热，口苦，呕恶，或有腰痛拒按，或有大便秘结，苔黄腻，脉滑数。

【方药】八正散加减。

（2）石淋——清热利湿，排石通淋

【主症】尿中夹砂石，排尿涩痛，或排尿时突然中断，尿道窘迫疼痛，少腹拘急，往往突发，一侧腰腹绞痛难忍，甚则牵及外阴，尿中带血，舌红，苔薄黄，脉弦或带数。

【方药】石韦散加减。

（3）血淋——清热通淋，凉血止血

【主症】小便热涩刺痛，尿色深红，或夹有血块，疼痛满急加剧，或见心烦，舌尖红，苔黄，脉滑数。

【方药】小蓟饮子加减。

（4）气淋——理气疏导，通淋利尿

【主症】郁怒之后，小便涩滞，淋沥不宣，少腹胀满疼痛，苔薄白，脉弦。

【方药】沉香散加减。

（5）膏淋——清热利湿，分清泄浊

【主症】小便浑浊，乳白或如米泔水，上有浮油，置之沉淀，或伴有絮状凝块物，或混有血液、血块，尿道热涩疼痛，尿时阻塞不畅，口干，苔黄腻，舌质红，脉濡数。

【方药】程氏萆薢分清饮加减。

（6）劳淋——补脾益肾

【主症】小便不甚赤涩，溺痛不甚，但淋沥不已，时作时止，遇劳即发，腰膝酸软，神疲乏力，病程缠绵，舌质淡，脉细弱。

【方药】无比山药丸加减。

五、调摄、转归和预后

1. 转归和预后　初起病情尚轻，治疗得当，易愈。但热淋、血淋有时可发生热毒入血，出现高热神昏等重笃证候。若病久不愈或反复发作，可转为劳淋，甚至水肿、癃闭、关格等，或肾虚肝旺，成为头痛、眩晕。石淋亦可成水肿、癃闭、关格。膏淋日久可致气血大亏，终成虚劳。

2. 生活调摄　注意外阴清洁，不憋尿，多饮水。养成良好的饮食起居习惯。避免纵欲过劳，保持心情舒畅。

第二十五单元　郁证

本单元内容历年考试常有涉及。考点大多集中在中医的分证论治上，重点为肝气郁结、气郁化火证。

一、概述

郁证系由于情志不舒、气机郁滞所致，以心情抑郁、情绪不宁、胸部满闷、胁肋胀痛，或易怒喜哭，或咽中如有异物梗塞等为主要临床表现的一类病证。脏躁、梅核气等病证属本病范畴。

二、病因病机

1. 郁证的常见病因　①七情所伤。②思虑劳倦。③脏气素虚。

2. 郁证的基本病机　肝失疏泄，脾失健运，心失所养，脏腑阴阳气血失调。郁证的发病与肝的关系最为密切，涉及心、脾。

三、诊断

1. 以忧郁不畅、情绪不宁、胸胁胀满疼痛为主要临床表现，或有易怒易哭，或咽中如有炙脔，吞之不下，咯之不出的特殊症状。

2. 患者大多数有忧愁、焦虑、悲哀、恐惧、愤懑等情志内伤的病史。并且郁证病情的反复常与情志因素密切相关。

3. 多发于青中年女性。无其他病证的症状及体征。

四、辨证论治

1. 郁证的基本治疗原则　理气开郁、调畅气机、怡情易性。

2. 郁证的分证论治

（1）肝气郁结证——疏肝解郁，理气畅中

【主症】精神抑郁，情绪不宁，胸部满闷，胁肋胀痛，痛无定处，脘闷嗳气，不思饮食，大便不调，舌苔薄腻，脉弦。

【方药】柴胡疏肝散加减。

（2）痰气郁结证——行气开郁，化痰散结

【主症】精神抑郁，胸部闷塞，胁肋胀满，咽中如有物梗塞，吞之不下，咯之不出，舌苔白腻，脉弦滑。亦称"梅核气"。

【方药】半夏厚朴汤加减。

（3）心神失养证——甘润缓急，养心安神

【主症】精神恍惚，心神不宁，多疑易惊，悲忧善哭，喜怒无常，或时时欠伸，或手舞足蹈，詈骂喊叫等，舌质淡，脉弦。亦称"脏躁"。

【方药】甘麦大枣汤加减。

（4）心脾两虚证——健脾养心，补益气血

【主症】情绪不宁，多思善疑，头晕神疲，心悸胆怯，失眠，健忘，纳差，面色不华，舌质淡，苔薄白，脉细。

【方药】归脾汤加减。

五、其他疗法

1. 精神疗法　移情易性，保持心情舒畅。

2. 辅助治疗　一般病例可针刺内关、神门、后溪、三阴交等穴位。伴上肢抽动者，配曲池、合谷；伴下肢抽动者，配阳陵泉、昆仑；伴喘促气急者，配膻中。

第二十六单元　血证

本单元内容历年考试均有涉及。考点较多且分散，对每个病证都要复习到位。重点是中医的分证论治，吐血、便血、尿血的出题率较高，其余内容也应熟悉。

一、概述

血证是指凡血液不循常道，或上溢于口鼻诸窍，或下泄于前后二阴，或渗出于肌肤，所形成的一类出血性疾患。

二、病因病机

1. 血证的常见病因　①感受外邪。②情志过极。③饮食不节。④劳欲体虚。⑤久病或热病。

2. 血证的病机　火热熏灼、迫血妄行，气虚不摄、血溢脉外，瘀血阻络、血不循经。

三、诊断与类证鉴别

1. 各类血证的诊断要点

（1）鼻衄：①临床表现：血自鼻道外溢。②非因外伤、倒经所致者。

（2）齿衄：①临床表现：血自齿龈或齿缝外溢。②排除外伤所致者。

（3）咳血：临床表现：血由肺、气道而来，经咳嗽而出，或觉喉痒胸闷，一咯即出，血色鲜红，或夹泡沫，或痰血相兼，痰中带血。

（4）吐血：①临床表现：血随呕吐而出，常伴有食物残渣等胃内容物，血色多为咖啡色或紫暗色，也可为鲜红色，大便色黑如漆，或呈暗红色。②病史：有胃痛、胁痛、黄疸、癥积等病史。③发病急骤，吐血前多有恶心、胃脘不适、头晕等症。

（5）便血：①临床表现：大便色鲜红、暗红或紫暗，甚至黑如柏油样，次数增多。②病史：有胃肠或肝病病史。

（6）尿血：①临床表现：小便中混有血液或夹有血丝。②特点：排尿时无疼痛。

（7）紫斑：①临床表现：肌肤出现青紫斑点，小如针尖，大者融合成片，压之不褪色。②特点：紫斑好发于四肢，尤以下肢为甚，常反复发作。重者可伴有鼻衄、齿衄、尿血、便血及崩漏。③小儿及成人皆可患此病，但以女性为多见。

2. 咳血与吐血的鉴别

血证	相同点	不同点
咳血	血液均经口出	血由肺来，经气道随咳嗽而出，血色多为鲜红，常混有痰液，咳血之前多有咳嗽、胸闷、喉痒等症状，大量咳血后，可见痰中带血数天，大便一般不呈黑色
吐血		血自胃而来，经呕吐而出，血色紫暗，常夹有食物残渣，吐血之前多有胃脘不适或胃痛、恶心等症状，吐血之后无痰中带血，但大便多呈黑色

3. 便血之远血与近血的鉴别

（1）远血：其病位在胃、小肠，血与粪便相混，血色如黑漆色或暗紫色。

（2）近血：来自乙状结肠、直肠、肛门，血便分开，或是便外裹血，血色多鲜红或暗红。

四、辨证论治

1. 血证的治疗原则　治火、治气、治血。

（1）治火：血证最常见的病机是火热熏灼，损伤脉络。

实火——清热泻火虚火——滋阴降火

（2）治气：气为血帅，气能统血，血与气休戚相关。

实证——清气降气虚证——补气益气

（3）治血：选用凉血止血、收敛止血或祛瘀止血的方药。

2. 血证的分证论治

（1）鼻衄

1）热邪犯肺证——清泄肺热，凉血止血

【主症】鼻燥衄血，口干咽燥，或兼有身热、恶风、头痛、咳嗽、痰少等症，舌质红，苔薄，脉数。

【方药】桑菊饮加减。

2）胃热炽盛证——清胃泻火，凉血止血

【主症】鼻衄，或兼齿衄，血色鲜红，口渴欲饮，鼻干，口干臭秽，烦躁，便秘，舌质红，苔黄，脉数。

【方药】玉女煎加减。

3）肝火上炎证——清肝泻火，凉血止血

【主症】鼻衄，头痛，目眩，耳鸣，烦躁易怒，两目红赤，口苦，舌质红，脉弦数。

【方药】龙胆泻肝汤加减。

4）气血亏虚证——补气摄血

【主症】鼻衄，或兼齿衄、肌衄，神疲乏力，面色白，头晕，耳鸣，心悸，夜寐不宁，舌质淡，脉细无力。

【方药】归脾汤加减。

（2）齿衄

1）胃火炽盛证——清胃泻火，凉血止血

【主症】齿衄，血色鲜红，齿龈红肿疼痛，头痛，口臭，舌质红，苔黄，脉洪数。

【方药】加味清胃散合泻心汤加减。

2）阴虚火旺证——滋阴降火，凉血止血

【方药】齿衄，血色淡红，起病较缓，常因受热及烦劳而诱发，齿摇不坚，舌质红，苔少，脉细数。

【方药】六味地黄丸合茜根散加减。

（3）咳血

1）燥热伤肺证——清热润肺，宁络止血

【主症】喉痒咳嗽，痰中带血，口干鼻燥，或有身热，舌质红，少津，苔薄黄，脉数。

【方药】桑杏汤加减。

2）肝火犯肺证——清肝泻火，凉血止血

【主症】咳嗽阵作，痰中带血或纯血鲜红，胸胁胀痛，烦躁易怒，口苦，舌质红，苔薄黄，脉弦数。

【方药】泻白散合黛蛤散加减。

3）阴虚肺热证——滋阴润肺，宁络止血

【主症】咳嗽痰少，痰中带血，或反复咳血，血色鲜红，口干咽燥，颧红，潮热盗汗，舌质红，脉细数。

【方药】百合固金汤加减。

（4）吐血

1）胃热壅盛证——清胃泻火，化瘀止血

【主症】脘腹胀闷，嘈杂不适，甚则作痛，吐血色红或紫暗，常夹有食物残渣，口臭，便秘，大便色黑，舌质红，苔黄腻，脉滑数。

【方药】泻心汤合十灰散加减。

2）肝火犯胃证——泻肝清胃，凉血止血

【主症】吐血色红或紫暗，口苦胁痛，心烦易怒，寐少梦多，舌质红绛，脉弦数。

【方药】龙胆泻肝汤加减。

3）气虚血溢证——健脾益气摄血

【主症】吐血缠绵不止，时轻时重，血色暗淡，神疲乏力，心悸气短，面色苍白，舌质淡，脉细弱。

【方药】归脾汤加减。

（5）便血

1）肠道湿热证——清化湿热，凉血止血

【主症】便血色红黏稠，大便不畅或稀溏，或有腹痛，口苦，舌质红，苔黄腻，脉濡数。

【方药】地榆散合槐角丸加减。

2）气虚不摄证——益气摄血

【主症】便血色红或紫暗，食少，体倦，面色萎黄，心悸，少寐，舌质淡，脉细。

【方药】归脾汤加减。

3）脾胃虚寒证——健脾温中，养血止血

【主症】便血紫暗，甚则黑色，腹部隐痛，喜热饮，面色无华，神倦懒言，便溏，舌质淡，脉细。

【方药】黄土汤加减。

（6）尿血

1）下焦湿热证——清热利湿，凉血止血

【主症】小便黄赤灼热，尿血鲜红，心烦口渴，面赤口疮，夜寐不安，舌质红，脉数。

【方药】小蓟饮子加减。

2）肾虚火旺证——滋阴降火，凉血止血

【主症】小便短赤带血，头晕耳鸣，神疲，颧红潮热，腰膝酸软，舌质红，脉细数。

【方药】知柏地黄丸加减。

3）脾不统血证——补中健脾，益气摄血

【主症】久病尿血，甚或兼见齿衄、肌衄，食少，体倦乏力，气短声低，面色无华，舌质淡，脉细弱。

【方药】归脾汤加减。

4）肾气不固证——补益肾气，固摄止血

【主症】久病尿血，血色淡红，头晕耳鸣，精神困惫，腰脊酸痛，舌质淡，脉沉弱。

【方药】无比山药丸加减。

（7）紫斑

1）血热妄行证——清热解毒，凉血止血

【主症】皮肤出现青紫斑点或斑块，或伴有鼻衄、齿衄、便血、尿血，或有发热，口渴，便秘，舌质红，苔黄，脉弦数。

【方药】十灰散加减。

2）阴虚火旺证——滋阴降火，宁络止血

【主症】皮肤出现青紫斑点或斑块，时发时止，常伴鼻衄、齿衄或月经过多，颧红，心烦，口渴，手足心热，或有潮热，盗汗，舌质红，苔少，脉细数。

【方药】茜根散加减。

3）气不摄血证——补气摄血

【主症】反复发生肌衄，久病不愈，神疲乏力，头晕目眩，面色苍白或萎黄，食欲不振，舌质淡，脉细弱。

【方药】归脾汤加减。

3. 出血、瘀血、血虚的关系　　出血之后，已离经脉而未排出体外的血液，留积体内，蓄积而为瘀血，瘀血又会妨碍新血的生长及气血的正常运行，使出血反复难止。但在反复出血之后，则会导致阴血亏损，虚火内生，或因出血过多，血去气伤，以致气虚阳衰，不能摄血。

第二十七单元　消渴

本单元出题率较为一般，复习时首要掌握消渴的病因病机及辨证要点，对于中消和下消的治法、方药要重点记忆。

一、概述

消渴是以多饮、多食、多尿、乏力、消瘦及尿有甜味为主要临床表现的一种病证。

二、病因病机

1. 消渴的常见病因 ①禀赋不足。②饮食失节。③情志失调。④劳逸失度。

2. 消渴的主要病机 阴津亏损，燥热偏胜。其病变的脏腑主要在肺、胃、肾，尤以肾为关键。

三、诊断要点

1. 口渴、多饮、多食易饥、尿频量多、形体消瘦及尿有甜味等具有特征性的临床症状，是诊断消渴的主要依据。

2. 有的患者"三多"症状不著，但若于中年之后发病，且嗜食膏粱厚味、醇酒炙煿，以及病久并发眩晕、肺痨、胸痹心痛、中风、雀目、疮痈等病证者，应考虑消渴的可能性。

3. 家族史可供参考。

四、辨证论治

1. 消渴的辨证要点 ①辨病位。②辨标本。③辨本症与并发症。

2. 消渴的治疗原则 清热润燥，养阴生津。

3. 消渴的分证论治

（1）肺热津伤证——清热润肺，生津止渴

【主症】口渴多饮，口舌干燥，尿频量多，烦热多汗，舌边尖红，苔薄黄，脉洪数。

【方药】消渴方加减。

（2）胃热炽盛证——清胃泻火，养阴增液

【主症】多食易饥，口渴，尿多，形体消瘦，大便干燥，苔黄，脉滑实有力。

【方药】玉女煎加减。

（3）肾阴亏虚证——滋阴固肾

【主症】尿频量多，浑浊如脂膏，或尿甜，腰膝酸软，乏力，头晕耳鸣，口干唇燥，皮肤干燥瘙痒，舌红苔少，脉细数。

【方药】六味地黄丸加减。

（4）阴阳两虚证——滋阴温阳，补肾固涩

【主症】小便频数，浑浊如膏，甚至饮一溲一，面容憔悴，耳轮干枯，腰膝酸软，四肢欠温，畏寒肢冷，阳痿或月经不调，舌苔淡白而干，脉沉细无力。

【方药】金匮肾气丸加减。

五、转归和预后

消渴病常涉及多个脏腑，未及时医治以及病情严重的患者，常可并发肺痨、白内障、雀目、耳聋、疮疖痈肿、中风偏瘫、水肿等病证。

第二十八单元 痹证

本单元出题率较为一般，复习的重点在于掌握风寒湿痹的各种症状。行痹、痛痹、着痹均曾有过考查，复习时需重点注意。其余内容也要熟悉。

一、概述

痹证是由于风、寒、湿、热等邪气闭阻经络，影响气血运行，导致肢体筋骨、关节、肌肉等处发生疼痛、重着、酸楚、麻木，或关节屈伸不利、僵硬、肿大、变形等症状的一种疾病。

二、病因病机

1. 痹证的病因　①正气不足，卫外不固。②风寒湿热，外邪入侵。

2. 痹证的病机　邪气痹阻经脉，即风、寒、湿、热、痰、瘀等邪气滞留于肢体筋脉、关节、肌肉、经脉，气血痹阻不通，不通则痛。

三、诊断与类证鉴别

1. 痹证的诊断要点

（1）临床表现为肢体关节、肌肉疼痛，屈伸不利，或疼痛游走不定，甚则关节剧痛、肿大、强硬、变形。

（2）发病及病情的轻重常与劳累以及季节、气候的寒冷、潮湿等变化有关，某些痹证的发生和加重可与饮食不当有关。

（3）本病可发生于任何年龄，但不同年龄的发病与疾病的类型有一定的关系。

2. 痹证与痿证的鉴别　鉴别要点首先在于痛与不痛。

病名	不同点
痹证	以关节疼痛为主，因痛而影响活动，由于疼痛甚或关节僵直不能活动，日久废而不用导致肌肉萎缩
痿证	肢体力弱，无疼痛症状，无力运动，部分痿证病初即有肌肉萎缩

四、辨证论治

1. 痹证的辨证要点　①辨病邪。②辨虚实。③辨体质。

2. 痹证的治疗原则　以祛邪通络为基本原则。根据邪气的偏盛，分别予以祛风、散寒、除湿、清热、化痰、行瘀，兼顾"宣痹通络"。

3. 痹证的分证论治

（1）行痹——祛风通络，散寒除湿

【主症】肢体关节、肌肉疼痛酸楚，屈伸不利，活动受限，可涉及肢体多个关节，疼痛呈游走性，初起可见有恶风、发热等表证。舌苔薄白，脉浮或缓。

【方药】防风汤加减。

（2）痛痹——散寒通络，祛风除湿

【主症】肢体关节疼痛，痛势较剧，部位固定，遇寒则痛甚，得热则痛缓，关节屈伸不利，局部皮肤或有寒冷感，时有肌肉酸楚疼痛。舌质淡，舌苔薄白，脉弦紧。

【方药】乌头汤加减。

（3）着痹——除湿通络，祛风散寒

【主症】肢体关节、肌肉酸楚、重着、疼痛，肿胀散漫，关节活动不利，肌肤麻木不仁，舌质淡，舌苔白腻，脉濡缓。

【方药】薏苡仁汤加减。

（4）风湿热痹——清热通络，祛风除湿

【主症】游走性关节疼痛，可涉及一个或多个关节，活动不便，局部灼热红肿，痛不可触，得冷则舒，可有皮下结节或红斑，常伴有发热、恶风、汗出、口渴、烦躁不安、尿黄、便干等全身症状。舌质红，舌苔黄或黄腻，脉滑数或浮数。

【方药】白虎加桂枝汤或宣痹汤加减。

（5）痰瘀痹阻证——化痰行瘀，蠲痹通络

【主症】痹证日久，肌肉关节刺痛，固定不移，或关节肌肤紫暗、肿胀，按之较硬，肢体顽麻或重着，或关节僵硬变形，屈伸不利，有硬结、瘀斑，面色暗黧，眼睑浮肿，或胸闷痰多。舌质紫暗或有瘀斑，舌苔白腻，脉弦涩。

【方药】双合汤加减。

（6）肝肾亏虚证——培补肝肾，舒筋止痛

【主症】痹证日久不愈，关节屈伸不利，肌肉瘦削，腰膝酸软，或畏寒肢冷，阳痿，遗精，大便溏薄，或骨蒸劳热，心烦口干，舌质淡红，舌苔薄白或少津，脉沉细弱或细数。

【方药】独活寄生汤加减。

4. 虫类药和川乌、草乌等在痹证治疗中的作用

（1）痹证久病抽掣疼痛，肢体拘挛者，常用全蝎、蜈蚣、地龙、水蛭、穿山甲、白花蛇、乌梢蛇、露蜂房等搜风通络。此类药物多偏辛温，作用较猛，也有一定毒性，故用量不可太大，中病即止。

（2）风寒湿痹疼痛剧烈者，常用附子、川乌、草乌等。从小剂量开始递增，不可久服。

五、预防、转归及预后

1. 生活调摄、预防

（1）平素注意防风、防寒、防潮，避免居阴湿之地。注意生活调摄，加强锻炼。

（2）痹证初发，应积极治疗，防止传变。病情较重者应卧床休息。行走不便者应防止跌仆。长期卧床者，保持肢体的功能位以利恢复，常变换体位防止褥疮。

2. 转归及预后

（1）预后与患者体质、感受邪气轻重以及疾病调摄有着密切的关系。

（2）痹证日久，可逐渐演变为虚劳、心悸、喘证、咳嗽、悬饮等。

第六章　中医外科学

本章节主要介绍疮疡、乳房疾病、皮肤及性传播疾病、肛门直肠疾病、泌尿系统疾病、周围血管病等中医外科常见疾病。学习时应重点掌握疾病的临床特点及鉴别点，此外应掌握中医外科疾病的治则治法及常见外科疾病的处理方式。

第一单元　中医外科学疾病命名、基本术语

> 本单元内容较少，中医外科疾病的命名原则了解即可，部分中医外科术语，如护场、疮疡、肿疡等需重点记忆。

一、疾病命名原则

1. 以部位命名者，如乳痈、子痈、对口疽等。
2. 以穴位命名者，如人中疔、委中毒、膻中疽等。
3. 以脏腑命名者，如肠痈、肝痈、肺痈等。
4. 以病因命名者，如破伤风、冻疮、漆疮等。
5. 以形态命名者，如蛇头疔、鹅掌风等。
6. 以颜色命名者，如白驳风、丹毒等。
7. 以疾病特征命名者，如烂疔、流注、湿疮等。
8. 以范围大小命名者，如小者为疖，大者为痈等。
9. 以病程长短命名者，如千日疮等。
10. 以传染性命名者，如疫疔等。

二、基本术语

1. 疡　又称外疡，是一切外科疾病的总称。
2. 疮疡　广义指一切体表外科疾患；狭义指发于体表的化脓性疾病。
3. 肿疡　指体表外科疾病尚未溃破的肿块。
4. 溃疡　指一切外科疾病溃破的疮面。
5. 胬肉　疮疡溃破后，出现过度生长高突于疮面或暴翻于疮口之外的腐肉。
6. 痈　指气血被邪毒壅聚而发生的化脓性疾病。
7. 疽　指气血被毒邪阻滞而发于皮肉筋骨的疾病。
8. 根盘　指肿疡基底部周围之坚硬区，边缘清楚。
9. 根脚　指肿疡之基底根部。
10. 应指　指患处已化脓（或有其他液体），用手按压时感觉内有波动感。
11. 护场　指在疮疡的正邪交争中，正气能够约束邪气，使之不至于深陷或扩散所形成的局部作肿范围。
12. 袋脓　溃后疮口缩小，或切口不当，致使空腔较大，有如口袋之形，脓液不易排出而蓄积袋底。

13. 痔　指肛门、耳道、鼻孔等人之九窍中，有小肉突起者。

14. 漏　指溃口处脓水淋漓不止，包括瘘管、窦道。

15. 瘘管　指体表与脏腔之间的病理性管道，伴有脓水淋漓，具有内口和外口。

16. 窦道　指深部组织通向体表的病理性盲管，伴脓水淋漓，一般只具有外口而无内口。

17. 痰　是指发于皮里膜外、筋肉骨节之间，或软或硬，或按之有囊性感的包块，属有形之征，多为阴证。

18. 毒　导致机体阴阳平衡失调，对机体产生不利影响的因素。

19. 结核　泛指一切皮里膜外浅表部位的病理性肿块。

20. 岩　病变部肿块坚硬如石，高低不平，固定不移，形似岩石，破溃后疮面中间凹陷较深，状如岩穴。

21. 五善　"善"就是好的征象，在病程中出现善的症状，表示预后较好，包括心善、肝善、脾善、肺善、肾善。

22. 七恶　"恶"就是坏的征象，在病程中出现恶的症状，表示预后较差，包括心恶、肝恶、脾恶、肺恶、肾恶、脏腑败坏、气血衰竭（脱证）。

23. 顺证　外科疾病在其发展过程中，按着顺序出现应有的症状。如阳证疮疡表现为初起疮顶高突，红肿疼痛，根脚不散；脓成顶高根收，皮薄光亮，易脓易腐；溃后脓稠色鲜，腐肉易脱，肿消痛减；收口期疮面红活，新肉易生，疮口易敛。

24. 逆证　外科疾病在其发展过程中，不以顺序而出现不良的症状。如阳证疮疡表现为初起疮顶平塌，根脚散漫，不痛不热；脓成疮顶软陷，肿硬紫暗，不脓不腐；溃后皮烂肉坚无脓，时流血水，肿痛不减；收口期脓稀淋漓，新肉不生，色败臭秽，疮口难敛。

第二单元　中医外科疾病的病因病机

> 本单元内容较为次要，可结合中医基础理论的内容复习本单元。

一、致病因素

1. 外感六淫　风、寒、暑、湿、燥、火六淫邪毒能直接或间接地侵害人体，发生外科疾病。

（1）风：风为阳邪，善行而数变，故发病迅速，多为阳证。风性燥烈，风性上行，多侵犯人体上部，如颈痈、抱头火丹等。

（2）寒：寒主收引，寒胜则痛，寒邪侵袭人体而致局部气血凝滞，血脉流行失常，易患冻疮、脱疽等病。寒为阴邪，致病一般多为阴证，常侵袭人之筋骨关节。

（3）暑：暑为热邪，行于盛夏，发病多夹湿邪。由于外受暑热，蕴蒸肌肤，汗出过多，或汗出不畅，以致暑湿逗留，易生痱瘩；复经搔抓，破伤染毒，即可发生暑疖，甚至导致暑湿流注。

（4）湿：湿为重浊之邪，以长夏感受者多。湿性下趋，故生于下半身的外科疾病，多与湿邪有关。

（5）燥：燥邪为病，有凉燥与温燥之别，在外科病的发病过程中，以温燥者居多。燥为阳邪，易伤阴液，多致皮肤干燥皲裂，外邪乘机侵袭，易致生痈，或引起手足部疔疮等。

（6）火：火邪属热，热为火之轻，火为热之重，两者仅在程度上有差别，其患病大多由于直接感受温热之邪所引起，如疔疮、有头疽、痈、药毒、丹毒等。

2. 情志内伤　情志是指人体的内在精神活动，包括喜、怒、忧、思、悲、恐、惊，又称七情。由情志内伤所致的外科疾病，大多发生在乳房、胸胁、颈的两侧等肝经循行部位。

3. 饮食不节　恣食膏粱厚味、醇酒炙煿或辛辣刺激之品，可使脾胃功能失调，湿热火毒内生，同时感受外邪就易发生痈、有头疽、疔疮等。

4. 外来伤害　凡跌打损伤、沸水、火焰、冷冻等，都可直接伤害人体，引起局部气血凝滞、热胜肉腐等，而发生瘀血流注、水火烫伤、冻伤等外伤性疾病。同时也可因外伤而再感受毒邪，发生破伤风或手足疔疮等。或因损伤，导致筋脉瘀阻，气血运行失常，而发生脱疽等。

5. 劳伤虚损　多因早婚、房事过度、生育过多等，导致肾精耗伤，肾气亏虚，冲任失调，复感外邪而发生外科疾病。

6. 感受特殊之毒　特殊之毒包括虫毒、蛇毒、疯犬毒、漆毒、药毒、食物毒和疫毒、无名毒。致病特点为一般发病迅速，有的具有传染性，常伴有疼痛、瘙痒、麻木、发热、口渴、便秘等全身症状。

7. 痰饮、瘀血

（1）因痰致病者多起病缓慢，病程较长，早期症状多不明显。

（2）瘀血致病范围广，病种多，症状复杂，多具有疼痛癥块、出血紫暗等特点。

二、发病机理

1. 邪正盛衰　"邪气盛则实""精气夺则虚"。

（1）正气旺盛，临床多为阳证、实证，发展顺利，预后良好。

（2）正气不足，则表现为阴证、虚证。

（3）正虚邪实，正虚邪恋，容易逆变，预后不良。

2. 气血凝滞　指气血生化不及或运行障碍而致其功能失常的病理变化。

（1）当致病因素造成了局部气血凝滞后，可出现疼痛、肿胀、结节、肿块、出血、皮肤增厚、紫斑等。

（2）气血盛者，即使外感六淫邪毒、内伤七情也不一定发病，反之则易发病。

（3）气血的盛衰直接关系着外科疮疡的起发、破溃、收口等，对整个病程的长短有着一定的影响。

3. 经络阻塞　体表的毒邪，可由外传里，内攻脏腑，脏腑内在病变，可由里达表，均是通过经络的传导而形成的。经络与外科疾病的发生、变化有着密切的联系。

4. 脏腑失和　脏腑内在的病变可以反映于体表，而体表的毒邪通过经络的传导也可以影响脏腑而发生病变。如脏腑功能失调，可以导致疮疡的发生。

第三单元　中医外科疾病辨证

　　本单元虽然内容较多，但是考试涉及较少，重点复习阴阳辨证、经络辨证、确认成脓方法等内容即可。

一、辨病

1. 辨病的概念　认识和掌握疾病的现象、本质及其变化规律。

2. 辨病的方法　①详询病史。②全面体检。③注重局部：重点诊察局部特征是辨病的关键。④选用新技术和必要的辅助检查。⑤综合分析。

二、阴阳辨证

1. 以局部症状辨别阴阳

辨别要点	阳证	阴证
发病缓急	急性发作	慢性发作
皮肤颜色	红赤	苍白或紫暗或皮色不变
皮肤温度	焮热	凉或不热
肿胀形势	高肿突起	平塌下陷
肿胀范围	根盘收束	根盘散漫
肿块硬度	软硬适度	坚硬如石或柔软如绵
疼痛感觉	疼痛剧烈、拒按	疼痛和缓、隐痛、不痛或酸麻
病位深浅	皮肤、肌肉	血脉、筋骨
脓液质量	脓质稠厚	脓质稀薄
溃疡形色	肉芽红活润泽	肉芽苍白或紫暗

2. 阴阳辨证应注意的问题　局部和全身相结合、辨别真假、消长与转化。

三、部位辨证

1. 发于上部的疾病的病因与特点

（1）病因特点：多风温、风热。

（2）发病特点：一般来势迅猛。常见症状有发热恶风，头痛头晕，面红目赤，口干耳鸣，鼻燥咽痛，舌尖红而苔薄黄，脉浮而数。局部红肿宣浮，忽起忽消，根脚收束，肿势高突，疼痛剧烈，溃疡则脓稠而黄。

2. 发于中部的疾病的病因与特点

（1）病因特点：多为气郁、火郁。

（2）发病特点：发病前常有情志不畅的刺激史，或素有性格郁闷。一般发病时常不易察觉，一旦发病，情志变化可影响病情。

3. 发于下部的疾病的病因与特点

（1）病因特点：寒湿、湿热多见。

（2）发病特点：起病缓慢，缠绵难愈，反复发作。患部沉重不爽，二便不利，或肿胀如绵，或红肿流滋，或疮面紫暗，腐肉不脱，新肉不生。

四、经络辨证

1. 十二经脉气血多少与外科疾病的关系

（1）手、足十二经脉气血有多少之分，手阳明大肠经、足阳明胃经为多气多血之经；手太阳小肠经、足太阳膀胱经、手厥阴心包经、足厥阴肝经为多血少气之经；手少阳三焦经、足少阳胆经、手少阴心经、足少阴肾经、手太阴肺经、足太阴脾经为多气少血之经。

（2）凡外疡发于多血少气之经，治疗时注重破血，注重补托。发于多气少血之经，治疗时要注重行气，注重滋养。发于多气多血之经，治疗时要注重行气活血。如乳痈所患部位属足阳明胃经，治宜行气通乳；瘰疬属足少阳胆经，治宜行滞、滋养。

2. 引经药

经脉	药物
手太阳经	黄柏、藁本
足太阳经	羌活

经脉	药物
手阳明经	升麻、石膏、葛根
足阳明经	白芷、升麻、石膏
手少阳经	柴胡、连翘
足少阳经	柴胡、青皮
手太阴经	桂枝、升麻、白芷、葱白
足太阴经	升麻、苍术、白芍
手厥阴经	柴胡、丹皮
足厥阴经	柴胡、青皮、川芎、吴茱萸
手少阴经	黄连、细辛
足少阴经	独活、知母、细辛

五、局部辨证

1. 辨肿

分类	临床表现	临床意义
热肿	肿而色红，皮薄光泽，焮热疼痛，肿势急剧	阳证疮疡，如疖疔初期、丹毒等
寒肿	肿而不硬，皮色不泽，苍白或紫暗，皮肤清冷，常伴有酸痛，得暖则舒	冻疮、脱疽等
风肿	发病急骤，漫肿宣浮，或游走无定，不红微热，或轻微疼痛	痄腮、大头瘟等
湿肿	皮肉重垂胀急，深按凹陷，如烂绵不起，浅则光亮如水疱，破流黄水，浸淫皮肤	股肿、湿疮
痰肿	肿势软如绵，或硬如馒，大小不一，形态各异，无处不生，不红不热，皮色不变	瘰疬、脂瘤等
气肿	皮紧内软，按之凹陷，复手即起，似皮下藏气，富有弹性，不红不热，或随喜怒消长	气瘿、乳癖等
瘀血肿	肿而胀急，病程较快，色初暗褐，后转青紫，逐渐变黄至消退	皮下血肿等
脓肿	肿势高突，皮肤光亮，焮红灼热，剧烈跳痛，按之应指	某些感染性疾病，如外痈、肛痈等
实肿	肿势高突，根盘收束	正盛邪实之疮疡
虚肿	肿势平坦，根盘散漫	正虚不能托毒之疮疡

2. 辨肿块、结节

（1）肿块：指体内比较大的或体表显而易见的肿物。主要根据其部位、大小、形态、质地、活动度、界限、内容物、疼痛等情况仔细鉴别，必要时结合 B 超、穿刺活检及手术病理。

（2）结节：结节大小不一，多呈圆形、卵圆形、扁圆形等局限性隆起，亦可相互融合成片或相连成串，亦有发于皮下，不易察觉，用手才能触及者。

3. 辨痛

（1）辨疼痛原因

分类	临床表现	临床意义
热痛	皮色焮红，灼热疼痛，遇冷则痛减	阳证疮疡
寒痛	皮色不红，不热，酸痛，得温则痛缓	脱疽、寒痹等
风痛	痛无定处，忽彼忽此，走注甚速，遇风则剧	行痹等

续表

分类	临床表现	临床意义
气痛	攻痛无常，时感抽掣，喜缓怒甚	乳癖等
湿痛	痛而酸胀，肢体沉重，按之出现可凹水肿或见糜烂流滋	臁疮、股肿等
痰痛	疼痛轻微，或隐隐作痛，皮色不变，压之酸痛	脂瘤、肉瘤
化脓痛	痛势急胀，痛无止时，如同鸡啄，按之中软应指	疮疡成脓期
瘀血痛	初起隐痛，胀痛，皮色不变或皮色暗褐，或见皮色青紫瘀斑	创伤或创伤性皮下出血

（2）辨疼痛类别

分类	临床表现	临床意义
猝痛	突然发作，病势急剧	急性疾患
阵发痛	时重时轻，发作无常，忽痛忽止	石淋等疾患
持续痛	痛无休止，持续不减，连续不断	疮疡初起与成脓时或脱疽等

（3）辨疼痛性质

1）刺痛：痛如针刺，病变多在皮肤，如蛇串疮。

2）灼痛：痛而烧灼，病变多在肌肤，如疖、颜面疔、烧伤等。

3）裂痛：痛如撕裂，病变多在皮肉，如肛裂、手足皲裂较深者。

4）钝痛：疼痛滞缓，病变多在骨与关节间，如流痰等。

5）酸痛：痛而酸楚，病变多在关节间，如鹤膝痰等。

6）胀痛：痛而紧张，胀满不适，如血肿、癃闭等。

7）绞痛：痛如刀割，发病急骤，病变多在脏腑，如石淋等。

8）啄痛：痛如鸡啄，并伴有节律性痛，病变多在肌肉，常见于阳证疮疡化脓阶段。

9）抽掣痛：痛时扩散，除抽掣外，并伴有放射痛，如乳岩、石瘿之晚期。

4. 辨痒

（1）辨痒的成因

1）风胜：走窜无定，遍体作痒，抓破血溢，随破随收，不致化腐，多为干性，如牛皮癣、白疕、瘾疹等。

2）湿胜：浸淫四窜，黄水淋漓，越腐越痒，多为湿性，如急性湿疮、脓疱疮等。

3）热胜：皮肤瘾疹，焮红灼热作痒，甚则糜烂滋水淋漓，结痂成片，如接触性皮炎等。

4）虫淫：浸淫蔓延，黄水频流，状如虫行皮中，其痒尤甚，最易传染，如手足癣、疥疮等。

5）血虚：皮肤变厚、干燥、脱屑，如牛皮癣、慢性湿疮等。

（2）辨痒的病变过程

1）肿疡作痒：一般较为少见，如有头疽、疔疮初起，局部肿势平坦，根脚散漫，脓犹未化之时，可有作痒的感觉等。

2）溃疡作痒：如痈疽溃后，肿痛渐消，忽然患部感觉发热奇痒，常由于脓区不洁，脓液浸渍皮肤，护理不善所致；或因应用汞剂、砒剂、敷贴膏药等引起皮肤过敏而发。

5. 辨脓

（1）成脓的特点：一般局部疼痛明显，呈鸡啄样，局部皮肤温度增高，皮薄光亮，肿块变软，伴全身发热，脉洪数。

（2）确认成脓的方法

1）按触法：用两手食指的指腹轻放于脓肿患部，相隔适当的距离，然后以一手指稍用力按一下，则另一手指端即有一种波动的感觉，这种感觉称为应指。应指明显者为有脓。

2）透光法：适用于指、趾部甲下的辨脓。

3）点压法：在指（趾）部，当病灶处脓液很少的情况下，可用此法检查，简单易行。

4）穿刺法：若脓液不多且位于组织深部时，可直接采用注射器穿刺抽脓方法。

5）B超：操作简单，无损伤，可比较准确地确定脓肿部位。

6. 辨溃疡

（1）色泽

1）阳证溃疡：色泽红活鲜润，疮面脓液稠厚黄白，腐肉易脱，新肉易生，疮口易收，知觉正常。

2）阴证溃疡：疮面色泽灰暗，脓液清稀，或时流血水，腐肉不脱，或新肉不生，疮口经久难敛，疮面不知痛痒。

（2）形态

1）化脓性溃疡：疮面边沿整齐，周围皮肤微有红肿，一般口大底小，内有少量脓性分泌物。

2）压迫性溃疡（缺血性溃疡）：初期皮肤暗紫，很快变黑并坏死，滋水、液化、腐烂，脓液有臭味，可深及筋膜、肌肉、骨膜。多见于褥疮。

3）疮痨性溃疡：疮口多呈凹陷形或潜行空洞或漏管，疮面肉色不鲜，脓水清稀，并夹有败絮状物，疮口愈合缓慢，或反复溃破，经久难愈。

4）岩性溃疡：疮面多呈翻花如岩穴，有的在溃疡底部见有珍珠样结节，内有紫黑坏死组织，渗流血水，伴腥臭味。

5）梅毒性溃疡：多成半月形，边缘整齐，坚硬削直如凿，略微内凹，基底面高低不平，存有稀薄臭秽分泌物。

7. 辨出血

（1）便血

1）上消化道出血，一般呈柏油样黑便，为远血；直肠、肛门的便血，血色鲜红，为近血。

2）内痔以便血为主，多发生在排便时，呈喷射状或便后滴沥鲜血；肛裂排便时血色鲜红而量少，并伴剧烈疼痛。

3）结肠癌多以腹部包块就诊，血便混杂，常伴有黏液；直肠癌则以便血求治，肛门下坠，粪便表面附着鲜红或暗红色血液，晚期可混有腥臭黏液。

（2）尿血：一般以无痛者为"尿血"，有痛者为"血淋"。

第四单元　中医外科疾病治法

本单元的重点在于消、托、补三大法以及一些外用药物的适应证。需熟悉各种外治法的适应证，其余内容了解即可。

一、内治法

1. 外科疾病内治消、托、补三大法

（1）消法：适用于尚未成脓的初期肿疡和非化脓性肿块性疾病以及各种皮肤性疾病。

（2）托法：适用于成脓期。补托法用于正虚毒盛，不能托毒外达，疮形平塌，根脚散漫不收，难溃难腐的虚证；透托法用于毒气虽盛而正气未衰者。

（3）补法：适用于溃疡后期，此时毒势已去，精神衰疲，血气虚弱，脓水清稀，肉芽灰白不实，疮口难敛。

2. 清热法、和营法、内托法的代表方剂及应用

名称		适应证	代表方
清热法		热毒之证	五味消毒饮、黄连解毒汤、犀角地黄汤、清营汤、知柏八味丸、清骨散
和营法	活血化瘀法	经络阻隔、气血凝滞引起的外科疾病	桃红四物汤、大黄䗪虫丸
	活血逐瘀法	瘀血凝聚、闭阻经络所引起的外科疾病	
内托法	透托法	肿疡已成，毒盛正气不虚，肿疡尚未溃破或溃破后脓出不畅，多用于实证	透脓散、托里消毒散、神功内托散
	补托法	肿疡毒势方盛，正气已虚，不能托毒外出者	

二、外治法

1. 膏药

（1）适应证：一切外科疾病初起、成脓、溃后各个阶段，均可应用。

（2）用法

名称	适应证
太乙膏、千捶膏	红肿热痛明显之阳证疮疡，为肿疡、溃疡的通用方
阳和解凝膏	疮形不红不热、漫肿无头之阴证疮疡未溃者
咬头膏	肿疡脓成，不能自破，以及患者不愿接受手术切开排脓者

2. 油膏

（1）适应证：适用于肿疡、溃疡，皮肤病糜烂结痂渗液不多者，肛门病等。

（2）用法

名称	适应证
金黄膏、玉露膏	疮疡阳证
冲和膏	半阴半阳证
回阳玉龙膏	阴证
生肌玉红膏	一切溃疡腐肉未脱、新肉未生之时，或日久不能收口者
红油膏	一切溃疡
生肌白玉膏	溃疡腐肉已净，疮口不敛者，以及乳头皲裂、肛裂等
疯油膏	牛皮癣、慢性湿疮、皲裂等
青黛散油膏	蛇串疮、急慢性湿疮等皮肤焮红痒痛、渗液不多之症，亦可用于痄腮以及对各种油膏过敏者
消痔膏、黄连膏	内痔脱出、赘皮外痔、血栓性外痔等出血、水肿、疼痛之症

3. 箍围药

（1）适应证：凡外疡不论初起、成脓及溃后，肿势散漫不聚，而无集中之硬块者。

（2）用法

名称	适应证
金黄散、玉露散	红肿热痛明显的阳证疮疡
冲和散	疮形肿而不高，痛而不甚，微红微热，属半阴半阳证者
回阳玉龙膏	疮形不红不热，漫肿无头属阴证者

（3）使用注意：凡外疡初起，肿块局限者，一般宜用消散药。阳证不能用热性药敷贴，阴证不能用寒性药敷贴。箍围药敷后干燥之时，宜时时用液体湿润，以免药物剥落及干板不舒。

4. 掺药

名称	适应证	用法
消散药	肿疡初起，而肿势局限尚未成脓者	阳毒内消散、红灵丹用于一切阳证。阴毒内消散、桂麝散、黑退消用于一切阴证
提脓祛腐药	凡溃疡初期，脓栓未溶，腐肉未脱；或脓水不净，新肉未生的阶段	升药药性太猛，须加赋形药使用。常用九一丹、八二丹、七三丹、五五丹、九黄丹
腐蚀药与平胬药	凡肿疡在脓未溃时，或痔疮、瘰疬、赘疣、息肉等病；或溃疡破溃以后，疮口太小，引流不畅；或疮口僵硬，或胬肉突出，或腐肉不脱等妨碍收口时	白降丹用于溃疡疮口太小，脓腐难去。枯痔散一般用于痔疮。平胬丹用于疮面胬肉突出
祛腐生肌药	溃疡日久，腐肉难脱，新肉不生；或腐肉已脱，新肉不长，久不收口者	回阳玉龙散用于溃疡属阴证，腐肉难脱，肉芽暗红，或腐肉已脱，肉芽灰白，新肉不长者。月白珍珠散、拔毒生肌散用于溃疡阳证。黄芪六一散、回阳生肌散用于溃疡虚证，脓水清稀，久不收口
生肌收口药	凡溃疡腐肉已脱、脓水将尽时	生肌收口药不论阴证、阳证均可应用
止血药	溃疡或创伤出血，凡属于小络损伤而出血者	桃花散用于溃疡出血；云南白药对于溃疡出血、创伤性出血均可使用
清热收涩药	一切皮肤病急性或亚急性皮炎而渗液不多者	青黛散用于皮肤病大片潮红丘疹而无渗液者；三石散用于皮肤糜烂，稍有渗液而无红热之时

5. 切开法

（1）适应证：一切外疡，不论阴证、阳证，确已成脓者。

（2）用法

1）选择有利时机：肿疡成脓，脓肿中央出现透脓点，即为脓已熟。

2）切口选择：选择脓腔最低点或最薄弱处进刀。一般疮疡宜循经直切；乳房部应以乳头为中心，放射状切开；面部脓肿应尽量沿皮肤自然纹理切开；手指脓肿，应从侧方切开；关节区附近的脓肿，切口尽量避免越过关节；关节区脓肿，一般施行横切口、弧形切口或"S"形切口；肛旁低位脓肿，应以肛管为中心做放射状切开。

3）切开原则：进刀深浅必须适度，以得脓为度。切口大小应根据脓肿范围大小，以及病变部位的肌肉厚薄而定，以脓流通畅为原则。一般切口不能超越脓腔以外。

4）注意点：在关节和筋脉的部位宜慎开刀；患者过于体弱，切开时应注意体位并做好充分准备，以防晕厥；颜面疔疮，忌早期切开。切开后，由脓自流，切忌用力挤压。

6. 砭镰法、挑治疗法、挂线法、结扎法、熨法、溻渍法、冷冻疗法、激光疗法

名称	适应证	用法
砭镰法	急性阳证疮疡，如丹毒、红丝疔等	用三棱针或刀锋在疮疡患处皮肤或黏膜上浅刺，放出少量血液，使内蕴热毒随血外泄

续表

名称	适应证	用法
挑治疗法	内痔出血、肛裂、脱肛、肛门瘙痒、颈部多发性疖肿等	用三棱针挑破皮肤、皮下组织，挑断部分皮内纤维，通过刺激皮肤经络，使脏腑得到调理
挂线法	凡疮疡溃后，脓水不净，虽经内服、外敷等治疗无效而形成瘘管或窦道者；或疮口过深，或生于血络丛处，而不宜采用切开手术者	普通丝线，或药制丝线，或纸裹药线，或橡皮筋线等，来挂断瘘管或窦道
结扎法	瘤、赘疣、痔、脱疽等病，以及脉络断裂引起的出血	将线缠扎于病变部位与正常皮肉分界处，通过结扎，促使病变部位经络阻塞、气血不通，结扎远端的病变组织失去营养而致逐渐坏死脱落
熨法	风寒湿痰凝滞筋骨肌肉等证，以及乳痈的初起或回乳	把药物加酒、醋炒热，布包熨摩患处
溻渍法	阳证疮疡初起、溃后；半阴半阳证及阴证疮疡；美容、保健等	溻法和浸渍法
冷冻疗法	瘤、赘疣、痔核、痣、早期皮肤癌等	最常用的制冷剂为液氮
激光疗法	二氧化碳激光用于瘤、赘疣、痔核等。氦氖激光用于疮疡初起及僵块、油风等	根据病情采用清扫法、切割法或凝固照射法等

7. 引流法

名称	适应证	用法	注意点
药线引流	溃疡疮口过小，脓水不易排出者，或已成瘘管、窦道者	外粘药物法和内裹药物法	药线插入疮口中，应留出一小部分在疮口之外，并应将留出的药线末端向疮口侧方向下方折放，再以膏药或油膏盖贴固定
导管引流	附骨疽、流痰、流注等脓腔较深、脓液不易畅流者	将消毒的导管轻轻插入疮口，达到底部后，再稍退出一些即可	导管的放置应放在疮口较低的一端，以使脓液畅流。导管必须固定，以防滑脱或落入疮口内。管腔如被腐肉阻塞，可松动引流管或轻轻冲洗，以保持引流通畅
扩创引流	痈、有头疽溃后有袋脓者；瘰疬溃后形成空腔或脂瘤染毒化脓者	在消毒局麻下，对脓腔范围较小者，只需用手术刀将疮口上下延伸即可；如脓腔范围较大者，则用剪刀做十字形扩创	扩创后，须用消毒棉球按疮口大小，蘸八二丹或七三丹嵌塞疮口以祛腐，并加压固定，以防出血，以后可按溃疡处理

8. 垫棉法

（1）适应证：溃疡脓出不畅，有袋脓者；或疮孔窦道形成，脓水不易排尽者；或溃疡脓腐已尽，新肉已生，但皮肉一时不能黏合者。

（2）用法：袋脓者，使用时将棉花或纱布垫衬在疮口下方空隙处，并用宽绷带加压固定；对窦道深而脓水不易排尽者，用棉垫压迫整个窦道空腔，并用绷带扎紧；溃疡空腔的皮肤与新肉一时不能黏合者，使用时可将棉垫按空腔的范围稍微放大，满垫在疮口之上，再用阔带绷紧。

（3）注意点：在急性炎症，红肿热痛尚未消退时不可应用，否则有促使炎症扩散之弊。如应用本法，未能获得预期效果时，应立即终止。

9. 药筒拔法

（1）适应证：有头疽坚硬散漫不收，脓毒不得外出者；或脓疡已溃，疮口狭小，脓稠难出，有袋脓者；或毒蛇咬伤，肿势迅速蔓延，毒水不出者；或反复发作的流火等。

（2）用法：因操作不便，多以拔火罐方法代替。

（3）注意点：必须验其筒内拔出的脓血，操作时须避开大血管以免出血不止。

10. 针灸法

（1）适应证：针刺适用于瘰疬、乳痈、排尿困难等。灸法适用于肿疡初起坚肿。

（2）用法：针刺一般采取病变远离部位取穴，手法大多应用泻法。灸法有明灸、隔灸两类。

（3）注意点：凡针刺一般不宜直接刺于病变部位。疔疮等实热阳证，不宜灸之。

11. 熏法

（1）适应证：肿疡、溃疡。

（2）用法：神灯照法、桑柴火烘法、烟熏法。

（3）注意点：随时听取患者对治疗部位热感程度的反映，不得引起皮肤灼伤。室内烟雾弥漫时，要适当流通空气。

第五单元　疮疡

本单元是外科学的重点单元，是历年考试的必考内容。有头疽、丹毒是本单元的重中之重，需熟练掌握。疖、疔、痈、发也是考试的常考内容，需对其概念、特点熟练掌握。总体来说，本单元的出题点很多，复习时需面面俱到。

一、疖

1. 疖的定义与特点

（1）定义：疖是发生在肌肤浅表部位、范围较小的急性化脓性疾病。

（2）特点：肿势局限，范围多在 3cm 左右，突起根浅，色红、灼热、疼痛，易脓、易溃、易敛。

2. 疖的病因病机　由于内郁湿火，外感风邪，两相搏结，蕴阻肌肤而成；或夏秋季节感受暑毒而生；或汗出不畅，暑湿热蕴蒸肌肤，引起痱子，复经搔抓，破伤染毒而成。

3. 疖的临床表现　局部皮肤红肿疼痛，可伴发热、恶寒、口干、便秘、小便黄等症状。

（1）有头疖：患处皮肤上有一红色结块，范围约 3cm 大小，灼热疼痛，突起根浅，中心有一脓头，出脓即愈。

（2）无头疖：皮肤上有一红色结块，范围约 3cm 左右，无脓头，表面灼热，触之疼痛，2～3 天化脓，溃后多迅速自愈。

（3）蝼蛄疖：多发于儿童头部。一种是坚硬型，疮形肿势虽小，但根脚坚硬，溃破出脓而坚硬不退，疮口愈合后还会复发，常为一处未愈，他处又生。一种是多发型，疮大如李，相连三五枚，溃破脓出而不易愈合，日久头皮窜空，如蝼蛄串穴之状。

（4）疖病：好发于项后发际、背部、臀部，几个到几十个，反复发作，缠绵不愈。也可在身体各处散发疖肿，一处将愈，他处续发，或间隔周余、月余再发。患消渴病、习惯性便秘或营养不良者易患本病。

4. 疖的内治法

（1）热毒蕴结证——清热解毒

【主症】好发于项后发际、背部、臀部。轻者疖肿只有一两个，多则可散发全身，或簇集一处，或此愈彼起。伴发热，口渴，溲赤，便秘。苔黄，脉数。

【方药】五味消毒饮、黄连解毒汤加减。

（2）暑热浸淫证——清暑化湿解毒

【主症】发于夏秋季节，局部皮肤红肿结块，灼热疼痛，根脚很浅，范围局限。可伴发热、口干、便秘、溲赤等。舌苔薄腻，脉滑数。

【方药】清暑汤加减。

（3）体虚毒恋，阴虚内热证——养阴清热解毒

【主症】疖肿此愈彼起，或散发全身各处，或固定一处，疖肿较大，易转变成有头疽。常伴口干唇燥，舌质红，苔薄，脉细数。

【方药】仙方活命饮合增液汤加减。

（4）体虚毒恋，脾胃虚弱证——健脾和胃，清化湿热

【主症】疖肿泛发全身各处，成脓、收口时间均较长，脓水稀薄。常伴面色萎黄，神疲乏力，纳少便溏。舌质淡或边有齿痕，苔薄，脉濡。

【方药】五神汤合参苓白术散加减。

5. 疖的外治法

（1）初起小者用千捶膏或三黄洗剂，大者用金黄散或玉露散，或紫金锭。

（2）脓成宜切开排脓，深者可用药线引流。脓尽用生肌散掺白玉膏收口。

（3）蝼蛄疖宜做十字形剪开。若有死骨，待松动时用镊子钳出，可配合垫棉法。

二、疔

1. 疔的特点与种类

（1）特点：疮形虽小，但根脚坚硬，有如钉钉之状，病情变化迅速，容易造成毒邪走散。

（2）种类：颜面部疔疮、手足部疔疮、红丝疔、烂疔、疫疔。

2. 颜面部疔疮的临床表现及与疖的鉴别

（1）临床表现：多发于额前、颧、颊、鼻、口唇等部。

分期	临床表现
初期	在颜面部某处皮肤上忽起一粟米样脓头，或痒或麻，逐渐红肿热痛，范围 3～6cm，根深坚硬，状如钉钉，重者有恶寒、发热等全身症状
中期	第 5～7 天，肿势渐大，四周浸润明显，痛剧，脓头破溃。伴发热口渴，便干溲赤，苔薄腻或黄腻，脉弦滑数等
后期	第 7～10 天，肿势局限，顶高根软溃脓，疔根随脓外出，肿消痛止，身热减退

（2）注意事项：若处理不当可引起疔疮顶陷色黑无脓，四周皮肤暗红，头面、耳、项俱肿，并伴壮热烦躁，神昏谵语等，此乃疔毒走散，发为"走黄"。

（3）与疖的鉴别：疖好发于颜面部，但红肿范围＜3cm，无明显根脚，一般无全身症状。

3. 手足部疔疮的临床表现

（1）蛇眼疔：初起于指甲一侧边缘的近端处，有轻微红肿疼痛，2～3 天即成脓，可在指甲背面上透现一点黄色或灰白色脓疱，或整个甲身内有脓液。

（2）蛇头疔：初起指端感觉麻痒而痛，继而刺痛，灼热肿胀，色红不明显，随后肿势逐渐扩大，中期更为扩大，手指末节呈蛇头状肿胀。酿脓时剧烈跳痛，局部触痛明显，10 天左右成脓。

（3）蛇肚疔：整个患指红肿，呈圆柱形，皮肤色红而光亮，形似小红萝卜，关节轻度屈曲，不能伸展，屈而难伸，剧痛。诸症渐重，7～10 天成脓。

（4）托盘疔：初起整个手掌肿胀高突，失去正常的掌心凹陷或稍突出，手背肿势通常更为明显，甚则延及手臂，疼痛剧烈，或伴发红丝疔，2 周左右成脓。

（5）足底疔：初期足底部疼痛，不能着地，按之坚硬。3～5 天有啄痛，修去老皮后，可

见白色脓点。重者肿势蔓延至足背，痛连小腿，不能行走。

4. 手足部疔疮成脓期切开引流要求

（1）蛇眼疔：沿甲旁 0.2cm 挑开引流。

（2）蛇头疔：在指掌面一侧做纵形切口，必要时可对口引流，不可在指掌面正中切开。

（3）蛇肚疔：在手指侧面做纵形切口，切口长度不得超过上下指关节面。

（4）托盘疔：依掌横纹切开，切口应够大，手掌处显有白点者，应先剪厚皮，再挑破脓头。

5. 红丝疔的定义、特点及治疗

（1）定义：发于四肢，皮肤呈红丝显露，迅速向上走窜的急性感染性疾病。

（2）特点：好发于四肢内侧，常有手足部生疔或皮肤破损等病史。在前臂或小腿内侧皮肤上起红丝一条或多条迅速向躯干方向走窜，上肢可停于肘部或腋部，下肢可停于腘窝或胯间。可伴恶寒发热等全身症状，邪毒重者可内攻脏腑，发生走黄。

（3）治疗：红丝细者宜用砭镰法，局部皮肤消毒后，以刀针沿红丝行走途径，寸寸挑断，并用拇指和食指轻捏针孔周围皮肤，微令出血，或在红丝尽头挑断，挑破处均盖贴太乙膏掺红灵丹。

6. 疔的内治法原则　清热解毒为大法，火毒炽盛证宜凉血清热解毒。

三、痈

1. 痈的定义与特点

（1）定义：痈是发生在体表皮肉之间的急性化脓性疾病。

（2）特点：局部光软无头，红肿疼痛（少数初起皮色不变），肿胀范围多在 6～9cm，发病迅速，易肿，易脓，易溃，易敛，多伴有恶寒、发热、口渴等全身症状，一般不会损筋伤骨，也不会造成内陷。

2. 痈的病因病机　营卫不和，气血凝滞，经络壅遏，化火成毒。

3. 痈的辨证论治方法　治疗宜清热解毒、和营消肿，并结合发病部位辨证用药。外治按一般阳证疮疡治疗。

（1）火毒凝结证——清热解毒，行瘀活血

【主症】局部突然肿胀，光软无头，迅速结块，皮肤焮红，少数病例皮色不变，到酿脓时才转为红色，灼热疼痛。日后逐渐扩大，变成高肿发硬。重者可有恶寒发热，头痛，泛恶，口渴，舌苔黄腻，脉弦滑或洪数。

【方药】仙方活命饮加减。

（2）热盛肉腐证——和营清热，透脓托毒

【主症】红热明显，肿势高突，疼痛剧烈，痛如鸡啄，溃后脓出则肿痛消退。舌红，苔黄，脉数。

【方药】仙方活命饮合五味消毒饮加减。

（3）气血两虚证——益气养血，托毒生肌

【主症】脓水稀薄，疮面新肉不生，色淡红而不鲜或暗红，愈合缓慢。伴面色无华，神疲乏力，纳少。舌质淡胖，苔少，脉沉细无力。

【方药】托里消毒散加减。

4. 颈痈的特点与治疗

（1）特点：多见于儿童，冬春易发，初起时局部肿胀、灼热、疼痛而皮色不变，结块边界清楚，具有明显的风温外感症状。相当于西医的颈部急性化脓性淋巴结炎。

（2）内治宜疏风清热、解毒化痰为主，用牛蒡解肌汤或银翘散加减。

四、有头疽

1. 有头疽的特点　初起皮肤上即有粟粒样脓头，焮热红肿胀痛，迅速向深部及周围扩散，脓头相继增多，溃烂之后状如蜂窝。好发于项后、背部等，多见于中老年人及消渴病患者，易发内陷。

2. 有头疽的病因病机　外感风温、湿热，内有脏腑蕴毒，内外邪毒互相搏结，致营卫不和，气血凝滞，经络阻隔。

3. 有头疽的临床表现　根据病程演化，临床可分为三期。

（1）初期：局部红肿结块，肿块上有粟粒样脓头，作痒作痛，渐向周围、深部扩大，脓头增多，色红、灼热、疼痛。伴恶寒发热等全身症状。

（2）溃脓期：疮面腐烂形似蜂窝，肿势范围大小不一，常超 10cm。伴高热口渴、便秘溲赤。

（3）收口期：脓腐渐尽，新肉生长，肉色红活，逐渐愈合。

4. 有头疽的内治法

（1）火毒凝结证——清热泻火，和营托毒

【主症】局部红肿高突，灼热疼痛，根脚收束，迅速化脓脱腐，脓出黄稠。伴发热，口渴，尿赤。舌苔黄，脉数有力。

【方药】黄连解毒汤合仙方活命饮加减。

（2）湿热壅滞证——清热利湿，和营托毒

【主症】局部症状与火毒凝结相同。伴全身壮热，朝轻暮重，胸闷呕恶。舌苔白腻或黄腻，脉濡数。

【方药】仙方活命饮加减。

（3）阴虚火炽证——滋阴生津，清热托毒

【主症】肿势平塌，根脚散漫，皮色紫滞，脓腐难化，脓水稀少或带血水，疼痛剧烈。伴发热烦躁，口干唇燥，饮食少思，大便燥结，小便短赤。舌质红，苔黄燥，脉细弦数。

【方药】竹叶黄芪汤加减。

（4）气虚毒滞证——扶正托毒

【主症】肿势平塌，根脚散漫，皮色灰暗不泽，化脓迟缓，腐肉难脱，脓液稀少，色带灰绿，闷肿胀痛，容易形成空腔。伴高热，或身热不扬，小便频数，口渴喜热饮，精神萎靡，面色少华。舌质淡红，苔白或微黄，脉数无力。

【方药】八珍汤合仙方活命饮加减。

5. 有头疽的外治法

（1）初起未溃：火毒凝结证或湿热壅滞证，用金黄膏或千捶膏外敷。阴虚火炽证或气虚毒滞证，用冲和膏外敷。

（2）酿脓期：八二丹掺疮口，如脓水稀薄而带灰绿色者，改用七三丹，外敷金黄膏。待脓腐大部脱落，改掺九一丹，外敷红油膏。

（3）收口期：疮面脓腐已净，新肉渐生，以生肌散掺疮口，外敷白玉膏。若疮口有空腔，皮肤与新肉一时不能黏合者，用垫棉法加压包扎。

五、丹毒

1. 丹毒的临床特点及不同部位丹毒的病名

（1）临床特点：患部皮肤突然发红成片、色如涂丹。

（2）不同部位丹毒的病名：生于躯干部者，称内发丹毒；发于头面部者，称抱头火丹；发于小腿足部者，称流火；新生儿多生于臀部者，称赤游丹毒。

2. 丹毒的病因病机　本病总由血热火毒为患。凡发于头面部者，多夹风热；发于胸腹腰胯部者，多夹肝脾郁火；发于下肢者，多夹湿热；发于新生儿者，多由胎热火毒所致。

3. 丹毒的内治法

（1）风热毒蕴证——疏风清热解毒

【主症】发于头面部，皮肤掀红灼热，肿胀疼痛，甚则发生水疱，眼胞肿胀难睁。伴恶寒，发热，头痛。舌质红，苔薄黄，脉浮数。

【方药】普济消毒饮加减。

（2）湿热毒蕴证——清热利湿解毒

【主症】发于下肢，局部红赤肿胀、灼热疼痛，或见水疱、紫斑，甚至结毒化脓或皮肤坏死。或反复发作，可形成大脚风。伴发热，胃纳不香。舌红，苔黄腻，脉滑数。

【方药】五神汤合萆薢渗湿汤加减。

（3）胎火蕴毒证——凉血清热解毒

【主症】发生于新生儿，多见于臀部，局部红肿灼热，常呈游走性；或伴壮热烦躁，甚则神昏谵语，呕吐。

【方药】犀角地黄汤合黄连解毒汤加减。

（4）肝脾湿火证——清肝泻火利湿

【主症】发于胸腹腰胯部，皮肤红肿蔓延，摸之灼手，肿胀疼痛。伴口干且苦。舌红，苔黄腻，脉弦滑数。

【方药】柴胡清肝汤、龙胆泻肝汤或化斑解毒汤加减。

4. 丹毒的外治法

（1）外敷法：金黄散或玉露散用冷开水或金银花露调敷；或鲜荷花叶、鲜蒲公英、鲜地丁全草、鲜马齿苋、鲜冬青树叶等捣烂湿敷。

（2）砭镰法：用七星针或三棱针叩刺患部皮肤，放血泄毒。此法只适用于下肢复发性丹毒，禁用于赤游丹毒、抱头火丹患者。

（3）若流火结毒成脓者，可在坏死部分做小切口引流，掺九一丹，外敷红油膏。

六、瘰疬

1. 瘰疬的特点与病因病机

（1）特点：好发于颈部两侧。结核成串，累累如贯珠状，成脓时皮色转为暗红，溃后脓水清稀，夹有败絮状物质，此愈彼溃，经久难敛，易成窦道，愈合后形成凹陷性疤痕。

（2）病因病机：忧思恚怒，肝气郁结，气郁伤脾，脾失健运，痰湿内生，结于颈项而成；也可因素体肺肾阴亏，以致阴虚火旺，灼津为痰，痰火凝结而成。

2. 瘰疬的诊断与鉴别诊断

（1）诊断：多见于儿童或青年，好发于颈部的一侧或两侧，亦可延及颌下、缺盆、腋部，病程进展缓慢。发病前常有痨病史。

1）初期：颈部一侧或双侧结块肿大如豆粒，一个或数个不等，皮色不变，按之坚实，推之能动，不热不痛。多无全身症状。

2）中期：结核增大，皮核粘连，有时相邻的结核可互相融合成块，推之不动，渐感疼痛。如皮色渐转暗红，按之微热及微有波动感，为内脓已成。

3）后期：切开或自溃后，脓水清稀，夹有败絮样物，疮口呈潜行性空腔，疮面肉色灰白，四周皮肤紫暗，可形成窦道。

（2）鉴别诊断

1）颈痈：虽亦生于颈之两侧，但发病较快，初起即寒热交作，结块形如鸡卵，漫肿坚硬，掀热疼痛，易消，易溃，易敛。

2）瘿核：可由头面、口腔或四肢等部皮肤破碎或生疮引起，一般单个，在颔额、颈部、腋部、胯腹部结核如豆,边界清楚,起发迅速,压之疼痛明显,很少化脓破溃,一般无全身症状。

3)失荣:多见于中老年人。生于耳前后及项间,初起结核形如堆栗,按之坚硬,推之不移,生长迅速,溃破后疮面如石榴样或菜花样,血水淋漓。常由口腔、喉部、鼻部或脏腑的岩转移而来。

3. 瘰疬的内治法

(1)气滞痰凝证——疏肝理气,化痰散结

【主症】多见于瘰疬初期,肿块坚实,无明显全身症状。苔黄腻,脉弦滑。

【方药】开郁散加减。

(2)阴虚火旺证——滋阴降火

【主症】核块逐渐增大,皮核相连,皮色转暗红,午后潮热,夜间盗汗。舌红,少苔,脉细数。

【方药】六味地黄丸合清骨散加减。

(3)气血两虚证——益气养血

【主症】疮口脓出清稀,夹有败絮样物,形体消瘦,精神倦怠,面色无华。舌淡质嫩,苔薄,脉细。

【方药】香贝养营汤加减。

4. 瘰疬的外治法

(1)初期:局部肿块处可敷冲和膏或用阳和解凝膏掺黑退消。

(2)中期:外敷冲和膏,如脓成未熟,改用千捶膏。脓熟宜切开排脓,创口宜大,或做十字切口,以充分引流。

(3)后期:已溃者一般先用五五丹或七三丹,次用八二丹药线引流,或用药棉嵌入疮口,外敷红油膏或冲和膏。肉芽鲜红,脓腐已尽时,改用生肌散、白玉膏。

七、窦道

1. 窦道的临床表现

(1)窦道是一种只有外口而无内孔相通的病理性盲管。

(2)管道由深部组织通向体表,有一个或多个外口,管道或长或短,或直或弯,一般不与内脏相通。

(3)常有脓性分泌物流出。疮周皮肤可呈潮红、丘疹、糜烂等表现,瘙痒不适。

(4)一般无全身症状。

2. 窦道的外治法

(1)腐蚀法:先用五五丹或千金散蚀管拔毒,红油膏或太乙膏盖贴。如有异物,应及时取出。

(2)冲洗法:适用于管道狭长,药线无法引流到位,又不宜做扩创者。

(3)灌注法:经引流、冲洗等治疗,窦道内脓尽、无异物时,可注入生肌收口药油,促进窦道愈合。

(4)扩创法:适用于脓液引流不畅时,用其他方法无效,窦道所在部位也允许做扩创手术者。

(5)垫棉法:用于生肌收口阶段,促进窦道愈合,尤其是腋部、腘窝部、乳房部等。

第六单元　乳房疾病

> 本单元虽然内容较多，考点也较集中。复习的重点在于乳痈与乳岩。对于其临床表现、特点、辨证论治均应重点掌握。其余内容考试偶有涉及，可通过鉴别加强记忆。另外粉刺性乳痈考查次数较少，了解即可。

一、概述

1. 乳房与脏腑经络的关系　男子乳头属肝，乳房属肾；女子乳头属肝，乳房属胃。

2. 乳房肿块的检查

（1）望诊：注意乳房的形状，大小是否对称；乳房表面有无块状突起或凹陷；乳头的位置有无内缩或抬高；乳房皮肤有无发红、水肿或橘皮样、湿疹样改变等。

（2）触诊：先检查健侧乳房，再检查患侧，以便对比。四指并拢，用指腹平放乳房上轻柔触摸。顺序是先触按整个乳房，然后按内上、外上、外下、内下象限触摸，继而触摸乳晕部分，注意有无血液从乳头溢出。最后触摸腋窝、锁骨下及锁骨上区域。

（3）触诊时应注意的问题

1）发现乳房内肿块时，应注意肿块的位置、形状、数目、大小、质地、边界、表面情况、活动度及有无压痛。

2）肿物是否与皮肤粘连，可用手指轻轻提起肿物附近的皮肤，以确定有无粘连。

3）检查乳房时间选择，最好在月经来潮的第7～10天。

4）确定肿块的性质，还需结合年龄、病史及其他辅助检查方法。

二、乳痈

1. 乳痈的病因病机　乳汁郁积（最常见）、肝郁胃热、感受外邪。

2. 乳痈的临床表现　多见于产后3～4周的哺乳期妇女。

（1）初起：常有乳头皲裂，哺乳时感乳头刺痛，伴乳汁淤积或结块，乳房局部肿胀疼痛，皮色不红或微红。或伴恶寒发热，食欲不振，脉滑数等。

（2）成脓：患乳肿块逐渐增大，局部疼痛加重，皮色焮红，皮肤灼热，同侧腋窝淋巴结肿大压痛。至乳房红肿热痛第10天左右，肿块中央渐软，按之有波动感，穿刺抽吸有脓液，全身症状加剧，壮热不退，口渴，小便短赤，舌红苔黄腻，脉洪数。

（3）溃后：自然破溃或切开排脓后，一般肿消痛减，寒热渐退，逐渐向愈。

3. 乳痈的内治法

（1）气滞热壅证——疏肝清胃，通乳消肿

【主症】乳汁淤积结块，皮色不变或微红，肿胀疼痛。伴有恶寒发热，周身酸楚，口渴，便秘，苔薄，脉数。

【方药】瓜蒌牛蒡汤加减。

（2）热毒炽盛证——清热解毒，托里透脓

【主症】乳房肿痛，皮肤焮红灼热，肿块变软，有应指感，或切开排脓后引流不畅，红肿热痛不消，有传囊现象，壮热，舌红，苔黄腻，脉洪数。

【方药】透脓散加味。

（3）正虚毒恋证——益气和营托毒

【主症】溃脓后乳房肿痛虽轻，但疮口脓水不断，脓汁清稀，愈合缓慢或形成乳漏。全身乏力，面色少华，或低热不退，饮食减少。舌淡，苔薄，脉弱无力。

【方药】托里消毒散加减。

4. 乳痈的外治法

（1）初起：金黄散或玉露散外敷，或用鲜菊花叶、鲜蒲公英、仙人掌去刺捣烂外敷，加按摩。

（2）成脓：波动感及压痛最明显处及时切开排脓。切口按乳络方向并与脓腔基底大小一致，切口位置应选脓肿稍低的部位，避免手术损伤乳络形成乳漏。

（3）溃后：切开排脓后，用八二丹或九一丹提脓拔毒，并用药线插入切口内引流，切口周围外敷金黄膏。待脓净仅有黄稠滋水时，改用生肌散收口。若有袋脓现象，可在脓腔下方用垫棉法加压。

5. 预防与调护

（1）妊娠 5 个月后，常用温开水或肥皂水洗净乳头。乳头内陷者，可常提拉矫正。

（2）乳母宜性情舒畅。忌辛辣炙煿、肥甘厚腻之品。

（3）保持乳头清洁，不使婴儿含乳而睡，注意乳儿口腔清洁。定时哺乳，每次哺乳应将乳汁吸空，如有积滞，可用按摩法或吸奶器帮助排出。

（4）若乳头擦伤、皲裂，可外涂麻油或蛋黄油。

（5）断乳时应先逐步减少哺乳时间和次数，再行断乳。断乳前可用生麦芽 60g，生山楂 60g，煎汤代茶，并用皮硝 60g 装纱布袋中外敷。

（6）以胸罩或三角巾托起患乳，脓未成者可减少活动牵痛，破溃后可防袋脓。

三、乳漏

1. 乳漏的病因病机　多因乳痈、乳发失治，脓出不畅；或切开不当，损伤乳络，乳汁从疮口溢出，以致长期流脓、溢乳而形成；或因乳痨溃后，身体虚弱，日久不愈所致。乳晕部漏管，多因乳头内缩凹陷感染毒邪，或脂瘤染毒溃脓，疮口久不愈合而成。

2. 乳漏的外治法

（1）腐蚀法：先用提脓祛腐药，如八二丹或七三丹药捻，外敷红油膏。脓尽后改用生肌散、生肌玉红膏，必须使创面从基底部长起。

（2）垫棉法：适用于疮口漏乳不止和乳房部乳漏脓腐脱尽后，以促进疮口愈合。

（3）切开疗法：适用于浅层漏管及腐蚀法失败者。乳晕部乳漏手术的关键是切开通向乳头孔的漏管或扩张的乳腺导管。切开后创面用药同腐蚀法。

（4）挂线疗法：适用于深层漏管，常配合切开疗法。

四、乳癖

1. 乳癖的概念与特点

（1）概念：乳癖是乳腺组织的既非炎症也非肿瘤的良性增生性疾病。相当于西医的乳腺增生病。

（2）特点：①单侧或双侧乳房疼痛并出现肿块，乳痛和肿块与月经周期及情志变化相关。②乳房肿块大小不等，形态不一，边界不清，质地不硬，活动度好。

2. 乳癖的病因病机　由于情志不遂，或受精神刺激致肝郁气滞，蕴结于乳房胃络，不通则痛；肝气郁久化热，热灼津液为痰，气滞痰凝血瘀即可形成乳房肿块。因冲任失调，气血瘀滞，或阳虚痰湿内结，经脉阻塞，而致乳房结块、疼痛、月经不调。

3. 乳癖的临床表现

（1）好发于 25～45 岁。乳房以胀痛为主，常在经前加剧，经后减轻，或随情绪波动而变化。

（2）乳痛主要以乳房肿块处为甚，肿块可发于单侧或双侧，大多位外上象限。

（3）肿块质地中等或质硬不坚，表面光滑或呈颗粒状，活动度好，多伴压痛，大小不一，可于经前增大变硬，经后稍见缩小变软。

4. 乳癖的内治法

（1）肝郁痰凝证——疏肝解郁，化痰散结

【主症】多见于青壮年妇女。乳房肿块随喜怒消长，伴有胸闷胁胀，善郁易怒，失眠多梦，心烦口苦。苔薄黄，脉弦滑。

【方药】逍遥蒌贝散加减。

（2）冲任失调证——调摄冲任

【主症】多见于中年妇女。乳房肿块月经前加重，经后缓减。伴有腰酸乏力，神疲倦怠，月经失调，量少色淡，或闭经。舌淡，苔白，脉沉细。

【方药】二仙汤合四物汤加减。

五、乳核

1. 乳核的特点与临床表现

（1）乳核是发生在乳房部最常见的良性肿瘤。相当于西医的乳腺纤维腺瘤。

（2）好发于 20～25 岁青年妇女，乳中结核，形如丸卵，质地坚实，边界清楚，表面光滑，推之活动。

2. 乳核的治疗

（1）肝气郁结证——疏肝解郁，化痰散结

【主症】肿块较小，发展缓慢，不红不热，不觉疼痛，推之可移，伴胸闷叹息。舌质正常，苔薄白，脉弦。

【方药】逍遥散加减。

（2）血瘀痰凝证——疏肝活血，化痰散结

【主症】肿块较大，坚硬木实，重坠不适，伴胸闷牵痛，烦闷急躁，或月经不调、痛经等。舌质暗红，苔薄腻，脉弦滑或弦细。

【方药】逍遥散合桃红四物汤加山慈菇、海藻。

六、乳岩

1. 乳岩的发病情况与特点

（1）乳岩是指乳房部的恶性肿瘤。相当于西医的乳腺癌。

（2）乳房部出现无痛、无热、皮色不变而质地坚硬的肿块，推之不移，表面不光滑，凹凸不平，或乳头溢血，晚期溃烂，凹如泛莲。

2. 乳岩的临床表现

（1）发病年龄一般在 40～60 岁，常为乳房内无痛肿块，边界不清，质地坚硬，表面不光滑，不易推动，常与皮肤粘连，出现病灶中心酒窝征，个别可伴乳头溢液。

（2）随着癌肿逐渐增大，产生不同程度的疼痛，皮肤可呈橘皮样水肿、变色；病变周围可出现散在的小肿块，状如堆栗；乳头内缩或抬高，偶可见到皮肤溃疡。

（3）晚期乳房肿块溃烂，疮口边缘不整齐，中央凹陷似岩穴，有时外翻似菜花，时渗紫红血水，恶臭难闻。

3. 乳岩的内治法

（1）肝郁痰凝证——疏肝解郁，化痰散结

【主症】情志抑郁，或性情急躁，胸闷胁胀，或伴经前乳房作胀或少腹作胀。乳房部肿块皮色不变，质硬而边界不清。苔薄，脉弦。

【方药】神效瓜蒌散合开郁散加减。

（2）冲任失调证——调摄冲任，理气散结

【主症】经事紊乱，素有经前期乳房胀痛。或婚后从未生育，或有多次流产史。乳房结块坚硬。舌淡，苔薄，脉弦细。

【方药】二仙汤合开郁散加减。

（3）正虚毒盛证——调补气血，清热解毒

【主症】乳房肿块扩大，溃后愈坚，渗流血水，不痛或剧痛。精神萎靡，面色晦暗或苍白，饮食少进，心悸失眠。舌紫或有瘀斑，苔黄，脉弱无力。

【方药】八珍汤加减。

（4）气血两亏证——补养气血，宁心安神

【主症】多见于癌肿晚期或手术、放化疗后。形体消瘦，面色萎黄或㿠白，头晕目眩，神倦乏力，少气懒言，术后切口皮瓣坏死糜烂，时流渗液，皮肤灰白，腐肉色暗不鲜。舌质淡，苔薄白，脉沉细。

【方药】人参养荣汤加味。

（5）脾虚胃弱证——健脾和胃

【主症】手术或放化疗后，食欲不振，神疲肢软，恶心欲呕，肢肿倦怠。

【方药】参苓白术散或理中汤加减。

4. 乳岩与乳癖、乳核的鉴别

（1）乳癖：好发于 25～45 岁女性。月经期乳房疼痛、胀大，有大小不等的结节状或片块状肿块，边界不清，质地柔韧，常为双侧性。肿块和皮肤不粘连。

（2）乳核：多见于 20～25 岁的女性，肿块多发生于一侧，形如丸卵，表面坚实光滑，边界清楚，活动度好，可推移。病程进展缓慢。

第七单元　瘿

　　本单元内容虽然不多，但历年考试也是频频涉及，学习时应重点掌握气瘿、肉瘿、石瘿的临床特点，可进行对比记忆。

一、概述

1. 瘿病的概念　瘿病是在致病因素的作用下导致脏腑经络功能失调，气滞、血瘀、痰凝结于颈部，而逐渐形成。

2. 瘿病的病因病机

（1）气滞：气郁日久，积聚成形，或与外来或内生致病因素合邪为病，即可导致瘿病的发生，如气瘿。

（2）血瘀：气滞日久必致血瘀，形成瘀结肿块，如石瘿。

（3）痰凝：肝气郁滞，横逆犯脾，脾失健运，痰湿内生，或因外邪所侵，体质虚弱等，多能使气机阻滞，津液积聚为痰，痰凝成核，如肉瘿。

（4）痰火郁结：肝郁胃热，风温风火客于肺胃，积热上壅，热毒灼津为痰，痰火凝聚，搏结而成，如瘿痈。

（5）冲任失调：冲任失调，肝木失养，肾阴不足，可引起心悸、烦热、多汗及月经不调等。

二、气瘿

1. 气瘿的病因病机　一为忧患，二为水土。外因平素饮水或食物中含碘不足；内因情志不畅，忧怒无节，气化失调，升降障碍，营运阻塞。

2. 气瘿的临床表现

（1）女性发病率较男性略高，在流行地区常见于学龄儿童。

（2）初起无明显不适，甲状腺呈弥漫性肿大，腺体表面较平坦，质软不痛，皮色如常，随吞咽动作而上下移动。

（3）肿块进行性增大，可呈下垂状，自觉沉重感，可压迫气管、食管、血管、神经等而引起呼吸困难、吞咽不适、颈部和胸前表浅经脉明显扩张、声音嘶哑等。

3. 气瘿的内治法与预防

（1）内治法

肝郁气滞证——疏肝解郁，化痰软坚

【主症】颈部弥漫性肿大，边缘不清，随喜怒消长，皮色如常，质软无压痛，肿块随吞咽动作上下移动。伴急躁易怒，善太息。舌质淡红，苔薄，脉沉弦。

【方药】四海舒郁丸加减。

（2）预防

1）在流行地区内，除改善水源外，主要以食用碘化食盐做集体性预防。

2）经常食用海带或其他海产植物菜。

3）保持心情舒畅，勿郁怒动气。

三、肉瘿

1. 肉瘿的特点

（1）颈前喉结一侧或两侧结块，柔韧而圆，如肉之团，随吞咽动作而上下移动，发展缓慢。

（2）好发于青年女性及中年人。相当于西医的甲状腺腺瘤或囊肿，属甲状腺的良性肿瘤。

2. 肉瘿的病因病机 气滞、湿痰、瘀血随经络而行，留注于结喉，聚而成形，乃成肉瘿。

3. 肉瘿的内治法

（1）气滞痰凝证——理气解郁，化痰软坚

【主症】颈部一侧或两侧肿块呈圆形或卵圆形，不红不热，随吞咽动作上下移动。一般无明显全身症状，如肿块过大可有呼吸不畅或吞咽不利。苔薄腻，脉弦滑。

【方药】海藻玉壶汤合逍遥散加减。

（2）气阴两虚证——益气养阴，软坚散结

【主症】颈部肿块柔韧，随吞咽动作上下移动。常伴有急躁易怒，汗出心悸，失眠多梦，消谷善饥，形体消瘦，月经不调，手部震颤等。舌红，苔薄，脉弦。

【方药】生脉散合海藻玉壶汤加减。

四、石瘿

1. 石瘿的含义 瘿病坚硬如石不可移动者，称为石瘿。相当于西医的甲状腺癌。

2. 石瘿的特点 结喉两侧结块，坚硬如石，高低不平，推之不移。好发于40岁以上中年人。

3. 石瘿的病因病机 情志内伤，肝脾气逆，痰湿内生，气滞则血瘀，瘀血与痰湿凝结，上逆于颈部而成。

4. 石瘿的诊断

（1）临床表现

1）多见于40岁以上患者，或有肉瘿病史。

2）颈前多年存在的肿块，生长迅速，质地坚硬如石，表面凹凸不平，推之不移，并可出现吞咽时移动受限。可伴有疼痛。

3）若颈丛神经浅支受侵，则耳、枕、肩部剧痛。

4）若肿块压迫，引起喉头移位或侵犯喉部神经时，可引起呼吸或吞咽困难，甚或发生声音嘶哑。

5）若侵蚀气管造成溃疡时，可有咳血。

6）颈部静脉受压时，可发生颈部静脉怒张与面部浮肿。

7）淋巴结转移较为常见，血行转移多出现在肺和骨。

（2）辅助检查：甲状腺同位素^{131}碘扫描，多显示为凉结节，进行 B 型超声、CT 检查，以明确诊断。

5. 石瘿的治疗原则　石瘿为恶性肿瘤，一旦确诊，宜早期手术切除。

第八单元　瘤、岩

从历年考查方式上看，本单元考点较为集中，血瘤、肉瘤和失荣是考试的常考点，需重点复习。

一、概述

1. 概念

（1）瘤是瘀血、痰滞、浊气停留于机体组织间而产生的结块。其特点是局限性肿块，多生于体表，发展缓慢，一般没有自觉症状。生于体表的肿瘤，分为六种，即气瘤、血瘤、筋瘤、肉瘤、骨瘤、脂瘤。相当于西医的部分体表良性肿瘤。

（2）岩是发生于体表的恶性肿物的统称，为外科疾病中最凶险者。其特点是多发于中老年人，局部肿块坚硬，高低不平，皮色不变，推之不移，溃烂后如翻花石榴，色紫恶臭，疼痛剧烈，难于治愈，预后不良。

2. 病因病机

（1）病因：外因为六淫之邪，内因为正气不足和七情所伤。

（2）病机：瘤主要是邪气偏盛，岩主要是正气不足，即机体抗病力减低。总之，二者病机特点为本虚而标实，正气亏虚为本，气滞、血瘀、痰凝、湿热或阴毒结聚为标。

3. 辨证论治

（1）气郁痰凝证——理气解郁，化痰散结

【主症】局部肿块硬韧，尚可活动，患部皮色不变，无痛。伴有胸闷、胁胀、纳差、精神抑郁等症状。舌质淡红，苔薄白或微黄腻，脉细弦。

【方药】开郁散、通气散坚丸加减。

（2）寒痰凝聚证——温经散寒，化痰散结

【主症】局部肿块质硬，表面光滑有弹性，肿块活动度较差，患部皮肤色白，无痛，肤温不高。伴周身倦怠、胸闷不舒、畏寒怕冷。舌质淡，苔白或白腻，脉沉而滑。

【方药】阳和汤、万灵丹加减。

（3）毒热蕴结证——清热解毒，软坚散结

【主症】肿块增大，压痛，患处皮肤色红，肤温较高，或肿块溃烂，状如翻花，时流血水，痛如火燎，分泌物有恶臭味。伴发热、心烦、口渴、尿黄、大便干结。舌质红，少苔或苔黄，脉弦滑或滑数。

【方药】五味消毒饮合当归芦荟丸加减。

（4）气血瘀滞证——活血化瘀，软坚散结

【主症】肿块坚硬，表面高低不平，推之不动，自觉疼痛或刺痛及胀痛，局部青筋显露。伴胁胀不适、易烦躁。舌质暗红或有瘀斑，苔薄黄，脉弦或涩。

【方药】活血散瘀汤或散肿溃坚汤加减。

（5）正虚邪实证——益气养血，解毒散结

【主症】多见于岩的晚期。肿块增大、增多，有邻近或远处转移，或岩肿溃烂，渗流血水，疮面灰暗，高低不平，易出血，久不收口。伴全身消瘦、发热、面色㿠白、身体倦怠、不思饮食等。舌质淡红，苔薄而微黄或少苔、无苔，脉细数。

【方药】保元汤或生脉饮合散肿溃坚汤加减。

4. 预防与调护

（1）保持心情舒畅，切忌七情过度。

（2）保护与改善环境，有效防止污染，避免接触放射与化学毒性物质。

（3）对于肿块及溃疡等要及时检查，以便早期发现，早期治疗。

（4）对癌瘤患者重视精神护理，解除患者的紧张情绪和精神负担。

（5）戒烟限酒，加强营养，适当锻炼，有益于抗病能力的提高。

二、血瘤

1. 血瘤的概念　血瘤是指体表血络扩张，纵横丛集而形成的肿瘤。特点是病变局部色泽鲜红或暗紫，或呈局限性柔软肿块，边界不清，触之如海绵状。相当于西医的血管瘤。常见的有毛细血管瘤和海绵状血管瘤。

2. 血瘤的诊断

（1）毛细血管瘤：多在出生后 1~2 个月内出现，部分在 5 岁左右自行消失，多发生在颜面、颈部。皮肤上有红色丘疹或小的红斑，界限清楚，大小不等，质软可压缩，为鲜红或紫红色，压之可褪色，抬手复原。

（2）海绵状血管瘤：质地柔软似海绵，常呈局限性半球形、扁平状或高出皮面的隆起物，肿物有很大压缩性，可因体位下垂而充盈，或随患肢抬高而缩小，在瘤内有时可扪及颗粒状的静脉石硬结。

3. 血瘤的内治法

（1）心肾火毒证——清心泻火，凉血解毒

【主症】多见于初生婴儿。肿块大小不一，色泽鲜红，边界不清，不痛不痒。伴五心烦热，面赤口渴，尿黄便干，易口舌生疮。舌质红，苔薄黄，脉细数。

【方药】芩连二母丸合凉血地黄汤加减。

（2）肝经火旺证——清肝泻火，祛瘀解毒

【主症】多发于头面或大腿部，肿块呈丘疹或结节状，表面呈红色，易出血，常因情志不遂或郁怒而发生胀痛。可伴心烦易怒、咽干口苦等症。舌质红，苔微黄，脉弦细数。

【方药】丹栀逍遥散合清肝芦荟丸加减。

（3）脾统失司证——健脾益气，化湿解毒

【主症】肿瘤体积不大，边界不清，表面色红，好发于下肢，质地柔软易出血，无疼痛。伴肢软乏力、面色萎黄、纳食不佳等。舌质淡，苔白或白腻，脉细。

【方药】顺气归脾丸加减。

4. 血瘤的外治法　①小面积者可用五妙水仙膏外搽。②清凉膏合藤黄膏外敷。③出血者用云南白药掺敷。

5. 血瘤的其他疗法

（1）外治法：①小面积者可用五妙水仙膏外搽。②清凉膏合藤黄膏外敷，每天换药 1 次。

③出血者用云南白药掺敷。

（2）注射疗法：消痔灵注射液加1%普鲁卡因按1∶1混合注入瘤体，至整个瘤体稍高起为止。每次用药3~6mL。隔1周可再注射1次。若瘤体尚未发硬萎缩，可用消痔灵2份，普鲁卡因1份，如上法进行注射。

（3）手术疗法。

（4）冷冻疗法：用于浅表较小的血瘤。

（5）放射疗法：用于范围较大的血瘤。

三、肉瘤

肉瘤的概念及临床特点　肉瘤是发于皮里膜外、由脂肪组织过度增生而形成的良性肿瘤，相当于西医的脂肪瘤。其特点是软似绵，肿似馒，皮色不变，不紧不宽，如肉之隆起。

四、失荣

1. 失荣的概念　发于颈部及耳之前后的岩肿。因其晚期气血亏乏，面容憔悴，形体消瘦，状如树木枝叶发枯，失去荣华而命名。多见于40岁以上男性。相当于西医的颈部原发性恶性肿瘤和颈部淋巴结转移癌。

2. 失荣的病因病机　七情内伤，忧思郁怒，肝失条达，气机不舒，气滞血瘀，阻于胆经颈络，则结为肿块；或脾虚运化失司，水湿津液凝聚为痰，痰瘀脏毒凝结于少阳、阳明之络，可发为本病。

3. 失荣的临床表现

（1）颈部淋巴结肿大，生长较快，质地坚硬。初起多为单发结节，可活动；后期肿块体积增大，数量增多，融合成团块或联结成串，表面不平，固定不移。

（2）一般无疼痛，合并染毒时，可有压痛。日久癌肿溃破，疮面渗流血水，高低不平，形似翻花状。

4. 失荣的治疗

（1）气郁痰结证——理气解郁，化痰散结

【主症】颈部或耳前、耳后有坚硬之肿块，肿块较大聚结成团，与周围组织粘连而固定，有轻度刺痛或胀痛，颈项牵扯感，活动转侧不利，患部皮色暗红微热，伴胸闷胁痛、心烦口苦等症，舌质红，苔微黄腻，脉弦滑。

【方药】化痰开郁方。

（2）阴毒结聚证——温阳散寒，化痰散结

【主症】颈部肿块坚硬，不痛不胀，尚可推动，患部初起皮色如常，以后可呈橘皮样变，伴畏寒肢冷，纳呆便溏，舌质淡，苔白腻，脉沉细或弦细。

【方药】阳和汤加减。

（3）瘀毒化热证——清热解毒，化痰散瘀

【主症】颈部岩肿迁延日久，肿块迅速增大，中央变软，周围坚硬，溃破后渗流血水，状如翻花，并向四周漫肿，范围可波及面部、胸部、肩背等处，伴疼痛，发热，消瘦，头颈活动受限，舌质红，苔黄，脉数。

【方药】五味消毒饮合化坚二陈丸加减。

（4）气血两亏证——补益气血，解毒化瘀

【主症】颈部肿块溃破以后，长期渗流脓血，不能愈合，疮面苍白水肿，肉芽高低不平，胬肉翻花，伴低热、乏力、消瘦等，舌质淡，苔白或无苔，脉沉细。

【方药】八珍汤合四妙勇安汤加减。

五、肾岩

1. 肾岩的概念　阴茎属肾，岩肿生于阴茎，故名肾岩。由于肾岩日久疮面溃破，形如去皮之石榴，如花瓣翻开，故又称"肾岩翻花"。相当于西医的阴茎癌。

2. 肾岩的病因病机　肾岩的发生与肝肾关系密切。主要包括湿浊瘀结、火毒炽盛、阴虚火旺。

3. 肾岩的诊断

（1）临床表现

1）本病多发于中老年人。早期一般无明显全身症状，晚期可出现发热、消瘦、贫血等。

2）初起时在包皮系带附近、阴茎头部、冠状沟部或尿道口处，可见丘疹、红斑、结节、疣状增生等，逐渐增大，刺痒，甚至破溃，状如翻花石榴子样，并有恶臭分泌物，疼痛加重，严重者阴茎溃烂脱落。

3）约有30%以上的患者发生淋巴结转移，以腹股沟淋巴结最多见。

（2）辅助检查：行病理切片检查可明确诊断。

4. 肾岩的治疗原则　本病以手术治疗为主，可配合中医辨证论治或其他疗法。

第九单元　皮肤及性传播疾病

本单元内容出题率一般，考点较为集中，复习的重点在蛇串疮、湿疮、癣的内容，题目以临床表现较为多见。

一、概述

1. 皮肤及性传播疾病的病因病机

（1）病因：外因主要是风、湿、热、虫、毒；内因主要是七情内伤、饮食劳倦和肝肾亏损。

（2）病机：主要因气血不和、脏腑失调、邪毒结聚而致生风、生湿、化燥、致虚、致瘀、化热、伤阴等。

2. 皮肤病的原发性及继发性皮损

（1）原发性皮损

1）斑疹：为局限性皮肤明显的颜色变化，不隆起，也不凹陷。面积大而成片的称斑片。

a. 红斑：压之褪色者多属血热；压之不褪色者除血热外，尚兼血瘀；红斑稀疏者为热轻，密集者为热重，红而带紫为热毒炽盛。常见于丹毒、药毒等皮肤病。

b. 色素沉着斑：如黄褐斑，是肝肾不足，气血瘀滞所致。

c. 色素减退斑：多由气血凝滞或血虚风邪所致，最常见者为白驳风。

2）丘疹：为高出皮面的实性丘形小粒，直径一般小于0.5cm，多为风热、血热所致。

3）风团：为皮肤上局限性水肿隆起。常突然发生，迅速消退，不留任何痕迹，发作时伴有剧痒。常见于瘾疹。

4）结节：为大小不一、境界清楚的实质性损害，质较硬，深在皮下或高出皮面。常见于结节性红斑等病。

5）疱疹：为内有腔隙、含有液体、高出皮面的损害。常见于湿疮、接触性皮炎、虫咬皮炎等。

6）脓疱：疱内含有脓液，混浊或为黄色，周围常有红晕，疱破后形成糜烂，溢出脓液，结脓痂。常见于脓疱疮等。

（2）继发性皮损：是原发性皮损经过搔抓、感染、治疗处理和在损害修复过程中演变而成，有鳞屑、糜烂、溃疡、痂、抓痕、皲裂、苔藓样变、疤痕、色素沉着、皮肤萎缩等。

3. 外用药剂型及使用原则

（1）外用药物的常用剂型

常用剂型	适应证
溶液	急性皮肤病渗出较多或脓性分泌物多的皮损，或伴轻度痂皮性损害
粉剂（散剂）	无渗液的急性或亚急性的皮炎类皮肤病
洗剂（混悬剂、悬垂剂）	无渗液的急性或亚急性的皮炎类皮肤病
酊剂	脚湿气、鹅掌风、体癣、牛皮癣（神经性皮炎）等
油剂	亚急性皮肤病中有糜烂、渗出、鳞屑、脓疱、溃疡的皮损
软膏	一切慢性皮肤病具有结痂、皲裂、苔藓样变等皮损

（2）外用药物使用原则：根据病情阶段用药、注意控制感染、用药宜先温和后强烈、用药浓度宜先低后高、随时注意药敏反应等。

二、热疮

1. 热疮的病因病机　外感风温热毒，阻于肺胃二经，蕴蒸皮肤而生；或由肝经湿热下注，阻于阴部而成疮；或因反复发作，热邪伤津，阴虚内热所致。

2. 热疮的治疗

（1）肺胃热盛证——疏风清热

【主症】群集小疱，灼热刺痒，轻度周身不适，心烦郁闷，大便干，小便黄，舌红，苔黄，脉弦数。

【方药】辛夷清肺饮合竹叶石膏汤加减。

（2）湿热下注证——清热利湿

【主症】疱疹发于外阴，灼热痛痒，水疱易破糜烂，可伴有发热、尿赤、尿频、尿痛。苔黄，脉数。

【方药】龙胆泻肝汤加板蓝根、紫草、延胡索等。

（3）阴虚内热证——养阴清热

【主症】间歇发作，反复不愈，口干唇燥，午后微热，舌红，苔薄，脉细数。

【方药】增液汤加板蓝根、马齿苋、紫草、石斛、生薏苡仁。

三、蛇串疮

1. 蛇串疮的概念与特点

（1）概念：蛇串疮是一种皮肤上出现成簇水疱，呈身体单侧带状分布，痛如火燎的急性疱疹性皮肤病。相当于西医的带状疱疹。

（2）特点：皮肤上出现红斑、水疱或丘疱疹，累累如串珠，排列成带状，沿一侧周围神经分布区出现，局部刺痛。好发春秋季节。好发胸胁部，又名缠腰火丹，亦称火带疮、蛇丹、蜘蛛疮等。

2. 蛇串疮的内治法

（1）肝经郁热证——清泻肝火，解毒止痛

【主症】皮损鲜红，灼热刺痛，疱壁紧张，口苦咽干，心烦易怒，大便干燥或小便黄，舌质红，苔薄黄或黄厚，脉弦滑数。

【方药】龙胆泻肝汤加紫草、板蓝根、延胡索等。

（2）气滞血瘀证——理气活血，通络止痛

【主症】皮疹减轻或消退后局部疼痛不止，放射到附近部位，痛不可忍，坐卧不安，重者可持续数月或更长时间，舌暗，苔白，脉弦细。

【方药】柴胡疏肝散合桃红四物汤加减。

（3）脾虚湿蕴证——健脾利湿，解毒消肿

【主症】皮损色淡，疼痛不显，疱壁松弛，口不渴，食少腹胀，大便时溏，舌淡或正常，苔白或白腻，脉沉缓或滑。

【方药】除湿胃苓汤加减。

3. 蛇串疮的外治法

（1）初起用二味拔毒散，或外敷玉露膏，或外搽双柏散、三黄洗剂、清凉乳剂，每天3次；或鲜马齿苋、野菊花叶、玉簪花叶捣烂外敷。

（2）水疱破后，外涂黄连膏、四黄膏或青黛膏；坏死者，用九一丹或海浮散换药。

（3）若水疱不破或水疱较大者，可用三棱针或消毒空针刺破，吸尽疱液或使疱液流出，以减轻胀痛不适。

四、疣

1. 不同疣的特点与好发部位

（1）特点：疣是一种发生皮肤浅表的良性赘生物。

（2）好发部位：发于手背、手指、头皮等处者，称千日疮、疣目、枯筋箭或瘊子；发于颜面、手背、前臂等处者，称扁瘊；发于胸背部有脐窝的赘疣，称鼠乳；发于足跖部者，称跖疣；发于颈周围及眼睑部位，呈细软丝状突起者，称丝状疣或线瘊。

2. 寻常疣、扁平疣、传染性软疣的治疗

（1）寻常疣

1）推疣法：用于治疗头大蒂小，明显高出皮面的疣。在疣的根部用棉棒与皮肤平行或呈30°角，向前推进，用力不宜猛。有的疣体仅用此法即可推除，推除后创面压迫止血，或掺上桃花散少许，并用纱布盖贴，胶布固定。

2）鸦胆子散敷贴法：先用热水浸洗患部，用刀刮去表面的角质层，然后将鸦胆子仁5粒捣烂敷贴，用玻璃纸及胶布固定，3天换药1次。

3）荸荠或菱蒂摩擦法：荸荠削去皮，用白色果肉摩擦疣体，每天3~4次，每次摩擦至疣体角质层软化、脱掉、微有痛感及点状出血为止，一般数天可愈。或取菱蒂长约3cm，洗去污垢，在患部不断摩擦，每次2~3分钟，每天6~8次。

（2）扁平疣

1）洗涤法：用内服方（风热蕴结证用马齿苋合剂加木贼草、郁金、浙贝母、板蓝根等；热瘀互结证用桃红四物汤）的第二次煎汁外洗，以海螵蛸蘸药汁轻轻擦洗疣体使之微红为度。每天2~3次。

2）涂法：用鸦胆子仁油外涂患处，每天1次。用于治疗散在扁平疣，防止正常皮肤受损。

（3）传染性软疣：用消毒针头挑破患处，挤尽白色乳酪样物，再用碘酒或浓石炭酸溶液点患处。若损害较多，应分批治疗，注意保护周围皮肤。

五、癣

1. 头癣、体癣和花斑癣的临床特点与诊断

类型		临床表现
头癣	白秃疮	相当于西医的白癣。头皮有圆形或不规则形的覆盖灰白鳞屑的斑片。病损区毛发干枯无泽，常在距头皮 0.3～0.8cm 处折断而参差不齐。头发易拔落且不痛，病发根部包绕有白色鳞屑形成的菌鞘。自觉瘙痒
	肥疮	相当于西医的黄癣。皮损多从头顶开始。初起红色丘疹，或有脓疱，干后结痂蜡黄色。特征是有黄癣痂堆积，肥厚，富有黏性，边缘翘起，中央微凹，上有毛发贯穿，质脆易粉碎，有特殊的鼠尿臭。病变区头发干燥，失去光泽
体癣（圆癣、铜钱癣）		初起为丘疹或水疱，逐渐形成边界清楚的钱币形红斑，其上覆盖细薄鳞屑。病灶中央皮疹消退呈自愈倾向，而向四周蔓延，有丘疹、水疱、脓疱、结痂等损害。皮损特征为环形、多环形，边界清楚，中心消退，外围扩张的斑块
花斑癣（紫白癜风、汗斑）		常发于多汗体质的青壮年，可在家庭中相互传染。皮损好发于颈项、躯干，尤其是多汗部位以及四肢近心端，为大小不一、边界清楚的圆形或不规则的无炎症性斑块，色淡褐，灰褐至深褐色，或轻度色素减退，或附少许糠秕状细鳞屑，常融合成片。有轻微痒感，常夏发冬愈，复发率高

2. 癣的治疗　杀虫止痒，以外治为主。抗真菌西药治疗有一定优势，可中西药合用。白秃疮、肥疮可采用拔发疗法。

六、疥疮

1. 疥疮的病因病机　由人型疥虫通过密切接触而传染。

2. 疥疮的临床特点

（1）皮损好发于皮肤薄嫩和皱褶处，如手指侧、指缝、腕肘关节屈侧、腋窝前缘、女性乳房下、少腹、外阴、腹股沟、大腿内侧等处。

（2）皮疹主要为红色小丘疹、丘疱疹、小水疱、隧道、结节和结痂。

（3）水疱常见于指缝。结节常见于阴囊、少腹等处。隧道为疥疮的特异性皮疹，弯曲，微隆起，呈淡灰色或皮色，在隧道末端有一个针头大的灰白色或微红的小点，为疥虫隐藏的地方。

（4）病久者男性皮损主要在阴茎、阴囊有结节；女性皮损主要在小腹、会阴部。

（5）患者常有奇痒，遇热或夜间尤甚，常影响睡眠。

（6）本病传染性极强，冬春季多见。

3. 疥疮的治疗　以杀虫止痒为主要治法。

（1）内治：一般本病不需内服药，若抓破染毒，需内外合治。

（2）外治：临床常用5%～20%的硫黄软膏外搽。

4. 预防

（1）加强卫生宣传及监督管理，对公共浴室、旅馆、车船上的衣被应定期严格消毒。

（2）注意个人卫生，勤洗澡，勤换衣服，被褥常洗晒。

（3）接触疥疮患者后，用肥皂水洗手。患者所用衣服、被褥、毛巾等均需煮沸消毒，或在阳光下充分暴晒，以便杀灭疥虫及虫卵。

（4）彻底消灭传染源，注意消毒隔离。家庭和集体宿舍患者应分居，并积极治疗，以杜绝传染。

（5）发病期间忌食辛燥鱼腥发物。

七、湿疮

1. 湿疮的临床特点

（1）湿疮是一种过敏性炎症性皮肤病。相当于西医的湿疹。对称分布，多形损害，剧烈

瘙痒，倾向湿润，反复发作，易成慢性等。

（2）根据病程分为急性、亚急性、慢性三类。急性以丘疱疹为主，有渗出倾向；慢性以苔藓样变为主，易反复发作。

（3）浸淫全身，滋水较多者，称为浸淫疮；以丘疹为主者，称为血风疮或粟疮。

（4）发于耳部，称为旋耳疮；发于手部，称为病疮；发于阴囊部，称为肾囊风；发于脐部，称为脐疮；发于肘、膝弯曲部，称为四弯风；发于乳头，称为乳头风。

2. 湿疮的病因病机　由于禀赋不耐，饮食失节，或过食辛辣刺激荤腥动风之物，脾胃受损，失其健运，湿热内生，又兼外受风邪，内外两邪相搏，风湿热邪浸淫肌肤所致。

3. 湿疮的内治法

（1）湿热蕴肤证——清热利湿止痒

【主症】发病快，病程短，皮损有潮红、丘疱疹，灼热瘙痒无休，抓破渗液流脂水，伴心烦口渴，身热不扬，大便干，小便短赤，舌红，苔薄白或黄，脉滑或数。

【方药】龙胆泻肝汤合萆薢渗湿汤加减。

（2）湿热浸淫证——清热利湿，解毒止痒

【主症】发病时间短，皮损面积大，色红灼热，丘疱疹密集，瘙痒剧烈，抓破脂水淋漓，浸淫成片，伴胸闷纳呆，身热不扬，腹胀便溏，小便黄，舌红，苔黄腻，脉滑数。

【方药】龙胆泻肝汤合五味消毒饮加减。

（3）脾虚湿蕴证——健脾利湿止痒

【主症】发病较缓，皮损潮红，丘疹，或丘疱疹少，瘙痒，抓后糜烂渗出，可见鳞屑，伴纳少，腹胀便溏，易疲乏，舌淡胖，苔白腻，脉弦缓。

【方药】除湿胃苓汤或参苓白术散加紫荆皮、地肤子、白鲜皮。

（4）血虚风燥证——养血润肤，祛风止痒

【主症】病程久，反复发作，皮损色暗或色素沉着，或皮损粗糙肥厚，剧痒难忍，遇热或肥皂水后瘙痒加重，伴有口干不欲饮，纳差，腹胀，舌淡，苔白，脉弦细。

【方药】当归饮子或四物消风饮加丹参、鸡血藤、乌梢蛇。

4. 湿疮的外治法

（1）急性湿疮：初起可用苦参、黄柏、地肤子、荆芥等煎汤温洗，或10% 黄柏溶液、炉甘石洗剂外搽。若水疱糜烂、渗出明显时，可用黄柏、生地榆、马齿苋、野菊花等煎汤，或10% 黄柏溶液、三黄洗剂等湿敷，或2% ~3% 硼酸水冷敷。

（2）亚急性湿疮：外治原则为消炎、止痒、干燥、收敛，用三黄洗剂、3% 黑豆馏油、10% 生地榆氧化锌油、5% 黑豆馏油泥膏外搽。

（3）慢性湿疮：可用各种软膏剂、乳剂，一般可外搽青黛膏、5% 硫黄软膏、5% ~10% 复方松馏油软膏、10% ~20% 黑豆馏油软膏。

5. 婴儿湿疮的病因、内治法

（1）病因：由于小儿禀性不耐，脾胃运化失职，内有胎火湿热，外受风湿热邪，两者蕴阻肌肤而成；或因消化不良、食物过敏、衣服摩擦等刺激而诱发。

（2）内治法

1）胎火湿热证——凉血清火，利湿止痒

【主症】皮肤潮红，红斑水疱，抓痒流滋，甚则黄水淋漓、糜烂，结黄色痂皮，大便干，小便黄赤，苔黄腻，脉滑数。

【方药】消风导赤汤加减。

2）脾虚湿蕴证——健脾利湿

【主症】初起皮肤暗淡，继而出现成片水疱，瘙痒，抓破后结薄痂，患儿多有消化不良，大便稀溏，或完谷不化，舌淡，苔白或白腻，脉缓。

【方药】小儿化湿汤加土茯苓、鱼腥草。

八、接触性皮炎

1. 接触性皮炎的概念　因皮肤或黏膜接触某些外界致病物质所引起的皮肤急性或慢性炎症反应。

2. 接触性皮炎的诊断要点

（1）发病前有明确的接触史。

（2）一般起病较急，常见于暴露部位，如面颈、四肢。

（3）皮损边界清楚，多局限于接触部位，形状与接触物大抵一致。

（4）皮疹一般为红斑、肿胀、丘疹、水疱或大疱、糜烂、渗出等，一个时期内以某一种皮损为主。

（5）自觉瘙痒，有烧灼感，重者疼痛。

3. 接触性皮炎的治疗

（1）风热蕴肤证——疏风清热止痒

【主症】起病较急，好发头面部，皮损色红，肿胀轻，其上为红斑或丘疹，自觉瘙痒，灼热，心烦，口干，小便微黄，舌红，苔薄白或薄黄，脉浮数。

【方药】消风散加紫荆皮（花）、僵蚕。

（2）湿热毒蕴证——清热祛湿，凉血解毒

【主症】起病急骤，皮损面积较广泛，其色鲜红肿胀，上有水疱或大疱，水疱破后则糜烂渗液，自觉灼热瘙痒，伴发热，口渴，大便干，小便短黄，舌红，苔黄，脉弦滑数。

【方药】化斑解毒汤合龙胆泻肝汤加减。

（3）血虚风燥证——养血润燥，祛风止痒

【主症】病程长，病情反复发作，皮损肥厚干燥有鳞屑，或呈苔藓样变，瘙痒剧烈，有抓痕及结痂，舌淡红，苔薄，脉弦细。

【方药】消风散合当归饮子加减。

4. 接触性皮炎与急性湿疮、颜面丹毒的鉴别

鉴别要点	接触性皮炎	急性湿疮	颜面丹毒
病史	接触史明确	不明确	发病前多有皮肤或黏膜破损史
发病	常突然急性发作	发作不突然	急
皮疹	红斑、肿胀或丘疹、糜烂，一个时期内以某一种为主	多形性	皮疹以水肿性红斑为主，形如云片，色若涂丹
症状	瘙痒为主，偶有疼痛	瘙痒，无疼痛	疼痛，灼热，无瘙痒，全身症状严重，常有寒战、高热
部位	接触部位	不定，常对称分布	颜面部
边界	清楚	不清楚	不清楚
复发	不再接触过敏物即不复发	有复发倾向	可以复发

九、药毒

1. 药毒的病因病机　总由禀赋不足，邪毒内侵所致。或风热之邪侵袭腠理；或湿热蕴蒸，郁于肌肤；或外邪郁久化火，血热妄行，溢于肌肤；或火毒炽盛，燔灼营血，外发于皮肤，内攻于脏腑。久而导致阴液耗竭，阳无所附，浮越于外，病重而危殆。

2. 药毒的诊断

（1）临床表现：发病前有用药史。有一定的潜伏期。突然发病，自觉灼热瘙痒，重者伴发

热、倦怠、纳差、大便干燥、小便黄赤等全身症状。皮损形态多样，颜色鲜艳，分布为全身性，对称性，可泛发或仅限于局部。

（2）常见类型：荨麻疹样型、麻疹样或猩红热样型、多形红斑样型、固定红斑型、剥脱性皮炎型、大疱性表皮松解型、湿疹皮炎样型。

3. 药毒的内治法

（1）湿毒蕴肤证——清热利湿，解毒止痒

【主症】皮疹为红斑、丘疹、风团、水疱甚则糜烂渗液，表皮剥脱，伴灼热剧痒，口干，大便燥结，小便黄赤，或有发热，舌红，苔薄白或黄，脉滑或数。

【方药】萆薢渗湿汤加减。

（2）热毒入营证——清热凉血，解毒护阴

【主症】皮疹鲜红或紫红，甚则紫斑、血疱，灼热痒痛，伴高热，神志不清，口唇焦燥，口渴不欲饮，大便干结，小便短赤，舌红绛苔少，或呈镜面舌，脉洪数。

【方药】清营汤加减。

（3）气阴两虚证——益气养阴清热

【主症】严重药疹后期大片脱屑，伴低热，神疲乏力，气短，口干欲饮，舌红，少苔，脉细数。

【方药】增液汤合益胃汤加减。

4. 药毒的外治法

（1）皮损潮红无渗出者，用马齿苋或大青叶煎汤外洗，或炉甘石洗剂外涂。

（2）皮损潮红肿胀、糜烂渗出者，用马齿苋或黄柏煎汤冷湿敷，青黛散麻油调敷。皮损脱屑干燥，用麻油或甘草油外擦；皮损结痂，用棉签蘸麻油或甘草油揩痂皮。

5. 药毒的预防调护

（1）预防本病发生的关键是合理用药。用药前必须询问患者有否药物过敏史。对青霉素及抗毒血清制剂，用药前要做过敏试验。

（2）用药过程中要注意观察用药后的反应，遇到全身出疹、瘙痒，要考虑药疹的可能，及时诊断，及时处理。

（3）多饮开水，忌食腥辣发物。

（4）皮损忌用热水烫洗或搔抓。

（5）重症药疹，应按危重患者进行护理。

十、瘾疹

1. 瘾疹的病因病机

（1）先天禀赋不足，卫外不固，风邪乘虚侵袭所致；或风寒、风热外袭，营卫失调而发；或饮食不节，或肠道寄生虫，使肠胃积热，复感风邪，内不得疏泄，外不得透达，郁于皮毛腠理之间而发。

（2）情志内伤，冲任不调，肝肾不足，血虚生风生燥，阻于肌肤也可生成。

（3）食物、生物制品亦可引发。

2. 瘾疹的临床表现

（1）皮损可发生于任何部位，出现形态不一、大小不等的红色或白色风团，边缘清楚，一般迅速消退，不留痕迹，以后不断成批出现，时隐时现。

（2）自觉灼热，瘙痒剧烈；部分患者可有怕冷、发热等症状。侵犯消化道黏膜，可伴恶心、呕吐、腹痛腹泻等症状；侵犯喉头和支气管时可导致喉头水肿及呼吸困难，有明显气闷窒息感，甚至发生晕厥。

（3）皮肤划痕试验阳性。

（4）急性者发作数天至1~2周；慢性者，反复发作，迁延数月，经年不断。

3. 瘾疹的内治法

（1）风寒束表证——疏风散寒止痒

【主症】风团色白，遇寒加重，得暖则减，恶寒怕冷，口不渴，舌淡红，苔薄白，脉浮紧。

【方药】麻黄桂枝各半汤加减。

（2）风热犯表证——疏风清热止痒

【主症】风团鲜红，灼热剧痒，遇热加重，得冷则减，伴有发热，恶寒，咽喉肿痛，舌质红，苔薄白或薄黄，脉浮数。

【方药】消风散加减。

（3）胃肠湿热证——疏风解表，通腑泄热

【主症】风团片大色红，瘙痒剧烈，发疹的同时伴脘腹疼痛，恶心呕吐，神疲纳呆，大便秘结或泄泻，舌质红，苔黄腻，脉弦滑数。

【方药】防风通圣散加减。

（4）血虚风燥证——养血祛风，润燥止痒

【主症】反复发作，迁延日久，午后或夜间加剧，伴心烦易怒，口干，手足心热，舌红，少津，脉沉细。

【方药】当归饮子加减。

十一、白疕

1. 白疕（寻常型）的皮损特点　皮损初起为针头大小的丘疹，逐渐扩大为绿豆、黄豆大小的淡红色或鲜红色丘疹或斑丘疹，可融合成形态不同的斑片，边界清楚，表面覆盖多层干燥银白色鳞屑，刮除鳞屑则露出发亮的半透明的薄膜，再刮除薄膜，出现多个筛状出血点。

2. 白疕（寻常型）的内治法

（1）血热内蕴证——清热凉血，解毒消斑

【主症】皮疹多呈点滴状，发展迅速，颜色鲜红，层层银屑，瘙痒剧烈，抓之血露，伴口干舌燥，咽喉疼痛，心烦易怒，大便干燥，小便黄赤，舌质红，苔薄黄，脉弦滑或数。

【方药】犀角地黄汤加减。

（2）血虚风燥证——养血滋阴，润肤息风

【主症】病程较久，皮疹多呈斑片状，颜色淡红，鳞屑减少，干燥皲裂，自觉瘙痒，伴口咽干燥，舌质淡红，苔少，脉沉细。

【方药】当归饮子加减。

（3）气血瘀滞证——活血化瘀，解毒通络

【主症】皮损反复不愈，皮疹多呈斑块状，鳞屑较厚，颜色暗红，舌质紫暗，或有瘀点、瘀斑，脉涩或细缓。

【方药】桃红四物汤加减。

（4）湿毒蕴阻证——清利湿热，解毒通络

【主症】皮损多发生在腋窝、腹股沟等皱褶部位，红斑糜烂，痂屑黏厚，瘙痒剧烈，或掌跖红斑、脓疱、脱皮，或伴关节酸痛、肿胀，下肢沉重，舌质红，苔黄腻，脉滑。

【方药】萆薢渗湿汤加减。

（5）火毒炽盛证——清热泻火，凉血解毒

【主症】全身皮肤潮红、肿胀、灼热痒痛，大量脱皮，或有密集小脓疱，伴壮热口渴，头痛畏寒，大便干燥，小便黄赤，舌红绛，苔黄腻，脉弦滑数。

【方药】清瘟败毒饮加减。

十二、粉刺

1. 粉刺的病因病机　素体阳热偏盛，肺经蕴热，复受风邪，熏蒸面部而发；过食辛辣肥甘厚味，助湿化热，湿热互结，上蒸颜面而致；脾气不足，运化失常，湿浊内停，郁久化热，热灼津液，煎炼成痰，湿热瘀痰，凝滞肌肤而成。

2. 粉刺的诊断

（1）好发于颜面、颈、胸背部或臀部。多发于青春发育期，皮疹易反复发生，常在饮食不节、月经前后加重。

（2）皮损初起为针头大小的毛囊性丘疹，或为白头粉刺，或为黑头粉刺，可挤出白色或淡黄色脂栓，因感染而成红色小丘疹，顶端可出现小脓疱。愈后可留暂时性色素沉着或轻度凹陷性疤痕。

3. 粉刺的内治法

（1）肺经风热证——疏风清肺

【主症】丘疹色红，或有痒痛，或有脓疱，伴口渴喜饮，大便秘结，小便短赤，舌质红，苔薄黄，脉弦滑。

【方药】枇杷清肺饮加减。

（2）肠胃湿热证——清热除湿解毒

【主症】颜面、胸背部皮肤油腻，皮疹红肿疼痛，或有脓疱，伴口臭，便秘，溲黄，舌红，苔黄腻，脉滑数。

【方药】茵陈蒿汤加减。

（3）痰湿瘀滞证——除湿化痰，活血散结

【主症】皮疹颜色暗红，以结节、脓肿、囊肿、疤痕为主，或见窦道，经久难愈，伴纳呆腹胀，舌质暗红，苔黄腻，脉弦滑。

【方药】二陈汤合桃红四物汤加减。

4. 粉刺的外治法

（1）皮疹较多，可用颠倒散以茶调涂患处，每天2次，或每晚涂1次，次晨洗去。

（2）脓肿、囊肿、结节较甚者，可外敷金黄膏，每天2次。

十三、酒齄鼻

1. 酒齄鼻的临床表现　皮损以红斑为主，好发于鼻尖、鼻翼、两颊、前额等部位，少数鼻部正常，而只发于两颊和额部。

（1）红斑型：颜面中部特别是鼻尖部出现红斑，开始为暂时性，时起时消，寒冷、饮酒、进食辛辣刺激性食物及精神兴奋时红斑更为明显，以后红斑持久不退，并伴有毛细血管扩张，呈细丝状，分布如树枝。

（2）丘疹脓疱型：病情继续发展时，在红斑基础上出现痤疮样丘疹或小脓疱，但无明显的黑头粉刺形成。毛细血管扩张更为明显，如红丝缠绕，纵横交错，皮色由鲜红变为紫褐，自觉轻度瘙痒。

（3）鼻赘型：多见于病期长久者。鼻部结缔组织增殖，皮脂腺异常增大，致鼻尖部肥大，形成大小不等的结节状隆起，称为鼻赘。

2. 酒齄鼻的内治法

（1）肺胃热盛证——清泄肺胃积热

【主症】多见于红斑型。红斑多发于鼻尖或两翼，压之褪色，常嗜酒，口干，便秘，舌红，苔薄黄，脉弦滑。

【方药】枇杷清肺饮加减。

（2）热毒蕴肤证——清热解毒凉血

【主症】多见于丘疹脓疱型。在红斑上出现痤疮样丘疹、脓疱，毛细血管扩张明显，局部灼热，伴口干，便秘，舌红苔黄，脉数。

【方药】黄连解毒汤合凉血四物汤加减。

（3）气滞血瘀证——活血化瘀散结

【主症】多见于鼻赘型。鼻部组织增生，呈结节状，毛孔扩大，舌略红，脉沉缓。

【方药】通窍活血汤加减。

3. 酒齄鼻的外治法

（1）有红斑、丘疹者，可外搽一扫光或颠倒散洗剂，每天3次。

（2）有脓疱者，可外涂四黄膏，每天2～3次。

（3）鼻赘形成者，可先用三棱针刺破放血，再外敷颠倒散。

十四、红蝴蝶疮

1. 红蝴蝶疮的病因病机　总由先天禀赋不足，肝肾亏虚而成。因肝主藏血，肾主藏精，精血不足，虚火上炎，兼因腠理不密，日光暴晒，外热入侵，热毒入里，二热相搏，瘀阻脉络，内伤于脏腑，外伤于肌肤而发病。

2. 盘状红斑狼疮的皮损及临床表现

（1）多见于20～40岁的女性。皮损好发于面部，尤以两颊、鼻部为著。

（2）初为针尖至黄豆大小或更大微高起的鲜红或桃红色斑，呈圆形或不规则形，境界清楚，边缘略高起，中央轻度萎缩，形如盘状，表面覆有灰褐色的黏着性鳞屑，鳞屑下有角质栓，嵌入毛囊口内，毛囊口多开放，犹如筛孔，皮损周围有色素沉着，伴毛细血管扩张。两颊部和鼻部的皮损可相互融合，呈蝶形外观。

3. 系统性红斑狼疮的皮损和全身症状

（1）皮肤、黏膜损害：对称性皮损，在两颊和鼻部出现蝶形水肿性红斑。皮损发生在指甲周围皮肤及甲下者可见出血性紫红色斑片，高热时红肿光亮，时隐时现；发生在口唇者可见下唇部红斑性唇炎。严重者可有全身泛发性多形性红斑、水疱等，口腔、外阴黏膜有糜烂，头发渐稀或脱落。手部遇冷时有雷诺现象。

（2）全身症状：发热、关节、肌肉疼痛、肾脏损害（尿中有蛋白、管型和红白细胞）、心血管系统病变（心包炎、心肌炎、心包积液）、呼吸系统病变（胸膜炎、间质性肺炎）、消化系统病变（恶心呕吐、腹痛腹泻）、神经系统病变（抑郁、失眠）、其他病变（淋巴结肿大）。

4. 红蝴蝶疮的治疗

（1）热毒炽盛证——清热凉血，化斑解毒

【主症】相当于系统性红斑狼疮急性活动期。面部蝶形红斑，色鲜艳，皮肤紫斑，关节肌肉疼痛，伴高热，烦躁口渴，抽搐，大便干结，小便短赤，舌红绛，苔黄腻，脉洪数或细数。

【方药】犀角地黄汤合黄连解毒汤加减。

（2）阴虚火旺证——滋阴降火

【主症】斑疹暗红，关节痛，足跟痛，伴有不规则发热或持续性低热，手足心热，心烦失眠，疲乏无力，自汗盗汗，面浮红，月经量少或闭经，舌红，苔薄，脉细数。

【方药】六味地黄丸合大补阴丸、清骨散加减。

（3）脾肾阳虚证——温肾助阳，健脾利水

【主症】眼睑、下肢浮肿，胸胁胀满，尿少或尿闭，面色无华，腰膝酸软，面热肢冷，口干不渴，舌淡胖，苔少，脉沉细。

【方药】附桂八味丸合真武汤加减。

（4）脾虚肝旺证——健脾清肝

【主症】皮肤紫斑，胸胁胀满，腹胀纳呆，头昏头痛，耳鸣失眠，月经不调或闭经，舌紫暗或有瘀斑，脉细弦。

【方药】四君子汤合丹栀逍遥散加减。

（5）气滞血瘀证——疏肝理气，活血化瘀

【主症】多见于盘状局限型及亚急性皮肤型红斑狼疮。红斑暗滞，有角质栓形成，皮肤萎缩，伴倦怠乏力，舌暗红，苔白或光面舌，脉沉细涩。

【方药】逍遥散合血府逐瘀汤加减。

十五、尖锐湿疣

1. 尖锐湿疣的病因病机　性滥交或房事不节，秽浊不洁，感受秽浊之毒，毒邪蕴聚，酿生湿热，湿热下注皮肤黏膜而产生赘生物。

2. 尖锐湿疣的诊断

（1）有与尖锐湿疣患者不洁性交或生活接触史。

（2）皮损好发于外生殖器、肛周、会阴、宫颈、阴道等处。

（3）基本损害为淡红色或污秽色、柔软的表皮赘生物。赘生物大小不一，单个或群集分布，表面分叶或呈棘刺状，湿润，基底较窄或有蒂，但在阴茎体部可出现基底较宽的"无蒂疣"。

3. 尖锐湿疣的鉴别诊断

（1）假性湿疣：多发生于 20～30 岁的女性外阴，特别是小阴唇内侧和阴道前庭。皮损为 1～2mm 大小的白色或淡红色小丘疹，表面光滑如鱼子状，群集分布，无自觉症状。

（2）扁平湿疣：为梅毒常见皮肤损害，皮损为扁平而湿润的丘疹，表面光滑，成片或成簇分布，损害内可找到梅毒螺旋体，梅毒血清反应强阳性。

（3）阴茎珍珠状丘疹：皮损为冠状沟部珍珠样半透明小丘疹，呈半球状、圆锥状或不规则状，色白或淡黄、淡红，沿冠状沟排列成一行或数行，或包绕一周，无自觉症状。

4. 尖锐湿疣的内治法

（1）湿毒下注证——利湿化浊，清热解毒

【主症】外生殖器或肛门等处出现疣状赘生物，色灰或褐或淡红，质软，表现秽浊潮湿，触之易出血，有恶臭，伴小便黄或不畅，苔黄腻，脉滑或弦数。

【方药】萆薢化毒汤加黄柏、土茯苓、大青叶。

（2）湿热毒蕴证——清热解毒，化浊利湿

【主症】外生殖器或肛门等处出现疣状赘生物，色淡红，易出血，表面有大量秽浊分泌物，色淡黄，有恶臭，瘙痒，疼痛，伴小便色黄少，口渴欲饮，大便干燥，舌红，苔黄腻，脉滑数。

【方药】黄连解毒汤加苦参、萆薢、土茯苓、大青叶、马齿苋等。

5. 尖锐湿疣的外治法

（1）熏洗法：板蓝根、山豆根、木贼草、香附各 30g；或白矾、皂矾各 120g，侧柏叶 250g，生薏苡仁 50g，孩儿茶 15g。煎水先熏后洗，每天 1～2 次。

（2）点涂法：五妙水仙膏点涂疣体，或鸦胆子仁捣烂涂敷，或鸦胆子油点涂患处，包扎，3～5 天换药 1 次。应注意保护周围正常皮肤。适用于疣体小而少者。

十六、艾滋病

1. 艾滋病的病因病机

（1）病因：包括邪毒外袭和正气不足两个方面。正气不足主要为肾不藏精，肾亏体弱；邪毒为疫疠之气，具有强烈的传染性。

（2）病机：邪盛与正虚共存、夹杂，但最终导致正气衰竭，五脏受损，阴阳离决。

2. 艾滋病的诊断

（1）潜伏期长短不一，可由6个月至5年或更久。

（2）临床可分为艾滋病毒感染、艾滋病相关综合征、艾滋病三个阶段。

（3）艾滋病毒抗体检测是确定有无艾滋病毒感染的最简便方法，但高危人群若为阴性，应在2个月后复查。

3. 艾滋病的治疗

（1）肺卫受邪证——宣肺祛风，清热解毒

【主症】见于急性感染期。症见发热，微畏寒，微咳，身痛，乏力，咽痛，舌质淡红，苔薄白或薄黄，脉浮。

【方药】银翘散加减。

（2）肺肾阴虚证——滋补肺肾，解毒化痰

【主症】多见于以呼吸系统症状为主的艾滋病早、中期患者，尤以卡氏肺囊虫肺炎、肺孢子肺炎、肺结核较多见。症见发热，咳嗽，无痰或少量黏痰，或痰中带血，气短胸痛则气喘，全身乏力，消瘦，口干咽痛，盗汗，周身可见淡红色皮疹，伴轻度瘙痒，舌红，少苔，脉沉细数。

【方药】百合固金汤合瓜蒌贝母汤加减。

（3）脾胃虚弱证——扶正祛邪，培补脾胃

【主症】多见于以消化系统症状为主者。症见腹泻久治不愈，呈稀水状便，少数夹有脓血和黏液，里急后重不明显，可有腹痛，兼见发热，消瘦，全身乏力，食欲不振，恶心呕吐，吞咽困难，或腹胀肠鸣，口腔内鹅口疮，舌质淡，有齿痕，苔白腻，脉濡细。

【方药】补中益气汤合参苓白术散加减。

（4）脾肾亏虚证——温补脾肾，益气回阳

【主症】多见于晚期患者，预后较差。症见发热或低热，形体极度消瘦，神情倦怠，心悸气短，头晕目眩，腰膝酸痛，四肢厥逆，食欲不振，恶心，呃逆频作，腹泻剧烈，五更泄泻，毛发枯槁，面色苍白，舌质淡或胖，苔白，脉细无力。

【方药】肾气丸合四神丸加减。

（5）气虚血瘀证——补气化瘀，活血清热

【主症】以卡波济肉瘤多见，可见于其他恶性肿瘤。症见周身乏力，气短懒言，面色苍白，饮食不香，四肢、躯干部出现多发性肿瘤，瘤色紫暗，易于出血，淋巴结肿大，舌质暗，脉沉细无力。

【方药】补阳还五汤、犀角地黄汤合消瘰丸加减。

（6）窍闭痰蒙证——清热化痰，开窍通闭

【主症】多见于出现中枢神经症状的晚期患者。症见发热，头痛，恶心呕吐，神志不清，或神昏谵语，项强惊厥，四肢抽搐，或伴癫痫或痴呆，舌质暗或胖，或干枯，苔黄腻，脉细数或滑。

【方药】安宫牛黄丸，或紫雪，或至宝丹。

第十单元　肛门直肠疾病

　　本单元重点是内痔、外痔、混合痔的鉴别及肛痈的辨证论治。脱肛的内容主要掌握其分期。总体来说，考题基本围绕着各病的主要特点展开。

一、概述

1. 病因病机　风、湿、燥、热、气虚、血虚等。

2. 辨证

（1）辨症状：便血（最常见）、肿痛、脱垂、流脓、便秘、分泌物。

（2）辨部位：肛门病的部位常用膀胱截石位表示，以时钟面的十二等分标记法，将肛门分成十二个部位。会阴部正中称12点，骶尾部正中称6点，左面中央称3点，右面中央称9点，其余依次类推。内痔好发于肛门齿线以上3、7、11点处；赘皮外痔多发生于6、12点处；环形的结缔组织性外痔多见于经产妇；血栓外痔好发于肛缘3、9点处；肛裂好发于6、12点处。

二、痔

1. 痔的概念与分类　痔是直肠末端黏膜下和肛管皮下的静脉丛发生扩大曲张所形成的柔软静脉团。根据发病部位的不同，分为内痔、外痔和混合痔。

2. 内痔的病因病机　先天性静脉壁薄弱，兼因饮食不节、过食辛辣醇酒厚味，燥热内生，下迫大肠，以及久坐久蹲、负重远行、便秘努责、妇女生育过多、腹腔癥瘕，致血行不畅，血液瘀积，热与血相搏，则气血纵横，筋脉交错，结滞不散而成。

3. 痔的诊断

（1）内痔

1）症状：初期以无痛性便血为主症，血液与大便不相混合，多在排便时出现手纸带血、滴血或射血。随着痔核增大可出现脱出症状，脱出后不及时回纳可形成内痔嵌顿。

2）检查：指诊可触及柔软、表面光滑、无压痛的黏膜隆起。肛门镜下见齿线上黏膜呈半球状隆起，色暗紫或深红，表面可有糜烂或出血点。

3）分期

分期	临床表现
Ⅰ期	痔核较小，不脱出，以便血为主
Ⅱ期	痔核较大，大便时可脱出肛外，便后自行回纳，便血或多或少
Ⅲ期	痔核更大，大便时痔核脱出肛外，甚者行走、咳嗽、喷嚏、站立时痔核脱出，不能自行回纳，须用手推或平卧、热敷后才能回纳，便血不多或不出血
Ⅳ期	痔核脱出，不能及时回纳，嵌顿于外，因充血、水肿和血栓形成，以致肿痛、糜烂和坏死，即嵌顿性内痔

（2）外痔：自觉肛门坠胀、疼痛，有异物感。由于临床症状和病理特点及其过程的不同，可分为静脉曲张性外痔、血栓性外痔、结缔组织外痔和炎性外痔四种。

（3）混合痔：多发于截石位3、7、11点处，以11点处最为多见。兼有内痔、外痔的双重症状。

4. 痔的治疗

（1）风伤肠络证——清热凉血祛风

【主症】大便带血，滴血或喷射状出血，血色鲜红，大便秘结或有肛门瘙痒，舌质红，苔薄黄，脉数。

【方药】凉血地黄汤加减。

（2）湿热下注证——清热利湿止血

【主症】便血色鲜，量较多，肛内肿物外脱，可自行回纳，肛门灼热，重坠不适，苔黄腻，脉弦数。

【方药】脏连丸加减。

（3）气滞血瘀证——清热利湿，祛风活血

【主症】肛内肿物脱出，甚或嵌顿，肛管紧缩，坠胀疼痛，甚则内有血栓形成，肛缘水肿，触痛明显，舌质红，苔白，脉弦细涩。

【方药】止痛如神汤加减。

（4）脾虚气陷证——补中益气，升阳举陷

【主症】肛门松弛，内痔脱出不能自行回纳，需用手法还纳，便血色鲜或淡，伴头晕气短，面色少华，神疲自汗，纳少，便溏，舌淡，苔薄白，脉细弱。

【方药】补中益气汤加减。

三、息肉痔

1. 息肉痔的概念　　息肉痔是指直肠内黏膜上的赘生物，是一种常见的直肠良性肿瘤。分为单发性和多发性两种。

2. 息肉痔的病因病机　　多因湿热下注大肠，以致肠道气机不利，经络阻滞，瘀血浊气凝聚而成。

四、肛隐窝炎

1. 肛隐窝炎的概念　　肛隐窝炎是肛隐窝、肛门瓣发生的急慢性炎症性疾病，又称肛窦炎。

2. 肛隐窝炎的并发症　　肛隐窝炎常并发肛乳头炎和肛乳头肥大。肛隐窝炎是肛周化脓性疾病的重要诱因。

3. 肛隐窝炎的病因病机　　多因饮食不节，过食醇酒炙煿之品，湿热内生；或虫积骚扰，湿热内侵；或肠燥便秘，擦伤肠道染毒而成。

4. 肛隐窝炎的主要症状　　自觉肛门部不适和肛门潮湿有分泌物。

五、肛痈

1. 肛痈的定义及病因病机

（1）定义：肛痈是指直肠周围间隙发生急慢性感染而形成的脓肿。

（2）病因病机：过食肥甘、辛辣、醇酒等物，湿热内生，下注大肠，蕴阻肛门；或肛门破损染毒，致经络阻塞，气血凝滞而成。也有因肺、脾、肾亏损，湿热乘虚下注而成。

2. 肛痈的诊断

（1）发病男性多于女性，尤以青壮年为多。

（2）肛门周围疼痛、肿胀、有结块，伴有不同程度发热、倦怠等全身症状。

（3）提肛肌以上的间隙脓肿，位置深隐，全身症状重，而局部症状轻；提肛肌以下的间隙脓肿，部位浅，局部红、肿、热、痛明显，而全身症状较轻。

3. 肛痈的内治法

（1）热毒蕴结证——清热解毒

【主症】肛门周围突然肿痛，持续加剧，伴有恶寒，发热，便秘，溲赤，肛周红肿，触痛明显，质硬，皮肤焮热，舌红，苔薄黄，脉数。

【方药】仙方活命饮、黄连解毒汤加减。

（2）火毒炽盛证——清热解毒透脓

【主症】肛周肿痛剧烈，持续数日，痛如鸡啄，难以入寐，伴恶寒发热，口干便秘，小便困难，肛周红肿，按之有波动感或穿刺有脓，舌红，苔黄，脉弦滑。

【方药】透脓散加减。

（3）阴虚毒恋证——养阴清热，祛湿解毒

【主症】肛周肿痛，皮色暗红，成脓时间长，溃后脓出稀薄，疮口难敛，伴有午后潮热，心烦口干，盗汗，舌红，苔少，脉细数。

【方药】青蒿鳖甲汤合三妙丸加减。

4. 肛痈的外治法

（1）初起：实证用金黄膏、黄连膏外敷，位置深隐者，可用金黄散调糊灌肠；虚证用冲和膏或阳和解凝膏外敷。

（2）成脓：宜早期切开引流，并根据脓肿部位深浅和病情缓急选择手术方法。

（3）溃后：用九一丹纱条引流，脓尽改用生肌散纱条。日久成漏者，按肛漏处理。

六、肛漏

1. 肛漏的病因病机　肛痈溃脓后，余毒未尽，蕴结不散，气血不畅，创口不合，日久成漏；亦有虚痨久嗽，肺、脾、肾亏损，邪乘于下，郁久肉腐成脓，溃后成漏。

2. 肛漏的诊断

（1）主要症状：流脓、疼痛、瘙痒。

（2）查体：肛门视诊可见外口，外口凸起、较小者多为化脓性；外口较大、凹陷，周围皮肤暗紫，皮下有穿凿性者，应考虑复杂性或结核性肛漏。低位肛漏可在肛周皮下触及硬索，高位或结核性者一般不易触及。以探针探查，常可找到内口。

3. 肛漏的分类

（1）单纯性肛漏：指肛门旁皮肤仅有一个外口，直通入齿线上肛隐窝之内口者，称为完全漏，又叫内外漏；若只有外口下连漏管，而无内口者，称为单口外漏，又叫外盲漏；若只有内口与漏管相通，而无外口的，称为单口内漏，又叫内盲漏。

（2）复杂性肛漏：指在肛门内、外有三个以上的开口；或管道穿通两个以上间隙；或管道多而支管横生；或管道绕肛门而生，形如马蹄者，称为马蹄形肛漏。

1）低位肛漏：是指肛漏管道在外括约肌深层以下，内口在肛隐窝者。

2）高位肛漏：是指肛漏管道通过外括约肌深层以上，或肛漏内口在齿线以上者。

4. 肛漏的发展规律

将肛门两侧的坐骨结节画一条横线，当漏管外口在横线之前距离肛缘4cm以内，内口在齿线处与外口位置相对，其管道多为直行；如外口在距离肛缘4cm以外，或外口在横线之后，内口多在后正中齿线处，其漏管多弯曲或为马蹄形。

七、肛裂

1. 肛裂的定义与病因病机

（1）定义：肛管皮肤全层纵行裂开并形成感染性溃疡者称肛裂。肛裂的部位一般在肛门前后正中位，尤以后位多见，位于前正中线的肛裂多见于女性。

（2）病因病机：阴液津乏或热结肠燥而致大便秘结，排便努责，可使肛门皮肤裂伤，然后染毒而逐渐形成慢性溃疡。

2. 肛裂的主要症状　疼痛（周期性疼痛是主要症状）、出血、便秘。

3. 肛裂的分类

（1）早期肛裂：仅在肛管皮肤见一个小的溃疡，创面浅而色鲜红，边缘整齐而有弹性。

（2）陈旧性肛裂：裂口、栉膜带、赘皮性外痔、单口内瘘、肛窦炎、肛乳头炎或肛乳头肥大。

4. 肛裂的内治法

（1）血热肠燥证——清热润肠通便

【主症】大便二三日一行，质干硬，便时肛门疼痛，便时滴血或手纸染血，裂口色红，腹部胀满，溲黄，舌偏红，脉弦数。

【方药】凉血地黄汤合脾约麻仁丸加减。

（2）阴虚津亏证——养阴清热润肠

【主症】大便干结，数日一行，便时疼痛点滴下血，裂口深红，口干咽燥，五心烦热，舌红，苔少或无苔，脉细数。

【方药】润肠汤加减。

（3）气滞血瘀证——理气活血，润肠通便

【主症】肛门刺痛明显，便时便后尤甚，肛门紧缩，裂口色紫暗，舌紫暗，脉弦或涩。

【方药】六磨汤加红花、桃仁、赤芍等。

5. 肛裂的外治法

（1）早期肛裂：可用生肌玉红膏蘸生肌散涂于裂口，每天1~2次。每天便后以1∶5000高锰酸钾液坐浴，也可用苦参汤或花椒食盐水坐浴。

（2）陈旧性肛裂：可用七三丹或枯痔散等腐蚀药搽于裂口，二三天腐脱后，改用生肌白玉膏、生肌散收口。

八、脱肛

1. 脱肛的定义及病因病机

（1）定义：脱肛是直肠黏膜、肛管、直肠全层，甚至部分乙状结肠向下移位，脱出肛外的一种疾病。

（2）病因病机：小儿气血未旺，中气不足；或年老体弱，气血不足；或妇女分娩过程中，耗力伤气；或慢性泻痢、习惯性便秘、长期咳嗽引起中气下陷，固摄失司，导致肛管直肠向外脱出。

2. 脱肛的症状与分类

（1）症状：起病缓慢，无明显全身症状。早期便后有黏膜自肛门脱出，便后能自行回纳，以后逐渐不能自行回复，需手托或平卧方能复位。日久失治，直肠各层组织向下移位，咳嗽、远行时也可脱出。

（2）分类

Ⅰ度脱垂：为直肠黏膜脱出，脱出物色较红，长3~5cm，触之柔软，无弹性，不易出血，便后可自行还纳。

Ⅱ度脱垂：为直肠全层脱出，长5~10cm，呈圆锥状，色淡红，表面为环状而有层次的黏膜皱襞，触之较厚有弹性，肛门松弛，便后有时需用手托回。

Ⅲ度脱垂：直肠及部分乙状结肠脱出，长达10cm以上，色淡红，呈圆柱形，触之很厚，便后需用手托回。

3. Ⅰ度脱垂与内痔脱出的鉴别　内痔脱出时痔核分颗脱出，无环状黏膜皱襞，暗红色或青紫色，容易出血。

4. 脱肛的内治法

（1）脾虚气陷证——补气升提，收敛固涩

【主症】便时肛内肿物脱出，轻重不一，色淡红，伴有肛门坠胀，大便带血，神疲乏力，食欲不振，甚则头昏耳鸣，腰膝酸软，舌淡，苔薄白，脉细弱。

【方药】补中益气汤加减。

（2）湿热下注证——清热利湿

【主症】肛内肿物脱出，色紫暗或深红，甚则表面溃破、糜烂，肛门坠痛，肛内指检有灼热感，舌红，苔黄腻，脉弦数。

【方药】萆薢渗湿汤加减。

九、锁肛痔

1. 锁肛痔的主要症状

（1）便血：锁肛痔最常见的早期症状。

（2）排便习惯改变：常见的早期症状。排便次数增多，便意频繁，便不尽感等。

（3）大便变形：大便形状变细、变扁，并出现腹胀、腹痛、肠鸣音亢进等。

（4）转移征象：①侵及膀胱、尿道时有排尿不畅及尿痛、尿频。②侵及骶前神经丛时，在直肠内或骶骨部可有剧烈持续性疼痛，并向下腹部、腰部或下肢放射。

（5）晚期可出现食欲不振、全身衰弱无力、贫血、极度消瘦等恶病质表现。

2. 锁肛痔的治疗

（1）湿热蕴结证——清热利湿

【主症】肛门坠胀，便次增多，大便带血，色泽暗红，或夹黏液，或下痢赤白，里急后重。舌红，苔黄腻，脉滑数。

【方药】槐角地榆丸加减。

（2）气滞血瘀证——理气活血化瘀

【主症】肛周肿物隆起，触之坚硬如石，疼痛拒按，或大便带血，色紫暗，里急后重，排便困难，舌紫暗，脉涩。

【方药】桃红四物汤合失笑散加减。

（3）气阴两虚证——益气养阴，清热解毒

【主症】面色无华，消瘦乏力，便溏，或排便困难，便中带血，色泽紫暗，肛门坠胀或伴心烦口干，夜间盗汗，舌红或绛，苔少，脉细弱或细数。

【方药】四君子汤合增液汤加减。

第十一单元　泌尿男性疾病

　　　本单元重点内容较少，重点掌握尿石症、慢性前列腺炎的辨证论治，熟悉各疾病的临床表现，其余内容熟悉即可。

一、概述

　　男性前阴各部亦与脏腑的关系：玉茎（阴茎）属肝；马口（尿道）属小肠；阴囊属肝；肾子（附睾、睾丸）属肾；子系（精索）属肝。

二、子痈

1. 子痈的概念　子痈是指睾丸及附睾的感染性疾病。相当于西医的急慢性附睾炎或睾丸炎。

2. 子痈的病因病机　湿热下注、气滞痰凝。

3. 子痈的诊断

（1）急性子痈：附睾或睾丸突然肿痛，行动或站立时加重。疼痛可沿输精管放射至腹股沟及下腹部。伴恶寒发热、口渴欲饮、尿黄便秘等症。附睾可触及肿块，触痛明显。化脓后阴囊红肿，可有波动感。血白细胞总数增高，尿中可有白细胞。

（2）慢性子痈：阴囊部隐痛、发胀、下坠感，疼痛可放射至下腹部及同侧大腿根部，可有急性子痈发作史。检查可触及附睾增大、变硬，伴轻度压痛，同侧输精管增粗。

4. 子痈的治疗

（1）湿热下注证——清热利湿，解毒消肿

【主症】多见于成年人。睾丸或附睾肿大疼痛，阴囊皮肤红肿，焮热疼痛，少腹抽痛，局部触痛明显，脓肿形成时，按之应指，伴恶寒发热，苔黄腻，脉滑数。

【方药】枸橘汤或龙胆泻肝汤加减。

（2）气滞痰凝证——疏肝理气，化痰散结

【主症】附睾结节，子系粗肿，轻微触痛，或牵引少腹不适，多无全身症状，舌淡或有瘀斑，苔薄白或腻，脉弦滑。

【方药】橘核丸加减。

三、尿石症

1. 尿石症的病因病机　本病多由肾虚和下焦湿热引起，病位在肾、膀胱和溺窍，肾虚为本，湿热为标。

2. 尿石症的临床表现

（1）上尿路结石：如肾结石和输尿管结石常表现为腰部或腹部疼痛。轻则感腰部酸胀或不适，重则呈严重的刀割样疼痛，这种疼痛似乎极少有人能够忍受，医生称之为肾绞痛。同时多伴恶心、呕吐和血尿，有时自排尿开始到结束都能看见肉眼血尿，尿液呈鲜红色、茶水色或洗肉水色，但多数血尿只能在显微镜下发现。

（2）下尿路结石

1）膀胱结石：排尿中断和排尿疼痛。疼痛为下腹部和会阴部钝痛，亦可为明显或剧烈疼痛，排尿终末时疼痛加剧，同时可伴终末血尿。

2）尿道结石：排尿中断，并引起疼痛，放射至阴茎头和远端尿道，多数患者平时有排尿不畅、尿频、尿急、尿痛和终末血尿。

3. 尿石症的辅助检查　腹部 X 线平片多能发现结石的大小、形态和位置。

4. 尿石症的治疗

（1）湿热蕴结证——清热利湿，通淋排石

【主症】腰痛或小腹痛，或尿流突然中断，尿频，尿急，尿痛，小便浑赤，或为血尿，口干欲饮，舌红，苔黄腻，脉弦数。

【方药】三金排石汤加减。

（2）气血瘀滞证——理气活血，通淋排石

【主症】发病急骤，腰腹胀痛或绞痛，疼痛向外阴部放射，尿频，尿急，尿黄或赤，舌暗红或有瘀斑，脉弦或弦数。

【方药】金铃子散合石韦散加减。

（3）肾气不足证——补肾益气，通淋排石

【主症】结石日久，留滞不去，腰部胀痛，时发时止，遇劳加重，疲乏无力，尿少或频数不爽，或面部轻度浮肿，舌淡苔薄，脉细无力。

【方药】济生肾气丸加减。

四、男性不育症

1. 男性不育症的病因病机　不育症与肾、心、肝、脾等脏有关，而与肾脏关系最为密切。肾气虚弱、肝郁气滞、湿热下注、气血两虚等导致精少、精弱、死精、无精、精稠、阳痿及不射精等引起不育。

2. 男性不育症的诊断方法

（1）了解病史：详细了解患者的职业、既往史、个人生活史、婚姻史、性生活情况，过去精液检查结果及配偶健康状况等。

（2）体格检查：重点是全身情况和外生殖器。如体型，发育营养状况，胡须、腋毛、阴毛分布，乳房发育等情况；阴茎的发育，睾丸位置及其大小、质地、有无肿物或压痛，附睾、输精管有无结节、压痛或缺如，精索静脉有无曲张等。

（3）实验室检查及其他检查：主要包括精液常规分析、精液生化测定、精子穿透宫颈黏液试验、精子凝集试验、睾丸活组织检查、输精管道的 X 线检查、生殖内分泌测定、遗传学检查等。

3. 男性不育症的治疗

（1）肾阳虚衰证——温补肾阳，益肾填精

【主症】性欲减退，阳痿早泄，精子数少，成活率低，活动力弱，或射精无力，伴腰酸腿软，疲乏无力，小便清长，舌质淡，苔薄白，脉沉细。

【方药】金匮肾气丸合五子衍宗丸加减。

（2）肾阴不足证——滋补肾阴，益精养血

【主症】遗精滑泄，精液量少，精子数少，精子活动力弱，或精液黏稠不化，畸形精子较多，头晕耳鸣，手足心热，舌质红，少苔，脉沉细。

【方药】左归丸合五子衍宗丸加减。

（3）肝郁气滞证——疏肝解郁，温肾益精

【主症】性欲低下，阳痿不举，或性交时不能射精，精子稀少，活力下降，精神抑郁，两胁胀痛，嗳气泛酸，舌质暗，苔薄，脉弦细。

【方药】柴胡疏肝散合五子衍宗丸加减。

（4）湿热下注证——清热利湿

【主症】阳事不兴或勃起不坚，精子数少或死精子较多，小腹急满，小便短赤，舌苔薄黄，脉弦滑。

【方药】程氏萆薢分清饮加减。

（5）气血两虚证——补益气血

【主症】性欲减退，阳事不兴，或精子数少，成活率低，活动力弱，神疲力倦，面色无华，舌质淡，苔薄白，脉沉细无力。

【方药】十全大补汤加减。

五、慢性前列腺炎

1. 慢性前列腺炎的病因病机　相火妄动，所愿不遂，或忍精不泄，肾火郁而不散，离位之精，化成白浊；或房事不洁，精室空虚，湿热从精道内侵，湿热壅滞，气血瘀阻；病久伤阴，肾阴暗耗，可出现阴虚火旺证候；亦有体质偏阳虚者，久则火势衰微，易见肾阳不足之象。

2. 慢性前列腺炎的诊断

（1）临床表现

1）可出现轻微的尿频、尿急、尿痛、尿道内灼热不适或排尿不净之感；有的在排尿终末或大便用力时，自尿道滴出少量乳白色的前列腺液。

2）多数患者可伴有腰骶、腹股沟、下腹及会阴部等处坠胀隐痛，有时可牵扯到耻骨上、阴茎、睾丸及股内侧。

3）病程较长者可出现阳痿、早泄、遗精或射精痛等，或头晕、耳鸣、失眠多梦、腰酸乏力等神经衰弱症状。

（2）实验室及辅助检查：前列腺分泌物涂片检查，白细胞每高倍视野在 10 个以上（正常为 10 个以下）或成堆聚集，而卵磷脂小体减少。

3. 慢性前列腺炎的治疗

（1）湿热蕴结证——清热利湿

【主症】尿频，尿急，尿痛，尿道有灼热感，排尿终末或大便时偶有白浊，会阴、腰骶、睾丸、少腹坠胀疼痛，苔黄腻，脉滑数。

【方药】八正散或龙胆泻肝汤加减。

（2）气滞血瘀证——活血祛瘀，行气止痛

【主症】病程较长，少腹、会阴、睾丸、腰骶部坠胀不适、疼痛，有排尿不净之感，舌暗或有瘀斑，苔白或薄黄，脉沉涩。

【方药】前列腺汤加减。

（3）阴虚火旺证——滋阴降火

【主症】排尿或大便时偶有白浊，尿道不适，遗精或血精，腰膝酸软，五心烦热，失眠多梦，舌红少苔，脉细数。

【方药】知柏地黄汤加减。

（4）肾阳虚损证——补肾助阳

【主症】多见于中年人，排尿淋沥，腰膝酸痛，阳痿早泄，形寒肢冷，舌淡胖，苔白，脉沉细。

【方药】济生肾气丸加减。

六、前列腺增生症

1. 前列腺增生症的诊断

（1）多见于 55 岁以上的老年患者。

（2）进行性尿频，以夜间为明显，并伴排尿困难，尿线变细。

（3）发病过程中，常因受寒、劳累、憋尿、便秘等，而发生急性尿潴留。

（4）严重者可引起肾功能损伤，而出现肾功能不全的一系列症状。

（5）可并发尿路感染、膀胱结石、疝气或脱肛等。

2. 前列腺增生症的治疗

（1）湿热下注证——清热利湿，消癃通闭

【主症】小便频数黄赤，尿道灼热或涩痛，排尿不畅，甚或点滴不通，小腹胀满，或大便干燥，口苦口黏，舌暗红，苔黄腻，脉滑数或弦数。

【方药】八正散加减。

（2）脾肾气虚证——补脾益气，温肾利尿

【主症】尿频，滴沥不畅，尿线细甚，或夜间遗尿，或尿闭不通，神疲乏力，纳谷不香，面色无华，便溏脱肛，舌淡，苔白，脉细无力。

【方药】补中益气汤加菟丝子、肉苁蓉、补骨脂、车前子。

（3）气滞血瘀证——行气活血，通窍利尿

【主症】小便不畅，尿线变细或点滴而下，或尿道涩痛，闭塞不通，或小腹胀满隐痛，偶有血尿，舌质暗或有瘀点瘀斑，苔白或薄黄，脉弦或涩。

【方药】沉香散加减。

（4）肾阴亏虚证——滋补肾阴，通窍利尿

【主症】小便频数不爽，尿少热赤，或闭塞不通，头晕耳鸣，腰膝酸软，五心烦热，大便秘结，舌红少津，苔少或黄，脉细数。

【方药】知柏地黄丸加丹参、琥珀、王不留行、地龙。

（5）肾阳不足证——温补肾阳，通窍利尿

【主症】小便频数，夜间尤甚，尿线变细，余沥不尽，尿程缩短，或点滴不爽，甚则尿闭不通，精神萎靡，面色无华，畏寒肢冷，舌质淡润，苔薄白，脉沉细。

【方药】济生肾气丸加减。

第十二单元　周围血管疾病

一、周围血管疾病的常见症状与体征

　　1. 疼痛　主要原因有动脉供血不足、静脉回流障碍、血液循环异常等。

　　（1）间歇性疼痛：指伴随运动所出现的不适症状，包括供血不足部位所出现的怠倦、钝痛、紧张或压迫感、痉挛性疼痛或锐痛。发生于下肢的运动性疼痛又称为间歇性跛行。出现间歇性跛行的动脉闭塞性疾病，常见的如血栓闭塞性脉管炎、动脉硬化性闭塞症和大动脉炎性狭窄等，其他如动脉创伤、受压、动脉栓塞和动静脉瘘等。

　　（2）持续性疼痛（静息痛）：指肢体在静止状态下产生的疼痛，疼痛持续存在，尤以夜间为甚。

　　2. 皮肤温度异常

　　（1）动脉闭塞性病变多为肢端寒冷，闭塞程度越重、距离越远，寒冷愈明显。

　　（2）静脉病变多为下肢潮热感，下垂时更明显。

　　3. 皮肤颜色异常　供血不足或血管舒缩失常而致的皮色改变，包括苍白、发绀和潮红等。

　　4. 感觉异常　主要包括疼痛、潮热和寒冷、怠倦感、麻木、针刺或蚁行感等。

　　5. 肢体增粗或萎缩

　　（1）肢体肿胀多发生于下肢，静脉淤滞性肿胀一般为凹陷性水肿，按之较软，愈向远侧愈明显，多伴色素沉着、皮下组织炎症和纤维化、"足靴区"溃疡等。

　　（2）萎缩是慢性动脉功能不全的重要体征。

　　6. 溃疡和坏疽

　　（1）溃疡：缺血性溃疡由动脉病变引起；淤积性溃疡多由静脉病变引起，常见下肢静脉曲张和下肢深静脉瓣膜功能不全。

　　（2）坏疽：①如无继发感染，坏疽区因液体蒸发和吸收，形成"干性坏疽"。②如并发感染则形成"湿性坏疽"，坏死组织受细菌作用而崩解、化脓，有恶臭。

二、股肿

　　1. 股肿的概念与特点

　　（1）概念：股肿是指血液在深静脉血管内发生异常凝固，而引起静脉阻塞、血液回流障碍的疾病。相当于西医的下肢深静脉血栓形成。

　　（2）特点：肢体肿胀、疼痛、局部皮温升高和浅静脉怒张。好发于下肢髂股静脉和股腘静脉，可并发栓塞和肺梗死而危及生命。

　　2. 股肿的病因病机　创伤或产后长期卧床，以致肢体气血运行不畅，气滞血瘀，脉络不通，营血回流受阻，水津外溢，聚而为湿，而发本病。

　　3. 股肿的诊断　发病较急，主要表现为单侧下肢突发性广泛性粗肿、胀痛，行走不利，可伴低热。后期可出现浅静脉扩张、曲张，肢体轻度浮肿，小腿色素沉着、皮炎、臁疮等。

阻塞部位	临床表现
小腿深静脉血栓形成	肢体疼痛，肿胀以踝及小腿部为主，行走时加重，休息或平卧后减轻，腓肠肌压痛，一般无全身表现。霍曼征阳性

续表

阻塞部位	临床表现
髂股静脉血栓形成	突然性、广泛性、单侧下肢粗肿。胀痛以患肢的腘窝、股三角区疼痛明显。平卧时减轻，站立时加重
混合性深静脉血栓形成	兼具小腿深静脉和髂股静脉血栓形成的特点
深静脉血栓形成后遗症	肢体肿胀、浅静脉曲张、色素沉着、溃疡形成

4. 股肿的治疗

（1）湿热下注证——清热利湿，活血化瘀

【主症】发病较急，表现为下肢粗肿，局部发热、发红，疼痛，活动受限，舌质红，苔黄腻，脉弦滑。

【方药】四妙勇安汤加味。

（2）血脉瘀阻证——活血化瘀，通络止痛

【主症】下肢肿胀，皮色紫暗，固定性压痛，肢体青筋怒张，舌质暗或有瘀斑，苔白，脉弦。

【方药】活血通脉汤加减。

（3）气虚湿阻证——益气健脾，祛湿通络

【主症】下肢肿胀日久，朝轻暮重，活动后加重，休息抬高下肢后减轻，皮色略暗，青筋迂曲，倦怠乏力，舌淡，边有齿印，苔薄白，脉沉。

【方药】参苓白术散加味。

三、血栓性浅静脉炎

1. 血栓性浅静脉炎的病因病机　本病多由湿热蕴结、寒湿凝滞、痰浊瘀阻、脾虚失运、外伤血脉等因素致使气血运行不畅，留滞脉中而发病。

2. 血栓性浅静脉炎的临床表现

（1）多见于筋瘤后期，部位则以四肢多见（尤其多见于下肢），其次为胸腹壁等处。

（2）急性期：在浅层脉络（静脉）径路上出现条索状物，患处疼痛，皮肤发红，触之较硬，扪之发热，压痛明显，肢体沉重。一般无全身症状。

（3）慢性期：患处遗有一条索状物，其色黄褐，按之如弓弦，可有压痛，或结节破溃形成臁疮。

3. 血栓性浅静脉炎的常见类型

（1）肢体血栓性浅静脉炎（最常见）：下肢多于上肢。主要累及一条浅静脉，沿着发病的静脉出现疼痛、红肿、灼热感，常可扪及结节或硬索状物，有明显压痛。

（2）胸腹壁浅静脉炎：多为单侧胸腹壁出现一条索状硬物，长 10~20cm，皮肤发红，轻度刺痛。肢体活动时，局部可有牵掣痛，用手按压条索两端，皮肤上可出现一条凹陷的浅沟，炎症消退后遗留皮肤色素沉着。一般无全身表现。

（3）游走性血栓性浅静脉炎：多发于四肢，即浅静脉血栓性炎症呈游走性发作，当一处炎性硬结消失后，其他部位的浅静脉又出现病变，具有游走、间歇、反复发作的特点。

4. 血栓性浅静脉炎的治疗

（1）湿热证——清热利湿，解毒通络

【主症】患肢肿胀、发热，皮肤发红，胀痛，喜冷恶热，或有条索状物，或微恶寒发热，苔黄腻或厚腻，脉滑数。

【方药】二妙散合茵陈赤豆汤加减。

（2）血瘀证——活血化瘀，行气散结

【主症】患肢疼痛、肿胀，皮色红紫，活动后则甚，小腿部挤压时刺痛，或见条索状物，按之柔韧或似弓弦，舌有瘀点、瘀斑，脉沉细或沉涩。

【方药】活血通脉汤加鸡血藤、桃仁、忍冬藤。

（3）肝郁证——疏肝解郁，活血解毒

【主症】胸腹壁有条索状物，固定不移，刺痛或胀痛，或牵掣痛，伴胸闷、嗳气等，舌质淡红，或有瘀点、瘀斑，苔薄，脉弦或弦涩。

【方药】柴胡清肝汤或复元活血汤加减。

四、筋瘤

1. 筋瘤的概念与特点　筋瘤是以筋脉色紫、盘曲突起如蚯蚓状、形成团块为主要表现的浅表静脉病变，好发于下肢。相当于西医下肢静脉曲张交错所形成的静脉团块。

2. 筋瘤的治疗

（1）劳倦伤气证——补中益气，活血舒筋

【主症】久站久行或劳累时瘤体增大，下坠不适感加重，常伴气短乏力，脘腹坠胀，腰酸，舌淡，苔薄白，脉细缓无力。

【方药】补中益气汤加减。

（2）寒湿凝筋证——暖肝散寒，益气通脉

【主症】瘤色紫暗，喜暖，下肢轻度肿胀，伴形寒肢冷，口淡不渴，小便清长，舌淡暗，苔白腻，脉弦细。

【方药】暖肝煎合当归四逆汤加减。

（3）外伤瘀滞证——活血化瘀，和营消肿

【主症】青筋盘曲，状如蚯蚓，表面色青紫，患肢肿胀疼痛，舌有瘀点，脉细涩。

【方药】活血散瘀汤加减。

五、臁疮

1. 臁疮的病因病机　由久站或过度负重，而致小腿筋脉横解，青筋显露，瘀停脉络，久而化热，或小腿皮肤破损染毒，湿热下注而成。

2. 臁疮的局部辨证

（1）初起小腿肿胀，色素沉着，有沉重感，局部青筋怒胀，朝轻暮重，逐年加重，或出现浅静脉炎、淤积性皮炎、湿疹等一系列静脉功能不全表现，继而在小腿下 1/3 处内臁或外臁持续漫肿、苔藓样变的皮肤出现裂缝，自行破溃或抓破，糜烂，滋水淋漓，溃疡形成，当溃疡扩大到一定程度时，边缘趋于稳定，周围红肿，或日久不愈，或经常复发。

（2）后期疮口下陷，边缘高起形如缸口，疮面肉色灰白或晦暗，滋水秽浊，疮面周围皮色暗红或紫黑，或四周起湿疹而痒，日久不愈。严重时溃疡可扩大，上至膝，下到足背，深达骨膜。

3. 臁疮的内治法

（1）湿热下注证——清热利湿，和营解毒

【主症】小腿青筋怒张，局部发痒，红肿疼痛，继则破溃，滋水淋漓，疮面腐暗，伴口渴便秘，小便黄赤，苔黄腻，脉滑数。

【方药】二妙丸合五神汤加减。

（2）气虚血瘀证——益气活血，祛瘀生新

【主症】病程日久，疮面苍白，肉芽色淡，周围皮色黑暗、板硬，肢体沉重，倦怠乏力，舌淡紫或有瘀斑，苔白，脉细涩无力。

【方药】补阳还五汤合四妙汤加减。

4. 臁疮的外治法

（1）初期：局部红肿，溃破渗液较多者，宜用洗药。如马齿苋60g，黄柏20g，大青叶30g，煎水温湿敷，每天3~4次。局部红肿，渗液量少者，宜金黄膏薄敷。

（2）后期：①久不收口，皮肤乌黑，疮口凹陷，疮面腐肉不脱，用七层丹麻油调后，摊贴疮面。②腐肉已脱，露新肉者，用生肌散外盖生肌玉红膏。③周围有湿疹者，用青黛散调麻油盖贴。

六、脱疽

1. 脱疽的定义、特点与病因病机

（1）定义：脱疽是指发于四肢末端，严重时趾（指）节坏疽脱落的一种慢性周围血管疾病，又称脱骨疽。

（2）特点：好发于四肢末端，以下肢为多见，初起患肢末端发凉、怕冷、苍白、麻木，可伴间歇性跛行，继则疼痛剧烈，日久患趾（指）坏死变黑，甚至趾（指）节脱落。

（3）病因病机：以脾肾亏虚为本，寒湿外伤为标，气血凝滞、经脉阻塞为其主要病机。

2. 脱疽的诊断与鉴别诊断

（1）诊断

一期（局部缺血期）：患肢末端发凉、怕冷、麻木、酸痛，间歇性跛行。患足可出现轻度肌肉萎缩，皮肤干燥，皮色变灰，皮温稍低于健侧，足背动脉搏动减弱，部分患者小腿出现游走性红硬条索（游走性血栓性浅静脉炎）。

二期（营养障碍期）：患肢发凉、怕冷、麻木、酸胀疼痛，间歇性跛行加重，出现静息痛，夜间痛甚，难以入寐，患者常抱膝而坐。患足肌肉明显萎缩，皮肤干燥，汗毛脱落，趾甲增厚，且生长缓慢，皮肤苍白或潮红或紫红，患侧足背动脉搏动消失。

三期（坏死期或坏疽期）：二期表现进一步加重，足趾紫红肿胀、溃烂坏死，或足趾发黑、干瘪，呈干性坏疽。坏疽可先为一趾或数趾，逐渐向上发展，合并感染时，则红肿明显，患足剧烈疼痛，全身发热。

（2）鉴别诊断

鉴别要点	血栓闭塞性脉管炎	动脉硬化性闭塞症	糖尿病足
发病年龄	20~40岁	40岁以上	40岁以上
浅静脉炎	游走性	无	无
高血压	极少	大部分有	大部分有
冠心病	无	有	可有可无
血脂	基本正常	升高	多数升高
血糖、尿糖	正常	正常	血糖高，尿糖阳性
受累血管	中、小动脉	大、中动脉	大、微血管

3. 脱疽的治疗

（1）寒湿阻络证——温阳散寒，活血通络

【主症】患趾（指）喜暖怕冷，麻木，酸胀疼痛，多走疼痛加剧，稍歇痛减，皮肤苍白，触之发凉，趺阳脉搏动减弱，舌淡，苔白腻，脉沉细。

【方药】阳和汤加减。

（2）血脉瘀阻证——活血化瘀，通络止痛

【主症】患趾（指）酸胀疼痛加重，夜难入寐，步履艰难，患趾（指）皮色暗红或紫暗，下垂更甚，皮肤发凉干燥，肌肉萎缩，趺阳脉搏动消失，舌暗红或有瘀斑，苔薄白，脉弦涩。

【方药】桃红四物汤加炮山甲、地龙、乳香、没药。

（3）湿热毒盛证——清热利湿，活血化瘀

【主症】患肢剧痛，日轻夜重，局部肿胀，皮肤紫暗，浸淫蔓延，溃破腐烂，肉色不鲜，身热口干，便秘溲赤，舌红，苔黄腻，脉弦数。

【方药】四妙勇安汤加连翘、黄柏、丹参、川芎、赤芍、牛膝。

（4）热毒伤阴证——清热解毒，养阴活血

【主症】皮肤干燥，毫毛脱落，趾（指）甲增厚变形，肌肉萎缩，趾（指）呈干性坏疽，口干欲饮，便秘溲赤，舌红，苔黄，脉弦细数。

【方药】顾步汤加减。

（5）气阴两虚证——益气养阴

【主症】病程日久，坏死组织脱落后疮面久不愈合，肉芽暗红或淡而不鲜，倦怠乏力，口渴不欲饮，面色无华，形体消瘦，五心烦热，舌淡尖红，少苔，脉细无力。

【方药】黄芪鳖甲汤加减。

第十三单元　其他外科疾病

本单元考点较为集中，基本围绕烧伤和肠痈这两方面出题。烧伤要熟记烧伤面积的计算法及烧伤的分度，肠痈主要掌握其辨证论治。毒蛇咬伤的内容偶有考查。

一、烧伤

1. 烧伤面积的计算方法

（1）手掌法：伤员本人五指并拢时，一只手掌的面积占体表面积的1%。此法常用于小面积或散在烧伤的计算。

（2）中国九分法：将成人体表面积分为11个9等份。成人头、面、颈部为9%，双上肢为 $2 \times 9\%$（即18%），躯干前后及外阴部为 $3 \times 9\%$，双下肢包括臀部为 $5 \times 9\% + 1\% = 46\%$。

（3）儿童烧伤面积计算法：小儿的躯干和双上肢的体表面积所占百分比与成人相似。特点是头大下肢小，随着年龄的增长，其比例也不同。其计算公式如下：

头颈面部百分比 = 9 + （12 - 年龄）

双下肢百分比 = 46 - （12 - 年龄）

2. 烧伤深度的计算

分度		深度	创面表现	创面无感染时的愈合过程
Ⅰ度（红斑）		达表皮角质层	红肿热痛，感觉过敏，表面干燥	2～3天后脱屑痊愈，无瘢痕
Ⅱ度（水疱）	浅Ⅱ度	达真皮浅层，部分生发层健在	剧痛，感觉过敏，有水疱，基底部呈均匀红色、潮湿，局部肿胀	1～2周愈合，无瘢痕，有色素沉着
	深Ⅱ度	达真皮深层，有皮肤附件残留	痛觉消失，有水疱，基底苍白，间有红色斑点、潮湿	3～4周愈合，可有瘢痕
Ⅲ度（焦痂）		达皮肤全层，甚至伤及皮下组织、肌肉和骨骼	痛觉消失，无弹力，坚硬如皮革样，蜡白焦黄或炭化，干燥。干后皮下静脉阻塞如树枝状	2～4周焦痂脱落，形成肉芽创面，除小面积外，一般均需植皮才能愈合，可形成瘢痕和瘢痕挛缩

3. 重度烧伤后的治疗

（1）火毒伤津证——清热解毒，益气养阴

【主症】壮热烦躁，口干喜饮，便秘尿赤，舌红绛而干，苔黄或黄糙，或舌光无苔，脉洪数或弦细数。

【方药】黄连解毒汤、银花甘草汤、犀角地黄汤或清营汤加减。

（2）阴伤阳脱证——回阳救逆，益气护阴

【主症】神疲倦卧，面色苍白，呼吸气微，表情淡漠，嗜睡，自汗肢冷，体温不升反低，尿少，全身或局部水肿，创面大量液体渗出，舌淡暗，苔灰黑，或舌淡嫩无苔，脉微欲绝或虚大无力。

【方药】四逆汤、参附汤合生脉散加味。

（3）火毒内陷证——清营凉血解毒

【主症】壮热不退，口干唇燥，躁动不安，大便秘结，小便短赤，舌红绛而干，苔黄或黄糙，或焦干起刺，脉弦数等。若火毒传心，可见烦躁不安、神昏谵语；若火毒传肺，可见呼吸气粗、鼻翼扇动、咳嗽痰鸣、痰中带血；若火毒传肝，可见黄疸、双目上视、痉挛抽搐；若火毒传脾，可见腹胀便结、便溏黏臭、恶心呕吐、不思饮食，或有呕血、便血；若火毒传肾，可见浮肿、尿血或尿闭。

【方药】清营汤或黄连解毒汤合犀角地黄汤加减。

（4）气血两虚证——补气养血，兼清余毒

【主症】疾病后期，火毒渐退，低热或不发热，精神疲倦，气短懒言，形体消瘦，面色无华，食欲不振，自汗，盗汗，创面肉芽色淡，愈合迟缓，舌淡，苔薄白或薄黄，脉细弱。

【方药】托里消毒散或八珍汤加金银花、黄芪。

（5）脾虚阴伤证——补气健脾，益胃养阴

【主症】疾病后期，面色萎黄，纳呆食少，腹胀便溏，口干少津，或口舌生糜，舌暗红而干，苔花剥或光滑无苔，脉细数。

【方药】益胃汤合参苓白术散加减。

4. 中小面积烧伤创面的正确处理

（1）一般肢体部位中小面积烧伤创面多采用包扎疗法，头面、颈部、会阴部和大面积创面多采用暴露疗法。

（2）小面积Ⅰ、Ⅱ度烧伤可外涂京万红烫伤药膏、清凉膏、紫草膏、万花油等，暴露或包扎；或用地榆粉、大黄粉各等分，麻油调敷后包扎，隔日换药1次。

（3）较大面积的Ⅱ度烧伤，皮肤无破损者，抽出疱内液体后，用虎地酊喷洒创面，每天数次；水疱完整或水疱已破者，剪去破损外皮，外用湿润烧伤膏。

二、毒蛇咬伤

1. 毒蛇的种类、有毒蛇与无毒蛇的区别

（1）毒蛇的种类：神经毒者有银环蛇、金环蛇、海蛇，血循毒者有蝰蛇、尖吻蝮蛇、竹叶青蛇和烙铁头蛇，混合毒者有眼镜蛇、眼镜王蛇和蝮蛇。

（2）有毒蛇和无毒蛇的区别：无毒蛇伤的牙痕小而排列整齐。

2. 病因病机 蛇毒系风、火二毒。风火相扇，邪毒鸱张，客于营血或内陷厥阴，形成严重的全身性中毒症状。

3. 治疗措施

（1）局部常规处理：早期结扎、扩创排毒、烧灼、针刺、火罐排毒、封闭疗法、局部用药。

（2）辨证论治：风毒证、火毒证、风火毒证、蛇毒内陷证辨证施治。

（3）血清疗法：采用抗蛇毒血清治疗。

（4）其他：危重症抢救。

三、肠痈

1. 肠痈的病因病机　由饮食不节、寒温不适、情志所伤、饱食后急剧奔走或跌仆损伤等因素损伤肠胃，导致肠道传化失司，糟粕停滞，气滞血瘀，瘀久化热，热胜肉腐而成痈肿。

2. 肠痈的诊断

（1）临床表现

1）初期：70%～80%的患者有典型的转移性右下腹痛。右下腹压痛是本病常见的重要体征，压痛点通常在麦氏点，两侧足三里、上巨虚穴附近（阑尾穴）也可有压痛点。

2）酿脓期：若病情发展，渐至化脓，则腹痛加剧，右下腹明显压痛、反跳痛，局限性腹皮挛急；或右下腹可触及包块；壮热不退、恶心呕吐等。

3）溃脓期：腹痛扩展至全腹，腹皮挛急，全腹压痛、反跳痛；恶心呕吐，大便秘结或似痢不爽。

4）变证：慢性肠痈、腹部包块、湿热黄疸、内外瘘形成。

（2）实验室检查：初期白细胞计数及中性粒细胞比例增高，在酿脓期和溃脓期，白细胞计数常升至$18 \times 10^9/L$以上。

3. 肠痈的内治法

（1）瘀滞证——行气活血，通腑泄热

【主症】转移性右下腹痛，呈持续性、进行性加剧，右下腹局限性压痛或拒按，伴恶心纳差，可有轻度发热，苔白腻，脉弦滑或弦紧。

【方药】大黄牡丹汤合红藤煎剂加减。

（2）湿热证——通腑泄热，解毒利湿透脓

【主症】腹痛加剧，右下腹或全腹有压痛、反跳痛，腹皮挛急，右下腹可摸及包块，壮热，纳呆，恶心呕吐，便秘或腹泻，舌红，苔黄腻，脉弦数或滑数。

【方药】复方大柴胡汤加减，或大黄牡丹汤合红藤煎剂加败酱草、白花蛇舌草、蒲公英。

（3）热毒证——通腑排脓，养阴清热

【主症】腹痛剧烈，全腹有压痛、反跳痛，腹皮挛急，高热不退，或恶寒发热，时时汗出，烦渴，恶心呕吐，腹胀，便秘，或似痢不爽，舌红绛而干，苔黄厚干燥或黄糙，脉洪数或细数。

【方药】大黄牡丹汤合透脓散加减。

4. 肠痈的外治法

（1）中药外敷：无论脓已成或未成，均可选用金黄散、玉露散或双柏散，用水或蜜调成糊状，外敷右下腹；或用消炎散加黄酒或加醋调敷。如阑尾周围脓肿形成后，可先行脓肿穿刺抽脓，注入抗生素（2～3天抽脓1次），用金黄膏或玉露膏外敷。

（2）中药灌肠：采用大黄牡丹汤、复方大柴胡汤等煎剂直肠内缓慢滴入。

第七章　中医妇科学

本章主要介绍妇科疾病中的月经病、带下病、妊娠病、产后病、妇科杂病等相关内容。学习时应重点掌握各类疾病的定义、病因病机、辨证论治等相关内容，此外还应掌握正常女性的生理特点，便于临床诊断女性相关疾病。

第一单元　女性的生理特点

本单元出题率一般，考点有限，基本为知识性内容，大致了解即可。

一、月经

1. 月经的生理现象

（1）月经初潮多在 13~14 岁，可早至 11~12 岁，迟至 16 岁。周期一般为 21~35 天，平均 28 天。正常经期为 3~7 天，多数为 3~5 天。经量一般 30~50mL，>80mL 为月经过多。经色暗红，经质是不稀不稠，不凝固，无血块，无特殊臭气。经行前可见胸乳略胀，小腹略坠，情绪波动等表现。绝经年龄一般为 45~55 岁。

（2）身体无病而月经定期两个月来潮一次者，称为并月；三个月一潮者，称为"居经"或"季经"；一年一行者称为"避年"；还有终生不潮而却能受孕者，称为"暗经"；受孕初期仍能按月经周期有少量出血而无损于胎儿者，称为"激经"，又称"盛胎"或"垢胎"。

2. 月经产生的机理

（1）脏腑与月经：五脏的生理功能是化生和贮藏精、气、血、津液，六腑的功能是受盛和传化水谷，脏腑互为表里。月经的产生，肾起主导作用，与肝、脾关系尤为密切。

（2）天癸与月经：天癸，男女皆有，是一种具有促进人体生长、发育和生殖的精微物质。天癸来源于先天，受后天水谷精气的滋养而逐渐趋于成熟泌至，此后又随肾气的虚衰而竭止。

（3）气血与月经：妇人以血为基本，月经的主要成分是血。然气为血之帅，血为气之母，血赖气的升降出入运动而周流。气血均来源于脏腑。气血和调，经候如常。

（4）经络与月经：与妇女的生理、病理关系最大的是肾、肝、脾三经，尤其是奇经八脉中的冲、任、督、带。冲、任、督三脉同起于胞中，一源而三歧。

（5）子宫与月经：月经产生的过程是女性生殖生化的过程，月经生理现象是生殖功能正常的标志，月经周期是女性生殖周期。其中肾、天癸、冲任、胞宫是产生月经的中心环节，各环节之间互相联系，不可分割，调节月经的产生。现代中医称之为"肾-天癸-冲任-胞宫轴"。

二、妊娠与产育

1. 妊娠机理　肾气充盛，天癸成熟，任通冲盛，精壮经调，适时和合，便成胎孕。

2. 妊娠期生理现象

（1）月经停闭：妊娠后，阴血下聚冲任、子宫以养胎，上营乳房以化乳，子宫藏精气而不泻，月经停闭不潮。

（2）早孕反应：孕后常出现胃纳不香，或不思饮食，或恶心欲呕，或择食的早孕反应。

（3）妊娠滑脉：尺脉候肾，肾藏精主生殖，妊娠以后，肾旺荫胎，故肾脉应指有力。

（4）乳房变化：乳房自孕早期开始增大、发胀。乳头增大变黑易勃起。乳晕加大变黑。

（5）子宫增大：①早孕40多天，可扪及子宫增大变软，子宫颈呈紫蓝色而质软。②妊娠8周时，子宫增大如非孕时的2倍。③妊娠12周，子宫增大如非孕时的3倍，可在耻骨联合上方触及。

（6）下腹膨隆：妊娠3个月以后，宫底随妊娠进展逐渐增高。

（7）胎动、胎心：一般在妊娠4个月开始自觉有胎动。孕5个月后，可用一般听诊器在孕妇腹壁听到胎心。

（8）胎体：妊娠20周后可经腹壁触到子宫内的胎体。

3. 预产期的计算方法　从末次月经第1天算起，月份数加9（或减3），日数加7（阴历加14）。

4. 恶露的概念及持续时间　红恶露持续3~4天；浆液性恶露持续7~10天；白恶露2~3周干净。

5. 哺乳期的最佳断乳时间　以产后10~12个月为宜。

第二单元　妇科疾病的病因病机

本单元涉及内容较少，了解即可。

一、病因

1. 寒、热、湿邪

（1）当自然界气候反常，风、寒、暑、湿、燥、火（热）出现异常变化，即成为致病因素，合称为"六淫邪气"。

（2）邪从内而生，又以五脏病变为主，故称为"内生五邪"。

（3）六淫与五邪中与妇科关系密切的是寒、热、湿邪。

2. 七情内伤　情志因素的病机关键为"气机逆乱"。肝藏血，主疏泄，情志因素最易导致气血失调和肝的功能失常而发生妇科疾病。情志因素导致妇科病，以怒、思、恐尤甚。

3. 生活失度

（1）房事所伤：包括房劳多产、房事不禁、房事不洁等。

（2）饮食失宜：包括饮食不节（过饥、过饱）、饮食不洁和饮食偏嗜等。

（3）劳逸失常：劳力、劳神过度，足以伤气，损伤心、脾、肾的功能，导致月经过多、经期延长、崩漏；孕期过劳可致流产、早产；产后过劳可导致恶露不绝、缺乳和子宫脱垂。"逸则气滞"。

（4）跌仆损伤：孕期不慎跌仆损伤，可致堕胎、小产或胎盘早期剥离；多次手术、术后创伤、感染，可直接损伤子宫、胞脉、胞络，发生经、带、胎、产诸病。

4. 体质因素

（1）妇女先天肾气不足，青春期常发生肾虚为主的子宫发育不良、月经后期、闭经、崩漏、痛经等；生育期容易发生月经后期、闭经、崩漏、胎动不安、滑胎、不孕症；更年期易出现早发绝经现象。

（2）素性忧郁，性格内向者，易发生以肝郁为主的月经先后不定期、月经前后诸证等。

（3）素体脾虚气弱，又常导致脾虚为主的月经先期、月经过多、崩漏、带下病等。

二、病机

1. 脏腑功能失常　人体是以五脏为中心的有机整体，脏腑生理功能的紊乱和脏腑气血阴阳的失调，均可导致妇产科疾病，其中关系最密切的是肾、肝、脾三脏。

2. 气血失调

（1）妇女经、孕、产、乳的生理活动均以血为本又需耗血，致使机体处于血常不足，相对气常有余的状态。

（2）气和血是相互依存、相互滋生的，气为血之帅，血为气之母，气病可以及血，血病可以及气，故临证时既要分清在气在血，又要注意气和血的相互关系。

3. 冲任督带损伤

（1）冲任损伤：包括冲任亏虚、冲任血热、冲任寒凝、冲任阻滞、冲任失调等。

（2）督脉虚损：督脉为"阳脉之海"，总督诸阳。督脉阴阳平衡失调可致闭经、崩漏、经断前后诸证、绝经妇女骨质疏松症。

（3）带脉失约：带脉的功能主要是健运水湿，提摄子宫，约束诸经。故带脉失约可导致带下病、胎动不安、滑胎、子宫脱垂等。

第三单元　月经病

本单元是出题的热点，在本学科中所占分值比例较高，从历年的考查趋势上看，考点较为分散没有规律，需按部就班地对知识点逐个进行复习。重点掌握每种疾病的病因病机和辨证论治，对于各类月经病的临床表现也应了解。

一、概述

1. 月经病的定义　凡月经的周期、经期和经量发生异常，以及伴随月经周期出现明显不适症状的疾病，称为月经病。

2. 月经病的范围　常见的月经病有月经先期、月经后期、月经先后无定期、月经过多、月经过少、经期延长、经间期出血、崩漏、闭经、痛经、月经前后诸证、绝经前后诸证、经断复来、绝经妇女骨质疏松症等。

3. 月经病的治疗原则　①重在治本调经。②"急则治其标，缓则治其本"。

4. 月经病治疗注意事项　治疗月经病要顺应和掌握规律。

（1）顺应月经周期中阴阳转化和气血盈亏的变化规律，经期血室正开，宜和血调气，或引血归经，过寒过热、大辛大散之剂宜慎，以免滞血或动血；经后血海空虚，宜予调补，即经后勿滥攻；经前血海充盈，宜予疏导，即经前勿滥补。

（2）顺应不同年龄阶段论治的规律，青春期重治肾，生育期中年重治肝，绝经后或老年期重治脾。

（3）掌握虚实补泻规律，月经病可分虚实两类论治，治疗虚证月经病多以补肾扶脾养血为主，治疗实证月经病多以疏肝理气活血为主。虚实夹杂者，又当攻补兼施。

二、月经先期

1. 定义　月经周期提前 7 天以上，甚至十余日一行，连续 2 个周期以上者，称为"月经先期"，亦称"经期超前"或"经早""经行先期""经水不及期"等。

2. 病因病机　主要病机是冲任不固，经血失于制约，月经提前而至。常见的病因有气虚和血热。

3. 辨证论治

（1）气虚证

1）脾气虚证——补脾益气，摄血调经

【主症】经期提前，或兼量多，色淡质稀，神疲肢倦，气短懒言，小腹空坠，纳少便溏，舌淡红，苔薄白，脉细弱。

【方药】补中益气汤。

2）肾气虚证——补肾益气，固冲调经

【主症】周期提前，经量或多或少，色淡暗，质清稀，腰膝酸软，头晕耳鸣，舌淡暗，苔白润，脉沉细。

【方药】固阴煎。

（2）血热证

1）阴虚血热证——养阴清热调经

【主症】经来先期，量少或量多，色红质稠，或伴两颧潮红，手足心热，舌红苔少，脉细数。

【方药】两地汤。

2）阳盛血热证——清热凉血调经

【主症】经来先期，量多，色深红，质黏稠，或伴心烦，面红口干，小便短黄，大便燥结，舌红，苔黄，脉数。

【方药】清经散。

3）肝郁血热证——疏肝清热，凉血调经

【主症】经期提前，量多或少，经色紫红，质稠有块，经前乳房、胸胁、少腹胀痛，烦躁易怒，口苦咽干，舌红，苔薄黄，脉弦数。

【方药】丹栀逍遥散。

三、月经后期

1. 定义　月经周期错后 7 天以上，甚至错后 3~5 个月一行，经期正常者，称为"月经后期"。亦称"经行后期""月经延后""月经落后""经迟"等。一般认为需连续出现两个周期以上。

2. 月经后期与妊娠的鉴别　育龄妇女月经不来应首先排除妊娠。早孕者，可有早孕反应，相应的检查为阳性，月经后期则无，且停经前有月经失调病史。

3. 病因病机

（1）肾虚：先天肾气不足，或房劳多产，损伤肾气，肾虚精亏血少，冲任亏虚，血海不能按时满溢。

（2）血虚：体质素弱，营血不足，或久病失血，或产育过多，耗伤阴血，或脾气虚弱，化源不足，均可致营血亏虚，冲任不充，血海不能按时满溢。

（3）血寒：①实寒：经期产后，外感寒邪，或过食寒凉，寒搏于血，血为寒凝，冲任阻滞，血海不能如期满溢。②虚寒：素体阳虚，或久病伤阳，阳虚内寒，脏腑失于温养，生化失期，气虚血少，冲任亏虚，血海不能如期满溢。

（4）气滞：素多忧郁，气机不宣，血为气滞，运行不畅，冲任阻滞，血海不能如期满溢。

4. 辨证论治

（1）肾虚证——补肾养血调经

【主症】经期错后，量少，色淡暗，质清稀，腰酸腿软，头晕耳鸣，带下清稀，面色晦暗，或面部暗斑，舌淡，苔薄白，脉沉细。

【方药】当归地黄饮。

（2）血虚证——补血益气调经

【主症】经期错后，量少，色淡质稀，小腹空痛，头晕眼花，心悸失眠，皮肤不润，面色苍白或萎黄，舌淡红，脉细弱。

【方药】大补元煎。

（3）血寒证

1）虚寒证——扶阳祛寒调经

【主症】经期错后，量少，色淡质稀，小腹隐痛，喜热喜按，腰酸无力，小便清长，面色白，舌淡，苔白，脉沉迟。

【方药】温经汤（《金匮要略》）。

2）实寒证——温经散寒调经

【主症】经期错后，量少，经色紫暗有块，小腹冷痛拒按，得热痛减，畏寒肢冷，舌淡暗，苔白，脉沉紧。

【方药】温经汤（《妇人大全良方》）。

（4）气滞证——理气行滞调经

【主症】经期错后，量少，经色暗红或有血块，小腹胀痛，精神抑郁，胸闷不舒，舌象正常，脉弦。

【方药】乌药汤。

四、月经先后无定期

1. 定义　月经周期或前或后7天以上，连续3个周期以上者，称为"月经先后无定期"。

2. 病因病机　肝肾功能失常，冲任失调，血海蓄溢无常。

3. 辨证论治

（1）肾虚证——补肾调经

【主症】经行或先或后，量少，色淡，质稀，头晕耳鸣，腰酸腿软，小便频数，舌淡，苔白，脉细弱。

【方药】固阴煎。

（2）肝郁证——疏肝理气调经

【主症】经行或先或后，经量或多或少，色暗红，有血块，或经行不畅，胸胁、乳房、少腹胀痛，精神郁闷，时欲太息，嗳气食少，舌质正常，苔薄白，脉弦。

【方药】逍遥散。

五、月经过多

1. 定义　月经量较正常明显增多，而周期基本正常者，称为"月经过多"。一般认为月经量以30~50mL为适宜，超过80mL为月经过多。

2. 病因病机　主要病机是冲任不固，经血失于制约而致血量多。常见的病因有气虚、血热、血瘀。

3. 辨证论治

（1）气虚证——益气摄血固冲

【主症】经行量多，色淡红，质清稀，神疲体倦，气短懒言，小腹空坠，面色白，舌淡，苔薄，脉细弱。

【方药】举元煎。

（2）血热证——清热凉血，固冲止血

【主症】经行量多，色鲜红或深红，质黏稠，口渴饮冷，心烦多梦，尿黄便结，舌红，苔黄，脉滑数。

【方药】保阴煎加地榆、茜草、马齿苋。

（3）血瘀证——活血化瘀止血

【主症】经行量多，色紫暗，质稠有血块，经行腹痛，或平时小腹胀痛，舌紫暗或有瘀点，脉涩。

【方药】失笑散加益母草、三七、茜草。

六、月经过少

1. 定义　月经周期正常，经量明显少于既往，经期不足2天，甚或点滴即净者，称"月经过少"。一般认为月经量少于20mL为月经过少。

2. 病因病机　虚者多因精亏血少，冲任血海亏虚，经血乏源；实者多由瘀血内停，或痰湿阻滞，冲任壅滞，血行不畅而月经过少。临床以肾虚、血虚、血瘀、痰湿为多见。

3. 辨证论治

（1）肾虚证——补肾益精，养血调经

【主症】经来量少，不日即净，或点滴即止，血色淡暗，质稀，腰酸腿软，头晕耳鸣，小便频数，舌淡，脉沉弱。

【方药】归肾丸。

（2）血虚证——养血益气调经

【主症】经来量少，不日即净，或点滴即止，经色淡红，质稀，头晕眼花，心悸失眠，皮肤不润，面色萎黄，舌淡红，脉细。

【方药】滋血汤。

（3）血瘀证——活血化瘀调经

【主症】经行涩少，色紫黑有块，小腹刺痛拒按，血块下后痛减，或胸胁胀痛，舌紫暗，或有瘀斑紫点，脉沉涩。

【方药】桃红四物汤。

（4）痰湿证——燥湿化痰调经

【主症】经行过少，经色淡红，质稀或黏稠，夹杂黏液，形体肥胖，胸闷呕恶，或带下量多黏稠，舌淡，苔白腻，脉滑。

【方药】苍附导痰丸。

七、经间期出血

1. 定义　月经周期基本正常，在两次月经之间，发生周期性少量阴道出血者，称为"经间期出血"。

2. 应与经间期出血鉴别的疾病

（1）月经先期：月经先期，经量正常或时多时少，基础体温由高温下降呈低温时开始出血；经间期出血月经量较少，出血时间规律地发生于基础体温低高温转变时。

（2）月经过少：月经过少周期尚正常，仅量少，甚或点滴而下；经间期出血，常发生在两次月经的中间时期。

（3）赤带：赤带排出无周期性，持续时间较长，或反复发作，可有接触性出血史，妇科检查常见宫颈糜烂、赘生物，或子宫、附件区压痛明显；经间期出血有明显的周期性，一般2~3天可自行停止。

3. 病因病机　肾阴不足，或湿热内蕴，或瘀阻胞络，当阳气内动之时，阴阳转化不协调，阴络易伤，损及冲任，血海固藏失职，血溢于外，酿成经间期出血。

4. 辨证论治

（1）肾阴虚证——滋肾养阴，固冲止血

【主症】两次月经之间，阴道少量出血或稍多，色鲜红，质稍稠，头晕腰酸，夜寐不宁，五心烦热，便艰尿黄，舌质红，脉细数。

【方药】两地汤合二至丸。

（2）湿热证——清利湿热，固冲止血

【主症】两次月经之间，阴道出血量稍多，色深红，质黏腻，无血块。平时带下量多色黄，小腹时痛，神疲乏力，骨节酸楚，胸闷烦躁，口苦咽干，纳呆腹胀，小便短赤，舌质红，苔黄腻，脉滑数。

【方药】清肝止淋汤去阿胶、红枣，加小蓟、茯苓。

（3）血瘀证——化瘀止血

【主症】经间期出血量少或多少不一，色紫黑或有血块，少腹两侧或一侧胀痛或刺痛，情志抑郁，胸闷烦躁，舌质紫或有紫斑，脉细弦。

【方药】逐瘀止血汤。

八、崩漏

1. 定义　月经的周期、经期、经量发生严重失常的病证，是指经血非时暴下不止或淋漓不尽，前者谓之崩中，后者谓之漏下。

2. 病因病机　主要病机为冲任损伤，不能制约经血，使子宫藏泄失常。常见病因病机概括为虚、热、瘀。

3. 治崩大法　治疗原则是"急则治其标，缓则治其本"。

（1）塞流：即止血，用于暴崩之际，急当塞流止血防脱。

（2）澄源：即求因治本。一般用于出血减缓后的辨证论治。

（3）复旧：即固本善后，用于止血后恢复健康。主要有调整月经周期，或促排卵。

4. 出血期的辨证论治

（1）肾虚证

1）肾阴虚证——滋肾益阴，固冲止血

【主症】经乱无期，出血量少淋漓累月不止，或停闭数月后又突然暴崩下血，经色鲜红，质稍稠，头晕耳鸣，腰膝酸软，五心烦热，夜寐不宁，舌红，少苔或有裂纹，脉细数。

【方药】左归丸合二至丸或滋阴固气汤。

2）肾阳虚证——温肾益气，固冲止血

【主症】经乱无期，出血量多或淋漓不尽，或停经数月后又暴下不止，血色淡红或淡暗质稀，面色晦暗，肢冷畏寒，腰膝酸软，小便清长，夜尿多，眼眶暗，舌淡暗，苔白润，脉沉细无力。

【方药】右归丸加党参、黄芪、三七。

3）肾气虚证——补肾益气，固冲止血

【主症】多见于青春期少女或经断前后妇女出现经乱无期，出血量多势急如崩，或淋漓日久不净，或由崩而淋，由淋而崩，反复发作，色淡红或淡暗，质清稀，面色晦暗，眼眶暗，小腹空坠，腰脊酸软，舌淡暗，苔白润，脉沉弱。

【方药】加减苁蓉菟丝子丸加党参、黄芪、阿胶。

（2）脾虚证——补气摄血，固冲止崩

【主症】经血非时而下，量多如崩，或淋漓不断，色淡质稀，神疲体倦，气短懒言，不思饮食，四肢不温，或面浮肢肿，面色淡黄，舌淡胖，边有齿痕，苔白，脉沉弱。

【方药】固本止崩汤。

（3）血热证

1）实热证——清热凉血，固冲止血

【主症】经血非时而下，量多如崩，或淋漓不断，血色深红，质稠，心烦少寐，渴喜冷饮，头晕面赤，舌红，苔黄，脉滑数。

【方药】清热固经汤。

2）虚热证——养阴清热，固冲止血

【主症】经来无期，量少淋漓不尽或量多势急，血色鲜红，面颊潮红，烦热少寐，咽干口燥，便干，舌红，少苔，脉细数。

【方药】上下相资汤。

（4）血瘀证——活血化瘀，固冲止血

【主症】经血非时而下，量多或少，淋漓不净，血色紫暗有块，小腹疼痛拒按，舌紫暗或有瘀点，脉涩。

【方药】逐瘀止血汤或将军斩关汤。

5. 止血后的治疗　止血后以复旧为主，结合澄源。

（1）辨证论治：寒热虚实均可导致崩漏，针对病因病机进行辨证论治，澄源以复旧。

（2）按年龄阶段论治。

（3）按盈虚消长规律论治。

（4）中西医结合论治。

（5）手术治疗。

九、闭经

1. 定义　女子年逾 16 周岁，月经尚未来潮，或月经来潮后又中断 6 个月以上者或月经停闭超过 3 个月经周期者，称为"闭经"。

2. 闭经与妊娠的鉴别　妊娠伴有厌食、择食、恶心呕吐等早孕反应，乳头着色、乳房增大等妊娠体征，妇科检查宫颈着色、软，子宫增大、质软，B 超检查提示子宫增大，宫腔内见胚芽，甚至胚胎或胎儿。闭经者停经前大部分有月经紊乱，继而闭经，无妊娠反应和其他妊娠变化。

3. 病因病机

（1）虚者：多因肾气不足，冲任亏虚，或肝肾亏损，精血不足，或脾胃虚弱，气血乏源，或阴虚血燥精亏血少，导致冲任血海空虚，无血可下而致闭经。

（2）实者：多为气血阻滞，或痰湿流注下焦，使血流不畅，冲任阻滞，血海阻隔，经血不得下行，而成闭经。

4. 治疗原则　虚者补而通之，实者泻而通之，虚实夹杂者当补中有通，攻中有养。

5. 辨证论治

（1）气血虚弱证——益气养血调经

【主症】月经周期延迟、量少、色淡红、质薄，渐至经闭不行，神疲肢倦，头晕眼花，心悸气短，面色萎黄，舌淡，苔薄，脉沉缓或细弱。

【方药】人参养荣汤。

（2）肾气亏损证——补肾益气，调理冲任

【主症】年逾 16 岁尚未行经，或月经初潮偏迟，时有月经停闭，或月经周期建立后，由月经周期延后、经量减少渐至月经停闭；或体质虚弱，全身发育欠佳，第二性征发育不良，或腰腿酸软，头晕耳鸣，倦怠乏力，夜尿频多，舌淡暗，苔薄白，脉沉细。

【方药】加减苁蓉菟丝子丸加淫羊藿、紫河车。

（3）阴虚血燥证——养阴清热调经

【主症】月经周期延后、经量少、色红质稠，渐至月经停闭不行，五心烦热，颧红唇干，盗汗甚至骨蒸劳热，干咳或咳嗽唾血，舌红，少苔，脉细数。

【方药】加减一阴煎加丹参、黄精、女贞子、制香附。

（4）气滞血瘀证——理气活血，祛瘀通络

【主症】月经停闭数月，小腹胀痛拒按，精神抑郁，烦躁易怒，胸胁胀满，嗳气叹息，舌紫暗或有瘀点，脉沉弦而涩。

【方药】血府逐瘀汤。

（5）痰湿阻滞证——健脾燥湿化痰，活血通经

【主症】月经停闭数月，带下量多，色白质稠，形体肥胖，或面浮肢肿，神疲肢倦，头晕目眩，心悸气短，胸脘满闷，苔腻，脉滑。

【方药】四君子汤合苍附导痰丸加当归、川芎。

十、痛经

1. 定义　凡在经期或经行前后，出现周期性小腹疼痛，或痛引腰骶，甚至剧痛晕厥者，称为"痛经"。

2. 病因病机

（1）病位在子宫、冲任，以"不通则痛"或"不荣则痛"为主要病机。

（2）实者可由气滞血瘀、寒凝血瘀、湿热瘀阻导致子宫的气血运行不畅，"不通则痛"；虚者主要由于气血虚弱、肾气亏损致子宫失于濡养，"不荣则痛"。

3. 辨证论治

（1）气滞血瘀证——理气行滞，化瘀止痛

【主症】经前或经期小腹胀痛拒按，胸胁、乳房胀痛，经行不畅，经色紫暗有块，块下痛减，舌紫暗，或有瘀点，脉弦。

【方药】膈下逐瘀汤。

（2）寒凝血瘀证——温经散寒，祛瘀止痛

【主症】经前或经期小腹冷痛拒按，得热则痛减，经血量少，色暗有块，畏寒肢冷，面色青白，舌暗苔白，脉沉紧。

【方药】少腹逐瘀汤或温经散寒汤。

（3）湿热瘀阻证——清热除湿，化瘀止痛

【主症】经前或经期小腹灼痛拒按，痛连腰骶，或平时小腹痛，至经前疼痛加剧，经量多或经期长，经色紫红，质稠或有血块，平素带下量多，黄稠臭秽，或伴低热，小便黄赤，舌红，苔黄腻，脉滑数。

【方药】清热调血汤加车前子、薏苡仁、败酱草。

（4）气血虚弱证——补气养血，调经止痛

【主症】经期或经后小腹隐痛喜按，月经量少，色淡质稀，神疲乏力，头晕心悸，失眠多梦，面色苍白，舌淡，脉细无力。

【方药】圣愈汤。

（5）肾气亏损证——补肾益精，养血止痛

【主症】经期或经后小腹隐隐作痛，喜按，月经量少，色淡质稀，头晕耳鸣，腰酸腿软，小便清长，面色晦暗，舌淡红，苔薄，脉沉细。

【方药】益肾调经汤或调肝汤。

十一、经行泄泻

1. 定义　每值经前或经期大便泄泻，经净自止者，称为"经行泄泻"，亦称"经来泄泻"。

2. 病因病机　主要责之于脾肾虚弱。经行之际，气血下注冲任，脾肾益虚，而致经行泄泻。

3. 辨证论治

（1）脾虚证——健脾渗湿，理气调经

【主症】经前或经期大便泄泻，脘腹胀满，神疲肢倦，经行量多，色淡质稀，或面浮肢肿，舌淡红，苔白，脉濡缓。

【方药】参苓白术散。

（2）肾虚证——温阳补肾，健脾止泻

【主症】经前或经期大便泄泻，晨起尤甚，腰酸腿软，畏寒肢冷，头晕耳鸣，月经量少，色淡，质稀，舌淡，苔白，脉沉迟。

【方药】健固汤。

十二、经行浮肿

1. 定义　每逢经行前后，或正值经期，头面四肢浮肿者，称为"经行浮肿"。

2. 病因病机　脾肾阳虚，气滞血瘀。

3. 辨证论治

（1）脾肾阳虚证——温肾化气，健脾利水

【主症】经行面浮肢肿，按之没指，晨起头面肿甚，月经推迟，经行量多，色淡质稀，腹胀纳减，腰膝酸软，大便溏薄，舌淡，苔白腻，脉濡细。

【方药】肾气丸合苓桂术甘汤。

（2）气滞血瘀证——理气行滞，养血调经

【主症】经行肢体肿胀，按之随手而起，色暗有块，脘闷胁胀，善叹息，舌紫暗，苔薄白，脉弦涩。

【方药】八物汤加泽泻、益母草。

十三、经行吐衄

1. 定义　每值经前或经期出现有规律的吐血或衄血者，称"经行吐衄"。

2. 病因病机　血热而冲气上逆，迫血妄行。

3. 辨证论治

（1）肺肾阴虚证——滋阴养肺

【主症】经前或经期吐血、衄血，量少，色鲜红，头晕耳鸣，手足心热，潮热干咳，咽干口渴，月经量少，或无月经，颧赤唇红，舌红或绛，苔花剥或无苔，脉细数。

【方药】顺经汤加牛膝。

（2）肝经郁火证——清肝调经

【主症】经前或经期吐血、衄血，量较多，色深红，头晕目眩，烦躁易怒，两胁胀痛，口苦咽干，小便短赤，大便秘结，经量减少，甚或无月经，舌红，苔黄，脉弦数。

【方药】清肝引经汤。

十四、绝经前后诸证

1. 定义　妇女在绝经期前后，围绕月经紊乱或绝经出现明显不适证候如烘热汗出、烦躁易怒、潮热面红、眩晕耳鸣、心悸失眠、腰背酸楚、面浮肢肿、情志不宁等，称为"绝经前后诸证"，亦称"经断前后诸证"。

2. 病因病机　部分妇女由于体质因素、产育、疾病、营养、劳逸、社会环境、精神因素等原因，使肾阴阳平衡失调而导致本病。

3. 辨证论治

（1）肾阴虚证——滋养肾阴，佐以潜阳

【主症】经断前后，头晕耳鸣，腰酸腿软，烘热汗出，五心烦热，失眠多梦，口燥咽干，或皮肤瘙痒，月经周期紊乱，量少或多，经色鲜红，舌红苔少，脉细数。

【方药】左归丸合二至丸加制首乌、龟甲。

（2）肾阳虚证——温肾扶阳

【主症】经断前后，头晕耳鸣，腰痛如折，腹冷阴坠，形寒肢冷，小便频数或失禁，带下量多，月经不调，量多或少，色淡质稀，精神萎靡，面色晦暗，舌淡，边有齿痕，苔薄白，脉沉细弱。

【方药】右归丸加减。

（3）肾阴阳俱虚证——阴阳双补

【主症】经断前后，月经紊乱，量少或多，乍寒乍热，烘热汗出，头晕耳鸣，健忘，腰背冷痛，舌淡，苔薄，脉沉弱。

【方药】二仙汤合二至丸加菟丝子、何首乌、龙骨、牡蛎。

十五、经断复来

1. 定义　绝经期妇女月经停止 1 年及 1 年以上，又再次出现子宫出血，称为"经断复来"。

2. 病因病机　经断复来见于老年妇女，其一生经历了经、孕、产、乳等数伤阴血的阶段，年届七七，肾气虚，天癸竭，太冲脉衰少，地道不通，经水断绝。当进入老年期后，肾阴虚逐渐影响他脏，或脾虚肝郁、冲任失固，或湿热下注，或血热，或湿毒瘀结损伤冲任以致经断复行。

3. 辨证论治

（1）脾虚肝郁证——健脾调肝，安冲止血

【主症】经断后阴道出血，量少，色淡，质稀，气短懒言，神疲肢倦，食少腹胀，胁肋胀满，舌苔薄白，脉弦无力。

【方药】安老汤。

（2）肾阴虚证——滋阴清热，安冲止血

【主症】经断后阴道出血，量少，色鲜红，质稠，腰膝酸软，潮热盗汗，头晕耳鸣，口咽干燥，舌质偏红，少苔，脉细数。

【方药】知柏地黄丸加阿胶、龟甲。

（3）湿热下注证——清热利湿，凉血止血

【主症】绝经后阴道出血，色红或紫红，量较多，平时带下色黄有臭味，外阴及阴道瘙痒，口苦咽干，疲惫无力，纳谷不馨，大便不爽，小便短赤，舌质偏红，苔黄腻，脉弦细数。

【方药】易黄汤加黄芩、茯苓、泽泻、侧柏叶、大小蓟。

（4）湿毒瘀结证——利湿解毒，化瘀散结

【主症】绝经后复见阴道出血，量少，淋漓不断，夹有杂色带下，恶臭，小腹疼痛，低热起伏，神疲，形体消瘦，舌质暗，或有瘀斑，苔白腻，脉细弱。

【方药】草薢渗湿汤合桂枝茯苓丸去滑石，加黄芪、三七。

第四单元　带下病

本单元内容历年必考，重点掌握带下过多，其病因病机及辨证论治都有考查，湿热下注、脾阳虚等证需重点注意，再次考查的可能性较大。其余内容也要熟悉。

一、概述

带下病是指带下的量明显增多或减少，色、质、气味发生异常，或伴全身、局部症状者，称为"带下病"，又称"下白物""流秽物"。

二、带下过多

1. 病因病机　湿邪伤及任带二脉，任脉不固，带脉失约。湿邪是导致本病的主要原因。

2. 治疗原则　本病治疗以除湿为主。一般治脾宜运、宜升、宜燥，治肾宜补、宜固、宜涩，湿热和热毒宜清、宜利。阴虚夹湿则补清兼施。虚实夹杂证及实证治疗还需配合外治法。

3. 辨证论治

（1）脾虚证——健脾益气，升阳除湿

【主症】带下量多，色白或淡黄，质稀薄，无臭气，绵绵不断，神疲倦怠，四肢不温，纳少便溏，两足跗肿，面色白，舌质淡，苔白腻，脉缓弱。

【方药】完带汤。

（2）肾阳虚证——温肾培元，固涩止带

【主症】带下量多，色白清冷，稀薄如水，淋漓不断，头晕耳鸣，腰痛如折，畏寒肢冷，小腹冷感，小便频数，夜间尤甚，大便溏薄，面色晦暗，舌淡润，苔薄白，脉沉细而迟。

【方药】内补丸。

（3）阴虚夹湿证——滋肾益阴，清热利湿

【主症】带下量不甚多，色黄或赤白相兼，质稠或有臭气，阴部干涩不适，或有灼热感，腰膝酸软，头晕耳鸣，颧赤唇红，五心烦热，失眠多梦，舌红，苔少或黄腻，脉细数。

【方药】知柏地黄汤。

（4）湿热下注证——清利湿热，佐以解毒杀虫

【主症】带下量多，色黄，黏稠，有臭气，或伴阴部瘙痒，胸闷心烦，口苦咽干，纳食较差，小腹或少腹作痛，小便短赤，舌红，苔黄腻，脉濡数。

【方药】止带方。

（5）热毒蕴结证——清热解毒

【主症】带下量多，黄绿如脓，或赤白相兼，或五色杂下，状如米泔，臭秽难闻，小腹疼痛，腰骶酸痛，口苦咽干，小便短赤，舌红，苔黄腻，脉滑数。

【方药】五味消毒饮加土茯苓、败酱草、鱼腥草、薏苡仁。

第五单元　妊娠病

本单元是考试的热点，需重点掌握妊娠恶阻、胎动不安的临床表现及治疗。从趋势上看，历年考查较为分散，所有内容均有再次考查的可能。

一、概述

1. 定义　妊娠期间，发生与妊娠有关的疾病，称妊娠病，又称胎前病。

2. 病因病机

（1）阴血虚：阴血素虚，孕后血聚宫养胎，阴血益虚，阴虚阳亢。

（2）脾肾虚：脾虚则气血生化乏源，胎失所养；肾虚则肾精匮乏，胎失所养。

（3）冲气上逆：孕后经血不泻，聚于冲任、子宫以养胎，冲脉气盛，若胃气素虚，冲气上逆犯胃，胃失和降则呕恶。

（4）气滞：素多忧郁，气机不畅，腹中胎体渐大，气机升降失常，血瘀水停。

3. 治疗原则　胎元正常者，宜治病与安胎并举；若胎元不正，胎堕难留，或胎死不下，

或孕妇有病不宜继续妊娠者，则宜从速下胎以益母。

4. 妊娠用药禁忌　妊娠期间，凡峻下、滑利、祛瘀、破血、耗气、散气以及一切有毒药品，都宜慎用或禁用。

二、妊娠恶阻

1. 定义　妊娠早期出现恶心呕吐、头晕倦怠，甚则食入即吐者，称为"妊娠恶阻"。又称"子病""病儿""阻病"。

2. 病因病机　冲气上逆，胃失和降。常见的病因有脾胃虚弱、肝胃不和。

3. 治疗原则　恶阻的治疗以调气和中、降逆止呕为主，服药方法以少量多次呷服为宜。并应注意饮食和情志的调节。

4. 辨证论治

（1）脾胃虚弱证——健脾和胃，降逆止呕

【主症】妊娠早期，恶心呕吐，吐出食物，甚则食入即吐，脘腹胀闷，不思饮食，头晕体倦，怠惰思睡，舌淡，苔白，脉缓滑无力。

【方药】香砂六君子汤。

（2）肝胃不和证——清肝和胃，降逆止呕

【主症】妊娠早期，呕吐酸水或苦水，胸胁满闷，嗳气叹息，头晕目眩，口苦咽干，渴喜冷饮，便秘溲赤，舌红，苔黄燥，脉弦滑数。

【方药】橘皮竹茹汤加法半夏、白芍、枇杷叶、柿蒂、乌梅。

三、妊娠腹痛

1. 定义　妊娠期，因胞脉阻滞或失养，发生小腹疼痛者，称为"妊娠腹痛"，亦名"胞阻""痛胎""胎痛""妊娠小腹痛"。

2. 病因病机　病位在胞脉、胞络，尚未损伤胎元。病情严重者，可影响到胎元，发展为胎漏、胎动不安。

（1）血虚：素体血虚或脾虚化源不足，妊娠后血聚子宫以养胎，阴血益虚，胞脉失养，致小腹疼痛。若血虚气弱，血少乏于畅行，气虚无力帅血，胞脉迟滞作痛。

（2）气滞：素体忧郁，孕后血下聚养胎，肝血偏虚，肝失血养而疏泄失司；或孕后情志内伤，肝失条达，气行不畅；或胎体渐大，阻碍气机升降，而生郁滞。气滞则血行受阻，胞脉不通，遂致小腹疼痛。

（3）虚寒：素体阳虚，孕后复感寒邪，胞脉失于温煦，有碍气血畅行，遂致腹痛。

（4）血瘀：宿有癥痕，孕后或因气滞，或因寒凝，使瘀阻冲任、子宫、胞脉、胞络，不通则痛，遂致腹痛。

四、胎漏、胎动不安

1. 定义　妊娠期阴道少量出血，时下时止，或淋漓不断，而无腰酸腹痛者，称为"胎漏"；妊娠期出现腰酸腹痛，胎动下坠，或阴道少量流血者，称为"胎动不安"。

2. 堕胎、小产、暗产的定义

（1）凡妊娠12周内胚胎自然殒堕者，称"堕胎"。

（2）妊娠12~28周内胎儿已成形而自然殒堕者，称"小产"。

（3）怀孕1个月不知其已受孕而殒堕者，称"暗产"。

3. 病因病机　冲任损伤，胎元不固。常见的有肾虚、血热、气血虚弱和血瘀。

4. 治疗原则　补肾安胎，下胎益母。

5. 辨证论治

（1）肾虚证——补肾健脾，益气安胎

【主症】妊娠期阴道少量下血，色淡质稀，头晕耳鸣，腰膝酸软，小便频数，舌淡暗，苔白，脉沉细滑，尺脉弱。

【方药】寿胎丸加党参、白术，或滋肾育胎丸。

（2）气血虚弱证——补气养血，固肾安胎

【主症】孕后腰腹坠痛，阴道少量流血，色淡质稀，头晕眼花，心悸气短，面色白，舌淡，苔薄白，脉细弱略滑。

【方药】胎元饮加减。

（3）血热证——清热凉血，养血安胎

【主症】妊娠期，阴道下血，色深红或鲜红，质稠，心烦少寐，口渴饮冷，溲黄便结，面红唇赤，舌红，苔黄，脉滑数。

【方药】保阴煎或当归散。

（4）血瘀证——活血化瘀，补肾安胎

【主症】宿有癥瘕，孕后阴道不时少量下血，色红或暗红，胸腹胀满，少腹拘急，甚则腰酸下坠，皮肤粗糙，口干不欲饮，舌暗红或边尖有瘀斑，脉沉弦。

【方药】桂枝茯苓丸合寿胎丸。

五、子肿

1. 定义　妊娠中晚期，肢体面目或全身发生肿胀者，称为"子肿"。

2. 病因病机　虚者：脾肾阳虚，水湿不化；实者：气滞湿停。

3. 治疗用药的注意点　治病与安胎并举，以运化水湿为主，适当加入养血安胎之品，慎用温燥、寒凉、峻下、滑利之品，择用皮类利水药，以免伤胎。

4. 辨证论治

（1）脾虚证——健脾利水

【主症】妊娠数月，面浮肢肿，甚则遍身俱肿，皮薄光亮，按之凹陷，脘腹胀满，气短懒言，口中淡腻，食欲不振，小便短少，大便溏薄，舌体胖嫩边有齿痕，苔薄白或薄腻，脉缓滑无力。

【方药】白术散加砂仁。

（2）肾虚证——补肾温阳，化气行水

【主症】妊娠数月，面浮肢肿，下肢尤甚，按之没指，头晕耳鸣，腰酸无力，下肢逆冷，心悸气短，小便不利，面色晦暗，舌淡，苔白滑，脉沉迟。

【方药】真武汤。

（3）气滞证——理气行滞，除湿消肿

【主症】妊娠数月，肢体肿胀，始肿两足，渐及于腿，皮色不变，压痕不显，头晕胀痛，胸胁胀满，饮食减少，苔薄腻，脉弦滑。

【方药】天仙藤散。

六、妊娠小便淋痛

1. 定义　妊娠期间，尿频、尿急、淋漓涩痛者，称为"妊娠小便淋痛"，亦称"子淋"。

2. 病因病机　病因总因于热；机理是热灼膀胱，气化失司，水道不利。

3. 辨证论治

（1）阴虚津亏证——滋阴清热，润燥通淋

【主症】妊娠期间，小便频数，淋漓涩痛，量少色黄，午后潮热，手足心热，大便干结，颧赤唇红，舌红少苔，脉细滑数。

【方药】知柏地黄丸加麦冬、五味子、车前子。

（2）心火偏亢证——清心泻火，润燥通淋

【主症】妊娠期间，小便频数，艰涩而痛，尿量少，色深黄，面赤心烦，甚者口舌生疮，舌红少苔，脉细数。

【方药】导赤散加玄参、麦冬。

（3）湿热下注证——清热利湿，润燥通淋

【主症】妊娠期间，突感小便频急，尿色黄赤，艰涩不利，灼热刺痛，甚或腰痛，口苦咽干，渴喜冷饮，胸闷食少，面色黄垢，舌红苔黄腻，脉弦滑数。

【方药】加味五苓散。

七、妊娠小便不通

妊娠期间，小便不通，甚至小腹胀急疼痛，心烦不得卧，称为"妊娠小便不通"，古称"转胞"或"胞转"。以妊娠晚期7~8个月时较为多见。

第六单元　产后病

本单元历年考查点比较集中。重点为产后腹痛、恶露不绝的临床表现以及产后缺乳的辨证论治。对于产后出血的病因病机、治疗的辨证论治也应了解。另外产后"三冲""三病""三急"的内容曾多次考查。

一、概述

1. 定义　产妇在产褥期内发生与分娩或产褥有关的疾病，称为"产后病"。

2. 产后危重症

（1）三冲：冲心、冲肺、冲胃。

（2）三病：病痉、病郁冒、病大便难。

（3）三急：呕吐、盗汗、泄泻。

3. 病因病机　①亡血伤津。②元气受损。③瘀血内阻。④外感六淫或饮食房劳所伤。

4. 产后"三审"

（1）先审小腹痛与不痛，以辨别有无恶露停滞。

（2）次审大便通与不通，以验津液的盛衰。

（3）再审乳汁的行与不行和饮食多少，以察胃气的强弱。

5. 治疗原则

（1）应根据亡血伤津、瘀血内阻、元气受损等多虚多瘀的特点，本着"勿拘于产后，亦勿忘于产后"的原则，结合病情进行辨证论治。

（2）常用的治法有补虚化瘀、清热解毒、益气固表、调理肾肝脾等。

6. 用药宜忌

（1）补虚不滞邪、攻邪不伤正。

（2）禁大汗，以防亡阳；禁峻下，以防亡阴；禁通利小便，以防亡津液。

二、产后血晕

1. 定义　产妇分娩后突然头晕眼花，不能起坐，或心胸满闷，恶心呕吐，或痰涌气急，甚则神昏口噤，不省人事，称为"产后血晕"。

2. 与产后血晕相鉴别的疾病

（1）产后郁冒：虽都可见眩晕症状，但产后郁冒是因产后亡血复汗感受寒邪所致，症见头眩目瞀，郁闷不舒，呕不能食，大便反坚，但头汗出；而产后血晕则多由产后阴血暴亡，心神失养，或瘀血停滞，气逆攻心所致，晕来势急，病情严重，临床诊断时以不省人事、口噤甚则昏迷不醒为特点。

（2）产后痉病：口噤不开为二病的相似之处，但产后痉病多由产时创伤，感染邪毒，或产后亡血伤津，筋脉失养所致，其发病时间较产后血晕缓慢，其症状以四肢抽搐、项背强直、角弓反张为主，二者易于鉴别。

（3）产后子痫：虽都可见神志不清，但产后子痫除了产前有头晕目眩、头面及四肢浮肿、高血压、蛋白尿等病史以外，尚有典型的抽搐症状，可与产后血晕相鉴别。

3. 病因病机　虚者多由阴血暴亡，心神失守而发；实者多因瘀血上攻，扰乱心神所致。

4. 辨证论治

（1）血虚气脱证——益气固脱

【主症】产时或产后失血过多，突然晕眩，面色苍白，心悸愤闷，甚则昏不知人，眼闭口开，手撒肢冷，冷汗淋漓，舌淡无苔，脉微欲绝或浮大而虚。

【方药】参附汤。

（2）瘀阻气闭证——行血逐瘀

【主症】产后恶露不下或量少，少腹阵痛拒按，突然头晕眼花，不能起坐，甚则心下急满，气粗喘促，神昏口噤，不省人事，两手握拳，牙关紧闭，面色青紫，唇舌紫暗，脉涩。

【方药】夺命散加当归、川芎。

三、产后发热

1. 定义　产褥期内，高热寒战或发热持续不退，并伴有其他症状者，称为"产后发热"。

2. 病因病机　感染邪毒，正邪交争；正气亏虚，易感外邪；阴血亏虚，阳气浮散；败血停滞，营卫不通。

3. 辨证论治

（1）感染邪毒证——清热解毒，凉血化瘀

【主症】产后发热恶寒，或高热寒战，小腹疼痛拒按，恶露初时量多，继则量少，色紫暗，或如败脓，其气臭秽，心烦不宁，口渴喜饮，小便短赤，大便燥结，舌红苔黄，脉数有力。

【方药】五味消毒饮合失笑散加丹皮、赤芍、鱼腥草、益母草。

（2）外感证——养血祛风，疏解表邪

【主症】产后发热恶寒，头痛身疼，鼻塞流涕，咳嗽，苔薄白，脉浮紧。

【方药】荆穗四物汤加防风、苏叶。

（3）血虚证——补血益气，和营退热

【主症】产后失血过多，身有微热，头晕眼花，心悸少寐，恶露或多或少，色淡质稀，小腹绵绵作痛，喜按，舌淡，苔薄白，脉细数。

【方药】补中益气汤加地骨皮。

（4）血瘀证——活血化瘀，和营退热

【主症】产后乍寒乍热，恶露不下，或下亦甚少，色紫暗有块，小腹疼痛拒按，舌紫暗，或有瘀点瘀斑，脉弦涩。

【方药】生化汤加丹参、丹皮、益母草。

4. 感染邪毒型发热临证时的注意点

（1）持续高热，小腹疼痛剧烈，拒按，恶露不畅，秽臭如脓，烦渴引饮，大便燥结，舌紫暗，苔黄而燥，脉弦数，为热毒与瘀血互结胞中，治宜清热逐瘀、排脓通腑。方用大黄牡丹皮汤加败酱草、红藤、益母草。

（2）产后1~2周寒战、高热反复发作，抗菌治疗无效，或见下肢肿胀发硬，皮肤发白，小腿腓肠肌与足底疼痛与压痛，甚者痛不可着地，舌暗脉弦，此为盆腔血栓性静脉炎，是产褥感染的一种特殊形式，属严重并发症。中医可按"脉痹"论治，热毒、瘀阻与湿邪留滞经脉肌肤是其主要病机，治疗以清热解毒、活血化瘀、祛湿通络为主，可选抵当汤合四妙勇安汤随症加减。热退后须继续巩固治疗，以避免产后身痛等后遗症的发生。

四、产后腹痛

1. **定义**　产妇在产褥期内，发生与分娩或产褥有关的小腹疼痛，称为产后腹痛。其中因瘀血引起者，称"儿枕痛"。

2. **病因病机**　气血运行不畅，不荣则痛或不通则痛。

3. **辨证论治**

（1）气血两虚证——补血益气，缓急止痛

【主症】产后小腹隐隐作痛，喜揉喜按，恶露量少，色淡，头晕眼花，心悸怔忡，大便秘结，舌淡红，苔薄白，脉细弱。

【方药】肠宁汤或当归生姜羊肉汤。

（2）瘀滞子宫证——活血化瘀，温经止痛

【主症】产后小腹疼痛拒按，得热痛减，恶露量少，色紫暗，夹有血块，块下痛减，形寒肢冷，面色青白，舌紫暗，脉沉紧或沉涩。

【方药】生化汤。

五、产后恶露不绝

1. **定义**　产后血性恶露持续 10 天以上，仍淋漓不尽者，称为"恶露不绝"，又称"恶露不尽""恶露不止"。

2. **病因病机**　冲任为病，气血运行失常。

3. **辨证论治**

（1）气虚证——补气摄血固冲

【主症】产后恶露过期不止，量多，色淡红，质稀，无臭味，精神倦怠，四肢无力，气短懒言，小腹空坠，面色白，舌淡，苔薄白，脉细弱。

【方药】补中益气汤加艾叶、阿胶、益母草。

（2）血热证——养阴清热止血

【主症】产后恶露过期不止，量较多，色深红，质稠黏，气臭秽，口燥咽干，面色潮红，舌红，脉细数。

【方药】保阴煎加益母草、七叶一枝花、贯众。

（3）血瘀证——活血化瘀止血

【主症】产后恶露过期不止，淋漓量少，色暗有块，小腹疼痛拒按，块下痛减，舌紫暗，或有瘀点，脉弦涩。

【方药】生化汤加益母草、炒蒲黄。

第七单元　妇科杂病

　　本单元内容较为重点，癥瘕、不孕症是每年的必考点，要着重掌握其病因病机及辨证论治，各个证型均应把握。

一、概述

1. **妇科杂病的定义**　凡不属经、带、胎、产和前阴疾病范畴，而又与女性解剖、生理特点有密切关系的疾病，称为"妇科杂病"。

2. **妇科杂病的范围**　不孕症、子宫脱垂、盆腔炎、阴痒、阴疮、妇人脏躁、癥瘕。

3. 妇科杂病的治法概要　重在整体调补肾、肝、脾功能，调理气血，调治冲任督带，调养胞宫，以恢复其生理功能，并注意祛邪。

二、癥瘕

1. 定义　妇女下腹结块，伴有或胀或满或痛或异常出血者，称为"癥瘕"。

2. 病因病机　由于机体正气不足，风寒湿热之邪内侵，或七情、房事、饮食内伤，脏腑功能失调，气机阻滞，瘀血、痰饮、湿浊等有形之邪凝结不散，停聚小腹，日月相积，逐渐而成。

3. 癥瘕辨证与施治的注意点

（1）新病多实，宜攻宜破；久病不愈，或术后，以补益气血为主，恢复机体的正气。

（2）若正气已复，肿块未除，复以攻破为主。

（3）术后若有瘀滞，可于补益气血之时，辅以行气活血之品，并注重调其饮食，增进食欲，改善脾胃功能。

4. 辨证论治

（1）气滞血瘀证——行气活血，化瘀消癥

【主症】下腹部结块，触之有形，按之痛或无痛，小腹胀满，月经先后不定，经血量多有块，经行难净，经色暗，精神抑郁，胸闷不舒，面色晦暗，肌肤甲错，舌质紫暗，或有瘀斑，脉沉弦涩。

【方药】香棱丸加桃仁、瞿麦、八月札、海藻或大黄䗪虫丸。

（2）痰湿瘀结证——化痰除湿，活血消癥

【主症】下腹结块，触之不坚，固定难移，经行量多，淋漓难净，经间带下增多，胸脘痞闷，腰腹疼痛，舌体胖大，紫暗，有瘀斑、瘀点，苔白厚腻，脉弦滑或沉涩。

【方药】苍附导痰丸合桂枝茯苓丸。

（3）湿热瘀阻证——清热利湿，化瘀消癥

【主症】下腹部肿块，热痛起伏，触之痛剧，痛连腰骶，经行量多，经期延长，带下量多，色黄如脓，或赤白兼杂，兼见身热口渴，心烦不宁，大便秘结，小便黄赤，舌暗红，有瘀斑，苔黄，脉弦滑数。

【方药】大黄牡丹汤加木通、茯苓。

（4）肾虚血瘀证——补肾活血，消癥散结

【主症】下腹部结块、触痛，月经量多或少，经行腹痛较剧，经色紫暗有块，婚久不孕或曾反复流产，腰酸膝软，头晕耳鸣，舌暗，脉弦细。

【方药】补肾祛瘀方或益肾调经汤。

三、盆腔炎

1. 定义　女性盆腔生殖器官及其周围结缔组织和腹膜的急慢性炎症，称为"盆腔炎"。

2. 病因病机

（1）急性盆腔炎：热毒炽盛，湿热瘀结。

（2）慢性盆腔炎：湿热瘀结，气滞血瘀，寒湿凝滞，气虚血瘀。

3. 辨证论治

（1）急性盆腔炎

1）热毒炽盛证——清热解毒，利湿排脓

【主症】高热腹痛，恶寒或寒战，下腹部疼痛拒按，咽干口苦，大便秘结，小便短赤，带下量多，色黄，或赤白夹杂，质黏稠，如脓血，气臭秽，月经量多或淋漓不净，舌红，苔黄厚，脉滑数。

【方药】五味消毒饮合大黄牡丹汤。

2）湿热瘀结证——清热利湿，化瘀止痛

【主症】下腹部疼痛拒按，或胀痛，热势起伏，寒热往来，带下量多、色黄、质黏稠、气臭秽，经量增多，经期延长，淋漓不止，大便溏或燥结，小便短赤，舌红有瘀点，苔黄厚，脉弦滑。

【方药】仙方活命饮加薏苡仁、冬瓜仁。

（2）慢性盆腔炎

1）湿热瘀结证——清热利湿，化瘀止痛

【主症】少腹部隐痛，或疼痛拒按，痛连腰骶，低热起伏，经行或劳累时加重，带下量多，色黄，质黏稠，胸闷纳呆，口干不欲饮，大便溏，或秘结，小便黄赤，舌体胖大，色红，苔黄腻，脉弦数。

【方药】银甲丸。

2）气滞血瘀证——活血化瘀，理气止痛

【主症】少腹部胀痛或刺痛，经行腰腹疼痛加重，经血量多有块，瘀块排出则痛减，带下量多，婚久不孕，经行情志抑郁，乳房胀痛，舌体紫暗，有瘀斑、瘀点，苔薄，脉弦涩。

【方药】膈下逐瘀汤。

3）寒湿凝滞证——祛寒除湿，活血化瘀

【主症】小腹冷痛，或坠胀疼痛，经行腹痛加重，喜热恶寒，得热痛缓，经行错后，经血量少，色暗，带下淋漓，神疲乏力，腰骶冷痛，小便频数，婚久不孕，舌暗红，苔白腻，脉沉迟。

【方药】慢盆汤。

4）气虚血瘀证——益气健脾，化瘀散结

【主症】下腹部疼痛结块，缠绵日久，痛连腰骶，经行加重，经血量多有块，带下量多，精神不振，疲乏无力，食少纳呆，舌体暗红，有瘀点瘀斑，苔白，脉弦涩无力。

【方药】理冲汤。

四、不孕症

1. 定义　凡婚后未避孕、有正常性生活、同居 2 年而未受孕者，称为"不孕症"。从未妊娠者古称"全不产"；有过妊娠而后不孕者，古称"断绪"。

2. 病因病机　肾虚、肝气郁结、瘀滞胞宫、痰湿内阻。

3. 辨证论治

（1）肾虚证

1）肾气虚证——补肾益气，温养冲任

【主症】婚久不孕，月经不调，经量或多或少，头晕耳鸣，腰酸腿软，精神疲倦，小便清长，舌淡，苔薄，脉沉细，两尺脉弱。

【方药】毓麟珠。

2）肾阳虚证——温肾暖宫，调补冲任

【主症】婚久不孕，月经后期，量少色淡，甚则闭经，平时白带量多，腰痛如折，腹冷肢寒，性欲淡漠，小便频数或失禁，面色晦暗，舌淡暗，苔白，脉沉细尺弱。

【方药】温胞饮或右归丸。

3）肾阴虚证——滋肾养血，调补冲任

【主症】婚久不孕，月经错后，量少色淡，头晕耳鸣，腰酸腿软，眼花，心悸，皮肤不润，面色萎黄，舌淡，苔少，脉沉细。

【方药】养精种玉汤。

（2）肝气郁结证——疏肝解郁，理血调经

【主症】多年不孕，月经延期，量多少不定，经前乳房胀痛，胸胁不舒，小腹胀痛，精神抑郁，或烦躁易怒，舌红，苔薄，脉弦。

【方药】开郁种玉汤。

（3）痰湿内阻证——燥湿化痰，理气调经

【主症】婚久不孕，形体肥胖，经行延后，甚或闭经，带下量多，色白质黏无臭，头晕心悸，胸闷泛恶，面色白，舌淡胖，苔白腻，脉滑。

【方药】苍附导痰丸。

（4）瘀滞胞宫证——逐瘀荡胎，调经助孕

【主症】多年不孕，月经后期，经量少或多、色紫暗、有血块，经行不畅，甚或漏下不止，少腹疼痛拒按，经前痛剧，舌紫暗，或舌边有瘀点，脉弦涩。

【方药】少腹逐瘀汤加减。

五、阴痒

1. 定义　妇女外阴及阴道瘙痒，甚则痒痛难忍，坐卧不宁，或伴带下增多者，称为"阴痒"，亦称"阴门瘙痒"。

2. 病因病机　①肝肾阴虚，精血亏损，外阴失养。②肝经湿热下注，带下浸渍阴部，或湿热生虫，虫蚀阴中。

3. 辨证论治

（1）肝肾阴虚证——滋阴补肾，清肝止痒

【主症】阴部干涩，奇痒难忍，或阴部皮肤变白，增厚或萎缩，皲裂破溃，五心烦热，头晕目眩，时有烘热汗出，腰酸腿软，舌红，苔少，脉弦细而数。

【方药】知柏地黄丸加当归、栀子、白鲜皮。

（2）肝经湿热证——清热利湿，杀虫止痒

【主症】阴部瘙痒，如虫行状，甚则奇痒难忍，灼热疼痛，带下量多，色黄呈泡沫状，或色白如豆渣状，臭秽，心烦少寐，胸闷呃逆，口苦咽干，小便黄赤，舌红，苔黄腻，脉滑数。

【方药】龙胆泻肝汤或萆薢渗湿汤，外用蛇床子散。

4. 外治法

（1）熏洗盆浴：蛇床子30g，百部30g，苦参30g，徐长卿15g，黄柏20g，荆芥（或薄荷）20g（后下）。亦可选用市售洁尔阴、洁身纯等中药制剂。

（2）阴道纳药：根据白带检查结果，针对病源选药纳入阴中。

六、子宫脱垂

1. 定义　妇女子宫下脱，甚则脱出阴户之外，或阴道壁膨出，统称为"阴挺"，又称"阴脱""阴菌""阴痔""产肠不收"等。

2. 病因病机　产伤未复，中气不足，或肾气不固，带脉失约，日渐下垂脱出。亦见于长期慢性咳嗽、便秘、年老体衰之体，冲任不固，带脉固摄无力而子宫脱出。

3. 辨证论治

（1）气虚证——补中益气，升阳举陷

【主症】子宫下移，或脱出阴道口外，劳则加剧，小腹下坠，神倦乏力，少气懒言，小便频数，或带下量多，色白质稀，面色少华，舌淡，苔薄，脉缓弱。

【方药】补中益气汤加金樱子、杜仲、续断。

（2）肾虚证——补肾固脱，益气升提

【主症】子宫下移，或脱出阴道口外，小腹下坠，小便频数，腰酸腿软，头晕耳鸣，舌淡，苔薄，脉沉细。

【方药】大补元煎加黄芪。

第八章 中医儿科学

本章节学习时应首先明确小儿各阶段生长发育特点、生理常数等内容，医者以常衡变，方可全面科学的判断小儿的病证。介绍了儿科常见病中的新生儿疾病、肺系疾病、脾系疾病、心系疾病、肝系疾病、肾系疾病、传染病、寄生虫病等内容，其中肺系疾病、脾系疾病在小儿中多发，治疗要及时、正确和谨慎，注意顾护脾胃，不可乱投补益。

第一单元 小儿生长发育

> 本单元考点较多，基本都为基础记忆性内容。其中小儿年龄分期标准、生长发育指标均为考试的常考点，需重点记忆计算公式。生理病理特点要熟悉。四诊概要重点掌握小儿指纹的诊断。治法概要了解即可。

一、小儿年龄分期

1. 胎儿期 从男女生殖之精相合而受孕，直至分娩断脐，属于胎儿期。围生期指胎龄满28周至产后7天止。

2. 新生儿期 从出生后脐带结扎开始，至生后满28天。

3. 婴儿期 从出生28天后到1周岁。

4. 幼儿期 从1周岁到3周岁。

5. 学龄前期 从3~7周岁，也称幼童期。

6. 学龄期 从7周岁到青春期来临（一般为女12岁，男13岁）。

7. 青春期 一般女孩自11~12岁到17~18岁，男孩自13~14岁到18~20岁。

二、生理常数

1. 体重正常值及临床意义 小儿出生体重平均3kg。生后半年平均每月增长0.7kg，半岁到1周岁平均每月增长0.5kg，1岁以后平均每年增长2kg。公式如下：

（1）<6个月体重（kg）=3+0.7×月龄。

（2）7~12个月体重（kg）=7+0.5×（月龄-6）。

（3）1岁以上体重（kg）=8+年龄×2。

2. 身长测定方法及正常值 小儿出生时身长约50cm。出生后第一年增长约25cm，第二年增长约10cm。2岁以后至12岁用公式推算：身长（cm）=70+7×年龄。

3. 囟门正常值、闭合时间及病理意义

（1）后囟出生未关闭者在出生2~4个月关闭，前囟在生后12~18个月关闭。

（2）囟门早闭并头围小于正常者，见于小头畸形；囟门晚闭且头围大于正常者，见于解颅、佝偻病等。

（3）囟门凹陷多见于阴伤液竭之失水；囟门凸出多见于热炽气营之脑炎、脑膜炎等。

4. 乳牙萌出正常值

（1）小儿出生后4~10个月开始出乳牙，2~2.5岁乳牙出齐20颗。

（2）正常婴幼儿乳牙的数目可用公式推算：乳牙数 ＝ 月龄 － 4（或6）。

（3）6岁以后，乳牙逐渐脱落，换为恒牙，恒牙至12岁左右除第3磨牙外全部出齐。第3磨牙长出较晚，20～30岁萌出，或终生不萌出，称智齿。

5. 呼吸、脉搏、血压与年龄增长的关系

（1）呼吸：年龄越小，呼吸越快。

（2）脉搏：年龄越小，脉搏越快。

（3）血压：计算公式：收缩压（mmHg）＝80＋2×年龄，舒张压（mmHg）＝收缩压×2/3。

6. 运动、语言发育特点

（1）运动发育：2个月时扶坐或侧卧时能勉强抬头；4个月时可用手撑起上半身；7个月时能独坐片刻；8个月会爬；10～11个月可站立扶走；12个月后能独走；18个月可跑步和倒退行走；2岁时可双足并跳；3岁能跑，会骑小三轮车。

（2）语言发育

1）语言是表达思想、意识的一种方式。小儿语言发育除了与脑发育关系密切外，还需要有正常的发音器官，并与后天教养有关。

2）小儿语言发育的进程：1个月能哭；2个月会笑，始发喉音；3个月能咿呀发音；4个月能发出笑声；7个月能发出"妈妈""爸爸"等复音，但无叫喊亲人之意；10个月"妈妈""爸爸"成为呼唤亲人之意，能开始用单词；12个月能叫出简单的物品名，如"灯"，能以"汪汪""咪咪"等代表狗、猫，能指出鼻子、耳朵；15个月能说出几个词及自己的名字；18个月能指出身体各部分；2岁能用2～3个字组成的名词表达意思；3岁能说儿歌，能数几个数字；4岁能认识3种以上颜色；5岁能唱歌，并能认识简单的汉字；6～7岁能讲故事，学习写字，准备上学。

第二单元　小儿生理、病因、病理特点

本单元内容较少，对于小儿生理病理特点需要重点记忆，其余内容熟悉即可。

一、生理特点

1. 脏腑娇嫩，形气未充　"稚阴稚阳"指小儿脏腑娇嫩，形气未充，骨骼、肌肉筋脉、皮毛以及精神意识等与成年人相比纯属不足。

2. 生机蓬勃，发育迅速　"纯阳"观点的意义指小儿生机蓬勃、发育迅速，好比旭日初升，草木方萌。

二、病因特点及临床意义

1. 外感因素　年龄越小，对六淫邪气的易感程度越高。

2. 乳食因素　小儿"脾常不足"，且饮食不知自调，易于为乳食所伤。

3. 先天因素　是指小儿出生之前已作用于胎儿的致病因素。

4. 情志因素　小儿心怯神弱，最常见的情志所伤是惊恐。

5. 意外因素　如误触沸水明火的烫伤、跌打仆损的外伤、误食毒物的中毒、不慎吸入异物的窒息等。

6. 其他因素　环境及食品污染，或农药、激素类超标，放射性物质损伤，医源性损害等。

三、病理特点及临床意义

1. 发病容易，传变迅速

（1）发病容易表现在小儿"肺常不足""脾常不足""肾常虚"。

（2）传变迅速表现在外感时行疾病在病程中易发生转化，表现为易虚易实、易寒易热。

2. 脏器清灵，易趋康复　小儿的机体生机蓬勃，脏腑之气清灵，随拨随应，对各种治疗反应灵敏。

第三单元　四诊概要

　　本单元内容应结合中医诊断学进行学习，此外斑、疹的鉴别与临床意义应重点掌握。

一、概述

历代儿科医家对于小儿诊法，既主张四诊合参，又特别重视望诊。

二、望诊

1. 望诊的主要内容　分为总体望诊（望神色、望形态）和分部望诊（审苗窍、辨斑疹、察二便、察指纹）两个方面。

2. 望神态的要点与临床意义

（1）望神色：面呈白色为寒证、虚证；面呈红色为热证；面呈黄色为虚证或有湿；面呈青色为寒证、瘀证、疼痛、惊痫；面呈黑色为寒证、疼痛或内有水湿停饮。

（2）望形态：从小儿外形的壮、弱可以测知五脏的盛、衰，分析疾病的发生、发展及预后。五部与五脏的关系及主病，左腮为肝，右腮为肺，额上为心，鼻为脾，颏为肾。

3. 审苗窍的要点与临床意义

（1）察舌

1）舌体

舌体胖嫩，舌边齿痕明显——脾肾阳虚或水饮痰湿内停。

舌体肿大，色泽青紫——气血瘀滞；舌体强硬——热盛伤津。

舌体肿大，舌板硬麻木，转动不灵，甚者肿塞满口——木舌。

舌下红肿突出，形如小舌——重舌，属心脾火炽，上冲舌本。

舌体不能伸出唇外，转动伸缩不灵，语言不清——连舌，因舌系带过短所致。

舌出唇外，来回掉动——弄舌，为心气不足，或惊风先兆。

舌吐唇外，缓缓收回——吐舌，常为心经有热；吐舌不收——心气将绝。

时时用舌舔口唇，以致口唇四周色红，或有脱屑、作痒——舔舌，多为脾经伏热。

2）舌质

淡红色——正常舌质；舌质淡白色——气血虚亏。

舌质绛红，舌有红刺——温热病邪入营血。

舌质红少苔，甚者无苔而干——阴虚火旺。

舌质紫暗或紫红——气血瘀滞。

舌起粗大红刺，状如草莓——猩红热。

3）舌苔

舌苔白腻——寒湿内滞，或为寒痰与积食所致。

舌苔黄腻——湿热内蕴，或乳食内停。

热性病而见剥苔——阴伤津亏。

舌苔花剥，经久不愈，状如地图——胃之气阴不足。

舌苔厚腻厚浊不化，伴便秘腹胀——宿食内滞，中焦气机阻塞，呈霉酱苔。

（2）察目

黑睛等圆，目珠灵活，目光有神——肝肾气血充沛。

眼睑浮肿——水肿；眼睑开合无力——元气亏虚。

寐时眼睑张开——脾虚气弱之露睛。

两目呆滞，转动迟钝——肾精不足或惊风先兆；白睛黄染——黄疸。

（3）察鼻

鼻塞流清涕——风寒感冒；流浊涕——风热客肺。

长期鼻流浊涕——肺经郁热；鼻孔干燥——肺经燥热伤阴。

鼻流鲜血——肺热迫血妄行。

（4）察口

唇白——气血不足；唇色淡青——风寒束表。

唇红赤——热证；唇紫红——瘀热互结。

唇白而肿——唇风；面颊潮红，唯口唇周围苍白——猩红热。

（5）察耳

耳壳丰厚，颜色红润——先天肾气充沛。

耳壳薄软，耳舟不清——先天肾气未充。

耳内疼痛流脓——肝胆火盛。

以耳垂为中心的腮部漫肿疼痛——痄腮。

（6）察二阴

男孩阴囊松弛——体虚或发热。

阴囊中睾丸透亮不红——水疝。

阴囊水肿——阳虚阴水；阴囊中有物下坠，可移动——狐疝。

女孩前阴部潮红灼热——湿热下注及蛲虫病。

小儿肛门潮湿红痛——尿布皮炎。

肛门脱出——脱肛；肛门裂开出血——便秘。

4. 斑、疹的辨别与临床意义

（1）斑：形态大小不一，不高出皮面，压之不褪色。

斑色红艳——热毒炽盛，病在营血。

斑色紫暗，面色苍白，肢冷脉细——气不摄血，血溢脉外。

（2）疹：高出皮面，抚之碍手，压之褪色。

疹细小状如麻粒，潮热 3~4 天出疹，口腔颊黏膜出现麻疹黏膜斑——麻疹。

皮疹细小，呈浅红色，身热不甚——风疹。

肤红如锦，稠布疹点，身热，舌绛如草莓——猩红热。

丘疹、疱疹、结痂并见，疱疹内有水液色清——水痘。

斑丘疹大小不一，如云出没，痛痒难忍——荨麻疹。

5. 大便望诊的诊断及临床意义

（1）新生儿出生后 3~4 天内，大便呈黏稠糊状，褐色，无臭气，日行 2~3 次，是为胎粪。

（2）单纯母乳喂养之婴儿大便呈卵黄色，稠而不成形，稍有酸臭气，日行 3 次左右。牛乳、羊乳为主喂养者，大便色淡黄，质较干硬，有臭气，日行 1~2 次。

（3）大便望诊的临床意义

大便燥结——内有实热或阴虚内热；大便稀薄，夹有白色凝块——内伤乳食。

大便稀薄，色黄秽臭——肠腑湿热；下利清谷，洞泄不止——脾肾阳虚。

大便赤白黏冻——湿热积滞，常见于痢疾。

婴幼儿大便呈果酱色，伴阵发性哭闹——肠套叠。

大便色泽灰白不黄——胆道阻滞。

6. 指纹诊察的方法及临床意义

（1）指纹分三关：自虎口向指端，第一节为风关，第二节为气关，第三节为命关。看指纹时要将小儿抱于光亮处，医生用左手食指、拇指固定患儿食指，用右手拇指在小儿食指桡侧命关向风关轻轻推几次，使指纹显露。

（2）指纹的辨证纲要：浮沉分表里，红紫辨寒热，淡滞定虚实，三关测轻重。

（3）指纹诊察的临床意义

纹色鲜红浮露——外感风寒；纹色紫红——邪热郁滞；纹色淡红——内有虚寒。

纹色青紫——瘀热内结；纹色深紫——瘀滞络闭，病情深重。

指纹色淡，推之流畅——气血亏虚。

指纹色紫，推之滞涩，复盈缓慢——实邪内滞，如瘀热、痰湿、积滞等。

纹在风关——病邪初入，病情轻浅；纹达气关——病邪入里，病情较重；纹进命关——病邪深入，病情加重；纹达指尖，称透关射甲——病情重危。

三、闻诊

1. 啼哭声　正常小儿哭声洪亮而常有泪液。

（1）因饥饿引起的啼哭多绵长无力，口作吮乳状。

（2）腹痛引起的啼哭声音尖锐，忽缓忽急，时作时止。

（3）肠套叠引起的啼哭声音尖锐阵作，伴呕吐及果酱样或血样大便。

（4）夜卧啼哭，睡眠不安，白天如常者为夜啼。

2. 咳嗽声

干咳无痰或痰少黏稠——燥邪犯肺，或肺阴受损。

咳声清高，鼻塞声重——外感。

咳嗽频频，痰稠难咯，喉中痰鸣——肺蕴痰热，或肺气闭塞。

咳声嘶哑如犬吠状者——白喉、急喉风。

连声咳嗽，夜咳为主，咳而呕吐，伴鸡鸣样回声——顿咳（百日咳）。

3. 大小便的闻诊

（1）便臭：大便酸腐——伤食；臭味不著，完谷不化——脾肾虚寒。

（2）尿臭：小便气味臊臭——湿热下注；小便清长如水——脾肾阳虚。

四、问诊

1. 个人史　包括胎产史、喂养史、生长发育史、预防接种史等。

2. 问病情的要点　寒热、出汗、头身、二便、饮食、睡眠。

3. 大便的问诊

（1）大便溏薄不化，或先干后溏，次数较多，或食后欲便者，多为脾虚运化失职。

（2）若便泻日久，形瘦脱肛者，多为中气下陷。

（3）若便时哭闹不安，多为腹痛。

4. 饮食的问诊

（1）不思饮食，或所食不多，兼见面白神疲，为脾胃虚弱。

（2）腹部胀满，纳呆恶食，或兼呕恶，为乳食积滞。

（3）能食而消瘦，或嗜食异物，多为疳证、虫证。

（4）热病时渴饮，为津伤；渴而不欲饮，或饮而不多，多为湿热内蕴。

五、切诊

1. 脉诊　儿科脉诊采用一指定三关的方法，即医者用食指或拇指同时按压寸、关、尺三部，再根据指力轻、中、重的不同，取浮、中、沉，来体会小儿脉象的变化。

2. 儿科基本脉象

（1）小儿脉象较成人软而稍数，年龄越小，脉搏越快。

（2）小儿脉象，主要分浮、沉、迟、数、有力、无力六种。同时应注意结、代、细、弦、滑、不整脉等病脉。

（3）浮为病在表，沉为病在里；迟为寒，数为热；有力为实，无力为虚。

（4）结脉为心气伤；代脉为脏气损；细脉为阴虚；弦脉为肝旺，或为痛为惊；滑脉为痰食中阻。脉律不整，时缓时数，为心之气血失和。

3. 囟门按诊的临床意义

（1）囟门隆凸，按之紧张，为囟填，多为风火痰热上攻，肝火上亢，热盛生风。

（2）囟门凹陷，为囟陷，常因阴津大伤，若兼头颅骨软者为气阴虚弱，精亏骨弱。

（3）颅骨按之不坚而有弹性感，多为维生素 D 缺乏性佝偻病。

（4）颅骨开解，头缝增宽，头大颈缩，囟门宽大者，为解颅，多为先天肾气不足，或后天髓热壅遏。

第四单元　儿科治法概要

本单元内容考试涉及较少，应掌握儿科的用药原则，其余内容了解即可。

一、中药内治疗法

1. 用药原则

（1）治疗要及时、正确和谨慎：病邪在表，且有外解之机时，应引邪外达，从表而解，不可凉遏而使表邪留恋，不可发汗太过耗损卫阳，也不可骤然固涩而闭门留寇。

（2）处方应轻巧灵活：用药时应注意寒勿伤阳，热勿伤阴，补不碍邪，泻不伤正。

（3）注意顾护脾胃：小儿的生长发育，全靠后天脾胃化生精微之气以充养，疾病的恢复赖脾胃健运生化，先天不足的小儿也要靠后天来调补。

（4）重视先证而治：见微知著，先证而治，挫病势于萌芽之时，挽病机于欲成未成之际。

（5）不可乱投补益之剂：健康小儿不必靠药物来补益，长期补益可能导致性早熟。小儿偶受外邪，或痰湿食滞，未能觉察，若继续服用补益之剂，则闭门留寇，邪留不去。

2. 中药用量

（1）新生儿用成人量的1/6，乳婴儿用成人量的1/3，幼儿用成人量的1/2，学龄儿童用成人量的2/3或接近成人用量。

（2）一般病例可按上述比例拟定药物剂量，但若病情急重则不受此限制。

（3）可按处方中药味的多少、方剂配伍要求决定其剂量。

3. 给药方法

（1）口服给药法：汤剂的煎煮，药汁不宜太多，年龄越小药汁的量越要少些，并可采取少量多次喂服的方法，不必限制于一日 2 次服。

（2）鼻饲给药法：可用于昏迷或吞咽困难的患儿。

（3）蒸气及气雾吸入法：常用于治疗肺炎喘嗽、哮喘、感冒、咳嗽等。使用中药作气雾吸入，注意不可直接用汤剂、口服液类药剂，只能用注射液类药剂。

（4）吹鼻法：可用于治疗窍闭神昏高热等病证。

（5）直肠给药法：对于外感发热、肠胃疾病、水毒内闭等有较好的疗效。

（6）注射给药法：包括肌肉注射、静脉注射或静脉点滴等。

4. 常用内治法

治法	适应证	常用方剂
疏风解表法	外邪侵袭肌表所致的表证	麻黄汤、荆防败毒散、银翘散等
止咳平喘法	邪郁肺经、痰阻肺络所致的咳喘	小青龙汤、定喘汤、麻杏石甘汤等
清热解毒法	邪热炽盛的实热证，如温热病、湿热病、斑疹、痢疾、疮疡等	栀子豉汤、葛根黄芩黄连汤、清营汤等
凉血止血法	诸类出血的证候，如鼻衄、齿衄、尿血、便血、紫癜等	犀角地黄汤、玉女煎、小蓟饮子等
安蛔驱虫法	小儿肠道虫证，如蛔虫、蛲虫等	追虫丸、下虫丸等
消食导滞法	小儿饮食不节，乳食内滞之证，如积滞、伤食泻、疳证等	保和丸、消乳丸、枳实导滞丸等
镇惊开窍法	小儿惊风、癫痫等	朱砂安神丸、磁朱丸、至宝丹等
利水消肿法	水湿停聚，小便短少而水肿的患儿	四苓散、五皮饮、黄芪汤、实脾饮等
健脾益气法	脾胃虚弱，气血不足的小儿，如泄泻、疳证及病后体虚等	七味白术散、参苓白术散、异功散、四君子汤
培元补肾法	小儿胎禀不足、肾气虚弱及肾不纳气之证	六味地黄丸、金匮肾气丸、调元散、参蛤散等
活血化瘀法	各种血瘀证	桃红四物汤、血府逐瘀汤、少腹逐瘀汤等
回阳救逆法	小儿元阳虚衰欲脱之危重证候	四逆汤、参附龙牡救逆汤等

二、中药外治疗法

1. 熏洗法　利用中药药液及蒸气熏洗体表的一种治法。如麻疹发疹初期，为了透疹，用生麻黄、浮萍、芫荽子、西河柳煎水后加黄酒擦洗头部和四肢，将药液放在室内煮沸，使空气湿润，体表亦能接触药气。

2. 涂敷法　鲜马齿苋、青黛、鲜丝瓜叶等任选一种，调敷于腮部，治疗痄腮。

3. 罨包法　是用药品置于局部肌肤，并加以包扎的一种外治法。

4. 热熨法　是将药炒热后，用布包裹以熨肌表的一种外治法。如炒热食盐熨腹部治疗寒证腹痛。

5. 敷贴法　是将药物制成软膏、药饼，或研粉撒于普通膏药上，敷贴于局部的一种外治法。

6. 擦拭法　是用药液或药末擦拭局部的一种外治法。如用金银花、甘草煎汤，或用野菊花煎汤，洗涤口腔，治疗口疮和鹅口疮。

7. 药袋疗法　是将药物研末装袋，制成香囊给小儿佩挂，或做成兜肚系挂，或做成枕头的外治法。

三、其他疗法

1. 捏脊疗法

（1）捏脊疗法是儿科常用的一种推拿方法，此法通过对督脉和膀胱经的按摩，调和阴阳，疏理经络，行气活血，恢复脏腑功能，防治疾病。

（2）临床常用于 5 岁以下小儿泄泻、腹痛、厌食、瘦证、斜颈等疾病。年幼小儿，治疗效果尤佳。

2. 刺四缝疗法

（1）刺四缝疗法是儿科常用的一种针法。四缝是经外奇穴，它的位置在食指、中指、无名指及小指四指中节横纹中点，是手三阴经所经过之处。

（2）具体操作方法：皮肤局部消毒后，用三棱针刺约 1 分深，刺后用手挤出黄白色黏液少许。针刺四缝可以清热、除烦、通畅百脉、调和脏腑等，常用于治疗疳证和厌食。

第五单元　喂养与保健

本单元内容较少，重点记忆小儿断奶的时间、添加辅食的原则，其他内容通读了解即可。

一、新生儿期保健

1. 拭口洁眼

（1）用消毒纱布探入口内，轻轻拭去小儿口中秽浊污物，包括羊水、污血及胎粪等，以免吞咽入腹甚至误吸入气道。

（2）轻轻拭去眼睛、耳朵中的污物。

2. 断脐护脐　新生儿娩出 1～2 分钟，应结扎脐带后剪断，处理时必须无菌操作，脐带残端用干法无菌处理后覆盖无菌敷料。

3. 祛除胎毒　胎毒，指胎中禀受之毒，主要指热毒。

4. 洗浴衣着

（1）初生之后，一般当时用消毒纱布拭去体表的血迹，次日给小儿洗澡。

（2）洗浴时将小儿托于左手前臂，右手持纱布，蘸水后轻轻擦拭小儿体表。

5. 生后开乳

（1）生后应早期让小儿吸吮乳房，鼓励母亲按需哺乳。

（2）开始 2～3 天乳汁分泌不多，若婴儿有明显的饥饿表现或体重减轻过多，可在哺乳后补授适量糖水或配方乳，但切不可以糖水或配方乳取代母乳。

（3）只有在无法由母亲喂养的情况下才用购置的配方乳喂养。

二、婴儿期保健

1. 喂养方式及选择原则

（1）喂养方式：婴儿的喂养方式分为母乳喂养、人工喂养和混合喂养三种。

（2）选择原则：婴儿喂养应以母乳为宜；因无母乳或其他原因不能哺乳，可用人工喂养；因母乳不足或其他原因不能全部用母乳喂养，宜混合喂养。

2. 母乳喂养的方法

（1）以按需喂给为原则。一般说来，第 1、2 个月不需定时喂哺，可按婴儿需要随时喂。此时按照小儿睡眠规律可每 2～3 小时喂 1 次，逐渐延长到 3～4 小时 1 次，夜间逐渐停 1 次，一昼夜共 6～7 次。4～5 个月后可减至 5 次。每次哺乳 15～20 分钟。

（2）根据各个婴儿的不同情况，适当延长或缩短每次哺乳时间，以吃饱为度。

（3）每次哺乳前要用温开水拭净乳头，乳母取坐位，将小儿抱于怀中，让婴儿吸空一侧乳房再吸另一侧。哺乳完毕后将小儿轻轻抱直，头靠母肩，轻拍其背使吸乳时吞入胃中的空气排出，可减少溢乳。

（4）母亲患传染病、重症心脏病或肾脏病，或身体过于虚弱者，不宜哺乳。乳头皲裂、感染时可暂停哺乳，但要吸出乳汁，以免病后无乳。

3. 添加辅食的原则　由少到多，由稀到稠，由细到粗，由一种到多种。

月龄	添加的辅食
1~3 个月	鲜果汁；青菜水；鱼肝油制剂
4~6 个月	米糊、乳儿糕、烂粥；蛋黄、鱼泥、豆腐、动物血；菜泥、水果泥
7~9 个月	烂面、烤馒头片、饼干；碎菜；鱼、蛋、肝泥、肉末
10~12 个月	稠粥、软饭、挂面、馒头、面包；碎菜；碎肉、油、豆制品等

4. 断奶时间及注意点　断乳时间视母乳充足与否而定，以 10~12 个月为宜，夏季或小儿患病期间不宜断乳。

第六单元　胎怯

本单元内容在临床的实用性不大，故考试也很少涉及，考生主要熟悉其主要病因病机。

一、概述

胎怯是指新生儿体重低下，身材矮小，脏腑形气均未充实的一种病证。又称"胎弱"。

二、病因病机

1. 病因　①肾精薄弱。②脾肾两虚。

2. 病机　病变脏腑主要在肾与脾，发病机理为化源未充，涵养不足，肾脾两虚。

三、辨证论治

1. 肾精薄弱证——益精充髓，补肾温阳

【主症】体短形瘦，头大囟张，头发稀黄，耳壳软，哭声低微，肌肤不温，指甲软短，骨弱肢柔，或有先天性缺损畸形，指纹淡。

【方药】补肾地黄丸加减。

2. 脾肾两虚证——健脾益肾，温运脾阳

【主症】啼哭无力，多卧少动，皮肤干皱，肌肉瘠薄，四肢不温，吮乳乏力，呛乳溢乳，嗳气多哕，腹胀腹泻，甚而水肿，指纹淡。

【方药】保元汤加减。

第七单元　胎黄

本单元内容都应了解。重点掌握其辨证论治。另外应掌握生理性胎黄和病理性胎黄鉴别要点，考试可能会涉及。

一、概述

1. 概念　胎黄是婴儿出生后以皮肤面目出现黄疸为特征的病证，亦称"胎疸"。

2. 生理性胎黄与病理性胎黄的区别

（1）生理性胎黄大多在生后 2～3 天出现，4～6 天达高峰，7～10 天消退，早产儿持续时间较长。黄疸较轻。除有轻微食欲不振外，一般无其他临床症状。

（2）病理性胎黄常在生后 24 小时内即出现黄疸，或黄疸持续加深，或消退后复现，3 周后仍不消退。黄疸较深，足月儿血清总胆红素超过 205.2μmol/L（12mg/dL），早产儿超过 256.5μmol/L（15mg/dL）。患儿常伴有不欲吮乳，口渴便秘，发热，或精神萎靡，肢凉纳呆，大便糖薄，甚或右胁下痞块质硬，肚腹膨胀，青筋显露等症状。足月儿间接胆红素超过 307.8μmol/L（18mg/dL），还可引起胆红素脑病（核黄疸），损害中枢神经系统，遗留后遗症。

二、病因病机

1. 病因　主要为胎禀湿蕴，如湿热郁蒸、寒湿阻滞，久则气滞血瘀。

2. 病机　脾胃湿热或寒湿内蕴，肝失疏泄，胆汁外溢，而致发黄，日久则气滞血瘀。

三、辨证论治

1. 湿热郁蒸证——清热利湿

【主症】面目周身皮肤发黄，颜色鲜明如橘皮，精神疲倦，不欲吮吸，或大便秘结，小便短赤，舌红苔黄；热重者，可见烦躁不安，口渴唇干，呕吐，腹胀，重者神昏、抽搐。

【方药】茵陈蒿汤加味。

2. 寒湿阻滞证——温中化湿

【主症】面目、皮肤发黄，色淡而晦暗，或黄疸日久不退，神疲身倦，四肢欠温，纳少易吐，大便稀溏或灰白色，小便短少深黄，甚或腹胀，舌淡苔白腻。

【方药】茵陈理中汤加减。

3. 气滞血瘀证——化瘀消积

【主症】面目、皮肤发黄，颜色较深，晦暗无华，日渐加重，右胁下痞块，纳呆，食后易吐，大便溏薄或灰白色，小便黄短，舌质暗或有瘀点、瘀斑，苔黄或白。

【方药】血府逐瘀汤加减。

第八单元　感冒

感冒是小儿的常见病，故本单元需重点复习。复习的重点在中医的辨证论治上，解题时注意题干里寒、热、汗、痛等几个关键字，各种类型需区别好。

一、概述

感冒以发热恶寒、头痛鼻塞、流涕咳嗽、喷嚏为特征，又称伤风。普通感冒为冒受风邪所致，一般病邪轻浅，以肺系症状为主，不造成流行；时行感冒为感受时邪病毒所致，病邪较重，具有流行特征。

二、病因病机

主要病因为感受外邪，以风邪为主，常兼杂寒、热、暑、湿、燥等，亦有感受时行疫毒所致者。病变脏腑在肺，可累及肝脾。外邪经口鼻或皮毛侵犯肺卫。

1. 感冒夹痰　小儿肺脏娇嫩，感邪之后，失于宣肃，气机不利，津液不得敷布而内生痰液，痰壅气道，则咳嗽加剧，喉间痰鸣。

2. 感冒夹滞　小儿脾常不足，感受外邪，易影响运化功能，饮食不节，常导致乳食停滞不化，阻滞中焦，见脘腹胀满，不思乳食，或伴呕吐、泄泻。

3. 感冒夹惊　小儿神气懦弱，肝气未盛，感邪之后，热扰心肝，易致心神不安，睡卧不实，惊惕抽风。

三、辨证论治

1. 主证

（1）风寒感冒证——辛温解表

【主症】恶寒重，发热较轻，无汗，鼻塞，流清涕，喷嚏，咳嗽，痰白清稀，头痛，喉痒，舌淡红，苔薄白，脉浮紧。

【方药】荆防败毒散、葱豉汤加减。

（2）风热感冒证——辛凉解表

【主症】发热重，恶风，汗出热不解，头痛，鼻塞，或流黄涕，喷嚏，咳嗽，痰黏白或稠黄，咽红或肿痛，口干而渴，甚则引饮，舌质红，苔薄黄，脉浮数。

【方药】银翘散加减。

（3）暑邪感冒证——清暑解表

【主症】高热无汗，头痛，身重困倦，胸闷泛恶，食欲不振，或呕吐、腹泻，或鼻塞、流涕，舌质红，苔黄腻，脉数。

【方药】新加香薷饮加减。

2. 兼证

（1）夹痰——辛温解表，宣肺化痰；辛凉解表，清肺化痰

【主症】兼见咳嗽较剧，咳声重浊，喉中痰鸣，舌苔厚腻，脉浮滑而数。

【方药】在疏风解表的基础上，风寒夹痰证加三拗汤、二陈汤，风热夹痰证加桑菊饮。

（2）夹滞——解表兼以消食导滞

【主症】兼见脘腹胀满，不思饮食，呕吐酸腐，口气秽浊，大便酸臭，或腹痛泄泻，或大便秘结，小便短赤，舌苔厚腻，脉滑。

【方药】疏风解表的基础上，加用保和丸加减。

（3）夹惊——解表兼以清热镇惊

【主症】感冒高热，兼见睡卧不宁，惊惕啼叫，甚至出现抽风痉厥，舌质红，脉浮弦。

【方药】疏风解表的基础上，加用镇惊丸加减。

第九单元　咳嗽

本单元复习时首先了解咳嗽的病因病机，重点为中医的辨证论治。

一、病因病机

1. 病因　外因为感受外邪，内因为肺脾虚弱。

2. 主要病机　咳嗽的病变部位在肺，常涉及脾，病理机制为肺失宣肃。病理因素主要为痰。

二、辨证论治

1. 风寒咳嗽证——疏风散寒，宣肺止咳

【主症】咳嗽频繁，以干咳为主，痰白质稀，喉痒声重，鼻流清涕，恶寒无汗，或发热头痛，苔薄白，脉浮紧。

【方药】金沸草散加减。

2. 风热咳嗽证——疏风解热，宣肺止咳

【主症】咳嗽不爽，痰黄黏稠，不易咳出，或痰声重浊，口渴咽干，或伴发热头痛，恶风微汗出，舌质红，苔薄黄，脉浮数。

【方药】桑菊饮加减。

3. 痰热咳嗽证——清肺化痰止咳

【主症】咳嗽痰多色黄，黏稠难咳，甚则气息粗促，喉中痰鸣，或伴发热口渴，烦躁不宁，小便短赤，大便干结，舌红苔黄腻，脉滑数。

【方药】清金化痰汤加减。

4. 阴虚咳嗽证——养阴润肺，兼清余热

【主症】干咳，痰少而黏，不易咳出，口渴咽干，喉痒声哑，午后潮热或手足心热，盗汗或咳痰带血，舌红少苔，脉细数。

【方药】沙参麦冬汤加减。

第十单元　肺炎喘嗽

本单元内容较为重要，从历年考试趋势上看，呼吸系统是儿科考查的重点，几种相关病证均有考查，复习时应全面。

一、概述

肺炎喘嗽是小儿时期常见的肺系疾病之一，临床以发热、咳嗽、痰壅、气急、鼻扇为主症。本病全年皆有，冬春两季为多，好发于婴幼儿，一般发病较急，若能早期及时治疗，预后良好。

二、病因病机

1. 病因　外因是感受风邪，内因责之于小儿形气未充，肺脏娇嫩，卫外不固。

2. 病位及主要病机

（1）病位：病位在肺。

（2）病机：肺气郁闭。

3. 心阳虚衰变证的病机　正不胜邪，气滞血瘀加重，心失所养，心气不足，心阳虚衰。

三、辨证论治

肺炎喘嗽的治疗以开肺化痰、止咳平喘为主法。

1. 风热郁肺证——辛凉宣肺，清热化痰

【主症】轻证见发热恶风，咳嗽气促，口渴痰多，咽部红赤，微有汗出，舌苔薄白微黄，脉浮数；重证见高热，面色红赤，咳嗽频频，气急鼻扇，涕泪俱无，喉中痰鸣，口渴烦躁，小便黄少，大便不畅，舌苔黄质红而干，脉浮数而滑。

【方药】银翘散合麻杏石甘汤加减。

2. 风寒郁肺证——辛温宣肺，化痰止咳

【主症】恶寒发热，呛咳，呼吸气急，痰白质稀，咽部不红，舌淡红苔薄白，脉浮紧。

【方药】华盖散加减。

3. 毒热闭肺证——清热解毒，泻肺开闭

【主症】高热持续，咳嗽剧烈，面赤唇红，气急鼻扇，甚至喘憋，烦渴，溲赤便秘，舌红而干，苔黄腻，脉滑数。

【方药】黄连解毒汤合三拗汤加减。

4. 痰热闭肺证——清热涤痰，开肺定喘

【主症】发热烦躁，咳嗽而喘，呼吸困难，气急鼻扇，面赤口渴，口唇发绀，喉间痰鸣，胸闷胀满，泛吐痰涎，舌质红，苔黄，脉弦滑。

【方药】五虎汤合葶苈大枣泻肺汤加减。

5. 阴虚肺热证——养阴清肺，润肺止咳

【主症】潮热盗汗，面色潮红，口唇樱赤，干咳无痰，舌苔光剥，质红而干，脉细数。

【方药】沙参麦冬汤加减。

6. 肺脾气虚证——补肺健脾，益气化痰

【主症】低热起伏不定，面色白无华，容易汗出，咳嗽无力，喉中痰鸣，气喘不甚明显，精神疲倦不振，消瘦纳呆，大便溏薄，舌苔薄白，脉细无力。

【方药】人参五味子汤加减。

第十一单元　哮喘

本单元的重点是哮喘缓解期肺肾阴虚的辨证论治，尤其是治法方药，根据考点，哮喘缓解期的肺脾气虚证治法、方药都已经涉及，应该掌握。另外关于哮喘的其他证候也是重点。

一、病因病机

1. 病因

（1）内因：肺、脾、肾三脏功能不足，导致痰饮留伏，隐伏于肺窍，成为哮喘之夙根。

（2）外因：感受外邪，接触异物、异味以及嗜食咸酸等。

2. 哮喘发作期的病机　内有壅塞之气，外有非时之感，膈有胶固之痰，三者相合，闭拒气道，搏击有声，发为哮喘。

3. 哮喘缓解期的病机　哮喘反复发作，可导致肺气耗散，连及脾、肾。

二、诊断标准

1. 多有婴儿期湿疹、家族哮喘史。

2. 有反复发作的病史。发作多与某些诱发因素有关，如气候骤变，受凉受热，进食或接触某些过敏物质。

3. 常突然发作，发作之前，多有喷嚏、咳嗽等先兆症。发作时咳嗽阵作，喘促，气急，喉间痰鸣，甚至不能平卧，烦躁不安，口唇青紫。

4. 肺部听诊　两肺可闻及哮鸣音，以呼气时明显，呼气时限延长。若支气管哮喘有继发感染，可闻及湿啰音。

5. 血象检查　一般情况下支气管哮喘的白细胞总数正常，嗜酸粒细胞增高。伴肺菌感染时，白细胞总数及中性粒细胞均可增高。

三、辨证论治

1. 热性哮喘证——清肺涤痰，止咳平喘

【主症】气喘，声高息涌，喉间痰鸣，咳嗽痰壅，痰黏色黄难咳，胸闷，呼吸困难，鼻塞，流涕黄稠，身热，面红唇干，夜卧不安，烦躁不宁，口渴，小便黄赤，大便干，眼红，舌质红，苔薄黄或黄腻，脉滑数，指纹紫。

【方药】麻杏石甘汤合苏葶丸加减。

2. 寒性哮喘证——温肺散寒，化痰定喘

【主症】气喘，喉间痰鸣，咳嗽，胸闷，痰稀色白有泡沫，喷嚏鼻塞，流清涕，唇青，形寒肢凉，恶寒，口不渴，小便清长，大便溏薄，咽不红，舌质淡红，苔薄白或白滑，脉浮紧，指纹红。

【方药】小青龙汤合三子养亲汤加减。

3. 外寒内热证——解表清里，定喘止咳

【主症】恶寒发热，鼻塞喷嚏，流清涕，咳痰黏稠色黄，不易咳出，口渴引饮，大便干结，舌红苔薄白，脉滑数。

【方药】大青龙汤加减。

4. 肺脾气虚证——补肺固表，健脾益气

【主症】面色苍白，少气懒言，倦怠乏力，自汗易感，纳呆，便溏，苔薄白，脉细无力。

【方药】玉屏风散合人参五味子汤加减。

5. 脾肾阳虚证——健脾温肾，固摄纳气

【主症】面色白，形寒肢冷，乏力，动则心悸气促，大便清稀，舌淡苔白，脉细无力。

【方药】金匮肾气丸加减。

6. 肺肾阴虚证——养阴清热，补益肺肾

【主症】咳嗽时作，喘促乏力，消瘦，面色潮红，盗汗，气短，手足心热，舌红苔花剥，脉细数。

【方药】麦味地黄丸加减。

第十二单元　鹅口疮

　　本单元的知识点集中在鹅口疮两种证型的治法，应注意区分，心脾积热证亦为考试重点。

一、概述

1. 概念　鹅口疮指小儿口腔、舌上满布白屑，形如雪片，状如鹅口。

2. 发病特点　一年四季均可发生，见于初生儿以及久病体虚的婴幼儿。轻者治疗得当，预后良好；若体虚邪盛者，鹅口疮白屑蔓延，阻碍气道，也可影响呼吸，甚至危及生命。

二、辨证论治

1. 心脾积热证——清心泻脾

【主症】口腔、舌面满布白屑，面赤唇红，烦躁不宁，啼哭叫扰，口干渴，大便干结，小便赤黄，舌质红，苔薄白，脉滑。

【方药】清热泻脾散加减。

2. 虚火上浮证——滋阴降火

【主症】口舌白屑稀散，周围红晕不著，或口舌糜烂，形体怯弱，口干不渴，或便溏，舌红，苔少，脉细。

【方药】知柏地黄丸加减。

第十三单元 口疮

本单元应记住口疮中心火上炎证用泻心导赤散，虚火上浮证用六味地黄丸。考试基本也是围绕这两个证型出题，其余内容了解即可。

一、概述

小儿口疮，以齿龈、舌体、两颊、上颚等处出现白色溃疡，疼痛流涎，或伴发热为特征。若满口糜烂，色红作痛者，称为口糜；溃疡只发生在口唇两侧，称为燕口疮。

二、辨证论治

1. 风热乘脾证——疏风散火，清热解毒

【主症】口腔溃疡较多，或满口糜烂红赤，拒食，烦躁，多啼，口臭涎多，小便短黄，大便干结，或发热面赤，舌红苔黄，脉滑数。

【方药】凉膈散加减。

2. 心火上炎证——清心凉血，泻火解毒

【主症】舌上糜烂或溃疡，色红赤，饮食困难，心烦不安，口干欲饮，小便短赤，舌红尖赤，舌苔薄黄，脉数。

【方药】泻心导赤散加减。

3. 虚火上浮证——滋阴降火，引火归原

【主症】口舌溃疡或糜烂，稀散色淡，口流清涎，神疲颧红，口干不欲饮，舌淡红，苔少或花剥，脉细数。

【方药】知柏地黄丸加减。

第十四单元 泄泻

本单元出题频率较高，复习的重点在于泄泻的病机、各种证型的症状上。另外，应该知道泄泻疳证的关系：小儿久泻不止，脾虚失运，生化乏源，气血不足以荣养脏腑肌肤，久而可致疳证。

一、概述

1. 发病情况 本病是小儿常见的疾病之一，尤以 2 岁以下的婴幼儿多见，因婴幼儿脾常不足，易于感受外邪、伤于乳食，或脾肾气阳亏虚，均可导致脾病湿盛而发生泄泻。四季均可发生，但以夏秋季节为多。

2. 转化和预后 轻者治疗得当，预后良好；重者泻下过度，易见气阴两伤，甚至阴竭阳脱；久泻迁延不愈者，则易转为疳证。

二、病因病机

1. 病因 感受外邪、伤于饮食、脾胃虚弱，主要病位在脾胃。

2. 主要病机 脾胃受病，运化失职，水谷不化，精微不布，合污而下，致成泄泻。

三、辨证论治

1. 伤食泻证——运脾和胃，消食化滞

【主症】脘腹胀满疼痛，痛则欲泻，泻后痛减，大便酸臭，嗳气酸馊，或恶心呕吐，不思乳食，舌质红，舌苔厚腻或微黄，脉滑实。

【方药】保和丸加减。

2. 风寒泻证——疏风散寒，化湿和中

【主症】泄泻清稀，有泡沫，臭气不甚，肠鸣腹痛，或兼恶寒发热，舌苔薄白，脉浮紧。

【方药】藿香正气散加减。

3. 湿热泻证——清肠解热，化湿止泻

【主症】泻下稀薄，或如水注，大便深黄臭秽，或见少许黏液，腹部时感疼痛，食欲缺乏，肢体倦怠，发热泛恶，口渴，小便短黄，舌质红，苔黄腻，脉滑数。

【方药】葛根黄芩黄连汤加减。

4. 脾虚泻证——健脾益气，助运止泻

【主症】大便稀溏，食后作泻，色淡不臭，时轻时重，面色萎黄，神疲倦怠，舌淡苔薄，脉缓弱。

【方药】参苓白术散加减。

5. 脾肾阳虚泻证——温补脾肾，固涩止泻

【主症】久泻不止，食入即泻，便质清稀，完谷不化，精神萎靡，形寒肢冷，面色白，睡时露睛，舌淡，脉细弱。

【方药】附子理中汤合四神丸加减。

6. 气阴两伤泻证——健脾益气，酸甘敛阴

【主症】泻下无度，质稀如水，小便短少，皮肤干燥，目眶及前囟凹陷，烦躁不安，口渴引饮，唇红而干，啼哭无泪，舌红少津，少苔，脉细数。

【方药】人参乌梅汤加减。

7. 阴竭阳脱证——挽阴回阳，救逆固脱

【主症】泻下不止，次频量多，精神萎靡，表情淡漠，面色青灰或苍白，哭声微弱，啼哭无泪，尿少或无，四肢厥冷，舌淡无津，脉沉细欲绝。

【方药】生脉散合参附龙牡救逆汤加减。

第十五单元　厌食

本单元出题率一般，在熟悉病因病机的基础上，注意脾失健运证及脾胃阴虚证。

一、概述

厌食指小儿长时期厌恶进食、食量减少的一种病证。

二、病因病机

1. 病因　喂养不当、先天不足、他病伤脾、情志失调等。

2. 病机　脾胃不和，纳化失职。

三、辨证论治

1. 脾失健运证——调和脾胃，运脾开胃

【主症】食欲不振，甚则厌食，食少而无味，脘腹饱胀，形体略瘦，面色欠华，精神良好，

苔薄白或薄白腻，脉尚有力。

【方药】不换金正气散加减。

2. 脾胃气虚证——健脾益气，佐以助运

【主症】食欲不振，少气懒言，面色萎黄，精神萎靡，大便溏薄，夹不消化食物残渣，舌淡苔薄白，脉缓无力。

【方药】异功散加味。

3. 脾胃阴虚证——滋脾养胃，佐以助运

【主症】不欲进食，口舌干燥，食少饮多，皮肤失润，大便偏干，小便黄赤，舌红少津，苔少或花剥，脉细数。

【方药】养胃增液汤加减。

第十六单元　积滞

> 本单元应掌握积滞的辨证选方，考试可能会涉及。

一、概述

积滞指小儿内伤乳食，停聚不化，气滞不行而形成的一种儿科常见疾病，以不思乳食、食而不化、脘腹胀满、嗳气酸腐、大便溏薄或秘结酸臭为特征。

二、病因病机

乳食不节，伤及脾胃，致脾胃运化功能失调，或脾胃虚弱，腐熟运化不及，乳食停滞不化。

三、辨证论治

1. 乳食内积证——消乳化食，和中导滞

【主症】面黄肌瘦，烦躁多啼，夜卧欠安，食欲不振，或呕吐酸腐乳食，腹部胀满，时有疼痛，小便短黄或如米泔，大便酸臭或溏薄，或发低热，舌红苔黄厚腻，脉弦滑，指纹紫滞。

【方药】乳积者，选消乳丸加减；食积者，选保和丸加减。

2. 脾虚夹积证——健脾助运，消食化滞

【主症】面色萎黄，乏力困倦，不思饮食，食则饱胀，腹满喜按，呕吐酸腐乳食，大便酸臭或溏薄，唇舌色淡，舌苔白腻，脉沉细而滑，指纹青淡。

【方药】健脾丸加减。

第十七单元　疳证

> 从本单元出现的频率来看，有逐年增多的趋势。复习时重点掌握疳证的定义、病机、症状、治疗及兼证，从历年所考过的知识点来看未显示出偏重点。注意与厌食、积滞的鉴别。

一、概述

1. 概念　疳证指由于喂养不当或多种疾病的影响，使脾胃受损，气液耗伤而导致以全身虚弱羸瘦、面黄发枯、精神萎靡或烦躁、饮食异常为特征的慢性病证。

2. 疳的含义　自古有两种解释：其一曰"疳者甘也"，是指小儿恣食肥甘厚腻，损伤脾胃，形成疳证；其二曰"疳者干也"，是指气液干涸，形体羸瘦。前者言其病因，后者述其病机及主症。

二、病因病机

1. 病因　饮食不节、喂养不当、营养失调、疾病影响、先天禀赋不足。

2. 病机

（1）主证病机：病位在脾胃，主要病机是脾胃虚损，津液消亡。

（2）兼证病机

1）脾病及肝，肝失所养，肝阴不足，不能上承于目，而见视物不清，夜盲目翳者，谓之"眼疳"。

2）脾病及心，心开窍于舌，心火上炎，而见口舌生疮者，称为"口疳"。

3）脾病及肺，土不生金，肺气受损卫外不固，易于外感，而见咳嗽、潮热者，称为"肺疳"。

4）脾病及肾，肾精不足，骨失所养，久致骨骼畸形者，称为"骨疳"。

5）脾虚不运，气不化水，水湿泛滥，则出现"疳肿胀"。

三、鉴别诊断

厌食、积滞与疳证的鉴别：

（1）厌食：多由喂养不当，脾胃运化功能失调所致，以长期食欲不振、不喜进食为主症，精神可，无明显消瘦，其病在脾胃，预后良好。

（2）积滞：以不思饮食、食而不化、脘腹胀满、大便酸臭为主症，与疳证以形体消瘦为特征相区别。但积久不消，影响水谷精微化生，可转化为疳证。

（3）疳证：临床必有形体消瘦，伴见面色无华、毛发干枯、精神萎靡或烦躁。饮食异常可见食欲不振，或食欲亢进，或嗜食异物。疳积证在形体消瘦的同时有脘腹胀满，疳气证和干疳证则一般没有脘腹胀满。厌食、积滞均以脾胃病变为主，一般不涉及他脏，而疳证则常涉及五脏。

四、辨证论治

1. 常证

（1）疳气证——调脾健运

【主症】形体略显消瘦，面色萎黄少华，毛发稍稀，精神欠佳，食欲不振，易发脾气，大便溏或干结，舌质红，舌苔薄黄或黄腻，脉细数。

【方药】资生健脾丸加减。

（2）干疳证——补益气血

【主症】极度消瘦，呈老人貌，皮肤干瘪起皱，大肉已脱，精神萎靡，啼哭无力，不思饮食，毛发干枯，口唇干燥，腹凹如舟，大便稀溏或便秘，时有低热，苔光，舌质多淡嫩或红，甚则出现全身紫斑，突然暴脱。

【方药】八珍汤加减。

（3）疳积证——消积理脾

【主症】形体明显消瘦，面色萎黄，肚腹鼓胀，甚则青筋暴露，毛发稀疏结穗，性情烦躁，夜卧不宁，或见吮指磨牙，动作异常，食欲不振，或善食易饥，或嗜食异物，舌淡苔腻，脉沉细而滑。

【方药】肥儿丸加减。

2. 兼证

（1）疳肿胀——健脾温阳，利水消肿

【主症】足踝水肿，甚则颜面四肢水肿，面色无华，四肢欠温，小便不利，大便溏薄，舌淡红，苔薄白。

【方药】防己黄芪汤合五苓散加减。

（2）眼疳——养血柔肝，滋阴明目

【主症】两目干涩，畏光羞明，眼角赤烂，时常眨眼，目睛失泽，甚则黑睛浑浊，白睛生翳，夜晚视物不清等。

【方药】石斛夜光丸加减。

（3）口疳——清心泻火，滋阴生津

【主症】口舌生疮，口腔糜烂，秽臭难闻，面赤唇红，烦躁哭闹，小便黄赤，大便干结，舌红苔薄黄，脉细数。

【方药】泻心导赤散加减。

第十八单元　汗证

　　本单元考查的知识点集中在汗证的治法方药上，营卫失调及肺卫不固的症状特点及治法方药都已经考过，气阴亏虚证尚未涉及，因此以后考到的可能性比较大。

一、概述

1. 汗证是指小儿在安静状态下，正常环境中，全身或局部出汗过多甚则大汗淋漓的一种病证。多见于 5 岁以内的小儿。

2. 小儿汗证有自汗、盗汗之分。睡中汗出，醒时汗止者，称为盗汗；不分寤寐，无故出汗者，称自汗。盗汗多属阴虚，自汗多属阳虚。小儿汗证往往自汗、盗汗并见。

二、病因病机

表虚不固，卫失外护；营卫失调，腠理不密；气阴虚弱，汗液外泄；湿热迫蒸，外泄肌表。

三、辨证论治

1. 肺卫不固证——益气固表

【主症】以自汗为主，以头部、肩背明显，动则益甚，神倦乏力，面色少华，肢端欠温，平素易感，舌质淡，或边有齿印，苔薄，脉象较弱。

【方药】玉屏风散合牡蛎散加减。

2. 营卫失调证——调和营卫

【主症】自汗为主，汗出遍身，畏寒怕风，或伴有低热，精神疲倦，胃纳不振，舌质淡红，苔薄白，脉缓。

【方药】黄芪桂枝五物汤加减。

3. 气阴亏虚证——益气养阴

【主症】以盗汗为主，体质消瘦，汗出较多，精神不振，心烦少寐，寐后汗多，或伴低热，口干，手足心灼热，哭声无力，口唇淡红，舌质淡，苔少或见剥苔，脉细弱或细数。

【方药】生脉散加减。

第十九单元 惊风

一、概述

1. 概念 惊风是一种小儿时期常见的以抽搐伴神昏为特征的疾病。

2. 发病年龄特点 一般以 1~5 岁的小儿多见，年龄越小发病率越高。一年四季均可发病。

3. 惊风八候 搐、搦、掣、颤、反、引、窜、视。

4. 急惊风与慢惊风的区别 ①急惊风：起病急暴，属阳属实。②慢惊风：病久中虚，属阴属虚。

二、病因病机

1. 急惊风

（1）病因：外感时邪，内蕴湿热，暴受惊恐。

（2）病机：①小儿外感时邪，易化热化火，火盛生痰，热盛生风，导致惊风发作。②饮食不节或误食污染毒邪之物，滞于脾胃，痰浊内生，郁而化火，痰火内盛，蒙蔽心包，引动肝风。③小儿多神气怯弱，暴受惊恐，惊则气乱，恐则气下，气机逆乱，引动肝风，而成惊厥。

2. 慢惊风

（1）病因：脾胃虚弱，脾肾阳衰，虚极生风。

（2）病机：小儿体弱，脾胃受伤，肝木侮土，脾虚生风；或大病久病之后，热邪久羁，消烁真阴，以致肾阴不足，肝血亏虚，阴虚风动；或阳气衰败，则可出现危重的慢惊风。

三、辨证论治

1. 急惊风四证 急惊风痰、热、惊、风四证俱备。

（1）热证：有表热、里热。昏迷、抽搐为一过性，热退后抽搐自止为表热；高热持续，反复抽搐、昏迷为里热。

（2）痰证：有痰热、痰火、痰浊。神志昏迷，高热痰鸣，为痰热上蒙清窍；妄言谵语，狂躁不宁，为痰火上扰清空；深度昏迷，嗜睡不动，为痰浊内陷心包，蒙蔽心神。

（3）风证：有外风、内风。外风邪在肌表，如高热惊厥，为一过性证候，热退惊风可止；内风病在心肝，热、痰、风三证俱全，反复抽搐，神志不清，病情严重。

（4）惊证：小儿神气怯弱，元气未充，不耐意外刺激，若目触异物，耳闻巨声，或不慎跌仆，暴受惊恐，使神明受扰，肝风内动，出现惊叫惊跳，抽搐神昏。

2. 治疗原则

（1）急惊风的主证是热、痰、惊、风，治疗以清热、豁痰、镇惊、息风为基本法则。

（2）热甚者应先清热，痰壅者宜先豁痰，惊重者治以镇惊，风盛者急施息风。

第二十单元 水肿

一、概述

1. 水肿指急性肾小球肾炎所致的水肿。

2. 急性肾小球肾炎简称急性肾炎，是儿科常见的免疫反应性肾小球疾病，临床以急性起病、浮肿、少尿、血尿、蛋白尿及高血压为主要特征。本病多见于感染之后，尤其是溶血性链球菌感染之后。

二、病因病机

本病的发生，外因为感受风邪、水湿或疮毒入侵，内因主要是肺、脾、肾三脏功能失调。

1. 感受风邪　风为百病之长，常兼夹热、寒、湿邪，从口鼻或皮毛侵犯肺经，使肺失宣降，通调水道失职，风遏水阻，不能下输膀胱，风水相搏，流溢肌肤，发为水肿，是为"风水"。

2. 湿热内侵　肌肤患有疮疡疖痈、丹痧疹毒，风毒则内归于肺，湿毒则内归于脾。风湿热毒外袭肌表，内归肺脾，肺失通调，脾失运化，水湿内停，泛溢肌肤，引起水肿。

3. 肺脾气虚　盖肺为水之上源，有通调水道之功，且水由气化，气行则水行；脾为土脏，居中焦，有运化水湿之能，为水之堤防，脾健则水湿自能运化。小儿有肺常不足、脾常不足的生理病理特点。若素体不足，肺虚通调失职，气不化水，脾虚运化失权，土不制水，以致水不归经而横溢肌肤，产生水肿。

三、辨证论治

1. 风水相搏证——疏风宣肺，利水消肿

【主症】起病急，先眼睑浮肿，继而四肢，皮肤光亮，指压不显，小便短黄或有血尿，并恶风，发热，咳嗽，身痛，苔薄白，脉浮。

【方药】麻黄连翘赤小豆汤合五苓散加减。

2. 湿热内侵证——清热解毒，凉血止血

【主症】浮肿或轻或重，小便黄赤短少或见尿血，伴脓疱疮、疖肿、丹毒等，发热口渴，烦躁，头痛头晕，大便干结，舌红，苔黄腻，脉滑数。

【方药】五味消毒饮合小蓟饮子加减。

第二十一单元　尿频

本单元内容较少，重点记忆分型的方药即可。

一、概述

1. 尿频以小便频数为特征。多发于学龄儿童，尤以婴幼儿发病率较高。

2. 急性发病者，若治疗及时，预后良好；慢性发病，或反复发作者，常迁延不愈，影响小儿身心健康。

二、辨证论治

脾肾气虚证——温补脾肾，升提固摄

【主症】疾病日久，小便频数，淋沥不尽，尿液不清，精神倦怠，面色萎黄，食欲不振，甚则畏寒怕冷，眼睑微浮，手足不温，大便稀溏，舌质淡或有齿痕，苔薄腻，脉细弱。

【方药】缩泉丸加味。

第二十二单元 遗尿

本单元重点掌握肾气不足证、肺脾气虚证、心肾失交证的治法、方药，考试出题可能性较大。

一、概述

1. 遗尿是小儿睡中小便自遗，醒后方觉的一种病证。3 岁以上夜间仍小便自遗称为遗尿。

2. 年龄超过 3 岁，特别是 5 岁以上的儿童，睡中经常遗尿，轻者数日一次，重者可一夜数次，则为病态，方称遗尿症。

3. 本病发病率男孩高于女孩，部分有明显的家族史。病程较长，或反复发作，重症病例白天睡眠也会发生遗尿。

二、病因病机

1. 肾气不固　先天禀赋不足，元气失充，肾阳不足，下元虚冷，不能温养膀胱，膀胱气化功能失调，闭藏失职，不能制约尿液，而为遗尿。

2. 脾肺气虚　脾虚运化失职，不能转输精微，肺虚治节不行，通调水道失职，三焦气化失司，膀胱失约，津液不藏，而成遗尿。

三、辨证论治

1. 肾气不足证——温补肾阳，固涩小便

【主症】每夜尿床一次以上，醒后方觉，神疲乏力，面色苍白，肢凉怕冷，小便清长智力较同龄儿稍差，舌质淡，苔白滑，脉沉无力。

【方药】菟丝子散加减。

2. 肺脾气虚证——补肺益脾，固涩膀胱

【主症】夜间遗尿，日间尿频量多，经常感冒，面色少华，神疲乏力，纳呆，便溏，舌淡红，苔薄白，脉沉无力。

【方药】补中益气汤合缩泉丸加减。

3. 心肾失交证——清心滋肾，安神固脬

【主症】梦中遗尿，寐不安宁，烦躁叫扰，多动少静，或五心烦热，舌红，苔薄少津，脉沉细而数。

【方药】交泰丸合导赤散加减。

第二十三单元 五迟、五软

本单元考试重点集中在五迟、五软的肝肾亏损证上，考试涉及此证治法、方药的可能性比较大，对于其他证型可以了解一下。

一、概述

1. 概念　五迟、五软是小儿生长发育障碍的病证。五迟，指立迟、行迟、发迟、齿迟、语迟；五软，指头项软、口软、手软、脚软、肌肉软。

2. 区别

（1）五迟：小儿2～3岁还不能站立、行走，为立迟、行迟；初生无发或少发，随年龄增长，仍稀疏难长为发迟；12个月时尚未出牙以及此后牙齿萌出过慢为齿迟；1～2岁还不会说话为语迟。

（2）五软：小儿周岁前后头项软弱下垂为头项软；咀嚼无力、时流清涎为口软；手臂不能握举为手软；2～3岁还不能站立、行走为足软；皮宽肌肉松软无力为肌肉软。

二、病因病机

1. 病因

（1）先天因素：父精不足，母血气虚，以致禀赋不足，精气未充，脏气虚弱，筋骨肌肉失濡养而成。

（2）后天因素：护理不当；或平素乳食不足，哺养失调；或体弱多病，久患咳嗽气喘；或病后失于调养，以致脾胃亏损，气血虚弱，筋骨肌肉失于滋养所致。

2. 病机　分为正虚和邪实两个方面。正虚是五脏不足，气血虚弱，精髓不充；邪实为痰瘀阻滞心经脑络，心脑神明失主所致。

三、辨证论治

1. 肝肾亏损证——补肾填髓，养肝强筋

【主症】筋骨痿弱，发育迟缓，坐起、站立、行走、生齿等迟于同龄儿，易倦喜卧，面色不华，全身无力，舌苔少，脉沉细无力，指纹淡。

【方药】加味六味地黄丸加减。

2. 心脾两虚证——健脾养心，补益气血

【主症】语言迟钝，智力低下，口角流涎，吮吸无力，头发生长迟缓，四肢肌肉松弛痿软，纳差，舌质胖，苔少，脉细缓，指纹色淡。

【方药】调元散加减。

3. 痰瘀阻滞证——涤痰开窍，活血通络

【主症】失聪失语，反应迟钝，意识不清，动作不自主，或伴吞咽困难，流涎，喉间痰鸣，或伴癫痫发作，或关节僵硬，肌肉软弱，舌胖大有瘀斑，苔腻，脉沉涩，指纹暗滞。

【方药】通窍活血汤合二陈汤加减。

第二十四单元　麻疹

　　本单元考查的知识点比较分散，但以各证型的方药居多，在熟悉病因病机的基础上，重点掌握麻疹顺、逆证的辨证施治。

一、概述

1. 概念

（1）麻疹是指由外感麻毒时邪引起的急性出疹性传染病。

（2）临床以发热、咳嗽、鼻塞流涕、泪水汪汪、周身皮肤按序布发麻粒大小的红色斑丘疹，皮疹消退时皮肤有糠麸样脱屑和色素沉着斑为主要特征。

2. 好发季节及年龄　本病一年四季均可发生，多流行于冬春季节；6个月至5岁小儿发病率较高。

3. 证候分类与预后

（1）麻疹的病程，一般分为初热期、见形期、收没期三期。

（2）若属顺证预后良好。但年幼体弱，正气不足，或护理不当，再感外邪或感染邪毒较重，正不胜邪，麻毒不能顺利外透，极易引起逆证、险证而危及生命。

（3）本病患病后一般可获得终身免疫。

二、病因病机

1. 病因　外感麻毒时邪。病变部位主要在肺脾二经。

2. 顺证病机

（1）初热期：麻毒时邪经口鼻而入，首先犯肺，邪侵肺卫，表卫失和，肺气失宣，而见发热、咳嗽、喷嚏、流涕、眼泪汪汪等。

（2）出疹期：邪毒由肺及脾，肺胃热盛，与气血相搏，正气抗邪，托毒外达，从肌肤透发，而见高热、出疹。

（3）收没期：疹随热出，毒随疹泄，疹点透齐后，热退疹回。但麻为阳毒，易伤阴液，热去津伤，而见皮肤脱屑，舌红少津等。

3. 逆证病机

（1）邪毒闭肺证：脏腑之伤，惟肺尤甚，邪毒闭肺，肺气郁闭，可见咳喘痰鸣。

（2）热毒攻喉证：肺胃邪毒炽盛，化热化火，循经上攻咽喉，而见喉肿声嘶。

（3）邪陷心肝证：邪毒不能外达，内陷心肝，蒙闭清窍，引动肝风，而见神昏抽搐。

三、辨证论治

1. 辨顺证、逆证

（1）顺证：患儿身热不甚，常有微汗，神气清爽，咳嗽而不气促。3～4 天后开始出疹，先见于耳后发际，渐次延及头面、颈部，然后蔓延及胸背腹部、四肢，最后鼻准部及手心、足心均见疹点，疹点色泽红活，分布均匀，无其他合并证候。疹点约在 3 天内透发完毕，之后依次消退，热退咳减，胃纳渐增，渐趋康复。

（2）逆证：出疹期疹出不畅或疹出即没，或疹色紫暗，并见壮热咳剧，痰鸣辘辘，呼吸气急，甚则鼻扇胸高，口唇青紫，为热毒攻肺，并发肺炎喘嗽；若疹色紫黑，形成斑块，舌质干绛起刺，为热毒窜入营分、血分；若神昏谵语，惊厥抽风，为热毒内陷心肝。

2. 顺证的辨证论治

（1）邪犯肺卫证（初热期）——辛凉透表，清宣肺卫

【主症】发热微恶风寒，咳嗽，鼻塞流涕，喷嚏，眼睑红赤，泪水汪汪，倦怠思睡，小便短赤，或大便溏薄，发热第 2～3 天，口腔两颊黏膜红赤，近白齿处可见麻疹黏膜斑，舌偏红，苔薄白或微黄，脉浮数。本期从开始发热至疹点出现，为期约 3 天。

【方药】宣毒发表汤加减。

（2）邪入肺胃证（出疹期）——清凉解毒，透疹达邪

【主症】发热不退，咳嗽加剧，烦躁，嗜睡，疹点先见于耳后发际，继而头面、颈部，然后蔓延及胸背腹部、四肢，最后鼻准部及手心、足心均见疹点为出齐。疹点初起细小而稀少，渐次加密，疹色先红后暗红，稍觉凸起，触之碍手，舌红，苔黄腻，脉数有力。本期从疹点开始出现至疹点透齐，为期约 3 天。

【方药】清解透表汤加减。

（3）阴津耗伤期（收没期）——养阴益气，清解余邪

【主症】疹点出齐，发热渐退，精神好转，咳嗽渐减，胃纳增加，疹点依次渐回，疹退出皮肤呈糠麸状脱屑，有色素沉着，舌质红少津，苔薄，脉细数。

【方药】沙参麦冬汤加减。

3. 逆证的辨证论治

（1）热毒攻喉证——清热解毒，利咽消肿

【主症】咽喉肿痛，声嘶，或咳嗽声重，如犬吠，喉间痰鸣，吸气困难，胸高胁陷，面色发绀，舌质红，苔黄腻，脉滑数。

【方药】清咽下痰汤加减。

（2）邪陷心肝证——平肝息火，清心开窍

【主症】高热不退，烦躁谵语，皮肤疹点密集成片，色紫暗，甚则出现神昏、抽搐，舌红绛苔黄燥，脉数。

【方药】羚角钩藤汤加减。

（3）邪毒闭肺证——宣肺开闭，清热解毒

【主症】高热烦躁，咳嗽气促，鼻翼扇动，喉间痰鸣，疹点紫暗或隐没，甚则面色青灰，口唇发绀，舌质红，苔黄腻，脉数。

【方药】麻杏石甘汤加减。

四、预防与护理

1. 预防

（1）按计划接种麻疹减毒活疫苗。

（2）麻疹流行期间，未患过麻疹的小儿尽量不去公共场所或流行区域，减少感染机会。

（3）易感儿接触传染源后，应隔离观察 21 天。

（4）一旦与麻疹患者接触，应立即隔离观察，一般对接触者隔离观察 14 天，已经免疫接种者观察 4 周。

2. 护理

（1）卧室空气要流通，但须避免直接吹风受寒和过强阳光刺激。

（2）口腔、鼻孔、眼睛、皮肤要保持清洁。

（3）注意补足水分，多吃清淡、容易消化的食物，饮食以流质或半流质为宜，忌食油腻、辛辣厚味食物。

第二十五单元　风疹

本单元出题率一般。但应掌握邪犯肺卫证的治法方药。

一、概述

1. 概念　风疹是由于感受风热时邪而引起的急性肺系时行疾病，以轻度发热，咳嗽，皮肤出现淡红色皮疹，细小如沙，耳后、枕部淋巴结肿大为特征。

2. 好发季节及年龄　四季均可发病，多于冬春季节流行。以 1~5 岁以下的小儿多见。

3. 孕妇预防风疹的重要性　妊娠 3 个月内患病可致流产，死胎，胎儿先天性心脏病、智能低下等。

二、病因病机

1. 病因　外感风疹时邪。

2. 病机　邪犯肺卫，与气血相搏，外泄于肌肤。病变脏腑主要在肺卫。

三、辨证论治

1. 邪犯肺卫证——疏风解表清热

【主症】发热恶风，伴有轻微咳嗽，喷嚏，流涕，胃纳欠佳，疹色浅红，先起于头面，随即遍及四肢躯干，分布均匀，稀疏细小，2～3 天消退，有瘙痒感，耳后及枕部淋巴结肿大，舌质偏红，苔薄白，脉浮数。

【方药】银翘散加减。

2. 邪入气营证——清气凉营解毒

【主症】壮热口渴，小便黄少，大便秘结，疹色鲜红或紫暗，疹点较密，舌质红，苔黄糙，脉洪数。

【方药】透疹凉解汤加减。

第二十六单元　猩红热

本病虽为典型的小儿疾病，但近年来发病率有所减少，出题率也逐渐降低，复习时在了解其病因病机的基础上，熟悉临床表现即可。

一、概述

1. 概念　猩红热是感受猩红热时邪（A 族乙型溶血性链球菌）引起的急性传染病。临床以发热，咽喉肿痛或伴腐烂，猩红色皮疹，疹后脱皮为主要表现。

2. 好发季节及年龄　本病主要发生于冬春季节。各年龄均可发病，以 2～8 岁儿童发病率较高。

二、病因病机

1. 病因　感受猩红热时邪。

2. 病机　猩红热时邪从口鼻而入，蕴于肺胃，邪正相搏，卫阳被遏，则见恶寒发热、头痛咽痛等证候。

3. 并发症的病机

（1）在本病的发展过程中或恢复期，因邪毒炽盛，伤于心络，耗损气阴，心失所养，心阳失主，则可导致心悸、脉结代等证候。

（2）余邪热毒流窜经络筋肉，关节不利，导致关节红肿热痛的痹证。

（3）余邪内归，损伤肺、脾、肾，导致三焦水液输化通调失职，水湿内停，外溢肌肤，则可见水肿、小便不利等证候。

三、鉴别诊断

麻疹、幼儿急疹、风疹、猩红热的鉴别诊断

鉴别要点	麻疹	幼儿急疹	风疹	猩红热
潜伏期	6～21 天	7～17 天	5～25 天	1～7 天
初期症状	发热，咳嗽，流涕，泪水汪汪	突然高热，一般情况好	发热，咳嗽，流涕，枕部淋巴结肿大	发热，咽喉红肿疼痛
出疹与发热的关系	发热 3～4 天出疹，出疹时发热更高	发热 3～4 天出疹，热出疹退	发热 1/2～1 天出疹	发热数小时～1 天出疹，出疹时热更高
特殊体征	麻疹黏膜斑	无	无	环口苍白圈，草莓舌，帕氏线

续表

鉴别要点		麻疹	幼儿急疹	风疹	猩红热
皮疹特点		玫瑰色斑丘疹自耳后发际→额面、颈部→躯干→四肢，3天左右出齐。疹退后遗留棕色色素斑、糠麸样脱屑	玫瑰色斑疹或斑丘疹，较麻疹细小，发疹无一定顺序，疹出后1~2天消退。疹退后无色素沉着，无脱屑	玫瑰色细小斑丘疹自头面→躯干→四肢，24小时布满全身。疹退后无色素沉着，无脱屑	细小红色丘疹，皮肤猩红，自颈、腋下、腹股沟处开始，2~3天遍布全身。疹退后无色素沉着，有大片脱皮
血常规	白细胞总数	下降	下降	下降	升高
	其他	淋巴细胞升高	淋巴细胞升高	淋巴细胞升高	中性粒细胞升高

四、辨证论治

1. 邪侵肺卫证——辛凉宣透，清热利咽

【主症】发热骤起，头痛畏寒，灼热无汗，咽部红肿疼痛，皮肤潮红，丹痧隐隐，舌红，苔薄白或黄，脉浮数有力。

【方药】解肌透痧汤加减。

2. 毒炽气营证——清气凉营，泻火解毒

【主症】面赤口渴，壮热不解，咽喉肿痛，伴糜烂白腐，皮疹密布，色红如丹，甚则色紫如斑点。疹发于颈、胸部，继则漫布全身，压之褪色，见疹后的1~2天舌红起刺，苔黄糙，3~4天后舌苔剥脱，光红起刺，状如草莓，脉数有力。

【方药】凉营清气汤加减。

3. 疹后阴伤证——养阴生津，清热润喉

【主症】丹痧布齐后1~2天，身热渐退，咽部糜烂疼痛减轻，见低热或伴有唇燥，口干，干咳，食欲不振，舌红少津，苔剥脱，脉细数。

【方药】沙参麦冬汤加减。

第二十七单元　水痘

水痘是小儿的常见病，主要掌握邪伤肺卫证及邪炽气营证的治法方药。

一、概述

1. 概念　水痘是指由外感时行邪毒引起的急性发疹性传染性疾病，以发热、皮肤黏膜上分批出现丘疹、疱疹、结痂为特征。

2. 好发季节、年龄　四季均发，常见于冬春。儿童任何年龄皆可发病，6~9岁多见。

二、病因病机

1. 病因　水痘的病因为外感水痘时邪，部位主要在肺脾两经。

2. 病机　水痘时邪由口鼻而入，蕴郁于肺脾。时邪袭肺，且与内湿相搏，而出现发热、流涕、水痘布露等症。

三、辨证论治

1. 邪伤肺卫证——疏风清热，利湿解毒

【主症】发热轻微或无热，鼻塞流涕，喷嚏，咳嗽，起病后1~2天出疹。疹色红润，疱浆清亮，根盘红晕，分布稀疏，以躯干为多，斑丘疹、疱疹、痂盖可并见，舌苔薄白，脉浮数。

【方药】银翘散加减。

2. 邪炽气营证——清气凉营，解毒化湿

【主症】壮热不退，烦躁不安，口渴欲饮，面红目赤，水痘分布较密，根盘红晕显著，疹色紫暗，疱浆浑浊，大便干结，小便黄赤，舌质红或红绛，舌苔黄糙而干，脉数。

【方药】清胃解毒汤加减。

第二十八单元　流行性腮腺炎

本单元应重点掌握痄腮的辨证要点及热毒壅盛的治法方药，邪犯少阳证及毒窜睾腹证应掌握临床表现。

一、概述

1. 概念　流行性腮腺炎是由腮腺炎时邪（腮腺炎病毒）引起的一种急性传染病，以发热、耳下腮部漫肿疼痛为主要临床特征。中医学称本病为"痄腮""蛤蟆瘟"等。

2. 好发季节及年龄　多发于 3 岁以上儿童，2 岁以下婴幼儿少见。感染本病后可获得终身免疫。

二、病因病机

1. 主要病因病机　感受腮腺炎时邪，邪毒壅阻足少阳经脉，与气血相搏，凝滞于耳下腮部。

2. 变证的病机

（1）足少阳胆经与足厥阴肝经互为表里，热毒炽盛，邪盛正衰，邪陷厥阴，扰动肝风，蒙蔽心包，出现邪陷心肝变证。

（2）足厥阴之脉循少腹、络阴器，若邪毒内传，引睾窜腹，出现毒窜睾腹变证。

三、辨证论治

1. 邪犯少阳证——疏风清热，散结消肿

【主症】发热恶寒较轻，1～2 天后一侧腮部肿胀、疼痛，继则另一侧腮部也肿，或两侧腮部同时肿痛，边缘不清，触之痛甚，咀嚼不便，或伴头痛，咽痛，纳少，舌质红，苔薄白或淡黄，脉浮数。

【方药】柴胡葛根汤加减。

2. 热毒壅盛证——清热解毒，息风开窍

【主症】高热不退，两侧腮部肿痛拒按，咀嚼困难，烦躁不安，口渴欲饮，或伴头痛，呕吐，咽部红肿，食欲不振，尿少黄赤，舌红，苔黄，脉弦数。

【方药】普济消毒饮加减。

3. 毒窜睾腹证——清肝泻火，活血止痛

【主症】腮部肿胀渐消，一侧或两侧睾丸肿胀疼痛，或伴少腹疼痛，甚者拒按，舌红苔黄，脉数。

【方药】龙胆泻肝汤加减。

4. 外治法

（1）如意金黄散：适量，以醋或茶水调，外敷患处，每天 1～2 次。用于腮部肿痛。

（2）玉枢丹：每次 0.5～1.5g，以醋或水调匀，外敷患处，每天 2 次。用于腮部肿痛。

（3）鲜仙人掌：每次取一块，去刺，洗净后捣泥或切成薄片，贴敷患处，每天 2 次。用于腮部肿痛。

第二十九单元　流行性乙型脑炎

本单元应重点掌握乙脑急性期辨证论治，预防与护理了解即可。

一、概述

1. 概念　流行性乙型脑炎（简称乙脑、乙型脑炎）是感受流行性乙型脑炎时邪（流行性乙型脑炎病毒）引起，以高热、昏迷、抽搐为主要特征的一种小儿急性传染性疾病。

2. 好发季节、病情及预后

（1）本病有明显的季节性，多发生在7~9月的盛夏时节。10岁以下小儿容易发生，以2~6岁儿童发病率高。

（2）本病发病急骤，传变迅速，在病程中容易出现内闭外脱、呼吸障碍等危象，急需抢救。重症病例常留下后遗症。

二、病因病机

1. 急性期病机　小儿脏腑柔嫩，肌肤薄弱，容易感受暑温时邪而发病。

2. 恢复期、后遗症期病机　本病后期，由于长期高热、抽风、昏迷，导致伤气耗阴，正气耗伤，余邪留恋，热、痰、风不尽，诸证丛生。

三、辨证论治

1. 急性期

（1）邪犯卫气证——辛凉解表，清暑化湿

【主症】突然发热，微恶风寒，或但热不寒，头痛不舒，颈项强硬，无汗或少汗，口渴引饮，常伴恶心呕吐，或见抽搐，神烦不安或嗜睡，舌质偏红，舌苔薄白或黄，脉浮数或洪数。

【方药】偏卫分证用新加香薷饮加减；偏气分证用白虎汤加减。

（2）邪炽气营证——清气凉营，泻火涤痰

【主症】壮热不退，头痛剧烈，呕吐频繁，口渴引饮，颈项强直，烦躁不安，或神昏谵语，四肢抽搐，喉间痰鸣，呼吸不利，大便干结，小便短赤，舌质红绛，舌苔黄腻，脉数有力。

【方药】清瘟败毒饮加减。

（3）邪入营血证——凉血清心，增液潜阳

【主症】热势起伏不退，朝轻暮重，神识昏迷，两目上视，口噤项强，反复抽搐，四肢厥冷，胸腹灼热，二便失禁，或见吐衄、皮肤斑疹，舌质紫绛少津，舌苔薄，脉沉细数。

【方药】犀角地黄汤合增液汤加减。

2. 恢复期

（1）余热未尽证——养阴清热，调和营卫

【主症】低热或不规则发热，面赤颧红，心烦不宁，口干喜饮，小便短少，偶有惊惕，舌红，苔光净，脉细数。或汗出不温，面色㿠白，精神萎靡，小便清长，大便稀溏，舌淡嫩，苔薄，脉细而数。

【方药】青蒿鳖甲汤或黄芪桂枝五物汤加减。

（2）痰蒙清窍证——豁痰开窍

【主症】意识不清，或痴呆，失语，失聪，吞咽困难，喉间痰鸣，或狂躁不宁，嚎叫哭闹，舌苔黄或无苔，舌质红绛。

【方药】涤痰汤或龙胆泻肝汤加减。

（3）内风扰动证——搜风通络，养阴息风

【主症】肢体震颤，不自主动作，或强直性瘫痪，或癫痫样发作，舌红，苔薄白，脉细弦。

【方药】止痉散或大定风珠加减。

四、预防与护理

1. 预防

（1）搞好环境卫生，做好防蚊灭蚊工作，切断传播途径。

（2）控制传染源，做好疫情报告工作。对患者应早期发现，及时治疗，早期隔离（一般需隔离至体温正常）。

（3）及时进行乙型脑炎灭活疫苗的预防接种。

2. 护理

（1）患儿居室应保持凉爽通风，室温宜保持在30℃以下，病室保持安静。

（2）密切观察患儿的体温、呼吸、脉搏、血压、面色及瞳孔大小、神识变化等，及时发现危重症，以便抢救。

（3）注意患儿五官和皮肤的清洁，可用生理盐水或1:5000呋喃西林液清洁眼、鼻、口腔等。

（4）昏迷患儿需经常翻身、拍背，更换体位，防止呼吸道梗阻及褥疮发生。

（5）急性期宜流质饮食，供给充分水分，必要时进行鼻饲。恢复期应注意逐渐增加营养。

（6）恢复期要早期进行被动性功能锻炼，使患儿肢体运动功能尽早恢复。

第三十单元　寄生虫病

蛔虫病、蛲虫病现在已经少见，故考到的概率比较少，重点记忆乌梅丸，其他了解即可。

一、蛔虫病

1. 肠虫证——驱蛔杀虫，调理脾胃

【主症】轻者可无症状，或时有绕脐腹痛，食欲不振，日渐消瘦。重者面色萎黄，精神萎靡，形体消瘦，腹部疼痛，时作时止，时吐清涎，或恶心呕吐，或吐蛔虫，睡眠不安，寐中磨牙，嗜食泥土，大便下虫，或便检中有蛔虫卵，舌苔薄腻或花剥，脉滑数。

【方药】使君子散加减。

2. 蛔厥证——安蛔定痛，继之驱虫

【主症】突发剧烈腹痛，以右胁下及胃脘部疼痛为主，恶心呕吐，常吐蛔虫，肢冷汗出，发作间歇时，痛止如常人。重者腹痛持续不止，时轻时重，胃寒发热，甚则黄疸。舌红苔黄厚腻，脉弦数。

【方药】乌梅丸加减。

3. 驱蛔单方

（1）使君子仁，文火炒黄嚼服，每岁1~2粒，最大剂量不超过20粒，晨起空腹时服用，连服2~3天。

（2）驱虫粉：使君子肉8份，生大黄粉1份，和匀，每次剂量为（年龄＋0.6）g，饭前1小时吞服，每天3次，连服3天。

二、蛲虫病

1. 主要临床表现

（1）蛲虫病也是小儿一种常见的肠道寄生虫病。蛲虫体小色白，形细小如线头，故俗称"线虫"。

（2）临床以夜间肛门及会阴部奇痒、大便或肛周可见白色线状蛲虫为特征，可并见尿频、遗尿、腹痛等症。

2. 预防与护理

（1）加强卫生宣传，切断传播途径。

（2）教育小儿养成良好的卫生习惯，饭前便后洗手，勤剪指甲，纠正吮手的不良习惯。

（3）床上被单及患儿衣裤应勤洗换，并用开水洗烫、煮沸以杀死虫卵。

（4）每天早晚用温水洗会阴部及肛门周围，不穿开裆裤，防止小儿用手搔抓肛门。

（5）积极治疗患儿，减少传播机会。

第三十一单元　夏季热

本单元出题率一般，了解病因病机，重点复习夏季热上盛下虚证的治法、方药。另应注意本病与气温变化的关系。

一、概述

1. 概念　以入夏长期发热、口渴多饮、多尿、少汗或汗闭为特征，是婴幼儿时期的一种特有疾病。

2. 发病季节及年龄　多见于6个月至3岁的婴幼儿，发病多集中于6、7、8三个月。

二、病因病机

1. 病因　先天禀赋薄弱、肾气不足，或病后失调、气阴不足，入夏后，暑热亢盛，不能耐受暑气熏蒸。

2. 病机

（1）暑热内蕴，灼伤肺胃之津，故发热，口渴多饮。暑气伤于肺胃，腠理开合失司，肌肤闭而失宣，又肺津为暑热所伤，津气两亏，水源不足，水液无以敷布，故见少汗或汗闭。暑伤脾气，中阳不振，气虚下陷，气不化水，使水液下趋膀胱而尿多。

（2）若病程迁延，或素体脾肾阳虚，真元受损，命门火衰，肾失封藏，膀胱固摄失职，小便清长无度；真阴不足，津亏不能上济于心，暑热熏蒸于上，则身热心烦。心胃之火并蒸于上，真阳独虚于下，形成热淫于上、阳虚于下的上盛下虚证。

三、辨证论治

1. 暑伤肺胃证——清暑益气，养阴生津

【主症】入夏后体温渐高，发热持续，气温越高，发热越高，口渴引饮，无汗或少汗，肌肤干燥，甚则饮一溲一，四肢乏力，神倦，多尿，舌质红，苔薄黄，脉数。

【方药】王氏清暑益气汤加减。

2. 上盛下虚证——温补肾阳，清心护阴

【主症】发热日久不退，朝盛暮衰，口渴多饮，尿多清长，甚则频数无度，无汗或少汗，虚烦不安，倦怠思睡，面色苍白，下肢欠温，大便稀溏，舌淡苔黄，脉细数无力。

【方药】温下清上汤加减。

第三十二单元　紫癜

一、病因病机

1. 小儿为稚阴稚阳之体，气血未充，卫外不固，外感时令之邪，六淫皆易从火化，蕴郁于皮毛肌肉之间。风热之邪与气血相搏，热伤血络，迫血妄行，溢于脉外，渗于皮下，发为紫癜。

2. 若小儿先天禀赋不足，或疾病迁延日久，耗气伤阴，均可致气虚，或素体亏虚为主者，则多见虚证，或虚实并见。

二、辨证论治

1. 风热伤络证——疏风散邪，清热凉血

【主症】起病急，全身皮肤紫癜散发，尤以下肢及臀部居多，呈对称分布，色泽鲜红，大小不一，或伴痒感，可伴有发热、腹痛、关节肿痛、尿血等，舌质红，苔薄黄，脉浮数。

【方药】连翘败毒散加减。

2. 血热妄行证——清热解毒，凉血止血

【主症】起病较急，皮肤出现瘀点或瘀斑，色泽鲜红，或伴鼻衄、齿衄、呕血、尿血、便血，血色鲜红或紫红。同时并见心烦、口渴、便秘，或伴腹痛，或有发热，舌红，脉数有力。

【方药】犀角地黄汤加减。

3. 气不摄血证——健脾养心，益气摄血

【主症】起病缓慢，病程迁延，紫癜反复出现，瘀点、瘀斑颜色淡紫，常有鼻衄、齿衄，面色苍黄，神疲乏力，食欲不振，头晕心慌，舌质淡胖，舌苔薄，脉细无力。

【方药】归脾汤加减。

4. 阴虚火旺证——滋阴降火，凉血止血

【主症】紫癜时发时止，鼻衄、齿衄，血色鲜红，低热盗汗，心烦少寐，大便干燥，小便短赤，舌光红，少苔，脉细数。

【方药】大补阴丸加减。

第九章　针灸学

本章节主要分为经络腧穴学、刺法灸法学、针灸治疗学三部分内容。经络腧穴学需掌握经络的循行、重点穴位的定位及主治。刺法灸法学记忆内容相对较少，结合临床操作理解即可。针灸治疗学主要论述针灸治疗常见病的选穴及操作。学习时将三部分内容结合起来，更有助于熟练掌握。

第一单元　经络系统的组成

本单元为针灸学的基础内容，也是出题的热点单元。重点掌握十二经脉的走向、交接规律和流注次序，考点基本围绕着这几个知识点展开。其次把握奇经八脉的名称和任督脉的作用。最后要熟记十五络脉的分布特点，其余了解即可。

一、十二经脉

1. 十二经脉的名称

根据手足、脏腑、阴阳来命名，分别为手太阴肺经、手阳明大肠经、足阳明胃经、足太阴脾经、手少阴心经、手太阳小肠经、足太阳膀胱经、足少阴肾经、手厥阴心包经、手少阳三焦经、足少阳胆经、足厥阴肝经。

2. 十二经脉的分布

（1）十二经脉在体表左右对称地分布于头面、躯干和四肢，纵贯全身。

（2）六阴经分布于四肢内侧和胸腹，六阳经分布于四肢外侧和头面、躯干。

（3）十二经脉在四肢的分布规律

十二经脉	四肢	分布规律
三阴经	上肢	太阴肺经在前，厥阴心包经在中，少阴心经在后
	下肢	内踝上8寸以下：厥阴肝经在前，太阴脾经在中，少阴肾经在后
		内踝上8寸以上：太阴脾经在前，厥阴肝经在中，少阴肾经在后
三阳经	上肢	阳明大肠经在前，少阳三焦经在中，太阳小肠经在后
	下肢	阳明胃经在前，少阳胆经在中，太阳膀胱经在后

3. 十二经脉属络表里关系　阴经属脏络腑主里，阳经属腑络脏主表。

阴经	阳经
手太阴肺经	手阳明大肠经
手厥阴心包经	手少阳三焦经
手少阴心经	手太阳小肠经
足太阴脾经	足阳明胃经
足厥阴肝经	足少阳胆经
足少阴肾经	足太阳膀胱经

4. 十二经脉循行走向与交接规律

（1）循行走向：①手三阴经从胸走手，手三阳经从手走头。②足三阳经从头走足，足三阴经从足走腹（胸）。

（2）交接规律：①阴经与阳经（互为表里）在手足末端相交。②阳经与阳经（同名经）在头面部相交。③相互衔接的阴经与阴经在胸中相交。

二、奇经八脉

1. 奇经八脉的名称　任脉、督脉、冲脉、带脉、阳跷脉、阴跷脉、阳维脉、阴维脉。

2. 奇经八脉的功能

（1）沟通十二经脉之间的联系

1）督脉：督领诸阳经，统摄全身阳气和真元，为"阳脉之海"。

2）任脉：妊养诸阴经，总调全身阴气和精血，为"阴脉之海"。

3）冲脉：涵蓄十二经气血，有"十二经脉之海"和"血海"之称。

4）带脉：约束纵行诸条经脉。

5）维脉：阳维脉主一身之表，阴维脉主一身之里，阴阳维脉具有维系一身阴经和阳经的作用。

6）跷脉：阴阳跷脉主肢体两侧阴阳，调节下肢运动与寤寐。

（2）对十二经脉气血有蓄积、渗灌作用。

三、十五络脉

十五络脉的分布特点：

（1）十二经脉的别络在四肢肘膝关节以下本经络穴分出后，均走向与其相表里的经脉，阴经别络走向阳经，阳经别络走向阴经。

（2）任脉的别络从鸠尾分出后散布于腹部。

（3）督脉的别络从长强分出后散布于头，左右别走足太阳经。

（4）脾之大络从大包分出后散布于胸胁。

（5）浮络指浮行于浅表部位的络脉；孙络是络脉最细小的分支。

第二单元　经络的作用和经络学说的临床应用

本单元内容较为简单，考点也很局限，考生复习时通读了解即可。

一、经络的作用

1. 联系脏腑，沟通内外

（1）人体的五脏六腑、四肢百骸、五官九窍、皮肉筋骨等组织器官通过经络的联系而构成一个有机的整体，完成正常的生理活动。

（2）《灵枢·海论》曰："夫十二经脉者，内属于腑脏，外络于支节。"

2. 运行气血，营养全身

（1）经络是人体气血运行的通道，能将营养物质输布到全身各组织脏器，使脏腑组织得以营养，筋骨得以濡润，关节得以通利。

（2）《灵枢·本脏》指出："经脉者，所以行血气而营阴阳，濡筋骨，利关节者也。"

3. 抗御病邪，保卫机体

（1）营气行于脉中，卫气行于脉外，随经脉和络脉密布于周身，加强了机体的防御能力，起到了抗御外邪，保卫机体的作用。

（2）当疾病侵犯时，孙络和卫气发挥了重要的抗御作用。

二、经络学说的临床应用

1. 指导辨证归经

（1）中药治疗可通过经络，使药达病所，发挥作用。如麻黄入肺、膀胱经，故能发汗、平喘和利尿。

（2）"引经报使药"理论：治头痛，属太阳经的用羌活、属少阳经的用柴胡等。

2. 指导针灸治疗

（1）诊断方面：经络具有反映病候的特点。

（2）治疗方面：①指导针灸临床选穴。②指导刺灸方法的选用。

第三单元　腧穴的分类

本单元内容较少，复习时只需把这几个概念记住即可。

一、十四经穴

是指具有固定的位置和名称，且归属于十四经脉，这类腧穴具有与归属经脉密切相关的某些主治或作用规律，总数为 362 个。

二、奇穴

是指既有一定的名称，又有固定的位置，但尚未归入或不便归入十四经脉系统的腧穴，又称为"经外奇穴"。

三、阿是穴

既无固定名称，也无固定位置，只是以压痛点或病变局部或其他反应点等作为针灸施术的部位。

第四单元　腧穴的主治特点和规律

本单元内容以熟悉理解为主，单独考查的可能性不大。

一、主治特点

1. 近治作用　腧穴具有治疗其所在部位局部及邻近组织、器官病证的作用，是"腧穴所在，主治所在"规律的体现。如眼区的睛明、承泣、四白、球后各穴，均能治眼病等。

2. 远治作用　腧穴具有治疗其远隔部位的脏腑、组织器官病证的作用，是"经脉所过，主治所及"规律的反映。如合谷穴，不仅能治上肢病证，而且能治颈部和头面部病证等。

3. 特殊作用　某些腧穴具有双向的良性调整作用和相对特异的治疗作用。如天枢穴可治泄泻，又可治便秘等。

二、主治规律

1. 分经主治规律　某一经脉所属的腧穴均可治疗该经循行部位及其相应脏腑的病证。根据这一规律，后世医家有"宁失其穴，勿失其经"之说。

2. 任脉穴有回阳、固脱及强壮作用；督脉穴可治疗中风、昏迷、热病、头面病；而二经穴均可治疗神志病、脏腑病、妇科病。

第五单元　腧穴的定位方法

本单元虽然内容较少，但却是历年必考点，需对骨度分寸定位法了如指掌。体表解剖标志定位法和手指同身取穴法了解即可。

一、骨度分寸定位法

部位	起止点	折量寸	度量法	说明
头面部	前发际正中至后发际正中	12	直寸	用于确定头部腧穴的纵向距离
	眉间（印堂）至前发际正中	3	直寸	用于确定前头部腧穴的纵向距离
	两额角发际（头维）之间	9	横寸	用于确定头前部腧穴的横向距离
	耳后两乳突（完骨）之间	9	横寸	用于确定头后部腧穴的横向距离
胸腹胁部	胸骨上窝（天突）至剑胸结合中点（歧骨）	9	直寸	用于确定胸部任脉穴的纵向距离
	剑胸结合中点（歧骨）至脐中	8	直寸	用于确定上腹部腧穴的纵向距离
	脐中至耻骨联合上缘（曲骨）	5	直寸	用于确定下腹部腧穴的纵向距离
	两肩胛骨喙突内侧缘之间	12	横寸	用于确定胸部腧穴的横向距离
	两乳头之间	8	横寸	用于确定胸腹部腧穴的横向距离
	腋窝顶点至第 11 肋游离端（章门）	12	直寸	用于确定胁肋部腧穴的纵向距离
背腰部	肩胛骨内侧缘至后正中线	3	横寸	用于确定背腰部腧穴的横向距离
上肢部	腋前、后纹头至肘横纹（平尺骨鹰嘴）	9	直寸	用于确定上臂部腧穴的纵向距离
	肘横纹（平尺骨鹰嘴）至腕掌（背）侧远端横纹	12	直寸	用于确定前臂部腧穴的纵向距离
下肢部	耻骨联合上缘至髌底	18	直寸	用于确定大腿内侧部腧穴的纵向距离
	髌底至髌尖	2	直寸	/
	髌尖（膝中）至内踝尖	15	直寸	用于确定小腿内侧部腧穴的纵向距离
	胫骨内侧髁下方阴陵泉至内踝尖	13	直寸	用于确定小腿内侧部腧穴的纵向距离
	股骨大转子至腘横纹（平髌尖）	19	直寸	用于确定大腿部前外侧部腧穴的纵向距离
	臀沟至腘横纹	14	直寸	用于确定大腿后部腧穴的纵向距离
	腘横纹（平髌尖）至外踝尖	16	直寸	用于确定小腿外侧部腧穴的纵向距离
	内踝尖至足底	3	直寸	用于确定足内侧部腧穴的纵向距离

二、体表解剖标志定位法

1. 固定标志　是指各部位由骨节、肌肉所形成的突起、凹陷及五官轮廓、发际、指（趾）甲、乳头、肚脐等在自然姿势下可见的标志作为取穴标志。

2. 活动标志　是指利用关节、肌肉、皮肤，随活动而出现的孔隙、凹陷、皱纹等在活动姿势下才会出现的标志作为取穴标志。

三、手指同身寸取穴法

1. 中指同身寸　即以患者的中指屈曲时，中节桡侧两端纹头之间作为 1 寸。

2. 拇指同身寸　即指拇指的指间关节的宽度作为 1 寸。

3. 横指同身寸　即"一夫法"，也就是将食、中、环、小指相并，四横指为一夫，即四横指相并，以其中指第 2 节为准，量取四指的宽度作为 3 寸。

第六单元　手太阴肺经、穴

　　本单元虽然穴位较少，但是都为临床常用穴，所以考试出题的可能性比较大，对于穴位的定位和主治要点，都应熟记。另外经脉循行，万万不能忽略，此部分考题很频繁，每个单元都应注意。

一、经脉循行

　　起自中焦，向下联络大肠，返回胃的上口贯穿膈肌，入属肺脏，从肺系横行出胸壁外上方，走向腋下，沿上臂内侧，行手少阴心经、手厥阴心包经之前，下至肘中，沿前臂内侧桡骨尺侧缘下行，进入寸口，再沿大鱼际桡侧缘循行直达拇指末端。其支脉从腕后桡骨茎突上方分出，沿着食指桡侧直达食指末端。

二、主治概要

　　1. 胸、肺、咽喉部与肺脏有关病证　咳嗽、气喘、咽喉肿痛、咯血、胸痛等。

　　2. 经脉循行部位的其他病证　肩背痛、肘臂挛痛、手腕痛等。

三、常用腧穴的定位和主治要点

　　1. 尺泽

　　【定位】在肘区，肘横纹上，肱二头肌腱桡侧缘凹陷中。

　　【主治】①咳嗽、气喘、咯血、咽喉肿痛等肺系实热性病证；②肘臂挛痛；③急性吐泻、中暑、小儿惊风等急症。

　　2. 太渊

　　【定位】在腕前区，桡骨茎突与手舟骨之间，拇长展肌腱尺侧凹陷中。

　　【主治】①咳嗽、气喘、咽痛、胸痛等肺系疾患；②无脉症；③腕臂痛。

　　3. 列缺

　　【定位】在前臂，腕掌侧远端横纹上 1.5 寸，拇短伸肌腱和拇长展肌腱之间，拇长展肌腱沟的凹陷中。简便取穴法：两手虎口自然平直交叉，一手食指按在另一手桡骨茎突上，指尖下凹陷中是穴。

　　【主治】①咳嗽、气喘、咽喉肿痛等肺系病证；②头痛、齿痛、项强、口歪等头面部疾患；③手腕痛。

　　4. 鱼际

　　【定位】在手外侧，第 1 掌骨桡侧中点赤白肉际处。

　　【主治】①咳嗽、咯血、咽干、咽喉肿痛、失音等肺系病证；②掌中热；③小儿疳积。

　　5. 少商

　　【定位】在手指，拇指末节桡侧，指甲根角侧上方 0.1 寸（指寸）。

　　【主治】①咽喉肿痛、鼻衄等肺系实热证；②高热，昏迷，癫狂；③指肿，麻木。

第七单元　手阳明大肠经、穴

本单元重点穴位不多，合谷、曲池、手三里等常用穴应重点记忆。其他穴位也应熟悉。

一、经脉循行

起自食指桡侧端，沿食指桡侧上行，出于第1、2掌骨之间，进入两筋之中，沿前臂桡侧进入肘外侧，再沿上臂前外侧上行，至肩部向后与督脉在大椎穴处相交，然后向下进入锁骨上窝，联络肺脏，通过膈肌，入属大肠。其支脉从锁骨上窝走向颈部，通过面颊，进入下齿槽，沿口唇两旁，在人中处左右交叉，止于对侧鼻孔旁。

二、主治概要

1. 头面五官病　齿痛、咽喉肿痛、鼻衄、口眼歪斜、耳聋等。
2. 热病。
3. 神志病　昏迷、眩晕、癫狂等。
4. 肠胃病　腹胀、腹痛、肠鸣、泄泻等。
5. 皮肤病　瘾疹、痤疮、神经性皮炎等。
6. 经脉循行部位的其他病证　手臂酸痛、半身不遂、手臂麻木等。

三、常用腧穴的定位和主治要点

1. 商阳
【定位】在手指，食指末节桡侧，指甲根角侧上方0.1寸（指寸）。
【主治】①齿痛、咽喉肿痛等五官疾患；②热病、昏迷等热证、急症；③手指麻木。

2. 合谷
【定位】在手背，第2掌骨桡侧的中点处。
【主治】①头痛、目赤肿痛、鼻衄、齿痛、口歪、耳聋等头面五官诸疾；②发热恶寒等外感病证；③热病无汗或多汗；④经闭、滞产等妇产科病证；⑤上肢疼痛、不遂；⑥牙拔除术、甲状腺手术等口面五官及颈部手术针麻常用穴。

3. 手三里
【定位】在前臂，肘横纹下2寸处，阳溪穴与曲池穴连线上。
【主治】肩臂痛麻、上肢不遂等上肢病证。

4. 曲池
【定位】在肘区，屈肘成直角，在尺泽与肱骨外上髁连线中点处。
【主治】①手臂痹痛、上肢不遂等上肢病证；②热病；③眩晕；④腹痛、吐泻等肠胃病证；⑤咽喉肿痛、齿痛、目赤肿痛等五官热性病证；⑥瘾疹、湿疹、瘰疬等皮外科疾患；⑦癫狂。

5. 臂臑
【定位】在臂部，曲池上7寸，三角肌前缘处。
【主治】①肩臂疼痛；②瘰疬。

6. 迎香
【定位】在面部，鼻翼外缘中点旁，鼻唇沟中。
【主治】①鼻塞、鼽衄等鼻病；②口歪、面痒等面部病证；③胆道蛔虫症。

第八单元 足阳明胃经、穴

本单元穴位较多，应熟记几个常用穴的定位及主治，例如地仓、颊车、足三里、丰隆、内庭等。另要注意，虽然本经主治肠胃疾病，但是地仓、颊车等穴位对于中风引起的口部疾病也有很好的疗效。

一、经脉循行

起于鼻翼两侧，上行到鼻根部，与旁侧足太阳经交会，向下沿着鼻的外侧，进入上齿龈内，回出环绕口唇，向下交会于颏唇沟承浆处，再向后沿着口腮后下方，出于下颌大迎处，沿着下颌角颊车，上行耳前，经过上关，沿着发际，到达前额。分支：自大迎穴前方下行至人迎穴，沿喉咙向下，入缺盆，下行穿过膈肌，属胃，络脾。直行者：从缺盆沿乳房内侧下行，经脐旁到下腹部的气冲部。分支：从胃口分出，沿腹内下行，至气冲部与直行经脉相汇合。由此经髀关、伏兔穴下行，至膝关节中。再沿胫骨外侧前缘下行，经足背到第2足趾外侧端（厉兑穴）。分支：自膝下三寸处（足三里穴），下行到中趾外侧端。分支：从足背上冲阳穴分出，前行入足大趾内侧端（隐白穴），交于足太阴脾经。

二、主治概要

1. 胃肠病　食欲不振、胃痛、呕吐、噎膈、腹胀、泄泻、痢疾、便秘等。
2. 头面五官病　目赤痛痒、目翳、眼睑𥆧动。
3. 神志病　癫狂。
4. 热病。
5. 皮肤病　瘾疹、痤疮、神经性皮炎等。
6. 经脉循行部位的其他病证　下肢痿痹、转筋。

三、常用腧穴的定位和主治要点

1. 地仓
【定位】在面部，口角旁约0.4寸（指寸）。
【主治】口歪、流涎、面痛等局部病证。

2. 颊车
【定位】在面部，下颌角前上方一横指（中指），闭口咬紧牙时咬肌隆起，放松时按之凹陷处。
【主治】齿痛、牙关不利、颊肿、口角歪斜等局部病证。

3. 下关
【定位】在面部，颧弓下缘中央与下颌切迹之间凹陷中。
【主治】①牙关不利、面痛、齿痛、口歪等面口病证；②耳聋、耳鸣、聤耳等耳疾。

4. 头维
【定位】在头部，当额角发际直上0.5寸，头正中线旁开4.5寸。
【主治】头痛、眩晕、目痛、迎风流泪等头目病证。

5. 天枢
【定位】在腹部，横平脐中，前正中线旁开2寸。
【主治】①腹痛、腹胀、便秘、泄泻、痢疾等脾胃肠病证；②月经不调、痛经等妇科病证。

6. 归来

【定位】在下腹部，脐中下4寸，前正中线旁开2寸。

【主治】①小腹痛，疝气；②月经不调、带下、阴挺、闭经等妇科病证。

7. 足三里

【定位】在小腿外侧，犊鼻下3寸，胫骨前嵴外1横指处，犊鼻与解溪连线上。

【主治】①胃痛、呕吐、腹胀、泄泻、痢疾、便秘等脾胃肠病证；②下肢痿痹；③癫狂、心悸等神志病证；④乳痈、肠痈等外科疾患；⑤虚劳诸证，为强壮保健要穴。

8. 上巨虚

【定位】在小腿外侧，犊鼻下6寸，犊鼻与解溪连线上。

【主治】①肠鸣、腹痛、腹泻、便秘、肠痈等胃肠病证；②下肢痿痹。

9. 丰隆

【定位】在小腿外侧，外踝尖上8寸，胫骨前肌外缘；条口旁开1寸。

【主治】①头痛、眩晕、癫狂；②咳嗽、痰多等痰饮病证；③下肢痿痹；④腹胀、便秘。

10. 内庭

【定位】在足背，第2、3趾间，趾蹼缘后方赤白肉际处。

【主治】①胃痛、吐酸、泄泻、痢疾、便秘等胃肠病证；②足背肿痛，跖趾关节痛；③齿痛、咽喉肿痛、鼻衄等五官热性病证；④热病。

第九单元　足太阴脾经、穴

　　本单元要掌握脾经的循行及主治病证。三阴交、阴陵泉必须熟记，另外血海、隐白是临床常用穴也应熟悉。

一、经脉循行

　　起于足大趾内侧端，沿大趾内侧赤白肉际上行，经大趾本节后的第1跖趾关节后面，上行至内踝前，上小腿内侧，沿胫骨后缘上行，至内踝上8寸处走出足厥阴肝经之前，经膝股内侧前缘至冲门穴，进入腹部，属脾络胃，向上通过横膈，夹食管旁，连于舌根，散于舌下。分支：从胃部分出，向上通过横膈，流注心中，与手少阴心经相接。

二、主治概要

　　1. 脾胃病　胃痛、呕吐、腹痛、泄泻、便秘等。

　　2. 妇科病　月经过多、崩漏等。

　　3. 前阴病　阴挺、不孕、遗精、阳痿等。

　　4. 经脉循行部位的其他病证　下肢痿痹、胸胁痛等。

三、常用腧穴的定位及主治要点

　　1. 隐白

【定位】在足趾，大趾末节内侧，趾甲根角侧后方0.1寸（指寸）。

【主治】①月经过多、崩漏等妇科病证；②癫狂、多梦。

　　2. 公孙

【定位】在跖区，第1跖骨基底部的前下方赤白肉际处。

【主治】①胃痛、呕吐、腹痛、肠鸣腹胀、痢疾等脾胃肠腑病证；②心烦、失眠、狂证等神志病证；③逆气里急、气上冲心（奔豚气）等冲脉病证。

3. 三阴交

【定位】在小腿内侧，内踝尖上 3 寸，胫骨内侧缘后际。

【主治】①肠鸣腹胀、腹泻等脾胃病证；②月经不调、带下、阴挺、不孕、滞产等妇产科病证；③遗精、阳痿、遗尿等生殖泌尿系统疾患；④心悸，失眠，眩晕；⑤下肢痿痹；⑥湿疹，荨麻疹。

4. 阴陵泉

【定位】在小腿内侧，胫骨内侧髁下缘与胫骨内侧缘之间的凹陷中。

【主治】①腹胀、泄泻、水肿、黄疸等脾湿证；②小便不利、遗尿、癃闭等泌尿系统疾患；③膝痛、下肢痿痹等下肢病证；④阴部痛、痛经、带下、遗精等妇科和男科病证。

5. 血海

【定位】在股前区，髌底内侧端上 2 寸，股内侧肌隆起处。

【主治】①月经不调、痛经、经闭、崩漏；②瘾疹、湿疹、丹毒、皮肤瘙痒。

第十单元 手少阴心经、穴

本单元穴位考试中涉及较少，熟悉手少阴心经的主治要点，通里、神门这两个穴位了解即可。

一、经脉循行

起自心中，出属心系，向下通过膈肌，联络小肠。其分支从心系向上夹食管连于目系；其直行主干又从心系上肺，向下斜出于腋下，沿上肢内侧后缘，走手太阴、手厥阴经之后至肘中，沿前臂内侧后缘，到手掌后豌豆骨突起处进入掌内后边，沿小指桡侧到达其末端。

二、主治概要

1. 心、胸、神志病 心痛、心悸、癫狂痫等。

2. 经脉循行部位的其他病证 肩臂疼痛、胁肋疼痛、腕臂痛等。

三、常用腧穴的定位和主治要点

1. 少海

【定位】在肘前区，横平肘横纹，肱骨内上髁前缘。

【主治】①心痛、癔症等心病、神志病；②肘臂挛痛、麻木，手颤；③瘰疬。

2. 阴郄

【定位】在前臂前区，腕掌侧远端横纹上 0.5 寸，尺侧腕屈肌腱的桡侧缘。

【主治】①心痛、惊恐等心病；②吐血，衄血。

3. 通里

【定位】在前臂前区，腕掌侧远端横纹上 1 寸，尺侧腕屈肌腱的桡侧缘。

【主治】①心悸、怔忡等心病；②舌强不语，暴喑；③腕臂痛。

4. 神门

【定位】在腕前区，腕掌侧远端横纹尺侧端，尺侧腕屈肌腱的桡侧凹陷处。

【主治】心痛、心烦、惊悸、怔忡、健忘、失眠、痴呆、癫狂痫等心与神志病证。

5. 少冲

【定位】在手指，小指末节桡侧，指甲根角侧上方 0.1 寸（指寸）。

【主治】①心悸、心痛、癫狂昏迷等心与神志病证；②热病。

第十一单元 手太阳小肠经、穴

本单元穴位考试较少涉及，主要应记住手太阳小肠经的主治要点，少泽、后溪、听宫这三个穴位应多加留意。听宫为治疗耳鸣、耳聋的常用穴。

一、经脉循行

起于小指尺侧端，沿手背外侧至腕部，出于尺骨茎突，直上沿着前臂外侧后缘，到肩关节后面，绕肩胛部，交会于大椎，入缺盆，络心，沿食管，穿过膈肌，到达胃部，下行，属小肠。一分支从缺盆出，沿颈部上行到面颊，至目外眦后，退行进入耳中。另一分支是从面颊部分出，向上行于眼下，至目内眦，而又斜行络于颧骨部。

二、主治概要

1. 头面五官病　头痛、目翳、咽喉肿痛等。
2. 热病。
3. 神志病　昏迷、发热、疟疾等。
4. 经脉循行部位的其他病证　项背强痛、腰背痛、手指及肘臂挛痛等。

三、常用腧穴的定位和主治要点

1. 少泽

【定位】在手指，小指末节尺侧，指甲根角侧上方0.1寸（指寸）。

【主治】①乳痈、乳少等乳疾；②昏迷、热病等急症、热证；③头痛、目翳、咽喉肿痛等头面五官病证。

2. 后溪

【定位】在手内侧，第5掌指关节尺侧近端赤白肉际凹陷中。

【主治】①头项强痛、腰背痛、手指及肘臂挛痛等痛证；②癫狂痫。

3. 养老

【定位】在前臂后区，腕背横纹上1寸，尺骨头桡侧凹陷中。

【主治】①肩、背、肘、臂酸痛，急性腰痛等痛证；②目视不明，头痛。

4. 天宗

【定位】在肩胛区，肩胛冈中点与肩胛骨下角连线上1/3与下2/3交点凹陷中。

【主治】①肩胛疼痛、肩背部损伤等局部病证；②乳痈；③气喘。

5. 听宫

【定位】在面部，耳屏正中与下颌骨髁突之间的凹陷中。

【主治】①耳鸣、耳聋、聤耳等耳疾；②齿痛；③癫狂痫。

第十二单元 足太阳膀胱经、穴

本经需掌握经络的主治要点，主要穴位的定位及主治要点应多花时间加以复习。委中、昆仑这两个穴位应多加留意。

一、经脉循行

起于目内眦，上达额部，与督脉交会于头顶。分支从头顶部分出，到耳上角部。直行经脉从头顶部入颅腔，络脑，再分左右沿肩胛内侧、脊柱两旁，到达腰部，进入脊柱旁肌肉，入内络肾，属膀胱。一支从腰部分出，沿脊柱两旁下行，穿过臀部，从大腿后侧外缘下行至腘窝中。另一分支从项分出下行，经肩胛内侧，穿过脊旁肌肉，经过髋关节部，经大腿后侧至腘窝中与前一支脉会合，然后下行穿过腓肠肌，出走于足外踝后，沿第5跖骨粗隆至小趾外侧端，与足少阴肾经相接。

二、主治概要

1. 脏腑病证　十二脏腑及其相关组织器官病证。

2. 神志病　癫、狂、痫等。

3. 头面五官病　头痛、鼻塞、鼻衄等。

4. 经脉循行部位的其他病证　项、背、腰、下肢病证等。

三、常用腧穴的定位和主治要点

1. 睛明

【定位】在面部，目内眦内上方眶内侧壁凹陷中。

【主治】①目赤肿痛、流泪、视物不明、目眩、等目疾；②急性腰扭伤，坐骨神经痛。

2. 攒竹

【定位】在面部，眉头凹陷中，额切迹处。

【主治】①头痛，眉棱骨痛；②眼睑𥆧动、眼睑下垂、口眼歪斜、目视不明、流泪、目赤肿痛等眼疾；③呃逆；④急性腰扭伤。

3. 天柱

【定位】在颈后区，横平第2颈椎棘突上际，斜方肌外缘凹陷中。

【主治】①后头痛、项强、肩背痛；②眩晕、咽喉肿痛、鼻塞、目赤肿痛、近视。

4. 肺俞

【定位】在脊柱区，第3胸椎棘突下，后正中线旁开1.5寸。

【主治】①咳嗽、气喘、咯血等肺疾；②骨蒸潮热、盗汗等阴虚病证；③皮肤瘙痒、瘾疹等皮肤病。

5. 心俞

【定位】在脊柱区，第5胸椎棘突下，后正中线旁开1.5寸。

【主治】①心痛、惊悸、失眠、健忘、癫痫等心神病证；②遗精、盗汗。

6. 膈俞

【定位】在脊柱区，第7胸椎棘突下，后正中线旁开1.5寸。

【主治】①呕吐、呃逆、气喘等上逆之证；②贫血、吐血、便血等血证；③瘾疹、皮肤瘙痒等皮肤病证。

7. 肝俞

【定位】在脊柱区，第9胸椎棘突下，后正中线旁开1.5寸。

【主治】①黄疸、胁痛等肝胆病证；②目赤、目视不明、夜盲、迎风流泪等目疾；③癫狂痫；④脊背痛。

8. 脾俞

【定位】在脊柱区，第11胸椎棘突下，后正中线旁开1.5寸。

【主治】①腹胀、纳呆、呕吐、腹泻、痢疾、便血、水肿等脾胃肠腑病证；②多食善饥，身体消瘦；③背痛。

9. 肾俞

【定位】在脊柱区，第2腰椎棘突下，后正中线旁开1.5寸。

【主治】①头晕、耳鸣、耳聋等肾虚病证；②遗尿、遗精、阳痿、早泄、不育等泌尿生殖系疾患；③月经不调、带下、不孕等妇科病证；④腰痛；⑤慢性腹泻。

10. 大肠俞

【定位】在脊柱区，第4腰椎棘突下，后正中线旁开1.5寸。

【主治】①腰腿痛；②腹胀、腹泻、便秘等胃肠病证。

11. 次髎

【定位】在骶区，正对第2骶后孔中。

【主治】①月经不调、痛经、带下等妇科病证；②小便不利；③遗精、疝气等男科病证；④腰骶痛，下肢痿痹。

12. 委中

【定位】在膝后区，腘横纹中点。

【主治】①腰背痛、下肢痿痹等腰及下肢病证；②腹痛、急性吐泻等急症；③丹毒、皮肤瘙痒、疔疮。

13. 承山

【定位】在小腿后区，腓肠肌两肌腹与肌腱交角处。

【主治】①腰腿拘急、疼痛；②痔疾，便秘。

14. 昆仑

【定位】在踝区，外踝尖与跟腱之间的凹陷中。

【主治】①后头痛，项强，腰骶疼痛，足踝肿痛；②癫痫；③滞产。

15. 申脉

【定位】在踝区，外踝尖直下，外踝下缘与跟骨之间凹陷中。

【主治】①头痛、眩晕；②癫狂痫、失眠等神志病证；③腰腿酸痛。

16. 至阴

【定位】在足趾，小趾末节外侧，趾甲根角侧后方0.1寸（指寸）。

【主治】①胎位不正，滞产；②头痛，目痛，鼻塞，鼻衄。

第十三单元　足少阴肾经、穴

本单元穴位较少，在复习时应掌握诀窍。肾经的主治肯定为肾部的疾病，即妇科病、前阴病、肾脏病等。涌泉、照海、太溪这三个穴位应重点记忆。

一、经脉循行

起于足小趾下，斜走足心，出于舟骨粗隆下，沿内踝后，分支进入足跟；再向上行于小腿肚内侧，出于腘窝内侧，上经大腿内侧后缘，通向脊柱，属于肾脏，联络膀胱。肾脏直行之脉向上通过肝和横膈，进入肺中，沿着喉咙，夹于舌根两侧。肺部支脉联络心脏，流注胸中，与手厥阴心包经相接。

二、主治概要

1. 头和五官病　头痛、目眩、咽喉肿痛、齿痛、耳聋、耳鸣等。

2. 妇科病，前阴病　月经不调、遗精、阳痿、小便频数等。

3. 经脉循行部位的其他病证　下肢厥冷、内踝肿痛等。

三、常用腧穴的定位和主治要点

1. 涌泉

【定位】在足底，屈足卷趾时足心最凹陷中。约当足底第2、3趾蹼缘与足跟连线的前1/3与后2/3交点凹陷中。

【主治】①昏厥、中暑、小儿惊风、癫狂痫、头痛、头晕、目眩、失眠等急症及神志病证；②咯血、咽喉肿痛、喉痹、失音等肺系病证；③大便难，小便不利；④奔豚气；⑤足心热。

2. 照海

【定位】在踝区，内踝尖下1寸，内踝下缘边际凹陷中。

【主治】①癫痫、失眠等神志病证；②咽喉干痛、目赤肿痛等五官热性病证；③月经不调、痛经、带下、阴挺、阴痒等妇科病证；④小便频数，癃闭。

3. 太溪

【定位】在踝区，内踝尖与跟腱之间的凹陷中。

【主治】①头痛、目眩、失眠、健忘、遗精、阳痿等肾虚证；②咽喉肿痛、齿痛、耳鸣、耳聋等阴虚性五官病证；③咳嗽、咯血、胸痛等肺系疾患；④消渴，小便频数，便秘；⑤腰脊痛，下肢厥冷，内踝肿痛；⑥月经不调。

4. 复溜

【定位】在小腿内侧，太溪穴上2寸，当跟腱的前缘。

【主治】①水肿、腹胀、腹泻等胃肠病证；②水肿、汗证（盗汗、无汗或多汗）等津液输布失调病证；③腰脊强痛，下肢痿痹。

5. 阴谷

【定位】在膝后区，腘横纹上，半腱肌肌腱外侧缘。

【主治】①阳痿，月经不调，崩漏，疝气，阴中痛，癃闭；②膝股内侧痛。

第十四单元　手厥阴心包经、穴

本单元重点掌握曲泽、内关穴位定位和主治要点。其他几个穴位也应稍加留意。

一、经脉循行

起于胸中，属于心包，贯穿横膈，联络上、中、下三焦。其分支从胸中分出，到达两胁部，在腋下3寸的部位向上至腋窝下，沿上臂内侧，于手太阴、手少阴之间进入肘中，下行前臂两筋之间，进入掌中，沿中指到达其末端；另一支脉从掌中分出，止于无名指尺侧末端。

二、主治概要

1. 心胸、神志病　心痛、心悸、心烦、胸闷、癫狂痫等。

2. 胃腑病证　胃痛、呕吐等。

3. 经脉循行部位的其他病证　上臂内侧痛、肘臂挛麻、腕痛、掌中热等。

三、常用腧穴的定位和主治要点

1. 曲泽

【定位】在肘前区，肘横纹上，肱二头肌腱的尺侧缘凹陷中。

【主治】①心痛、心悸、善惊等心系病证；②胃痛、呕血、呕吐等胃腑热性病证；③热病，中暑；④肘臂挛痛，上肢颤动。

2. 郄门

【定位】在前臂前区，腕掌侧远端横纹上 5 寸，掌长肌腱与桡侧腕屈肌腱之间。

【主治】①心痛、心悸、心烦、胸痛等心胸病证；②咯血、呕血、衄血等血证；③疔疮；④癫痫。

3. 内关

【定位】在前臂前区，腕掌侧远端横纹上 2 寸，掌长肌腱与桡侧腕屈肌腱之间。

【主治】①心痛、胸闷、心悸等心胸病证；②胃痛、呕吐、呃逆等胃腑病证；③中风，偏瘫，眩晕，偏头痛；④失眠、郁证、癫狂痫等神志病证；⑤肘臂挛痛。

4. 劳宫

【定位】在掌区，横平第 3 掌指关节近端，第 2、3 掌骨之间偏于第 3 掌骨。简便取穴法：半握拳，中指尖下是穴。

【主治】①中风昏迷、中暑等急症；②心痛、烦闷、癫狂痫等心与神志疾患；③口疮，口臭。

第十五单元　手少阳三焦经、穴

本单元可通过三焦经的主治概要来推断各个穴位的主治要点。肩髎、翳风、丝竹空可多加留意。

一、经脉循行

起自无名指尺侧端，上出于四、五两指之间，沿手背至腕部，向上经尺、桡两骨之间通过肘尖部，沿上臂后到肩部，交出足少阳胆经后，前行进入缺盆，分布于胸中，散布络于心包，向下贯穿膈肌，其分支从两乳之间处分出，向上浅出于锁骨上窝，经颈至耳后，上行出耳上角，然后屈曲向下至面颊及眼眶下部。另一支脉从耳后进入耳中，出行至耳前，在面颊部与前条支脉相交，到达外眼角。

二、主治概要

1. 头面五官病　头、目、耳、颊、咽喉病等。

2. 热病。

3. 胸胁病。

4. 经脉循行部位的其他病证　肩臂外侧痛，上肢挛急、麻木、不遂等。

三、常用腧穴的定位和主治要点

1. 中渚

【定位】在手背，第 4、5 掌骨间，第 4 掌指关节近端凹陷中。

【主治】①头痛、耳鸣、耳聋、目赤、喉痹等头面五官病证；②肩背肘臂酸痛，手指不能屈伸。

2. 支沟

【定位】在前臂后区，腕背侧远端横纹上 3 寸，尺骨与桡骨间隙中点。

【主治】①便秘；②耳鸣，耳聋，暴喑；③胁肋疼痛。

3. 外关

【定位】在前臂后区，腕背侧远端横纹上 2 寸，尺骨与桡骨间隙中点。

【主治】①热病；②头痛、目赤肿痛、耳鸣、耳聋等头面五官病证；③胁肋痛；④上肢痿痹不遂。

4. 肩髎

【定位】在三角肌区，肩峰角与肱骨大结节两骨间凹陷中。

【主治】①肩臂挛痛不遂；②风疹。

5. 翳风

【定位】在颈部，耳垂后方，乳突下端前方凹陷中。

【主治】①耳鸣、耳聋等耳疾；②口歪、牙关紧闭、颊肿等面、口病证；③瘰疬。

6. 丝竹空

【定位】在面部，眉梢凹陷处。

【主治】①癫痫；②头痛、眩晕、目赤肿痛、眼睑瞤动等头目病证；③齿痛。

第十六单元　足少阳胆经、穴

本单元要掌握胆经的循行分布以及几个主要穴位的定位主治，环跳的定位以及阳陵泉、风池、悬钟的主治应重点记忆。在记忆穴位的主治时，只需把几个主要的特点记住即可。

一、经脉循行

起于目外眦，向上到额角，返回下行至耳后，沿颈项部至肩上，下缺盆。耳部支脉：从耳后入耳中，出走耳前，到目外眦后。外眦部支脉，从目外眦分出，下行至大迎穴附近，与手少阳三焦经相合，至眼眶下；下边过颊车，下颈，与前入缺盆的支脉相合，入胸过膈，络肝属胆，再沿胁肋内下行至腹股沟动脉部，经过外阴部毛际横行入髋关节部；直行经脉，从缺盆下向腋下，沿胸侧过季胁，与前支脉会于髋关节部，向下沿大腿外面，出膝外侧，下向腓骨头前，下抵绝骨穴，出外踝前，沿足背，止于第4趾外侧端。足背部支脉：从足临泣处分出，沿第1、2跖骨之间，至大趾端与足厥阴经相接。

二、主治概要

1. 头面五官病　侧头、目、耳、咽喉病等。

2. 肝胆病　黄疸、口苦、胁痛等。

3. 热病。

4. 神志病　癫狂等。

5. 胸胁病。

6. 经脉循行部位的其他病证　下肢痹痛、麻木、不遂等。

三、常用腧穴的定位和主治要点

1. 阳白

【定位】在头部，眉上1寸，瞳孔直上。

【主治】①头痛，眩晕；②眼睑瞤动，眼睑下垂，口眼歪斜；③目赤肿痛、视物模糊等目疾。

2. 听会

【定位】在面部，耳屏间切迹与下颌骨髁突之间的凹陷中。

【主治】①耳鸣、耳聋、聤耳等耳疾；②齿痛，口歪，面痛。

3. 风池

【定位】在颈后区，枕骨之下，胸锁乳突肌上端与斜方肌上端之间的凹陷中。

【主治】①头痛、眩晕、中风、癫痫等内风所致的病证；②感冒、热病、口歪等外风所致的病证；③目赤肿痛、视物不明、鼻塞、衄衊、咽痛等五官病证；④颈项强痛。

4. 环跳

【定位】在臀区，股骨大转子最凸点与骶管裂孔连线的外 1/3 与内 2/3 交点处。

【主治】①腰腿痛、下肢痿痹、半身不遂等腰腿疾患；②风疹。

5. 风市

【定位】在股部，髌底上 7 寸；直立垂手，掌心贴于大腿时，中指尖所指凹陷中，髂胫束后缘。

【主治】①下肢痿痹、麻木，半身不遂；②遍身瘙痒。

6. 阳陵泉

【定位】在小腿外侧，腓骨小头前下方凹陷中。

【主治】①黄疸、胁痛、口苦、呕吐、吞酸等肝胆及胃病证；②膝肿痛，下肢痿痹、麻木；③小儿惊风。

7. 悬钟

【定位】在小腿外侧，外踝尖上 3 寸，腓骨前缘。

【主治】①痴呆、中风、半身不遂等髓海不足疾患；②颈项强痛，胸胁满痛，下肢痿痹，脚气。

8. 丘墟

【定位】在踝区，外踝的前下方，趾长伸肌腱的外侧凹陷中。

【主治】①目赤肿痛、目生翳膜等目疾；②下肢痿痹、颈项痛、腋下肿、胸胁痛、外踝肿痛、足内翻、足下垂等病证；③疟疾。

9. 足临泣

【定位】在足背，第 4、5 跖骨底结合部的前方，第 5 趾长伸肌腱外侧凹陷中。

【主治】①偏头痛、目赤肿痛、胁肋疼痛、足跗疼痛等痛证；②月经不调，乳痈；③瘰疬；④疟疾。

第十七单元　足厥阴肝经、穴

本单元主要掌握肝经的主治概要，太冲的主治病证。另外经脉的循行分布也应注意。

一、经脉循行

从大趾背毫毛部开始，向上沿着足背内侧上行，离内踝 8 寸处交出足太阴脾经之后，上膝腘内侧，沿着大腿内侧，进入阴毛中，环绕阴部，至小腹，夹胃旁边，属于肝，络于胆，向上通过膈肌，分布胁肋部，沿气管之后，向上进入喉头部，连接目系，上行出于额部，与督脉交会于头顶。一条支脉从目系下向颊里，环绕唇内。另一支脉从肝分出，通过膈肌，向上流注于肺。

二、主治概要

1. 肝胆病　黄疸，胸胁胀痛，呕逆及肝风内动所致的中风、头痛、眩晕、惊风等。

2. 妇科病、前阴病　月经不调、痛经、崩漏、带下、遗尿、小便不利等。

3. 经脉循行部位的其他病证　下肢痿痛、麻木、不遂等。

三、常用腧穴的定位和主治要点

1. 大敦

【定位】在足趾，足大趾末节外侧，趾甲根角侧后方0.1寸（指寸）。

【主治】①疝气，少腹痛；②遗尿、癃闭、五淋、尿血等泌尿系病证；③月经不调、崩漏、阴缩、阴中痛、阴挺等月经病及前阴病证；④癫痫，善寐。

2. 行间

【定位】在足背，第1、2趾间，趾蹼缘后方赤白肉际处。

【主治】①中风、癫痫、头痛、目眩、目赤肿痛、青盲、口歪等肝经风热病证；②月经不调、痛经、闭经、崩漏、带下等妇科经带病证；③阴中痛，疝气；④遗尿、癃闭、五淋等泌尿系病证。

3. 太冲

【定位】在足背，第1、2跖骨间，跖骨底结合部前方凹陷中，或触及动脉搏动。

【主治】①中风、癫狂痫、小儿惊风、头痛、眩晕、耳鸣、目赤肿痛、口歪、咽痛等肝经风热病证；②月经不调、痛经、经闭、崩漏、带下、难产等妇科病证；③黄疸、胁痛、腹胀、呕逆等肝胃病证；④癃闭，遗尿；⑤下肢痿痹，足跗肿痛。

4. 期门

【定位】在胸部，第6肋间隙，前正中线旁开4寸。

【主治】①胸胁胀痛、呕吐、吞酸、呃逆、腹胀等肝胃病证；②奔豚气；③乳痈。

第十八单元　督脉经、穴

> 本单元重点熟悉腰阳关、大椎、水沟、印堂和百会的主治。督脉的循行分布了解即可。

一、经脉循行

督脉，起于小腹内，下出会阴，后行于腰背正中，循脊柱上行，经项部至风府穴，进入脑内，上行至颠顶，沿前额下行鼻柱，止于上唇系带处。

二、主治概要

1. 脏腑病　五脏六腑相关病证。

2. 神志病　失眠、健忘、癫痫、昏迷、发热、中暑、惊厥等。

3. 热病。

4. 头面五官病　头痛，眩晕，口、齿、鼻、目等疾患。

5. 经脉循行部位的其他病证　头项、脊背、腰骶疼痛，下肢痿痹等。

三、常用腧穴的定位和主治要点

1. 腰阳关

【定位】在脊柱区，第4腰椎棘突下凹陷中，后正中线上。

【主治】①腰骶疼痛，下肢痿痹；②月经不调、赤白带下等妇科病证；③遗精、阳痿等男科病证。

2. 大椎

【定位】在脊柱区，第7颈椎棘突下凹陷中，后正中线上。

【主治】①疟疾、恶寒发热等外感病证；②骨蒸潮热；③癫狂痫证、小儿惊风等神志病证；④项强，脊痛；⑤风疹，痤疮。

3. 哑门

【定位】在颈后区，第2颈椎棘突上际凹陷中，后正中线上。

【主治】①暴喑，舌强不语；②癫狂痫、癔症等神志病证；③头痛，颈项强痛。

4. 百会

【定位】在头部，前发际正中直上5寸。

【主治】①痴呆、中风、失语、癔症等神志病证；②头风、头痛、眩晕、耳鸣等头面病证；③脱肛、阴挺、胃下垂等气虚下陷证。

5. 神庭

【定位】在头部，前发际正中直上0.5寸。

【主治】①癫狂痫，不寐，惊悸；②头痛，眩晕，目赤，目翳，鼻渊，鼻衄。

6. 水沟

【定位】在面部，人中沟的上1/3与下2/3交点处。

【主治】①昏迷、晕厥、中风、休克等急症，为急救要穴之一；②癔症、癫狂痫、急慢惊风等神志病证；③鼻塞、面肿、口歪等面鼻口部病证；④闪挫腰痛。

7. 印堂

【定位】在头部，两眉毛内侧端中间的凹陷中。

【主治】①不寐，健忘，痴呆，痫病，小儿惊风；②头痛，眩晕，鼻渊，鼻衄，鼻鼽。

第十九单元　任脉经、穴

本单元穴位均为临床常用穴，所以在考试中也较容易出现。在复习时应对每个穴位的定位及典型的主治病证熟悉掌握。另外需要注意神阙、廉泉、承浆在中风治疗上的运用。

一、经脉循行

起于小腹内，下出会阴部，向上行于阴毛部，沿着腹内，向上经过关元等穴，到达咽喉部，再上行环绕口唇，经过面部，进入目眶下。

二、主治概要

1. 脏腑病　腹部、胸部相关内脏病。

2. 妇科病、前阴病　月经不调、痛经、崩漏、带下、遗精、阳痿、小便不利、遗尿等。

3. 颈及面口病　瘿气、梅核气、咽喉肿痛、暴喑、口歪、齿痛等。

4. 神志病　癫痫、失眠等。

5. 虚证　部分腧穴有强壮作用，主治虚劳、虚脱等病证。

6. 胸腹局部病证。

三、常用腧穴的定位和主治要点

1. 中极

【定位】在下腹部，脐中下4寸，前正中线上。

【主治】①遗尿、小便不利、癃闭等泌尿系病证；②遗精、阳痿、不育等男科病证；③月经不调、崩漏、阴挺、阴痒、不孕、产后恶露不止、带下等妇科病证。

2. 关元

【定位】在下腹部，脐中下 3 寸，前正中线上。

【主治】①中风脱证、虚劳冷惫、羸瘦无力等元气虚损病证。②少腹疼痛，疝气。③腹泻、痢疾、脱肛、便血等肠腑病证。④五淋、尿血、尿闭、尿频等泌尿系病证。⑤遗精、阳痿、早泄、白浊等男科病。⑥月经不调、痛经、经闭、崩漏、带下、阴挺、恶露不尽、胞衣不下等妇科病证。⑦保健灸常用穴。

3. 气海

【定位】在下腹部，脐中下 1.5 寸，前正中线上。

【主治】①虚脱、形体羸瘦、脏气衰惫、乏力等气虚病证；②水谷不化、绕脐疼痛、腹泻、痢疾、便秘等肠腑病证；③小便不利、遗尿等泌尿系病证；④遗精、阳痿、疝气；⑤月经不调、痛经、经闭等妇科病证；⑥保健灸常用穴。

4. 神阙

【定位】在脐区，脐中央。

【主治】①虚脱、中风脱证等元阳暴脱证；②腹痛、腹胀、腹泻、痢疾、便秘等肠腑病证；③水肿，小便不利；④保健灸常用穴。

5. 中脘

【定位】在上腹部，脐中上 4 寸，前正中线上。

【主治】①胃痛、腹胀、纳呆、呕吐、吞酸、呃逆、小儿疳疾等脾胃病证；②黄疸；③癫狂痫、脏躁、失眠等神志病。

6. 膻中

【定位】在胸部，横平第 4 肋间隙，前正中线上。

【主治】①咳嗽、气喘、胸闷等胸中气机不畅的病证；②产后乳少、乳痈、乳癖等胸乳病证。

7. 廉泉

【定位】在颈前区，喉结上方，舌骨上缘凹陷中，前正中线上。

【主治】中风失语、暴喑、吞咽困难、舌缓流涎、口舌生疮、喉痹等咽喉口舌病证。

8. 承浆

【定位】在面部，颏唇沟的正中凹陷处。

【主治】①口歪、齿龈肿痛、流涎面肿等口面部病证；②暴喑；③癫痫。

第二十单元　常用奇穴

经外奇穴是针灸学常考的内容，对于几个重点穴位，如四神聪、十宣、四缝、膝眼的定位、主治及特点都应掌握。其余穴位通读了解即可。

1. 四神聪

【定位】在头部，百会前后左右各旁开 1 寸，共 4 穴。

【主治】①头痛，眩晕；②失眠、健忘、癫痫等神志病证。

2. 太阳

【定位】在头部，当眉梢与目外眦之间，向后约一横指的凹陷处。

【主治】①头痛；②目疾；③面瘫，面痛。

3. 夹脊

【定位】在脊柱区，第1胸椎至第5腰椎棘突下两侧，后正中线旁开0.5寸，一侧17穴。

【主治】上胸部的穴位治疗心肺、上肢疾病；下胸部的穴位治疗胃肠疾病；腰部的穴位治疗腰腹及下肢疾病。

4. 四缝

【定位】在手指，第2~5指掌面的近侧指间关节横纹的中央，一手4穴。

【主治】①小儿疳积；②百日咳。

5. 十宣

【定位】在手指，十指尖端，距指甲游离缘0.1寸（指寸），左右共10穴。

【主治】①昏迷；②癫痫；③高热，咽喉肿痛；④手指麻木。

6. 膝眼

【定位】屈膝，在髌韧带两侧凹陷处，在内侧的称为内膝眼，在外侧的称为外膝眼。

【主治】①膝痛，腿痛；②脚气。

7. 胆囊

【定位】在小腿外侧，腓骨小头直下2寸。

【主治】①急慢性胆囊炎、胆石症，胆道蛔虫症等胆腑病证；②下肢痿痹。

8. 阑尾

【定位】在小腿前侧上部，当犊鼻下5寸，胫骨前缘旁开一横指。

【主治】①急、慢性阑尾炎；②下肢痿痹。

第二十一单元　毫针刺法

本单元考点较少，主要熟悉针刺补泻的方法及其内容，了解几种进针方法和针刺角度以及针刺的异常处理。

一、针刺准备

1. 仰卧位　适宜于取头、面、胸、腹部腧穴和上下肢部分腧穴。

2. 侧卧位　适宜于取身体侧面少阳经腧穴和上、下肢部分腧穴。

3. 俯卧位　适宜于头、项、脊背、腰骶部腧穴和下肢背侧及上肢部分腧穴。

4. 仰靠坐位　适宜于取前头、颜面和颈前等部位的腧穴。

5. 俯伏坐位　适宜于取后头和项、背部的腧穴。

6. 侧伏坐位　适宜于取头部的一侧、面颊及耳前后部位的腧穴。

二、进针方法

1. 指切进针法　又称爪切进针法，用押手拇指或食指端切按在腧穴位置的旁边，刺手持针，紧靠手指甲面将针刺入腧穴。此法适宜于短针的进针。

2. 夹持进针法　又称骈指进针法，即用押手拇、食二指持捏消毒干棉球，夹住针身下端，将针尖固定在所刺腧穴的皮肤表面位置，刺手捻动针柄，将针刺入腧穴。此法适用于长针的进针。

3. 舒张进针法　用押手拇、食二指将所刺腧穴部位的皮肤向两侧撑开，使皮肤绷紧，刺手持针，使针从押手拇、食二指的中间刺入。此法主要用于皮肤松弛部位的腧穴。

4. 提捏进针法　用押手拇、食二指将针刺腧穴部位的皮肤捏起，刺手持针，从捏起的上端将针刺入。此法主要用于皮肉浅薄部位的腧穴进针，如印堂穴。

三、针刺角度

1. 直刺　针身与皮肤表面成90°左右垂直刺入。此法适用于人体大部分腧穴。

2. 斜刺　针身与皮肤表面成45°左右倾斜刺入。此法适用于肌肉较浅薄处或内有重要脏器或不宜于直刺、深刺的腧穴。

3. 平刺　即横刺、沿皮刺，针身与皮肤表面成15°左右沿皮刺入。此法适用于皮薄肉少部位的腧穴，如头部的腧穴等。

四、行针与得气

1. 行针的基本手法

(1) 提插法：将针刺入腧穴的一定深度后，使针在穴内进行上、下进退的操作方法。使针从浅层向下刺入深层为插；由深层向上退到浅层为提。行针时提插的幅度大、频率快，刺激量就大；反之，提插的幅度小、频率慢，刺激量就小。

(2) 捻转法：将针刺入腧穴的一定深度后，以右手拇指和中、食二指持住针柄，进行一前一后地来回旋转捻动的操作方法。捻转角度大、频率快、用力重，其刺激量就大；反之，刺激量就小。

2. 得气的概念与临床意义

(1) 概念：得气，古称"气至"，近称"针感"，是指毫针刺入腧穴一定深度后，施以提插或捻转等行针手法，使针刺部位获得"经气"感应，谓之得气。

(2) 临床意义：是施行针刺产生治疗作用的关键，是判断患者经气盛衰、取穴准确与否的依据，是施行守气、行气和补泻手法的基础，得气与否、气至的迟速，不仅关系针刺的治疗效果，而且可以借此窥测疾病的预后。

五、针刺补泻

1. 捻转补泻

(1) 补法：针下得气后，捻转角度小，用力轻，频率慢，操作时间短，结合拇指向前、食指向后者为补法。

(2) 泻法：针下得气后，捻转角度大，用力重，频率快，操作时间长，结合拇指向后、食指向前者为泻法。

2. 提插补泻

(1) 补法：针下得气后，先浅后深，重插轻提，提插幅度小，频率慢，操作时间短者为补法。

(2) 泻法：针下得气后，先深后浅，轻插重提，提插幅度大，频率快，操作时间长者为泻法。

3. 平补平泻　进针得气后均匀地提插、捻转。

六、针刺异常情况与注意事项

1. 晕针的表现、处理与预防

(1) 症状：患者突然精神疲倦、头晕目眩，面色苍白，恶心欲吐，多汗、心慌、四肢发冷，血压下降，脉象沉细，或神志昏迷，仆倒在地，唇甲青紫，二便失禁，脉微细欲绝。

(2) 处理

1) 立即停止针刺，将针全部取出。使患者平卧，注意保暖，轻者仰卧，给饮温开水或糖水。

2) 重者在上述处理基础上，可刺人中、素髎等穴，即可恢复。若仍不省人事，呼吸细微，脉细弱者，可考虑配合其他治疗或采用急救措施。

（3）预防

1）如初次接受针刺治疗或精神过度紧张，身体虚弱者，应先做好解释，消除对针刺的顾虑，同时选择舒适的体位，最好采用卧位，选穴宜少，手法要轻。

2）若饥饿、疲劳、大渴时，应令进食、休息、饮水后再予针刺，医者在针刺治疗过程中，随时注意观察患者的神色，询问患者的感觉，一旦有不适等晕针先兆，可及早采取处理措施。

2. 针刺注意事项

（1）特殊生理状态的针刺注意事项

1）过于饥饿、疲劳，精神过于紧张者不宜立即进行针刺。

2）年老体弱、针刺耐受程度差、初次针刺者，应使用卧位针刺，且不宜强刺激。

3）妇女行经时，若非为了调经，三阴交、合谷、昆仑、至阴等一些通经活血的腧穴应慎刺。

（2）妊娠妇女、小儿针刺时的注意事项

1）妊娠妇女：①妇女怀孕3个月者，不宜针刺小腹部的腧穴。②怀孕3个月以上者，腹部、腰骶部腧穴也不宜针刺。

2）小儿：①小儿囟门未合时，一般不宜针刺头项部的腧穴。②不能合作的小儿，针刺时宜采用速针法，不宜留针。

（3）颈项、眼区、胸胁腹背等部位腧穴的针刺注意事项

1）颈项部：①针刺天突穴时，避免刺伤气管、主动脉弓。②针刺人迎穴，要使用押手拨开颈总动脉，缓慢进针。③针刺风府、哑门等，不宜大幅度地提插、捻转，以免刺伤延髓。

2）眼区：针刺睛明、承泣、上明、球后等，应缓慢进针，避免使用大幅度提插、捻转手法。出针时动作轻柔，出针后按压针孔以防止或减少出血。

3）胸胁、腰背部：不宜直刺、深刺。

4）腹部：①上腹部近胸部的腧穴不宜深刺或向上斜刺，以免刺伤胃、肝或心脏。②针刺下腹部腧穴时，应了解患者膀胱充盈状况，避免误伤膀胱。

（4）不宜针刺：①常有自发性出血或损伤后出血不止的患者。②皮肤有感染、溃疡、瘢痕或肿瘤的部位。

第二十二单元　常用灸法

本单元主要掌握灸法的作用和灸法的种类、适用范围。

一、灸法的作用

（1）温经散寒：常用于治疗寒凝血滞、经络痹阻所引起的寒湿痹痛、痛经、经闭、胃脘痛、寒疝腹痛、泄泻等。

（2）扶阳固脱：临床上多用于治疗虚寒证、寒厥证、脱证和中气不足、阳气下陷而引起的遗尿、脱肛、阴挺、崩漏、带下、久泻、久痢、痰饮等。

（3）消瘀散结：临床常用于治疗气血凝滞之疾，如乳痈初起、瘰疬、瘿瘤等。

（4）防病保健：常灸关元、气海、命门、足三里有防病保健作用。

二、灸法的种类及适用范围

1. 艾炷灸　将艾绒制作成艾炷后，置于施灸部位点燃而治病的方法。

（1）直接灸：将艾炷直接放在皮肤上施灸。分为瘢痕灸和无瘢痕灸。

1）瘢痕灸：临床上常用于治疗哮喘、肺痨、瘰疬等慢性顽疾。

2）无瘢痕灸：一般虚寒性疾患，均可采用此法。

（2）间接灸：艾炷不直接放皮肤上，而用药物隔开放在皮肤上施灸。分为隔姜灸、隔蒜灸、隔盐灸、隔附子饼灸。

1）隔姜灸：有温胃止呕、散寒止痛的作用，用于因寒而致的呕吐、腹痛以及风寒痹痛等病证。

2）隔蒜灸：有清热解毒、杀虫等作用，用于治疗瘰疬、肺痨及肿疡初起等病证。

3）隔盐灸：有回阳、救逆、固脱的作用，用于治疗伤寒阴证或吐泻并作、中风脱证等病证。

4）隔附子饼灸：有温补肾阳的作用，用于治疗命门火衰而致的阳痿、早泄或疮疡灸溃不敛等病证。

2. 艾条灸　将艾条悬放在距离穴位一定高度上进行熏烤，不使艾条点燃端直接接触皮肤，称为悬起灸。悬起灸根据其操作方法不同，分为温和灸、雀啄灸和回旋灸。

3. 温针灸　可以发挥针和灸的双重作用，达到治疗疾病的目的。

第二十三单元　其他针法

本单元考试涉及内容较少，了解即可。

一、电针法

电针法是将针刺入腧穴得气后，在针具上通以适量脉冲电流，利用针和电两种刺激相结合，以防治疾病的一种方法。

1. 电针常用输出波形和作用特点

（1）疏密波：常用于止血、扭挫伤、关节周围炎、气血运行障碍、坐骨神经痛、面瘫、肌无力、局部冻伤等。

（2）断续波：常用于治疗痿证、瘫痪等。

（3）连续波：常用于治疗痿证和各种肌肉关节、韧带、肌腱的损伤等。

2. 操作方法

（1）配穴处方：与针刺法相同，多选同侧肢体穴位配对。

（2）电流刺激强度：在感觉阈和痛阈之间调节刺激强度，以患者能耐受强度为宜。

3. 适用范围　适用于各种痛症，痹证，心、胃、肠、胆、膀胱、子宫等器官的功能失调，癫狂，以及肌肉、韧带、关节的损伤性疾病等，并可用于针刺麻醉。

二、三棱针法

1. 操作方法

（1）点刺法：多用于指、趾末端的十宣、十二井穴和耳尖及头面部的攒竹、上星、太阳等穴。

（2）散刺法：多用于局部瘀血、血肿或水肿、顽癣等。

（3）刺络法：多用于曲泽、委中等穴，治疗急性吐泻、疼痛、中暑、发热等。

（4）挑刺法：常用于肩周炎、胃痛、颈椎综合征、失眠、支气管哮喘、血管神经性头痛等。操作时注意严格消毒、预防感染，孕妇、有出血倾向的患者不宜使用本法。一般情况下应避免刺伤动脉。

2. 适用范围　具有通经活络、开窍泄热、消肿止痛等作用。凡各种实证、热证、瘀血、疼痛等均可应用。

第二十四单元　针灸治疗

本单元为重要单元，要熟悉每个知识点，如特定穴的临床运用和几种配穴方法、取穴原则（如本经取穴和异经取穴）都应熟悉。本单元考查内容较基础，要理解记忆。

一、针灸处方

1. 选穴原则

（1）近部选穴：就是在病变局部或距离比较接近的范围选取穴位的方法，体现了"腧穴所在，主治所在"的治疗规律。

（2）远部选穴：就是在病变部位所属和相关的经络上，距病位较远的部位选穴的方法，是"经络所过，主治所及"治疗规律的体现。

（3）辨证选穴：就是根据疾病的证候特点，分析病因病机而辨证选取穴位的方法。

（4）对症选穴：是针对疾病的个别突出的症状而选取穴位。

2. 配穴方法

（1）按经脉配穴法

1）本经配穴法：①胆经郁热导致的少阳头痛，可取率谷、风池、侠溪。②胃火循经上扰的牙痛，可取颊车、内庭。③咳嗽可取中府、太渊。④急性胃痛取足三里、梁丘等。

2）表里经配穴法：①风热袭肺导致的感冒咳嗽，可选肺经的尺泽和大肠经的曲池、合谷。②胃痛取三阴交、足三里。③肝病取期门、太冲配阳陵泉。

3）同名经配穴法：①阳明头痛取阳明经的合谷配足阳明经的内庭。②太阳头痛取手太阳经的后溪配足太阳经的昆仑等。

（2）按部位配穴法

1）远近配穴法：①眼病以局部的睛明、邻近的风池、远端的光明相配。②痔疮以局部的长强、下肢的承山相配。③痛经以局部的关元、远端的三阴交相配。

2）上下配穴法：①头项强痛上取大椎、下配昆仑。②胸腹满闷，上取内关、下配公孙。③子宫脱垂，上取百会、下配气海等。

3）前后配穴法：①肺病前取中府、后取肺俞。②心胸疾病前取巨阙、后取心俞。③胃脘疼痛，前取中脘、梁门，后取胃俞、筋缩等。

4）左右配穴法：①胃痛取双侧足三里、梁丘穴。②右侧面瘫取右侧的地仓、颊车和左侧合谷等。

二、特定穴

1. 特定穴的分类及概念　特定穴是指十四经中具有特殊治疗作用，并有特定称号的腧穴。分为"五输穴""原穴""络穴""郄穴""下合穴""俞穴""募穴""八会穴""八脉交会穴"和"交会穴"十类。

2. 五输穴的临床应用

（1）分布特点与组成：十二经脉各经在肘膝关节以下的五个腧穴，称为井、荥、输、经、合。所出为井，所溜为荥，所注为输，所行为经，所入为合。阴经井穴属木，阳经井穴属金，以此类推。

经脉名称	井（木）	荥（火）	输（土）	经（金）	合（水）
手太阴肺经	少商	鱼际	太渊	经渠	尺泽
手厥阴心包经	中冲	劳宫	大陵	间使	曲泽
手少阴心经	少冲	少府	神门	灵道	少海
足太阴脾经	隐白	大都	太白	商丘	阴陵泉
足少阴肾经	涌泉	然谷	太溪	复溜	阴谷
足厥阴肝经	大敦	行间	太冲	中封	曲泉

经脉名称	井（金）	荥（水）	输（木）	经（火）	合（土）
手阳明大肠经	商阳	二间	三间	阳溪	曲池
手少阳三焦经	关冲	液门	中渚	支沟	天井
手太阳小肠经	少泽	前谷	后溪	阳谷	小海
足阳明胃经	厉兑	内庭	陷谷	解溪	足三里
足少阳胆经	足窍阴	侠溪	足临泣	阳辅	阳陵泉
足太阳膀胱经	至阴	足通谷	束骨	昆仑	委中

（2）临床应用

1）按五输穴主病特点选用：井穴多用于急救，荥穴多用于治疗热证，输穴多用于治疗关节疼痛，合穴多用于治疗相关脏腑病证。

2）按五行生克关系选用：将五输穴配属五行使用，然后按"生我者为母，我生者为子"的原则，虚证用母穴，实证用子穴。这一取穴法称为子母补泻取穴法。

3. 原穴、络穴的临床应用

（1）分布特点与组成

1）原穴分布在腕、踝关节附近的十二经上，阴经五脏之原穴，与五输穴中的输穴为同一穴。

2）十二经的络穴都位于肘膝关节以下，任脉之络穴鸠尾散于腹，督脉之络穴长强散于头，脾之大络大包布于胸胁，共十五穴，故称为"十五络穴"。

经脉	原穴	络穴	经脉	原穴	络穴
手太阴肺经	太渊	列缺	手阳明大肠经	合谷	偏历
手厥阴心包经	大陵	内关	手少阳三焦经	阳池	外关
手少阴心经	神门	通里	手太阳小肠经	腕骨	支正
足太阴脾经	太白	公孙	足阳明胃经	冲阳	丰隆
足厥阴肝经	太冲	蠡沟	足少阳胆经	丘墟	光明
足少阴肾经	太溪	大钟	足太阳膀胱经	京骨	飞扬

（2）临床应用：原穴可用于诊断和治疗脏腑疾病；络穴除可治疗本经脉的病证、本络脉的虚实病证外，还能治疗其相表里之经的病证。

4. 背俞穴、募穴的临床应用　背俞穴是脏腑之气输注于背腰部的腧穴。募穴是脏腑之气结聚于胸腹部的腧穴。

（1）分布特点和组成：①背俞穴分布于背腰部的膀胱经第1侧线上。②募穴分布在胸腹部相关经脉上。

六脏	背俞穴	募穴	六腑	背俞穴	募穴
肺	肺俞	中府	大肠	大肠俞	天枢
心包	厥阴俞	膻中	三焦	三焦俞	石门
心	心俞	巨阙	小肠	小肠俞	关元
脾	脾俞	章门	胃	胃俞	中脘
肝	肝俞	期门	胆	胆俞	日月
肾	肾俞	京门	膀胱	膀胱俞	中极

（2）临床应用：腑病多选其募穴治疗，脏病多选其背俞穴治疗，也用于疾病的诊断。

5. 八脉交会穴的临床应用

（1）分布特点和组成：均分布于肘膝以下。

（2）临床应用：可单独应用，治疗各自相通的奇经病证；也可相配治疗两条奇经相合部位的疾病。

穴名	主治	相配合主治
公孙	冲脉病证	心、胸、胃疾病
内关	阴维脉病证	
后溪	督脉病证	目内眦、颈项、耳、肩部疾病
申脉	阳跷脉病证	
足临泣	带脉病证	目锐眦、耳后、颊、颈、肩部疾病
外关	阳维脉病证	
列缺	任脉病证	肺系、咽喉、胸膈疾病
照海	阴跷脉病证	

6. 八会穴的临床应用　脏、腑、气、血、筋、脉、骨、髓等精气所会聚的腧穴。

（1）分布特点和组成：脏、腑、气、血、骨之会穴位于躯干部，筋、脉、髓之会穴位于四肢部。脏会章门，腑会中脘，气会膻中，血会膈俞，筋会阳陵泉，脉会太渊，骨会大杼，髓会绝骨。

（2）临床应用：对于各自所会的脏、腑、气、血、筋、脉、骨、髓相关的病证有特殊的治疗作用。

7. 郄穴的临床应用　经脉气血深聚之处的腧穴，称为郄穴。

（1）分布特点和组成：大多分布在四肢肘膝关节以下。

阴经	郄穴	阳经	郄穴
手太阴肺经	孔最	手阳明大肠经	温溜
手厥阴心包经	郄门	手少阳三焦经	会宗
手少阴心经	阴郄	手太阳小肠经	养老
足太阴脾经	地机	足阳明胃经	梁丘
足厥阴肝经	中都	足少阳胆经	外丘
足少阴肾经	水泉	足太阳膀胱经	金门
阴维脉	筑宾	阳维脉	阳交
阴跷脉	交信	阳跷脉	跗阳

（2）临床应用：治疗本经循行部位及所属脏腑的急性病证。阴经郄穴多用于治疗血证，阳经郄穴多用于治疗急性痛证。孔最治咳血，中都治崩漏，颈项痛取外丘，胃脘疼痛取梁丘等。

第二十五单元　头面躯体病证

本单元治疗的选穴多以阿是穴为主，但需重点掌握头痛及痹证的辨证配穴。

1. 头痛

【主症】头痛较急，痛无休止，外感表证明显为外感头痛；头痛反复发作，时轻时重，常伴头晕，遇劳或情志刺激而发作、加重为内伤头痛。枕部痛或下连于项者为太阳头痛；额痛或兼眉棱、鼻根部痛者为阳明头痛；两侧头部疼痛者为少阳头痛；颠顶痛或连于目系者为厥阴头痛。

【治法】调和气血，通络止痛。根据头痛部位循经取穴和取阿是穴为主。

【主穴】百会、太阳、风池、阿是穴、合谷。

【配穴】太阳头痛配天柱、后溪、昆仑；阳明头痛配印堂、内庭；少阳头痛配率谷、外关、足临泣；厥阴头痛配四神聪、太冲、内关。风寒头痛配风门、列缺；风热头痛配曲池、大椎；风湿头痛配头维、阴陵泉；肝阳上亢头痛配太溪、太冲；痰浊头痛配中脘、丰隆；瘀血头痛配血海、膈俞；血虚头痛配脾俞、足三里。

【治疗操作】毫针虚补实泻法。寒证加灸；瘀血头痛可在阿是穴点刺出血。

2. 落枕

【主症】项背部强痛，低头加重，项背部压痛明显者，病在督脉与太阳经；颈肩部疼痛，头部歪向患侧，颈肩部压痛明显者，病在少阳经。

【治法】疏经活络，调和气血。取局部阿是穴和手太阳、足少阳经穴为主。

【主穴】外劳宫、天柱、阿是穴、后溪、悬钟。

【配穴】督脉、太阳经证配大椎、束骨；少阳经证配肩井、风池。风寒袭络配风池、合谷；气滞血瘀配内关、合谷；肩痛配肩髃；背痛配天宗。

【治疗操作】毫针泻法。先刺远端外劳宫、后溪、悬钟，持续捻转，嘱患者慢慢活动颈部，一般颈项疼痛立即缓解，再针刺局部腧穴。风寒袭络者可配合艾灸，气滞血瘀者可配合三棱针点刺放血。

3. 漏肩风

【主症】疼痛以肩前外部为主者为手阳明经证，以肩外侧为主者为手少阳经证，以肩后部为主者为手太阳经证，以肩前部为主者为手太阴经证。

【治法】通经活络，舒筋止痛。取局部穴位为主，配合循经远端取穴。

【主穴】肩髃、肩髎、肩贞、阿是穴、阳陵泉、条口透承山。

【配穴】手阳明经证配合谷；手少阳经证配外关；手太阳经证配后溪；手太阴经证配列缺；外邪内侵配合谷、风池；气滞血瘀配内关、膈俞；气血虚弱配足三里、气海。

【治疗操作】毫针泻法或平补平泻。先刺远端穴，行针后让患者运动肩关节。局部穴可加灸法。

4. 腰痛

【主症】根据疼痛部位进行经络辨证：疼痛在腰脊中部者为督脉病证，疼痛在腰脊两侧者为足太阳经证。

【治法】通经止痛。取局部阿是穴及足太阳经穴为主。

【主穴】大肠俞、阿是穴、委中。

【配穴】督脉病证配后溪；足太阳经证配申脉；腰椎病变配腰夹脊。寒湿腰痛配命门、腰阳关；瘀血腰痛配膈俞、次髎；肾虚腰痛配肾俞、太溪。

【治疗操作】毫针虚补实泻法。寒湿腰痛或肾虚腰痛加灸法；瘀血腰痛阿是穴用刺络拔罐；痛势较急者委中点刺放血。

5. 痹证

【主症】关节肌肉疼痛，屈伸不利。痛无定处，舌淡苔薄脉浮者，为行痹；疼痛剧烈，痛有定处，遇寒痛剧，为痛痹；疼痛重着，或肿胀麻木，苔白腻脉濡缓者，为着痹；红肿热痛，舌红苔黄燥，为热痹。

【治法】通络止痛。以局部穴位为主，配合循经取穴及辨证选穴。

【主穴】阿是穴、局部经穴。

【配穴】行痹配膈俞、血海；痛痹配肾俞、关元；着痹配阴陵泉、足三里；热痹配大椎、曲池。另可根据疼痛的部位循经配穴。

【治疗操作】毫针泻法或平补平泻。痛痹、着痹者加灸法。热痹者大椎、曲池可点刺放血，局部腧穴可加拔罐法。

第二十六单元 内科病证

本单元为针灸学考试的重点内容，所占分值比例较高。其中中风、眩晕、不寐、泄泻等应作为复习重点。本单元是建立在其他各个经脉基础之上的，考查题型基本以 A2 型题出现，所以要求考生着重掌握各个病证的主症及治则，在此基础上，灵活运用各个经脉的主穴配穴来解答本单元的考题，基础要扎实。

1. 中风

（1）中经络

【主症】意识清楚，半身不遂，口角歪斜，语言不利。

【治法】疏通经络，醒脑调神。取督脉、手厥阴及足太阴经穴为主。

【主穴】水沟、内关、三阴交、极泉、尺泽、委中。

【配穴】肝阳暴亢配太冲、太溪；风痰阻络配丰隆、合谷；痰热腑实配曲池、内庭、丰隆；气虚血瘀配气海、血海、足三里；阴虚风动配太溪、风池。上肢不遂配肩髃、曲池、手三里、合谷；下肢不遂配环跳、足三里、风市、阳陵泉、悬钟、太冲。病侧肢体屈曲拘挛者，肘部配曲泽、腕部配大陵、膝部配曲泉、踝部配太溪；足内翻配丘墟透照海；足外翻配太溪、中封；足下垂配解溪。口角歪斜配地仓、颊车、合谷、太冲；语言謇涩配廉泉、通里、哑门；吞咽困难配廉泉、金津、玉液。

（2）中脏腑

【主症】突然昏仆，不省人事，或神志恍惚、嗜睡，兼见半身不遂，口角歪斜。若见神昏，牙关紧闭，口噤不开，两手握固，肢体强痉，大小便闭者为闭证；昏聩无知，目合口开，四肢瘫软，手撒肢冷，汗多，二便自遗，脉微细欲绝者为脱证。

【治法】闭证：平肝息风，醒脑开窍。取督脉、手厥阴经穴和十二井穴为主。脱证：回阳固脱。以任脉经穴为主。

【主穴】①闭证：水沟、十二井穴、太冲、丰隆、劳宫。②脱证：关元、神阙。

【治疗操作】水沟向上方斜刺，用雀啄法；内关用泻法；三阴交用补法；十二井穴用三棱针点刺出血；太冲、丰隆、劳宫用泻法；神阙用隔盐灸，关元用大艾炷灸，至四肢转温为止。

2. 眩晕

【主症】头晕目眩、视物旋转。轻者如坐车船，飘摇不定，闭目少顷即可复常；重者两眼昏花缭乱，视物不明，旋摇不止，难以站立，昏昏欲倒，甚则跌仆。

（1）实证

【治法】平肝潜阳，化痰定眩。取足少阳、足厥阴经穴及督脉穴为主。

【主穴】百会、风池、太冲、内关。

【配穴】肝阳上亢配行间、侠溪、太溪；痰湿中阻配头维、中脘、丰隆。

（2）虚证

【治法】益气养血，填精定眩。以督脉穴和相应背俞穴为主。

【主穴】百会、风池、肝俞、肾俞、足三里。

【配穴】气血两虚配气海、脾俞、胃俞；肾精不足配太溪、悬钟、三阴交。

【治疗操作】实证毫针用泻法；虚证百会、风池用平补平泻法，余穴用补法，可灸。

3. 面瘫

【主症】以口眼歪斜为特点。通常急性发作，常在睡眠醒来时发现一侧面部肌肉板滞、麻木、瘫痪，额纹消失，眼裂变大，露睛流泪，鼻唇沟变浅，口角下垂歪向健侧，病侧不能蹙眉、蹙额、闭目、露齿、鼓颊；部分患者初起时有耳后疼痛，还可出现患侧舌前2/3味觉减退或消失，听觉过敏等症状。

【治法】祛风通络，疏调经筋。取局部穴、手足阳明经穴为主。

【主穴】攒竹、阳白、四白、颧髎、颊车、地仓、合谷、太冲。

【配穴】风寒外袭配风池、风府；风热侵袭配外关、关冲；气血不足配足三里、气海。眼睑闭合不全配鱼腰、丝竹空、申脉；鼻唇沟变浅配迎香；人中沟歪斜配水沟；颏唇沟歪斜配承浆；乳突部疼痛配翳风；舌麻、味觉减退配廉泉。

【治疗操作】面部腧穴均行平补平泻法，恢复期可加灸法。发病初期，面部腧穴针刺宜浅，手法宜轻；肢体远端腧穴行泻法且手法宜重；恢复期，足三里行补法，合谷、太冲行平补平泻法。

4. 不寐

【主症】经常不能获得正常睡眠。轻者入寐困难或寐而易醒，醒后不寐；重者彻夜难眠。

【治法】舒脑宁心，安神利眠。取督脉、手少阴经穴为主。

【主穴】百会、安眠、神门、三阴交、照海、申脉。

【配穴】心脾两虚配心俞、脾俞；心肾不交配太溪、肾俞；心胆气虚配心俞、胆俞；肝火扰神配行间、侠溪；脾胃不和配足三里、内关。噩梦多配厉兑、隐白；头晕配风池、悬钟；重症不寐配夹脊、四神聪。

【治疗操作】毫针平补平泻，照海用补法，申脉用泻法。配穴则虚补实泻，心胆气虚者可配合灸法。

5. 感冒

【主症】恶寒发热，鼻塞流涕，咳嗽，头痛，周身酸楚不适。

【治法】祛风解表。取手太阴、手阳明经穴及督脉穴为主。

【主穴】列缺、合谷、风池、大椎、太阳。

【配穴】风寒感冒配风门、肺俞；风热感冒配曲池、尺泽；夹湿配阴陵泉；夹暑配委中。体虚感冒配足三里；咽喉疼痛配少商、商阳。

【治疗操作】主穴以毫针泻法，风寒感冒可加灸法，风热感冒大椎可行刺络拔罐法；配穴中足三里用补法，尺泽、委中、少商、商阳可点刺出血。

6. 哮喘

（1）实证

【主症】病程短，或当发作期，哮喘声高气粗，呼吸深长有余，呼出为快，体质较强，脉象有力。

【治法】祛邪肃肺，化痰平喘。取手太阴经穴及相应背俞穴为主。

【主穴】列缺、尺泽、肺俞、中府、定喘。

【配穴】风寒外袭配风门、合谷；痰热阻肺配丰隆、曲池。喘甚者配天突。

（2）虚证

【主症】病程长，反复发作或当缓解期，哮喘声低气怯，气息短促，深吸为快，体质虚弱，脉弱无力。

【治法】补益肺肾，止哮平喘。取相应背俞穴及手太阴、足少阴经穴为主。

【主穴】肺俞、膏肓、肾俞、太渊、太溪、足三里、定喘。

【配穴】肺气虚配气海；肾气虚配关元。

【治疗操作】毫针常规刺，实证用泻法，虚证用补法，风寒及肺肾气虚者可酌加灸或拔罐法。

7. 胃痛

【主症】实证病势较急，痛势较剧，痛处拒按，食后痛增；虚证病势较缓，痛势较轻，痛处喜按，空腹痛甚。

【治法】和胃止痛。取胃的募穴、足阳明经穴为主。

【主穴】中脘、足三里、内关。

【配穴】寒邪客胃配胃俞；饮食伤胃配梁门、下脘；肝气犯胃配期门、太冲；瘀血停胃配膈俞、三阴交。脾胃虚寒配关元、脾俞、胃俞；胃阴不足配胃俞、三阴交、内庭。

【治疗操作】根据虚实证候进行相应毫针补泻，寒邪客胃、脾胃虚寒者宜加用灸法。

8. 呕吐

【主症】实证一般发病急，呕吐量多，吐出物多酸臭味；虚证病程较长，发病较缓，时作时止，吐出物不多，腐臭味不甚。

【治法】和胃理气，降逆止呕。取胃的募穴及足阳明、手厥阴经穴为主。

【主穴】中脘、足三里、内关。

【配穴】寒邪客胃配上脘、胃俞；热邪内蕴配合谷、金津、玉液；饮食停滞配梁门、天枢；肝气犯胃配期门、太冲；痰饮内停配丰隆、公孙；脾胃虚寒配脾俞、胃俞。

【治疗操作】主穴毫针平补平泻法。寒气客胃或脾胃虚寒者宜配合灸法，热邪内蕴者金津、玉液点刺出血。

9. 泄泻

（1）急性泄泻

【主症】发病势急，病程短，泄泻次数多，多属实证。

【治法】除湿导滞，通调腑气。取足阳明、足太阴经穴为主。

【主穴】天枢、上巨虚、阴陵泉、水分。

【配穴】寒湿内盛配神阙；肠腑湿热配内庭、曲池；食滞肠胃配中脘。泻下脓血配曲池、三阴交、内庭。

（2）慢性泄泻

【主症】发病势缓，病程较长，便泻次数较少，呈间歇性发作，多为虚证或虚实夹杂。

【治法】健脾温肾，固本止泻。取任脉、足阳明、足太阴经穴为主。

【主穴】神阙、天枢、足三里、公孙。

【配穴】脾气虚弱配脾俞、太白；肾阳虚衰配肾俞、关元；肝气乘脾配肝俞、太冲。久泻虚陷者配百会。

【治疗操作】神阙用隔盐灸或隔姜灸。

10. 便秘

【主症】大便秘结不通，排便艰涩难解。

【治法】理肠通便。取大肠的背俞穴、募穴及下合穴为主。

【主穴】天枢、大肠俞、上巨虚、支沟。

【配穴】热秘配曲池、合谷；气秘配太冲、中脘；冷秘配神阙、关元；虚秘配足三里、脾俞、气海，兼阴伤津亏者加照海、太溪。

【治疗操作】毫针实泻虚补。冷秘、虚秘宜配合灸法。

第二十七单元　妇儿科病证

本单元内容较少，需重点掌握痛经、崩漏的辨证选穴，其余内容了解即可。

1. 痛经

（1）实证

【主症】疼痛发于经前或经行之初，以绞痛、灼痛、刺痛为主，疼痛拒按，月经量少，质稠行而不畅，血色紫暗有块，块下痛缓者，为实证。

【治法】行气活血，调经止痛。取任脉、足太阴经穴为主。

【主穴】中极、次髎、地机、三阴交。

【配穴】气滞血瘀配太冲、血海；寒凝血瘀配关元、归来。

【治疗操作】毫针泻法，寒凝者加艾灸。

（2）虚证

【主症】月经将净或经后始作痛者，以隐痛、坠痛为主，喜按喜揉，量少色淡或色暗者，为虚证。

【治法】调补气血，温养冲任。取任脉、足太阴、足阳明经穴为主。

【主穴】关元、足三里、三阴交。

【配穴】气血虚弱配气海、脾俞；肾气亏损配太溪、肾俞。

【治疗操作】毫针补法，可加灸。

2. 崩漏

（1）实证

【主症】经血非时暴下，量多势急，经血色红质稠者，多为实证。

【治法】清热利湿，固经止血。取任脉、足太阴经穴为主。

【主穴】关元、三阴交、隐白。

【配穴】血热配中极、血海；血瘀配血海、膈俞；湿热配中极、阴陵泉；气郁配膻中、太冲。

【治疗操作】毫针刺，关元用平补平泻法，其余穴位用泻法，隐白艾炷灸。

（2）虚证

【主症】经血久崩久漏，淋漓难尽，经血色淡质稀者，多为虚证。

【治法】健脾补肾，固冲止血。取任脉及足太阴、足阳明经穴为主。

【主穴】气海、三阴交、肾俞、足三里。

【配穴】脾虚配百会、脾俞；肾虚配肾俞、太溪。

【治疗操作】毫针补法，可灸。

3. 缺乳

【主症】产后乳少。

【治法】调理气血，疏通乳络。取足阳明经、任脉穴为主。

【主穴】乳根、膻中、少泽。

【配穴】气血虚弱配足三里、脾俞、胃俞；肝郁气滞配太冲、内关。

【治疗操作】乳根针尖向乳房基底部横刺至双乳微胀为佳；膻中向两侧乳房横刺 0.5～1寸；少泽点刺出血。气血不足者可加灸。

4. 遗尿

【主症】睡中经常遗尿，多则一夜数次，醒后方觉。

【治法】调理膀胱，温肾健脾。取任脉、足太阴经穴及膀胱的背俞穴、募穴为主。

【主穴】关元、中极、膀胱俞、三阴交。

【配穴】肾气不足配肾俞、命门、太溪；脾肺气虚配肺俞、气海、足三里；肝经郁热配行间、阳陵泉；夜梦多配百会、神门。

【治疗操作】毫针补法或平补平泻法，可灸。下腹部穴位针尖向下斜刺，以针感到达前阴部为佳。

第二十八单元　皮外骨伤、五官科病证

本单元重点内容较少，但需掌握瘾疹、牙痛的辨证配穴，扭伤多以阿是穴为主，故需结合扭伤部位进行记忆。

1. 瘾疹

【主症】瘾疹起病急骤，皮肤突发瘙痒不止，可见大小不等、形状各异的风团，融合成片或孤立散在，淡红或白色，边界清楚，此伏彼起，一日之内可发作数次者，病情较急；反复发作，缠绵不愈，风团时多时少时无者，病情较缓。

【治法】疏风和营。取手阳明、足太阴经穴为主。

【主穴】曲池、合谷、血海、膈俞、三阴交。

【配穴】风热犯表配大椎、风门；风寒束表配风门、肺俞；胃肠积热配天枢、足三里；血虚风燥配脾俞、足三里；呼吸困难配天突；恶心呕吐配内关。

【治疗操作】毫针泻法。膈俞可点刺出血。风寒束表者可灸，血虚风燥者只针不灸。

2. 蛇串疮

【主症】初起时患部皮肤灼热刺痛、发红，继则出现簇集性粟粒大小丘状疱疹，多呈带状排列，多发生于身体一侧，以腰、胁部最为常见。疱疹消失后部分患者可遗留疼痛，可持续数月或更久。

【治法】泻火解毒，清热利湿。取局部阿是穴及相应夹脊穴为主。

【主穴】局部阿是穴、夹脊穴。

【配穴】肝胆火盛配行间、侠溪；脾胃湿热配阴陵泉、内庭；瘀血阻络配血海、三阴交；便秘配天枢；心烦配神门。

【治疗操作】毫针泻法，强刺激。皮损局部阿是穴用围针法，即在疱疹带的头、尾各刺一针，两旁则根据疱疹带的大小选取数点，向疱疹带中央沿皮平刺。

3. 扭伤

【治法】祛瘀消肿，舒筋通络。取扭伤局部腧穴为主。

【主穴】阿是穴、扭伤局部经穴。

腰部：阿是穴、大肠俞、腰痛点、委中。

颈部：阿是穴、风池、绝骨、后溪。

肩部：阿是穴、肩髃、肩髎、肩贞。

肘部：阿是穴、曲池、小海、天井。

腕部：阿是穴、阳溪、阳池、阳谷。

髋部：阿是穴、环跳、秩边、居髎。

膝部：阿是穴、膝眼、膝阳关、梁丘。

踝部：阿是穴、申脉、解溪、丘墟。

【配穴】①根据病位配合循经远端取穴。急性腰扭伤，督脉病证配水沟或后溪；足太阳经证配昆仑或后溪；手阳明经证配手三里或三间。②根据病位在其上下循经邻近取穴，如膝内侧扭伤，病在足太阴脾经，可在扭伤部位其上取血海，其下取阴陵泉。③根据手足同名经配穴法进行配穴：踝关节与腕关节对应，膝关节与肘关节对应，髋关节与肩关节对应。例如，踝关节外侧昆仑穴、申脉穴处扭伤，病在足太阳经，可在对侧腕关节手太阳经养老穴、阳谷穴处寻找最明显的压痛的穴位针刺；再如，膝关节内上方扭伤，病在足太阴经，可在对侧手太阴经尺泽穴处寻找最明显的压痛点针刺；以此类推。

【治疗操作】毫针泻法。陈旧性损伤留针加灸法，或用温针灸。针灸对急性扭伤者，常先针刺远端穴位，并令患者同时活动患部，常有针入痛止之效。

4. 目赤肿痛

【主症】目赤肿痛，羞明，流泪，眵多。

【治法】疏风散热，消肿止痛。以近部取穴及手阳明、足厥阴经穴为主。

【主穴】睛明、太阳、风池、合谷、太冲。

【配穴】外感风热配少商、外关；肝胆火盛配行间、侠溪。

【治疗操作】毫针泻法，太阳、少商点刺出血。

5. 耳鸣耳聋

（1）实证

【主症】暴病耳聋，或耳中觉胀，耳鸣如潮，鸣声隆隆不断，按之不减。

【治法】疏风泻火，通络开窍。取局部穴及手足少阳经穴为主。

【主穴】听会、翳风、中渚、侠溪。

【配穴】外感风邪配外关、合谷；肝胆火盛配行间、丘墟；痰火郁结配丰隆、阴陵泉。

（2）虚证

【主症】久病耳聋，耳鸣如蝉，时作时止，劳累则加剧，按之鸣声减弱。

【治法】补肾养窍。取局部穴及足少阴经穴为主。

【主穴】听宫、翳风、太溪、肾俞。

【配穴】脾胃虚弱配气海、足三里。

【治疗操作】听会、听宫、翳风的针感宜向耳底或耳周传导为佳，余穴常规针刺，虚证可加灸。

6. 咽喉肿痛

（1）实证

【主症】咽喉部红肿疼痛、吞咽不适。

【治法】清热利咽，消肿止痛。取手太阴、手足阳明经穴为主。

【主穴】少商、合谷、尺泽、关冲。

【配穴】外感风热配风池、外关；肺胃热盛配内庭、鱼际。

（2）虚证

【主症】咽干微肿，疼痛以午后或入夜尤甚，手足心热。

【治法】滋阴降火，利咽止痛。取足少阴经穴为主。

【主穴】太溪、照海、列缺、鱼际。

【治疗操作】实证用泻法，少商、关冲点刺出血；虚证用补法或平补平泻法，列缺、照海行针时可配合做吞咽动作。

7. 牙痛

【主症】牙齿疼痛。

【治法】祛风泻火，通络止痛。取手、足阳明经穴为主。

【主穴】合谷、颊车、下关。

【配穴】风火牙痛配外关、风池；胃火牙痛配内庭、二间；虚火牙痛配太溪、行间。

【治疗操作】毫针泻法，或平补平泻。循经远取可左右交叉刺，合谷持续行针 1～2 分钟。虚火牙痛者，太溪可用补法。